Abrechnung erfolgreich und optimal

Gute Leistung muss gut bezahlt werden
Je besser Ihre Kenntnis im komplexen Feld der Abrechnung medizinischer Leistungen ist, desto besser
ist das Ergebnis für Ihre Praxis bzw. Klinik.
Abrechenbarkeit, Steigerungssätze, analoge Bewertungen, mögliche Ausschlüsse, aktuelle Gerichtsur-
teile ...
Praktische Abrechnungstipps, Auslegungshinweise, Beschlüsse, Richtlinien von KBV und regionalen
KVen, G-BA, SGB, BÄK und des Zentralen Konsultationsausschusses für Gebührenordnungsfragen,
Berufsverbänden, PVS ...
Kassenpatient, Privatpatient, Selbstzahler:
Alle Informationen für die erfolgreich optimierte Abrechnung korrekt, vollständig, verlässlich

Peter M. Hermanns · Katharina von Pannwitz

(Hrsg.)

EBM 2026 Kommentar Kinderheilkunde

Kompakt: mit Punktangaben, Eurobeträgen, Ausschlüssen, GOÄ Hinweisen

7., vollständig überarbeitete Auflage

Unter Mitarbeit von Reinhard Bartezky, Constanze Barufke-Haupt, Wolfgang Landendörfer und Sonja Mizich

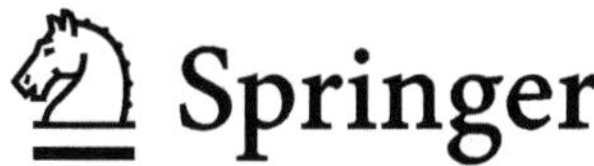
Springer

Hrsg.
Peter M. Hermanns
Bayern, Deutschland

Katharina von Pannwitz
München, Deutschland

ISSN 2628-3190   ISSN 2628-3204   (electronic)
Abrechnung erfolgreich und optimal
ISBN 978-3-662-73100-0   ISBN 978-3-662-73101-7   (eBook)
https://doi.org/10.1007/978-3-662-73101-7

Die Deutsche Nationalbibliothek verzeichnet diese Publikation in der Deutschen Nationalbibliografie; detaillierte bibliografische Daten sind im Internet über ▶ https://portal.dnb.de abrufbar.

Dieses Werk basiert auf Inhalten der Abrechnungsdatenbank, Springer Medizin Verlag GmbH, Berlin

Fotonachweis Umschlag: © stockphoto-graf/stock.adobe.com, ID: 144594370
Umschlaggestaltung: deblik, Berlin

Planung/Lektorat: Hinrich Kuester
Springer ist ein Imprint der eingetragenen Gesellschaft Springer-Verlag GmbH, DE und ist ein Teil von Springer Nature.
Die Anschrift der Gesellschaft ist: Heidelberger Platz 3, 14197 Berlin, Germany

Wenn Sie dieses Produkt entsorgen, geben Sie das Papier bitte zum Recycling.

Inhalt

Herausgeber und Mitarbeiter .... **XI**

Abkürzungsverzeichnis .... **XIII**

Vorwort .... **XVII**

I Allgemeine Bestimmungen **1**

1 Berechnungsfähige Leistungen, Gliederung und Struktur **1**
1.1 Bezug der Allgemeinen Bestimmungen 1
1.2 Zuordnung der Gebührenordnungspositionen in Bereiche 1
1.2.1 Zuordnung von Gebührenordnungspositionen zu Versorgungsbereichen ... 2
1.2.2 Berechnungsfähige Gebührenordnungspositionen einer Arztgruppe 2
1.3 Qualifikationsvoraussetzungen 2
1.4 Arztgruppenübergreifende allgemeine Gebührenordnungspositionen 3
1.5 Arztgruppenspezifische Gebührenordnungspositionen 3
1.6 Arztgruppenübergreifende bei speziellen Voraussetzungen berechnungsfähige Gebührenordnungspositionen (Arztgruppenübergreifende spezielle Gebührenordnungspositionen) 4
1.7 Zeitbezogene Plausibilitätsprüfung 4
1.8 Berechnungsfähige Kostenpauschalen bei Versendung von Berichten und Briefen ... 5
1.9 Arztgruppen, Schwerpunkte und Zusatzbezeichnungen 5

2 Erbringung der Leistungen **5**
2.1 Vollständigkeit der Leistungserbringung 5
2.1.1 Fakultative Leistungsinhalte 6
2.1.2 Unvollständige Leistungserbringung 6
2.1.3 Inhaltsgleiche Gebührenordnungspositionen 7
2.1.4 Berichtspflicht 7
2.1.5 Ausnahme von der Berichtspflicht 9
2.1.6 Beauftragung zur Erbringung von in berechnungsfähigen Versicherten-, Grund- oder Konsiliarpauschalen enthaltenen Teilleistungen 9
2.2 Persönliche Leistungserbringung 9
2.3 Ausübung der vertragsärztlichen Tätigkeit durch ermächtigte Ärzte, ermächtigte Krankenhäuser bzw. ermächtigte Institute 10

3 Behandlungs-, Krankheits-, Betriebsstätten- und Arztfall **10**
3.1 Behandlungsfall 10
3.2 Krankheitsfall 11
3.3 Betriebsstättenfall 11
3.4 Arztfall 11
3.5 Arztgruppenfall 12
3.6 Zyklusfall 12
3.7 Reproduktionsfall 12
3.8 Zeiträume/Definitionen 12
3.8.1 Kalenderjahr 12
3.8.2 Im Zeitraum von 3 Tagen beginnend mit dem Operationstag 12
3.8.3 Im Zeitraum von X Tagen 12
3.8.4 Im Zeitraum von X Wochen 12
3.8.5 Behandlungstag 12
3.8.6 Quartal 13
3.8.7 Der letzten vier Quartale 13
3.9 Weitere Abrechnungsbestimmungen 13
3.9.1 Je vollendeten Minuten 13
3.9.2 Je Bein, je Sitzung 13
3.9.3 Je Extremität, je Sitzung 13
3.9.4 Gebührenordnungspositionen mit „bis" verknüpft 13

4 Berechnung der Gebührenordnungspositionen **13**
4.1   Versicherten-, Grund- oder Konsiliarpauschale 13
4.2   Diagnostische bzw. therapeutische Gebührenordnungspositionen..................... 15
4.2.1   Abrechnung geschlechtsspezifischer Gebührenordnungspositionen bei Personen
           mit nicht festgelegter Geschlechtszuordnung.................................... 15
4.3   Spezifische Voraussetzungen zur Berechnung 16
4.3.1   Arzt-Patienten-Kontakt.. 16
4.3.2   Räumliche und persönliche Voraussetzungen 18
4.3.3   Mindestkontakte... 18
4.3.4   Arztpraxisübergreifende Tätigkeit... 18
4.3.5   Altersgruppen... 19
4.3.5.1   Für Altersangaben gilt 19
4.3.6   Labor 19
4.3.7   Operative Eingriffe... 19
4.3.8   Fachärztliche Grundversorgung 20
4.3.9   Ärztliche Zweitmeinung 21
4.3.9.1   Einleitung der Zweitmeinung 21
4.3.9.2   Berechnung der Zweitmeinung 21
4.3.9.3   Ergänzende Untersuchungen im Rahmen des Zweitmeinungsverfahrens 21
4.3.10   Terminvermittlung durch die Terminservicestelle 21
4.3.10.1   Terminservicestellen-Terminfall 22
4.3.10.2   Terminservicestellen-Akutfall 23
4.3.10.3   Hausarztvermittlungsfall... 24
4.4   Abrechnungsausschlüsse 24
4.4.1   Nicht neben/nicht nebeneinander 24
4.4.2   Zuschlag 24

**5 Berufsausübungsgemeinschaften, Medizinische Versorgungszentren und angestellte
Ärzte** **24**
5.1   Berechnungsfähige Gebührenordnungspositionen.................................... 24
5.2   Kennzeichnungspflicht.. 25
5.3   Aufhebung von Nebeneinanderberechnungsausschlüssen............................. 26

**6 Vertragsärzte, die ihre Tätigkeit unter mehreren Gebietsbezeichnungen ausüben oder
auch als Vertragszahnärzte zugelassen sind** **26**
6.1   Höhe der Versicherten-, Grund- bzw. Konsiliarpauschale 26
6.2   Berechnungsfähige Gebührenordnungspositionen................................... 26
6.2.1   Nebeneinanderberechnung von Gebührenordnungspositionen der Abschnitte 4.4,
           4.5 und/oder 13.3.. 27
6.3   Gleichzeitige Teilnahme an der vertragszahnärztlichen Versorgung 27

7 Kosten **27**
7.1   In den Gebührenordnungspositionen enthaltene Kosten............................ 27
7.2   Nicht berechnungsfähige Kosten 28
7.3   Nicht in den Gebührenordnungspositionen enthaltene Kosten 28
7.4   Berechnung von nicht in den Gebührenordnungspositionen enthaltenen Kosten....... 29

II Arztgruppenübergreifende allgemeine Gebührenordnungspositionen.... **31**

Kapitel	Bereich	EBM-Nrn.	Seite
1 Allgemeine Gebührenordnungspositionen			**32**
1.1	Aufwandserstattung für die besondere Inanspruchnahme des Vertragsarztes durch einen Patienten.....	**01100–01102**	32
1.2	Gebührenordnungspositionen für die Versorgung im Notfall und im organisierten ärztlichen Not(-fall)dienst	**01205–01226**	35
1.4	Besuche, Visiten, Prüfung der häuslichen Krankenpflege, Verordnung besonderer Behandlungsmaßnahmen, Verwaltungskomplex, telefonische Beratung, Konsultationspauschale, Verweilen, Beratung zur Organ- und Gewebespende.....	**01410–01481**	44
1.5	Ambulante praxisklinische Betreuung und Nachsorge.....	**01500–01546**	64

1.6   Schriftliche Mitteilungen, Gutachten **01600–01682** 70
1.7   Gesundheits- und Früherkennungsuntersuchungen, Mutter-
           schaftsvorsorge, Empfängnisregelung, Schwangerschafts-
           abbruch, HIV-Präexpositionsprophylaxe und RSV-Prophylaxe 87
1.7.1   Früherkennung von Krankheiten bei Kindern **01702–01728** 88
1.7.4   Mutterschaftsvorsorge **01799** 101
1.7.10   Prophylaxe gegen Respiratorische Synzytial Viren **01941–01943** 102
2 Allgemeine diagnostische und therapeutische Gebührenordnungspositionen **105**
2.1   Infusionen, Transfusionen, Reinfusionen, Programmierung von
           Medikamentenpumpen **02100–02120** 105
2.2   Tuberkulintestung **02200** 107
2.3   Kleinchirurgische Eingriffe, Allgemeine therapeutische Leistungen **02300–02360** 107
2.4   Diagnostische Verfahren, Tests, Corona-Abstrich **02400–02401** 120
2.5   Physikalisch-therapeutische Gebührenordnungspositionen **02500–02520** 121

III Arztgruppenspezifische Gebührenordnungspositionen **123**
4 Versorgungsbereich Kinder- und Jugendmedizin **123**
4.1   Präambel 123
4.2   Gebührenordnungspositionen der allgemeinen Kinder- und Jugendmedizin 127
4.2.1   Pädiatrische Versichertenpauschalen, Versorgungsbereichs-
           spezifische Vorhaltung **04000–04040** 127
4.2.2   Chronikerpauschalen, Gesprächsleistung **04220–04231** 132
4.2.3   Besondere Leistungen **04241–04354** 136
4.2.4   Sozialpädiatrische Versorgung **04355–04356** 142
4.2.5   Palliativmedizinische Versorgung **04370–04373** 144
4.4   Gebührenordnungspositionen der schwerpunktorientierten
           Kinder- und Jugendmedizin 146
4.4.1   Gebührenordnungspositionen der Kinder-Kardiologie **04410–04421** 146
4.4.2   Neuropädiatrische Gebührenordnungspositionen **04430–04439** 152
4.4.3   Gebührenordnungspositionen der pädiatrischen Hämatologie
           und Onkologie **04441–04443** 155
4.5   Pädiatrische Gebührenordnungspositionen mit Zusatzweiterbildung 156
4.5.1   Pädiatrisch-gastroenterologische Gebührenordnungspositionen . **04511–04529** 156
4.5.2   Pädiatrisch-pneumologische Gebührenordnungspositionen **04530–04538** 162
4.5.3   Gebührenordnungspositionen der pädiatrischen Rheumatologie.. **04550–04551** 164
4.5.4   Gebührenordnungspositionen der pädiatrischen Nephrologie
           und Dialyse... **04560–04573** 166
4.5.5   Gebührenordnungspositionen der pädiatrischen Endokrinologie
           und Diabetologie **04580–04590** 170

IIIb Fachärztlicher Versorgungsbereich **173**
27 Gebührenordnungspositionen der Physikalischen und Rehabilitativen Medizin **173**
27.2   Physikalisch rehabilitative Grundpauschale **27210–27215** 173

IV Arztgruppenübergreifende spezielle Gebührenordnungspositionen **175**
30 Spezielle Versorgungsbereiche **175**
30.1   Allergologie.. 175
30.1.1   Allergologische Anamnese **30100** 175
30.1.2   Allergie-Testungen **30110–30123** 176
30.1.3   Hyposensibilisierungsbehandlung... **30130–30134** 179
30.4   Physikalische Therapie.. **30410** 180
**31 Gebührenordnungspositionen für ambulante Operationen, Anästhesien, präoperative,
postoperative und orthopädisch-chirurgisch konservative Leistungen** **181**
31.1   Präoperative Gebührenordnungspositionen 182
31.1.1   Präambel 182
31.1.2   Präoperative Gebührenordnungspositionen **31010–31011** 182

Die Leistungen der Gebührenpositionen für ambulantes Operieren, Anästhesie, praeoperative und fachärztliche postoperative Gebührenpositionen der Kapitel 31.2 bis 31.2.20, 31.3 Postoperative Überwachungskomplexe und die Kapitel 31.4.3 bis 31.5.3 wurden wegen des großen Umfangs nicht mit
aufgenommen.

31.4   Postoperative Behandlungskomplexe 184
31.4.2   Postoperativer Behandlungskomplex im Hausärztlichen
          Versorgungsbereich **31600** 184
31.6   Orthopädisch-chirurgisch konservative Gebührenordnungspositionen 184
31.6.2   Orthopädisch-chirurgisch konservative Gebührenordnungs-
          positionen **31912** 184

32 In-vitro-Diagnostik der Laboratoriumsmedizin, Mikrobiologie, Virologie und Infektions-epidemiologie sowie Transfusionsmedizin

**32 In-vitro-Diagnostik der Laboratoriumsmedizin, Mikrobiologie, Virologie und Infektions-
epidemiologie sowie Transfusionsmedizin** **185**
32.1   Grundleistungen 187
32.2   Allgemeine Laboratoriumsuntersuchungen 191
32.2.1   Basisuntersuchungen **32025–32042** 192
32.2.2   Mikroskopische Untersuchungen **32045–32052** 196
32.2.3   Physikalische oder chemische Untersuchungen **32055–32107** 197
32.2.4   Gerinnungsuntersuchungen **32110–32117** 202
32.2.5   Funktions- und Komplexuntersuchungen **32120–32125** 204
32.2.6   Immunologische Untersuchungen und
          Untersuchungen auf Drogen **32128–32150** 205
32.2.7   Mikrobiologische Untersuchungen **32151–32152** 207

33 Ultraschalldiagnostik .... **33011–33105** **209**

**35 Leistungen gemäß der Richtlinie des Gemeinsamen Bundesausschusses
über die Durchführung der Psychotherapie (Psychotherapie-Richtlinie)** **220**
35.1   Nicht antragspflichtige Leistungen **35100–35179** 220
35.2   Antragspflichtige Leistungen 233
35.2.1   Einzeltherapien **35401–35435** 236
35.2.2   Gruppentherapien **35503–35719** 241
35.2.3   Zuschläge 247
35.2.3.1 Zuschläge gemäß Nr. 2 der Präambel zu Abschnitt 35.2 .... **35571–35573** 247
35.3   Psychodiagnostische Testverfahren **35600–35602** 248

**36 Belegärztliche Operationen, Anästhesien, postoperative Überwachung und konservativ
belegärztlicher Bereich** **251**

Die Leistungen der belegärztlichen Operationen, Anästhesien, postoperative Überwachung des
Kapitels 36 wurden wegen des großen Umfangs nicht mit Kommentaren aufgenommen.

**37 Versorgung gemäß Anlage 27 und 30 zum Bundesmantelvertrag Ärzte (BMV-Ä),
der Vereinbarung nach § 132g Abs. 3 SGB V, der KSVPsych-RL, der AKI-RL und der
LongCOV-RL** **252**
37.6   Gebührenordnungspositionen gemäß der Richtlinie des Gemeinsamen Bundes-
          ausschusses über die berufsgruppenübergreifende, koordinierte und strukturierte
          Versorgung insbesondere für schwer psychisch kranke Kinder und Jugendliche
          (KJ-KSVPsych-RL) **37600–37656** 252
37.7   Außerklinische Intensivpflege gemäß AKI-RL **37700–37720** 257
37.8   Spezifische Versorgung gemäß der Richtlinie des Gemeinsamen Bundesaus-
          schusses über eine berufsgruppenübergreifende, koordinierte und strukturierte
          Versorgung für Versicherte mit Verdacht auf Long-COVID und Erkrankungen,
          die eine ähnliche Ursache oder Krankheitsausprägung aufweisen
          (Long-COVID-Richtlinie/LongCOV-RL) **37800–37806** 261

V Kostenpauschalen **267**

40 Kostenpauschalen 267
40.1   Präambel 267

40.4   Kostenpauschale für die Versendung bzw. den Transport von
           Briefen, Röntgenaufnahmen, Filmfolien und/oder schriftlichen
           Unterlagen, Kosten pauschale für Telefax............ **40102–40130**......... 267
40.5   Übergreifende Kostenpauschalen................................. **40142–40167**......... 271

VI Anhänge 273

1 Verzeichnis der nicht gesondert berechnungsfähigen Leistungen 273

**2 Zuordnung der operativen Prozeduren nach § 295 SGB V (OPS) zu den Leistungen der
Kapitel 31 und 36** 273

**3 Angaben für den zur Leistungserbringung erforderlichen Zeitaufwand des
Vertragsarztes gemäß § 87 Abs. 2 S. 1 SGB V in Verbindung mit § 106a Abs. 2 SGB V** 273

4 Verzeichnis nicht oder nicht mehr berechnungsfähiger Leistungen 273

**5 Verzeichnis der im Rahmen von Erprobungsverfahren gemäß § 137e SGB V nicht
mehr berechnungsfähigen Leistungen** 273

**6 Zuordnung der Gebührenordnungspositionen der Kapitel 50 und 51 zu den Anlagen
der Richtlinie des Gemeinsamen Bundesausschusses über die ambulante spezialfachärztliche Versorgung nach § 116b SGB V (ASV-RL)** 274

**8 Zuordnung der Prozeduren zu den Leistungen nach den Gebührenordnungspositionen
01500, 01501, 01502 und/oder 01503** 274

VII Ausschließlich im Rahmen der ambulanten spezialfachärztlichen
Versorgung (ASV) berechnungsfähige Gebührenordnungspositionen
(Hinweise zur KBV) 275

50.2   Diagnostische und therapeutische Gebührenordnungspositionen
           gemäß der Richtlinie des Gemeinsamen Bundesausschusses über
           die ambulante spezial-fachärztliche Versorgung nach § 116b SGB V:
           Anlage 1.1 a) onkologische Erkrankungen – Tumorgruppe 9:
           Tumoren des Auges..................................... **50200–50201**......... 275
50.4   Diagnostische und therapeutische Gebührenordnungspositionen
           gemäß der Richtlinie des Gemeinsamen Bundesausschusses über
           die ambulante spezialfachärztliche Versorgung nach § 116b SGB V:
           Anlage 1.1 b) Rheumatologische Erkrankungen Erwachsene und
           Rheumatologische Erkrankungen Kinder und Jugendliche .... **50400–50401**......... 275
50.5   Diagnostische und therapeutische Gebührenordnungspositionen
           gemäß der Richtlinie des Gemeinsamen Bundesausschusses
           über die ambulante spezialfachärztliche Versorgung nach
           § 116b SGB V: Anlage 2 c) Hämophilie....................... **50510–50512**......... 276
50.6   Diagnostische und therapeutische Gebührenordnungspositionen
           gemäß der Richtlinie des Gemeinsamen Bundesausschusses über
           die ambulante spezialfachärztliche Versorgung nach § 116b SGB V:
           Anlage 1.1 c) Chronisch entzündliche Darmerkrankungen .... **50601**.................... 277
50.7   Diagnostische und therapeutische Gebührenordnungspositionen
           gemäß der Richtlinie des Gemeinsamen Bundesausschusses
           über die ambulante spezialfachärztliche Versorgung nach
           § 116b SGB V: Anlage 2 b) Mukoviszidose.................... **50700**.................... 278

Schutzimpfungen .... **88345A–89600B**..... 279

Rechtsprechung: Urteile zu GKV-Abrechnungen und Behandlungen 285

1. Grundsätze bei GKV-Abrechnung 285

2. Behandlungen – Einzelfälle 286

3. Praxisführung 289

Literatur und Internet **291**

Stichwortverzeichnis EBM **293**

UV-GOÄ für Pädiater **311**

Einleitung **313**

Wichtige Informationsquellen **314**

Dokumentation ist wichtig **314**
Clearingstelle 315
So vermeiden Sie Fehler in der Dokumentation 315
Allgemeine Heilbehandlung 315
Wann besteht eine Vorstellungspflicht beim D-Arzt? 315
Besondere Heilbehandlung 315
Hinzuziehung durch den D-Arzt 316
Abrechnung 317
Strukturen im Bereich der Unfallversicherung 317
Wann muss der Patient zum D-Arzt? 318
Verordnung von Arzneimitteln 318
Was ist ein Wegeunfall? 319
Impfungen 319

Wichtige Pädiatrische Gebührennummern **320**
Nr. 1 Symptomzentrierte Untersuchung 320
Nr. 6 Umfassende Untersuchung 320
Nr. 800 Eingehende neurologische Untersuchung 322
Nr. 826 Neurologische Gleichgewichts- und Koordinationsprüfung 322
Nr. 125 Unfallbericht F1050 322
Nr. 143 Arbeitsunfähigkeitsbescheinigung § 47 V 323
Nr. 401–420 Sonographie 323
Nr. 200 ff. Verbände und Besondere Kosten 325
Nr. 2000 ff. Wundversorgung 326
Nr. 1427 u. 1569 Fremdkörper Nase und Ohr 327
Nr. 2226 Chassaignac Reposition 327

Stichwortverzeichnis UV-GOÄ **328**

Herausgeber und Mitarbeiter

Dr. med. Peter M. Hermanns [Hrsg.]

Geboren 1945 in Neumünster. Seit 1985 Geschäftsführer der Agentur medical text Dr. Hermanns in München, die zahlreiche Bücher im Bereich Abrechnung, Praxis-Organisation, Diagnostik/Therapie, Praxis- und Klinik-Marketing für Verlage und Pharmafirmen konzipiert und herausgegeben hat, sowie des medizinischen Online-Dienstes www.medical-text.de.

Nach vielen Jahren der erfolgreichen Herausgeberschaft hat sich Dr. Hermanns 2023 gesundheitsbedingt in den Ruhestand begeben und ist 2025 verstorben.

Katharina von Pannwitz [Hrsg.]

Geboren 1964 in München, Ausbildung zur Verlags- und Industriekauffrau und Studium der Kommunikationswissenschaft. Langjährige Tätigkeit für Film & Fernsehen und als selbstständige Pressefrau und Autorin. 2023 Weiterbildung zur Social Media Managerin.

2014 Eintritt in die Agentur medical text als rechte Hand von Dr. Peter M. Hermanns bei der Herausgabe der beim Springer Verlag veröffentlichten Abrechnungsbücher zu den Gebührenordnungen UV-GOÄ, GOÄ und EBM sowie der Aktualisierung und Bearbeitung der Springer Medizin-Datenbank mit Kommentierungen und Urteilen zur Abrechnung ärztlicher Leistungen. Nach dem Rückzug von Dr. Hermanns seit 2023 Mitherausgeberin.

Dr. med. Wolfgang Landendörfer

Geboren 1959 in Wunsiedel i. Fichtelgebirge, Studium der Humanmedizin in Erlangen und Promotion. Studium der Lebensmitteltechnologie in Berlin mit Abschluss als Diplomingenieur für Lebensmitteltechnologie.

Facharzt für Kinderheilkunde und Jugendmedizin, Ernährungsmediziner. Von 2002 bis 2024 in eigener Praxis niedergelassen in Nürnberg-Mögeldorf, Am 1.4.2024 Übergabe der Praxis und Wechsel zum Angestelltenstatus.

Cosprecher des Bundeshonorarausschuss BVKJ (Bundesverband der Kinder- und Jugendärzte).

Dr. med. Reinhard Bartezky

Facharzt für Kinderheilkunde und Jugendmedizin

Jahrgang 1968, Medizinstudium an FU und HU Berlin, Facharztausbildung Kinderklinik Lindenhof, Oberarzt in der Klinik für Kinder- und Jugendmedizin Bad Saarow, in eigener Praxis seit 2005, Bundesschatzmeister des Honorarausschusses des Berufsverbandes der Kinder- und Jugendärzte (BVKJ), Landesverbandsvorsitzender LV Berlin und Mitglied im Bundesvorstand (BVKJ).

Constanze Barufke-Haupt

Geboren 1988 in Bad Muskau, Fachanwältin für Medizinrecht. Studium der Rechtswissenschaften an der Humboldt-Universität zu Berlin. Rechtsreferendariat beim Kammergericht Berlin.

Seit 2014 Rechtsanwältin bei D+B Rechtsanwälte Partnerschaft mbB. Spezialisiert auf die Beratung von Ärzten, Psychotherapeuten und MVZ, insbesondere zu Fragen der Abrechnung und Honorarverteilung.

Mitglied der Arbeitsgemeinschaft für Medizinrecht im DAV sowie der Deutschen Gesellschaft für Kassenarztrecht e.V.

Sonja Mizich

Jahrgang 1982, nach erfolgreicher Ausbildung zur medizinischen Fachangestellten folgte die weitere Qualifikation zur Praxismanagerin. Seit 2002 in leitender Funktion bei Dr. Wolfgang Landendörfer in einer großen Kinder- und Jugendarztpraxis in Nürnberg tätig.

Umfangreiche, bundesweite Vortragstätigkeit in allen pädiatrisch abrechnungsrelevanten Themengebieten für den BVKJ und Pädnetz Bayern.

Organisation und Referententätigkeit der „Freischwimmerworkshops" für effizientes Praxismanagement für Ärzte in Nürnberg und Berlin.

Leitung und Referententätigkeit der überregionalen Fortbildungsreihen „Kompaktabrechnungsworkshop BVKJ" und „Mach Dich schlau am Mittwoch" für medizinische Fachangestellte und Ärzte.

Mitautorin des erfolgreichen Abrechnungsratgebers „pädiatrische UV-GOÄ-Fibel".

Abkürzungsverzeichnis

Abs.	Absatz
Ärzte-ZV	Zulassungsverordnung für Vertragsärzte
AEV	Verband der Arbeiter-Ersatzkassen
AG	Amtsgericht
Allg. Best.	Allgemeine Bestimmungen des EBM
Anm.	Anmerkung
AOK	Allgemeine Ortskrankenkasse
Art.	Artikel
ASV	ambulanten spezialfachärztlichen Versorgung
Az.	Aktenzeichen
BAanz	Bundesanzeiger
BÄK	Bundesärztekammer
BAnz.	Bundesanzeiger
BASFI	Bath Ankylosing Spondylitis Functional Index
BEG	Bundesentschädigungsgesetz
BG	Berufsgenossenschaften
BGBl.	Bundesgesetzblatt
BGH	Bundesgerichtshof
BKK	Betriebskrankenkassen
BMÄ	Bewertungsmaßstab – Ärzte
BMA	Bundesministerium für Arbeit und Sozialordnung (jetzt BMGS)
BMG	Bundesministerium für Gesundheit
BMV, BMV-Ä	Bundesmantelvertrag-Ärzte, vereinbart zwischen KBV und Bundesverbänden der Primärkassen
BSG	Bundessozialgericht bzw. Entscheidungssammlung des BSG mit Angabe des Bandes und der Seite
Buku	Bundesknappschaft
BVerfG	Bundesverfassungsgericht
DÄ	Deutsches Ärzteblatt, erscheint im Deutschen Ärzteverlag, Köln
DGUV	Deutsche Gesetzliche Unfallversicherung
EBM	Einheitlicher Bewertungsmaßstab gem. § 87 SGB V
ECLAM	Funktions-Fragebogen
E-GO	Ersatzkassen-Gebührenordnung
EK	Ersatzkassen
EKV	Arzt-/Ersatzkassenvertrag
G-BA	Gemeinsamer Bundesausschuss
GKV	Gesetzliche Krankenversicherung
GOA-BÄK	Gebührenordnungsausschuss der Bundesärztekammer
GOÄ	Gebührenordnung für Ärzte (amtliche Gebührenordnung)
GOP	Gebührenordnung für Psychologische Psychotherapeuten und Kinder- und Jugendlichentherapeuten (amtliche Gebührenordnung)
GOP	in der Regel auch: Gebührenordnungsposition
GOZ	Gebührenordnung für Zahnärzte (amtliche Gebührenordnung)
HAQ	Health Assessment Questionnaire (Fragebogen)
HSET	Heidelberger Sprachentwicklungstest
HVM	Honorarverteilungsmaßstab

i.d.R.	in der Regel
ICD	Internationale Klassifikation der Krankheiten
ICF	Internationale Klassifikation der Funktionsfähigkeit, Behinderung und Gesundheit
ICSI	intrazytoplasmatische Spermieninjektion
IGeL	Individuelle Gesundheitsleistungen
IKK	Innungskrankenkassen
IVF	In-vitro-Fertilisation

JAS	Jugendarbeitsschutz
JVEG	Justizvergütungs- und entschädigungsgesetz

KA	für diese Leistung hat der Bewertungsausschuss keine Kalkulationszeitvorgaben
KBV	Kassenärztliche Bundesvereinigung, Berlin
KK	Krankenkasse
KV	Kassenärztliche Vereinigung

LG	Landgericht
LK	Landwirtschaftliche Krankenkasse, jetzt SVLFG
LSG	Landessozialgericht

MDK	Medizinischer Dienst der Krankenversicherung
MMST	Mini-Mental-Status-Test

Nr.	Nummer
Nrn.	Nummern
NUB	Richtlinien über neue Untersuchungs- und Behandlungsmethoden (inzwischen durch BUB-Richtlinien ersetzt)

OLG	Oberlandesgericht
OPS	Operationen- und Prozedurenschlüssel
OVG	Oberverwaltungsgericht

PET	Psycholinguistischer Entwicklungstest
PGBA	Pflegegesetzadaptiertes Geriatrisches Basisassessment
PK	Primärkassen, dazu zählen:

- Betriebs-KK
- BundeskappschaftInnungs-kk
- Landwirtschaftliche KK
- Primärkassen
- Orts-KK
- See-KK

PKV	Private Krankenversicherung
Primärkassen	Orts-, Betriebs-, Innungskrankenkassen, landwirtschaftliche Krankenkassen, Seekasse, Bundesknappschaft
PsychThG	Psychotherapeutengesetz
RLV	Regelleistungsvolumen
SGB I	Sozialgesetzbuch – Erstes Buch (I), Allgemeiner Teil
SGB IV	Sozialgesetzbuch – Viertes Buch (V), enthält die Vorschriften zur Sozialversicherung
SGB V	Sozialgesetzbuch – Fünftes Buch (V), enthält das Krankenversicherungs- und auch das Kassenarztrecht
SGB X	Sozialgesetzbuch – Zehntes Buch (X), Verwaltungsverfahren und Sozialdatenschutz
SG	Sozialgericht
SKT	Syndrom-Kurztest, Demenztest
StGB	Strafgesetzbuch

STIKO	Ständige Impfkommission am Robert-Koch-Institut
TFDD	Test zur Früherkennung von Demenzen mit Depressionsabgrenzung
VdAK	Verband der Angestellten-Krankenkassen
ZKA-BÄK	Zentraler Konsultationsausschuss für Gebührenordnungsfragen bei der Bundesärztekammer, gebildet aus Vertretern des Bundesministeriums für Gesundheit, des Bundesministeriums des Inneren, des PKV-Verbandes, der Bundesärztekammer sowie eines nicht stimmberechtigten Vertreters der Privatärztlichen Verrechnungsstellen
ZPO	Zivilprozessordnung
z.T.	zum Teil

Vorwort

Der „EBM 2026 Kommentar Kinderheilkunde" liegt in seiner 7. Auflage vor. Ein komprimierter und auf die fachgruppenspezifischen Bedürfnisse gekürzter EBM erleichtert die Handhabung enorm und hat sich in der Praxistauglichkeit für die Kinder- und Jugendmedizin sehr gut bewährt. Diese 7. Auflage des „EBM 2026 Kommentar Kinderheilkunde" wird von Katharina von Pannwitz im Team mit den bewährten Autoren des BVKJ herausgegeben.

Die Mitarbeiter und Mitarbeiterinnen an dem Buch – Herr Dr. Wolfgang Landendörfer, Herr Dr. Reinhard Bartezky und die Praxismanagerin Frau Sonja Mizich sind langjährig erfahrene Praktiker und ausgewiesene Fachleute der Abrechnung in der Pädiatrie. Außerdem konnten wir abermals die in Medizinrechtsfragen qualifizierte Juristin Frau Constanze Barufke-Haupt gewinnen.

In jeder Auflage steckt viel Detailarbeit, um die stetigen Veränderungen in EBM und UV-GOÄ zu berücksichtigen, so auch in der vorliegenden Ausgabe „EBM 2026 Kommentar Kinderheilkunde".

Bei der Gesamthonorarbetrachtung 2025/2026 ambulant tätiger Kinder- und Jugendärzte und Ärztinnen ist, in Bezug auf den orientierenden Punktwert, ein Ausgleich der Inflationsrate festzuhalten.

Durch den Beschluss des Bundesgesundheitsministeriums zur Entbudgetierung der Kinderheilkunde werden seit dem 1.4.2023 die pädiatrischen Leistungen des EBM-Kapitels 04 voll ausgezahlt. Leider ist dies nur die halbe Wahrheit, denn Leistungen anderer Kapitel des EBM sind von der Entbudgetierung nicht erfasst; Beispiele sind Sonographien, Wundversorgung und allergologische Leistungen. Des Weiteren gibt es zahlreiche mengenbegrenzte Leistungen des EBM (z.B. ärztliches Gespräch nach Ziffer 04230, Sonographie des Abdomens nach Ziffer 33042, Sozialpädiatrie nach den Ziffern 04355/04356), die geleistete ärztliche Arbeit unvergütet zurücklassen. Dennoch, die von Gesundheitsminister Lauterbach veranlasste Entbudgetierung der Kinder- und Jugendmedizin ist die bedeutsamste honorarrelevante Veränderung der letzten Jahre.

Unabhängig davon hat die Leistungsverdichtung in der ambulanten Medizin durch betriebswirtschaftlich notwendige Leistungsausweitungen zugenommen. Als Beispiele seien hier steigende Fallzahlen und Konsultationsfrequenzen, die Hereinnahme neuer Leistungen (RSV-Prophylaxe, Meningokokken B-Impfung, Meningokokken ACWY-Impfung) und die stetige Ausweitung der sozialpsychiatrischen Themenfelder vor dem Hintergrund gesamtgesellschaftlicher Defizite benannt.

In diesem Kommentar finden Sie die zahlreichen Änderungen der letzten 4 Quartale inklusive der Anhebung des Orientierungswerts zum 1. Januar 2026 um 2,8% auf 12,7404ct für alle relevanten pädiatrischen Leistungen. Alle bis zum Redaktionsschluss Ende Dezember 2025 von der KBV beschlossenen Änderungen sind mit aufgenommen.

Leider veröffentlicht der KBV-Bewertungsausschuss nicht nur zum Jahreswechsel, sondern auch innerhalb der laufenden Quartale immer wieder Änderungen, die oft rückwirkend zum jeweiligen Quartalsanfang gelten sollen. Die einfachste Art für Sie, kurz vor einem neuen Quartal nach Änderungen zu suchen, sind die Internetseiten Ihrer KV oder die Informationen der KBV2GO!-App

Offizielle Verlautbarungen von KBV-Beschlüssen sind im Sprachduktus jedoch meist komplex, juristisch geprägt und wenig arztfreundlich gestaltet. Unsere Kommentierungen sollen sowohl den EBM, als auch die pädiatrierelevanten Teile der UV-GOÄ leichter erfassbar und anwendungsfreundlicher für die Praxisteams gestalten.

Wichtiger Hinweis:
In diesem Buch sind EBM-Leistungspositionen, die nicht der fachärztlichen Grundversorgung entsprechen und zum Ausschluss der Berechnungsfähigkeit der Pauschale für die fachärztliche Grundversorgung (PFG) führen, mit einem Stern * gekennzeichnet.

München, im Januar 2026
Katharina v. Pannwitz – Dr. Wolfgang Landendörfer

1 Berechnungsfähige Leistungen, Gliederung und Struktur

Der Einheitliche Bewertungsmaßstab bestimmt den Inhalt der berechnungsfähigen Leistungen und ihr wertmäßiges, in Punkten ausgedrücktes Verhältnis zueinander. Die Begriffe Einzelleistung, Leistungskomplex, Versichertenpauschale, Grund-, Konsiliar- oder Zusatzpauschale, Strukturpauschale sowie Qualitätszuschlag beziehen sich auf berechnungsfähige Gebührenordnungspositionen. Mit Bezug auf diese Abrechnungsbestimmungen werden die Begriffe Pauschale, Versichertenpauschale, Grund-, Konsiliar- oder Zusatzpauschale mit dem Begriff Pauschale zusammengefasst. Der Katalog der berechnungsfähigen Gebührenordnungspositionen ist abschließend und einer analogen Berechnung nicht zugänglich. In Gebührenordnungspositionen enthaltene – aus der Leistungsbeschreibung ggf. nicht erkennbare – Teilleistungen sind im Verzeichnis nicht gesondert berechnungsfähiger Leistungen in Anhang 1 aufgeführt. Leistungen, die durch den Bewertungsausschuss als nicht berechnungsfähig bestimmt werden, sind im Anhang 4 zum EBM aufgeführt.

Kommentar:

Diese Einleitung stellt klar, dass nur die im EBM verzeichneten Leistungen zu Lasten der gesetzlichen Krankenkassen abgerechnet werden können. Analoge Heranziehung einzelner Leistungen, wie sie nach der GOÄ möglich sind, sind im System der vertragsärztlichen/psychotherapeutischen Abrechnung nicht zulässig. Wird eine Leistung erbracht, die im EBM nicht beschrieben ist, sollte im Zweifel die zuständige Kassenärztliche Vereinigung über eine Abrechnungsfähigkeit befragt werden.

Teilleistungen, die – wenn auch nicht immer aus der Beschreibung erkennbar – in Gebührenordnungspositionen enthalten sind, werden mit der Vergütung für diese Positionen abgegolten und sind nicht gesondert abrechnungsfähig. Eine Auflistung dieser nicht gesondert abrechnungsfähigen Teilleistungen findet sich in Anhang 1. Diese Teilleistungen dürfen, da sie Inhalt einzelner Gebührenordnungspositionen sind, dem Patienten auch nicht privat – z.B. als Individuelle **Ge**sundheitsleistung (IGeL-Leistungen) – in Rechnung gestellt werden. In der Anlage 4 sind diejenigen Leistungen aufgelistet, die vom Bewertungsausschuss als nicht berechnungsfähig bestimmt wurden.

1.1 Bezug der Allgemeinen Bestimmungen

Die Inhalte dieser Allgemeinen Bestimmungen nehmen ebenso wie die Beschreibungen der Leistungsinhalte von Gebührenordnungspositionen in Übereinstimmung mit übergeordneten Normen nur Bezug auf den Vertragsarzt. Sie gelten gleichermaßen für Vertragsärztinnen, Psychologische Psychotherapeutinnen, Psychologische Psychotherapeuten, Fachpsychotherapeutinnen oder Fachpsychotherapeuten, Kinder- und Jugendlichenpsychotherapeutinnen sowie Kinder- und Jugendlichenpsychotherapeuten, angestellte Ärzte, angestellte Ärztinnen, Medizinische Versorgungszentren sowie für weitere Leistungserbringer, die an der vertragsärztlichen Versorgung teilnehmen, es sei denn, die Berechnungsfähigkeit einzelner Gebührenordnungspositionen ist ausschließlich Vertragsärztinnen und Vertragsärzten vorbehalten.

Kommentar:

Die im Laufe der Zeit über den eigentlichen „Adressatenkreis" des ehemaligen „Kassenarztrechts" hinausgewachsene Zahl der zulassungsfähigen „Leistungserbringer" hat diese Klarstellung notwendig gemacht. Gesondert erwähnt werden angestellte Ärztinnen und Ärzte sowie medizinische Versorgungszentren.

1.2 Zuordnung der Gebührenordnungspositionen in Bereiche

Die berechnungsfähigen Gebührenordnungspositionen sind nachfolgenden Bereichen zugeordnet:
- II. Arztgruppenübergreifende allgemeine Gebührenordnungspositionen,
- III. Arztgruppenspezifische Gebührenordnungspositionen,
- IV. Arztgruppenübergreifende bei spezifischen Voraussetzungen berechnungsfähige Gebührenordnungspositionen.

Kostenpauschalen stellen einen eigenständigen Bereich V dar.
- V. Kostenpauschalen,
- VII. Ausschließlich im Rahmen der ambulanten spezialfachärztlichen Versorgung (ASV) berechnungsfähige Gebührenordnungspositionen.
- VIII. Ausschließlich im Rahmen von Erprobungsverfahren gemäß § 137e SGB V berechnungsfähige Gebührenordnungspositionen.

© Der/die Autor(en), exklusiv lizenziert an
Springer-Verlag GmbH, DE, ein Teil von Springer Nature 2026
P. M. Hermanns und K. von Pannwitz (Hrsg.), *EBM 2026*
Kommentar Kinderheilkunde, Abrechnung erfolgreich und
optimal, https://doi.org/10.1007/978-3-662-73101-7_1

Kommentar:

Hier wird die übergeordnete Struktur des EBM aufgezeigt, der neben arztgruppenübergreifenden allgemeinen Gebührenordnungspositionen (diese sind grundsätzlich für alle Ärzte abrechnungsfähig) auch spezielle Gebührenordnungspositionen enthält, auf die nur bestimmte Arztgruppen zugreifen dürfen.

Im arztgruppenübergreifenden Bereich sind die durch das Berufsrecht vorgegebenen Fachgebietsgrenzen zu beachten, die durch den EBM nicht aufgehoben werden. Im Wesentlichen gehören hierzu Notfallleistungen, Visiten und Besuche, Berichte, Gutachten usw., Gesundheits- und Früherkennungsleistungen, die „Kleine Chirurgie", physikalisch-therapeutische Leistungen und Infusionen.

In den arztgruppenübergreifenden speziellen Leistungen ist in der Regel eine Genehmigung der Kassenärztlichen Vereinigung erforderlich, deren Erteilung Fachkundenachweise, Nachweise apparativer Ausstattung sowie Teilnahme an Qualitätssicherungsmaßnahmen erfordern kann.

1.2.1 Zuordnung von Gebührenordnungspositionen zu Versorgungsbereichen

Die arztgruppenspezifischen Gebührenordnungspositionen werden in Gebührenordnungspositionen des hausärztlichen und des fachärztlichen Versorgungsbereichs unterteilt.

Kommentar:

Im hausärztlichen Bereich finden sich die Leistungen des eigentlichen hausärztlichen Versorgungsbereichs sowie die Leistungen der Kinder- und Jugendmedizin. Im fachärztlichen Bereich finden sich die Leistungen der Fachgebiete von der Anästhesiologie bis zur Physikalischen und Rehabilitiven Medizin. Die Gliederung der vertragsärztlichen Versorgung in die hausärztliche und die fachärztliche Versorgung hat ihre rechtliche Grundlage in § 73 SGB V.

1.2.2 Berechnungsfähige Gebührenordnungspositionen einer Arztgruppe

In den arztgruppenspezifischen Kapiteln bzw. Abschnitten sind entweder durch Aufzählung der Gebührenordnungspositionen in den jeweiligen Präambeln oder Auflistung im Kapitel bzw. Abschnitt alle von einer Arztgruppe berechnungsfähigen Gebührenordnungspositionen angegeben.

1.3 Qualifikationsvoraussetzungen

Ein Vertragsarzt ist verpflichtet, seine Tätigkeit auf das Fachgebiet zu beschränken, für das er zugelassen ist. Hiervon ausgenommen sind die unter 4.2.1 genannten Fälle sowie die in den Präambelnder einzelnen Fachgruppen geregelten Ausnahmen. Gleiches gilt für angestellte Ärzte. Gebührenordnungspositionen, deren Durchführung und Berechnung an ein Gebiet, eine Schwerpunktkompetenz (Teilgebiet), eine Zusatzweiterbildung oder sonstige Kriterien gebunden ist, setzen das Führen der Bezeichnung, die darauf basierende Zulassung oder eine genehmigte Anstellung und/oder die Erfüllung der Kriterien voraus. Die Durchführung und Berechnung von Leistungen, für die es vertragliche Vereinbarungen gemäß § 135 Abs. 1 oder Abs. 2 SGB V gibt, setzen die für die Berechnung der Leistungen notwendige Genehmigung durch die Kassenärztliche Vereinigung voraus. Beschäftigt der Vertragsarzt einen angestellten Arzt, kann der Vertragsarzt die durchgeführten Leistungen seines angestellten Arztes gemäß § 14a Absatz 2 Bundesmantelvertrag-Ärzte (BMV-Ä) auf der Basis des Beschlusses der Zulassungsgremienberechnen. Satz 3 und Satz 4 gelten entsprechend.

Kommentar:

Wird im EBM die Abrechnungsfähigkeit an ein Gebiet, ein Teilgebiet (Schwerpunkt) oder eine Zusatzbezeichnung geknüpft, ist auf jeden Fall die berufsrechtliche Befugnis zum Führen der Gebiets-, Teilgebiets- oder Zusatzbezeichnung erforderlich. Z.T. wird weiter auch eine entsprechend erteilte Zulassung gefordert, was zumindest bei Teilgebietsbezeichnungen problematisch sein kann.

Hier wurde aber bereits zum EBM 2000+ durch eine als Anlage zu den Gesamtverträgen beschlossene „Ergänzende Vereinbarung zur Reform des Einheitlichen Bewertungsmaßstabes (EBM) zum 1. April 2005" durch die Partner der Bundesmantelverträge (Spitzenverbände der Krankenkassen und Kassenärztliche Bundesvereinigung) zumindest für den Bereich der Inneren Medizin – in dem die Mehrzahl der Probleme hätte auftreten können – hinsichtlich der Schwerpunktbezeichnungen eine „Entschärfung" der EBM-Bestimmungen vorgenommen. Dort heißt es unter (4):

„Vertragsärzte, die mit dem Gebiet Innere Medizin ohne Schwerpunkt am 31.03.2005 zugelassen sind, können im Rahmen ihrer Weiterbildung auf Antrag solche Leistungen des EBM abrechnen, die im EBM ausschließlich einem der Schwerpunkte der Inneren Medizin zugeordnet sind (Hinweis der Autoren: z.B. Gastroskopie, Bronchoskopie). Die Kassenärztliche Vereinigung genehmigt einen Antrag, wenn der Vertragsarzt nachweist, dass er über die erforderlichen persönlichen und strukturellen Voraussetzungen zur Erbringung dieser Leistungen, die einem Schwerpunkt der Inneren Medizin im EBM zugeordnet sind und die ggf. ergänzend in Richtlinien des Bundesausschusses oder in Maßnahmen der Qualitätssicherung gemäß § 135 Abs. 2 SGB V niedergelegt sind, erfüllt und im Zeitraum vom 1. Januar 2003 bis 30. Juni 2004 schwerpunktmäßig diese Leistungen erbracht hat. Die Genehmigung ist unbefristet zu erteilen. In diesem Fall gelten für den Vertragsarzt auch die Abrechnungsbestimmungen, wie sie für einen Vertragsarzt gelten, der mit dem Gebiet Innere Medizin mit Schwerpunktbezeichnung im fachärztlichen Versorgungsbereich zur vertragsärztlichen Versorgung zugelassen ist."

Bei Leistungen, für die entweder Richtlinien des Gemeinsamen Bundesausschusses oder Vereinbarungen der Partner des Bundesmantelvertrages für die Durchführung und Abrechnung bestehen, müssen vor Leistungserbringung und Abrechnung die erforderlichen Genehmigungen erworben werden.

Wichtig ist die Regelung für angestellte Ärzte. Die von diesen erbrachten Leistungen können dann, wenn die sonst für den Vertragsarzt geltenden Voraussetzungen nur in der Person des Angestellten vorliegen, auch vom Vertragsarzt abgerechnet werden.

Rechtsprechung: Für einen Facharzt für Kinder- und Jugendmedizin ist die Behandlung von Erwachsenen wegen Fachfremdheit nach der in den streitgegenständlichen Quartalen geltenden Weiterbildungsordnung grundsätzlich ausgeschlossen. Dies gilt nach LSG Bayerns auch dann, wenn der (im Fall des LSG ermächtigte) Kinderarzt auch dann, wenn die Patienten an bestimmten Krankheitsbildern (z.B. Down-Syndrom, Mukoviszidose, cerebrale Anfallsleiden) leiden und keine – ausnahmsweise – Abrechnungsgenehmigung seitens der Krankenkasse vorliegt (LSG Bayerns, Urt. v. 15.7.2020, Az.: L 12 KA 3/19).

1.4 Arztgruppenübergreifende allgemeine Gebührenordnungspositionen

Arztgruppenübergreifende allgemeine Gebührenordnungspositionen können, sofern diese in den Präambeln zu den Kapiteln für die einzelnen Arztgruppen (III Arztgruppenspezifische Gebührenordnungspositionen) aufgeführt sind, von jedem Vertragsarzt unter Berücksichtigung der berufsrechtlichen Verpflichtung zur grundsätzlichen Beschränkung der ärztlichen Tätigkeit auf das jeweilige Gebiet oder das Gebiet eines angestellten Arztes sowie unter Beachtung entsprechender vertraglicher Bestimmungen (z.B. Kinder-Richtlinie, Früherkennungs-Richtlinie) berechnet werden.

Kommentar:

Im übrigen gelten für arztgruppenübergreifende allgemeine Gebührenordnungspositionen die berufsrechtlichen Fachgebietsbeschränkungen. Zusätzlich müssen diese Positionen jeweils in der Präambel zu dem Kapitel für die betreffende Arztgruppe (Abschnitt III) aufgeführt sein. Liegen beide Voraussetzungen vor, ist eine Leistung aus dem Bereich der arztgruppenübergreifenden allgemeinen Gebührenordnungspositionen berechnungsfähig.

1.5 Arztgruppenspezifische Gebührenordnungspositionen

Arztgruppenspezifische Gebührenordnungspositionen können nur von den in der Präambel des entsprechenden Kapitels bzw. Abschnitts genannten Vertragsärzten berechnet werden, sofern sie die dort aufgeführten Kriterien erfüllen oder einen Arzt angestellt haben, der die dort aufgeführten Kriterien erfüllt.

Kommentar:

In den 23 Unterabschnitten der arztgruppenspezifischen Leistungen ist jeweils am Anfang in den Präambeln abschließend bestimmt, wer die Leistungen des jeweiligen Abschnitts bzw. Kapitels abrechnen darf.

Nach einer bereits zum EBM 2000+ als Anlage zu den Gesamtverträgen beschlossenen „Ergänzende Vereinbarung zur Reform des Einheitlichen Bewertungsmaßstabes (EBM) zum 1. April 2005" durch die Partner der Bundesmantelverträge (Spitzenverbände der Krankenkassen und Kassenärztliche Bundesvereinigung) ist das aber nur als Grundsatz zu verstehen, von dem aus Sicherstellungsgründen seitens einer Kassenärztlichen Vereinigung auch Ausnahmen zulässig sind. Dort wird unter (3) auf die Verpflichtung zur Sicherstellung der vertragsärztlichen Versorgung durch die Kassenärztlichen Vereinigungen gemäß § 72 SGB V verwiesen, „wonach aus Sicherstellungsgründen allen Vertragsärzten durch die Kassenärztliche Vereinigung sowohl eine Erweiterung des abrechnungsfähigen Leistungsspektrums als auch die Abrechnung einzelner ärztlicher Leistungen auf Antrag des Vertragsarztes genehmigt werden kann". **Siehe: SGB V:** § 72 https://www.sozialgesetzbuch-sgb.de/sgbv/72.html

1.6 Arztgruppenübergreifende bei speziellen Voraussetzungen berechnungsfähige Gebührenordnungspositionen (Arztgruppenübergreifende spezielle Gebührenordnungspositionen)

Arztgruppenübergreifende spezielle Gebührenordnungspositionen setzen bei der Berechnung besondere Fachkundenachweise, apparative Anforderungen, die Teilnahme an Maßnahmen zur Qualitätssicherung gemäß § 135 Abs. 2 SGB V und die in den entsprechenden Kapiteln bzw. Abschnitten und Präambeln zur Voraussetzung der Berechnung aufgeführten Kriterien voraus.

Die Berechnung von arztgruppenübergreifenden speziellen Gebührenordnungspositionen setzt weiterhin voraus, dass diese in den Präambeln zu den Kapiteln für die einzelnen Arztgruppen (III Arztgruppenspezifische Gebührenordnungspositionen) aufgeführt sind.

Kommentar:

Hier gilt der gleiche Kommentar wie zu 1.3. (s.o.).

1.7 Zeitbezogene Plausibilitätsprüfung

Die im Anhang 3 aufgeführten Kalkulationszeiten werden unter Berücksichtigung des Komplexierungs- und Pauschalisierungsgrades als Basis gemäß § 46 Bundesmantelvertrag-Ärzte (BMV-Ä) für die Plausibilitätsprüfungen vertragsärztlicher Leistungen verwendet.

Bei Gebührenordnungspositionen, bei denen eine Auf- oder Abschlagsregelung vorgesehen ist, wird die Prüfzeit gemäß Anhang 3 des EBM ebenfalls entsprechend angepasst.

Kommentar:

Im Rahmen der nach § 106d SGB V durchzuführenden Abrechnungsprüfungen wird u.a. die Plausibilität der Abrechnung anhand der für die Erbringung der abgerechneten Leistungen aufgewendeten Zeit überprüft. Das setzt voraus, dass den einzelnen Leistungen des EBM Zeiten als (untere) Schwellenwerte zugeordnet werden, deren Unterschreitung gegen eine ordnungsgemäße Leistungserbringung spricht. In besonderen Richtlinien zur Durchführung der Prüfungen nach § 106d SGB V (Abrechnungsprüfrichtlinie) wird das Nähere zur Ausgestaltung derartiger Prüfungen auch unter Heranziehung der Prüfzeiten gemäß Anhang 3 des EBM geregelt.

Zu den Prüfzeiten:
Nach der Rechtsprechung des Bundessozialgerichts basieren die Prüfzeiten auf ärztlichem Erfahrungswissen und können im Durchschnitt von einem erfahrenen, geübten und zügig arbeitenden Arzt nicht unterschritten werden (Urteil vom 24.11.1993 – 6 RKa 70/91). Da mit der Reform des EBM zum 01.04.2020 u.a. die Prüfzeiten nach Anhang 3 zum Teil deutlich reduziert wurden, ohne dass sich der Leistungsinhalt der einzelnen GOPen geändert hätte, ist jedoch zweifelhaft, ob die Feststellungen des BSG zu den „alten" Prüfzeiten noch Bestand haben können.

Das Bundessozialgericht hatte mit Urteil vom 24.10.2018 entschieden (B 6 KA 42/17 R), dass bei psychotherapeutischen Leistungen für die Bildung von Tagesprofilen nicht auf die Prüfzeiten abzustellen ist. In die Ermittlung der Prüfzeiten seien auch Zeiten für die Reflexion und Supervision eingeflossen, die nicht zwingend an einem bestimmten Arbeitstag erbracht werden müssen. Anhang 3 des EBM wurde daraufhin entsprechend angepasst. Hierzu:

SG Marburg: Aus der Neufassung der Prüfzeiten zum 2. Quartale 2020 folgt nicht, dass die zuvor geltenden Prüfzeiten fehlerhaft festgesetzt wurden und damit nichtig sind (SG Marburg; Gerichtsbescheid vom 21.8.2020, Az.: S 12 KA 1/18; vom 25.09.2020, Az.: S 12 KA 290/19).

SG Berlin: „Für die Annahme eines persönlichen Arzt-Patienten-Kontakts sind keine Mindestzeiten vorgesehen. Zwar muss es zu einer „direkten Interaktion" zwischen Arzt und Patient, welche auch ein kuratives Tätigwerden durch den Arzt erfordert, gekommen sein. Die Befragung eines Patienten sowie die daran geknüpfte Einschätzung, ob eine Arbeitsunfähigkeit gegeben ist, kann aber innerhalb weniger Minuten erfolgen." Selbst wenn die Prüfzeiten die Zeiten berücksichtigen, die von erfahrenen und zügig arbeitenden Ärzten für eine ordnungsgemäße Leistungserbringung benötigt werden, ist davon nicht der Fall umfasst, dass ein Arzt tatsächlich nur das absolut Notwendige (Arzt-Patienten-Kontakt) für die Abrechnung der Versichertenpauschale erbringt. Nach Auffassung des SG Berlin stoßen die Quartalsprofilzeiten bei quartalsbezogenen Pauschalen (mit vielen fakultativen Leistungsinhalten), als Indiz für eine Falschabrechnung an ihre Grenzen (SG Berlin, Urt. v. 29.07.2020, Az.: S 83 KA 101/18).

SG Dresden: Im Rahmen einer Plausibilitätsprüfung kann der Nachweis der Unrichtigkeit der vertragsärztlichen Abrechnung nicht allein an Hand der Quartalszeitprofile geführt werden, wenn zur Überschreitung der Quartalszeitfonds maßgeblich Ansätze für Grund- und Mitbetreuungspauschalen beigetragen haben, deren Prüfzeiten keine gesicherte Korrelation zum tatsächlichen Zeitaufwand für den obligaten Leistungsinhalt aufweisen. (Rn.24) (Rn.39) (Rn.41) Bei der Überprüfung der Eignung von Prüfzeiten als alleiniges Beweismittel zur Feststellung von Abrechnungsunrichtigkeiten ist von Verfassungs wegen ein strenger Maßstab anzulegen. Die Legitimation und Verlässlichkeit der Prüfzeiten muss sich nachprüfbar aus allgemein zugänglichen belastbaren empirischen Erkenntnissen oder Expertenwissen ergeben, die in einem transparenten Verfahren gewonnen worden sind. (Rn.39) (Rn.46) (SG Dresden, Urt. v. 7.09.2022 – S 25 KA 173/17)

1.8 Berechnungsfähige Kostenpauschalen bei Versendung von Berichten und Briefen

Für die Versendung bzw. den Transport der in den Versicherten-, Grund- oder Konsiliarpauschalen enthaltenen ärztlichen Untersuchungsberichte entsprechend der Gebührenordnungsposition 01600 oder individuellen Arztbriefe entsprechend der Gebührenordnungsposition 01601 sind die Kostenpauschalen nach den Gebührenordnungspositionen 40110 und 40111 berechnungsfähig.

Kommentar:

Diese Bestimmung regelt klarstellend, dass für die Versendung bzw. den Transport der genannten Untersuchungsberichte bzw. individuellen Arztbriefe entsprechende Kostenpauschalen berechnungsfähig sind.

1.9 Arztgruppen, Schwerpunkte und Zusatzbezeichnungen

Die im Einheitlichen Bewertungsmaßstab verwendeten Facharzt-, Schwerpunkt- und Zusatzbezeichnungen richten sich grundsätzlich nach der aktuell gültigen (Muster-)Weiterbildungsordnung der Bundesärztekammer und schließen die Ärzte ein, die aufgrund von Übergangsregelungen der für sie zuständigen Ärztekammern zum Führen der aktuellen Bezeichnung berechtigt sind oder eine nach den vorher gültigen Weiterbildungsordnungen erworbene entsprechende Bezeichnung führen.

2 Erbringung der Leistungen

2.1 Vollständigkeit der Leistungserbringung

Eine Gebührenordnungsposition ist nur berechnungsfähig, wenn der Leistungsinhalt vollständig erbracht worden ist. Bei arztpraxisübergreifender Behandlung durch denselben Arzt ist eine Gebührenordnungsposition von derjenigen Arztpraxis zu berechnen, in der die Vollständigkeit des Leistungsinhalts erreicht worden ist. Wirken an der Behandlung mehrere Ärzte zusammen, erfolgt die Berechnung durch denjenigen Vertragsarzt (Arztnummer), von dem die Vollständigkeit des Leistungsinhalts erreicht worden ist. Haben an der Leistungserbringung in dem selben Arztfall mehrere Arztpraxen mitgewirkt, so hat die die Gebührenordnungsposition berechnende Arztpraxis in einer der Quartalsabrechnung beizufügenden und zu unterzeichnenden Erklärung zu bestätigen, dass die Arztpraxis mit den anderen Arztpraxen eine Vereinbarung getroffen hat, wonach nur sie in den jeweiligen Fällen diese Gebührenordnungsposition berechnet.
Die Vollständigkeit der Leistungserbringung ist gegeben, wenn die obligaten Leistungsinhalte erbracht worden sind und die in den Präambeln, Leistungslegenden und Anmerkungen aufgeführten Dokumentationspflichten – auch die der Patienten- bzw. Prozedurenklassifikation (z.B. OPS, ICD 10 GM) – erfüllt, sowie die erbrachten Leistungen dokumentiert sind.
Ist im Leistungsinhalt ein Leistungsbestandteil mit „einschließlich" benannt, handelt es sich um einen obligaten Leistungsinhalt. Sind einzelne Leistungsinhalte einer Gebührenordnungsposition mit „und" verbunden, müssen alle diese Leistungsinhalte durchgeführt werden. Sofern der obligate Leistungsinhalt Aufzählungen, bspw. durch Spiegelstriche ohne eindeutige Verknüpfung, enthält, müssen alle diese aufgezählten Inhalte durchgeführt werden. Sind einzelne Leistungsinhalte einer Gebührenordnungsposition mit „oder" verbunden, müssen nur die vor bzw. nach dem „oder" verbundenen Leistungsinhalte durchgeführt werden. Werden mehrere Leistungsinhalte durchgeführt, ist die Gebührenordnungsposition entsprechend den jeweils betreffenden durchgeführten Leistungsinhalten berechnungsfähig. Sind einzelne Leistungsinhalte einer Gebührenordnungsposition mit „und/oder" verbunden, müssen nur die vor bzw. nach dem „und/oder" aufgeführten Leistungsinhalte durchgeführt werden.

Die Durchführung mehrerer Leistungsinhalte, die mit „und/oder" verbunden sind, berechtigt nicht zur mehrfachen Abrechnung der Gebührenordnungsposition.

Kommentar:

Nur vollständig erbrachte Leistungen dürfen abgerechnet werden. Vollständig ist eine Leistung dann erbracht, wenn alle im EBM aufgeführten obligaten Leistungsanteile erbracht worden sind, die in der Leistungsbeschreibung genannten Dokumentationspflichten erfüllt und fakultativ erbrachte Leistungen dokumentiert sind.

a) Wird ein Arzt arztpraxisübergreifend tätig, kann die Leistung von der Praxis abgerechnet werden, in der die Vollständigkeit der Leistung erreicht wurde, wenn also der letzte der obligaten Bestandteile erbracht wurde.

Zum Umfang der Dokumentationspflichten vgl. BSG, Urt. v. 09.02.2024, Az.: B 6 KA 11/23 B (Orientierungssätze):

1. Nach der Rechtsprechung des Senats ist der Arzt seit jeher verpflichtet, die bei der Behandlung eines Patienten gemachten Feststellungen und durchgeführten Behandlungsmaßnahmen zu dokumentieren (BSG vom 7.2.2007 – B 6 KA 11/06 R = SozR 4-2500 § 95c Nr. 2 RdNr. 23; vgl. auch BSG vom 2.11.2005 – B 6 KA 63/04 R = BSGE 95, 199 = SozR 4-2500 § 106 Nr. 11, RdNr. 35, vom 28.9.2016 – B 6 KA 44/15 R = SozR 4-2500 § 106 Nr. 55 RdNr. 32 und BSG vom 15.7.2020 – B 6 KA 13/19 R = SozR 4-5531 Nr. 01100 Nr. 1 RdNr. 33 mwN).
2. Bereits nach § 57 Abs. 1 BMV-Ä hat der Vertragsarzt die Befunde, die Behandlungsmaßnahmen sowie die veranlassten Leistungen einschließlich des Tages der Behandlung „in geeigneter Weise zu dokumentieren".
3. Weitergehende Dokumentationsanforderungen können insbesondere – wie sich auch aus § 87 Abs. 2d S 1 Halbs 2 SGB 5 ergibt – in der Leistungslegende des EBM-Ä 2008 formuliert werden.

b) Wirken an der Leistungserbringung mehrere Ärzte zusammen, rechnet derjenige unter Angabe seiner Arztnummer die Leistung ab, der die Vollständigkeit erreicht. Besonderheiten gelten allerdings dann, wenn einzelne Bestandteile einer Pauschale per Überweisung von einem anderen Arzt angefordert werden. Hier ist die Regelung in Abschnitt 2.1.6 (s.u.) zu beachten.

Für den Fall einer quartalsübergreifenden Erbringung der einzelnen Leistungsbestandteile wurde eine Abrechnungsfähigkeit nur dann angenommen, wenn eine obligate Berichterstattung oder Befundübermittlung innerhalb von 14 Tagen nach Abschluss der vollständigen Leistungserbringung stattfindet.

2.1.1 Fakultative Leistungsinhalte

Fakultative Leistungsinhalte sind Bestandteil des Leistungskataloges in der Gesetzlichen Krankenversicherung; deren Erbringung ist vom Einzelfall abhängig.

Kommentar:

Wird ein als fakultativ bezeichneter Leistungsbestandteil erbracht, kann dieser dann nicht mehr gesondert abgerechnet werden, da er mit der eigentlichen Leistung abgegolten ist.

Genauso wenig kann ein als fakultativ bezeichneter Leistungsbestandteil, der erbracht wurde, dem Patienten privat in Rechnung gestellt werden. Eine Leistung kann nicht abgerechnet werden, wenn die dazu erforderliche Ausstattung fehlt (z. B. fehlendes Dermatoskop bei 01745/ 01746).

2.1.2 Unvollständige Leistungserbringung

Eine Gebührenordnungsposition, deren Leistungsinhalt nicht vollständig erbracht wurde, kann nicht berechnet werden. In-vitro-diagnostische Leistungen, die kein für die Befunderstellung verwertbares Ergebnis liefern, gelten als nicht vollständig erbrachte Leistungen und sind nicht berechnungsfähig. Zur Herstellung der Vollständigkeit einer in-vitro-diagnostischen Leistung erforderliche Wiederholungsuntersuchungen sind nicht gesondert berechnungsfähig.

2.1.3 Inhaltsgleiche Gebührenordnungspositionen

Für die Nebeneinanderberechnung von Gebührenordnungspositionen gilt: Inhaltsgleiche Gebührenordnungspositionen, die in mehreren Abschnitten/Kapiteln des EBM aufgeführt sind, sind nicht nebeneinander berechnungsfähig. Sämtliche Abrechnungsbestimmungen und Ausschlüsse sind entsprechend zu berücksichtigen.

Eine Gebührenordnungsposition ist nicht berechnungsfähig, wenn deren obligate und – sofern vorhanden – fakultative Leistungsinhalte vollständig Bestandteil einer anderen berechneten Gebührenordnungsposition sind. Sämtliche Abrechnungsbestimmungen und Ausschlüsse sind zu berücksichtigen.

Diese Regelung ist auch anzuwenden, wenn die Gebührenordnungsposition in verschiedenen Abschnitten/Kapiteln des EBM aufgeführt sind. Dies gilt für Gebührenordnungspositionen mit Gesprächs- und Beratungsinhalten auch dann, wenn das Gespräch mit unterschiedlicher Zielsetzung (Diagnose/Therapie) geführt wird. Erfüllen erbrachte ärztliche Leistungen die Voraussetzungen sowohl zur Berechnung von Einzelleistungen, Komplexen oder Pauschalen, so ist statt der Einzelleistung entweder der zutreffende Komplex bzw. die Pauschale bzw. statt des Komplexes die zutreffendere Pauschale zu berechnen. Dies gilt auch für den Arztfall, jedoch nicht für Auftragsleistungen.

Kommentar:

Die in diesem Abschnitt genannten sogenannten „unselbständigen Teilleistungen" finden sich vor allem – aber nicht nur – unter den in Anhang 1 genannten Leistungen, die obligate oder fakultative Teile von Gebührenordnungspositionen, insbesondere von Pauschalen und Komplexen sind. Diese sind nicht gesondert abrechnungsfähig. Das gilt auch dann, wenn die Gebührenordnungspositionen in verschiedenen Abschnitten oder Kapiteln des EBM stehen. Ferner sind in einem solchen Fall sämtliche Abrechnungsbestimmungen und – ausschlüsse zu berücksichtigen.

Aber auch weitere unselbständige Teilleistungen sind denkbar – obwohl die Leistung nicht im Anhang 1 genannt ist –, wie z.B.

- die Aufklärung eines Patienten vor der Leistungserbingung
- das Absaugen von Schleim aus der Luftröhre
- eine Blasenspülung bei der Zystoskopie
- Dehnung der Cervix uteri vor Abrasio
- Einläufe zur Reinigung vor Koloskopie u.ä.

Besonders hervorgehoben wird, dass mehrere Gesprächs- oder Beratungsleistungen während eines Arzt-Patienten-Kontaktes auch dann nicht nebeneinander abgerechnet werden können, wenn sie unterschiedliche Zielrichtungen haben.

Explizit geregelt ist, dass inhaltsgleiche Gebührenordnungspositionen nicht nebeneinander abgerechnet werden können, auch wenn sie in unterschiedlichen Abschnitten oder Kapiteln des EBM stehen und der Arzt berechtigt ist, Leistungen dieser unterschiedlichen Kapitel auch zu berechnen. Ferner sind in einem solchen Fall sämtliche Abrechnungsbestimmungen und -ausschlüsse zu berücksichtigen.

Ist eine Tätigkeit sowohl als Einzelleistung als auch als Komplex oder als Pauschale im EBM abgebildet, so kann nicht die Einzelleistung, sondern nur der Komplex bzw. die Pauschale, bzw. nicht der Komplex, sondern nur die zutreffende Pauschale berechnet werden.

2.1.4 Berichtspflicht

Die nachfolgend beschriebene Übermittlung der Behandlungsdaten und Befunde in den unten genannten Fällen setzt gemäß § 73 Abs. 1b SGBV voraus, dass hierzu eine schriftliche Einwilligung des Versicherten vorliegt, die widerrufen werden kann. Gibt der Versicherte auf Nachfrage keinen Hausarzt an bzw. ist eine schriftliche Einwilligung zur Information des Hausarztes gemäß § 73 Abs. 1b SGB V nicht erteilt, sind die nachstehend aufgeführten Gebührenordnungspositionen auch ohne schriftliche Mitteilung an den Hausarzt berechnungsfähig.

Unbeschadet der grundsätzlichen Verpflichtung zur Übermittlung von Behandlungsdaten sind die nachfolgenden Gebührenordnungspositionen insbesondere nur dann vollständig erbracht und können nur berechnet werden, wenn mindestens ein Bericht im Behandlungsfall entsprechend der Gebührenordnungsposition 01600 bzw. ein Brief entsprechend der Gebührenordnungsposition 01601 an den Hausarzt erfolgt ist, sofern sie nicht vom Hausarzt selbst erbracht worden sind, es sei denn die Leistungen werden auf Überweisung zur Durchführung von Auftragsleistungen (Indikations- oder Definitionsauftrag) gemäß § 24 Abs. 3 Bundesmantelvertrag-Ärzte (BMV-Ä) erbracht: 02311, 02312, 02313, 07310, 07311, 07320, 07330, 08310, 13250, 13300, 13350, 13500, 13501, 13502, 13545, 13561, 13600, 13601, 13602, 13650, 13700, 13701, 14313, 14314, 16230, 16231, 16232, 16233, 18310, 18311, 18320,

18330, 18331, 21230, 21231, 21233, 30110, 30111, 30702, 30704 und 30901. Für Gebührenordnungspositionen des Abschnittes 35.2. ist die Berichtspflicht erfüllt, wenn zu Beginn und nach Beendigung einer Psychotherapie, mindestens jedoch einmal im Krankheitsfall bei Therapien, die länger als ein Jahr dauern, ein Bericht an den Hausarzt entsprechend der Gebührenordnungsposition 01600 bzw. ein Brief entsprechend der Gebührenordnungsposition 01601 erstellt und versendet wird.

Bei der Leistungserbringung durch einen Arzt des fachärztlichen Versorgungsbereichs auf Überweisung durch einen anderen Arzt des fachärztlichen Versorgungsbereichs ist die Erstellung und Versendung
entweder
- eines Berichtes entsprechend der Gebührenordnungsposition 01600 bzw. eines Briefes entsprechend der Gebührenordnungsposition 01601 an den Hausarzt
oder
- einer Kopie des an den überweisenden Facharzt gerichteten Berichts bzw. Briefes an den Hausarzt entsprechend der Gebührenordnungsposition 01602
zusätzliche Voraussetzung zur Berechnung dieser Gebührenordnungspositionen.

Bei Berechnung der nachfolgenden Gebührenordnungspositionen ist die Übermittlung mindestens einer Befundkopie an den Hausarzt Abrechnungsvoraussetzung:
01722, 01741, 01743, 01772, 01773, 01774, 01775, 01781, 01782, 01787, 01793, 01794, 01795, 01796, 01830, 01831, 01841, 01842, 01854, 01855, 01904, 01905, 01906, 02341, 02343, 06320, 06321, 06331, 06332, 06343, 08311, 08575, 08576, 09315, 09317, 09326, 09332, 13251, 13252, 13253, 13254, 13255, 13256, 13257, 13258, 13400, 13410, 13411, 13412, 13421, 13422, 13430, 13431, 13662, 13670, 14320, 14321, 14331, 16310, 16311, 16321, 16322, 16371, 20326, 20332, 20371, 21310, 21311, 21321, 26310, 26311, 26313, 26325, 26341, 27323, 27324, 30500, 30501, 30600, 30610, 30611, 30710, 30720, 30721, 30722, 30723, 30724, 30730, 30731, 30740, 30750, 30810, 30811 und 30900 sowie der Gebührenordnungsposition der Kapitel III.b-11, III.b-17, III.b-25, IV-33 und IV-34.

Kommentar:

Hinweis der Autoren:
Ob Berichte, Briefe oder Befundkopien erforderlich sind, damit die jeweilige EBM-Leistung korrekt erbracht ist, wurde bei den betreffenden EBM-Nrn. vermerkt!

An dieser Stelle wird in sehr komplexer Weise die Berichtspflicht geregelt, die im Übrigen in den Leistungsbeschreibungen der hier genannten Leistungen noch einmal gesondert Erwähnung findet.

Bereits im Gesetz (§ 73 SGB V) sowie in den Bundesmantelverträgen (§ 24 Abs. 6 BMV-Ärzte,) ist die Verpflichtung der Ärzte zur gegenseitigen Information bei der Behandlung eines GKV-Versicherten normiert.

BMV-Ä: § 24 Abs. 6, Überweisungen

Der Vertragsarzt hat dem auf Überweisung tätig werdenden Vertragsarzt, soweit es für die Durchführung der Überweisung erforderlich ist, von den bisher erhobenen Befunden und/oder getroffenen Behandlungsmaßnahmen Kenntnis zu geben. Der auf Grund der Überweisung tätig gewordene Vertragsarzt hat seinerseits den erstbehandelnden Vertragsarzt über die von ihm erhobenen Befunde und Behandlungsmaßnahmen zu unterrichten, soweit es für die Weiterbehandlung durch den überweisenden Arzt erforderlich ist. Nimmt der Versicherte einen an der fachärztlichen Versorgung teilnehmenden Facharzt unmittelbar in Anspruch, übermittelt dieser Facharzt mit Einverständnis des Versicherten die relevanten medizinischen Informationen an den vom Versicherten benannten Hausarzt.

Als Grundsatz gilt: Der Hausarzt ist immer zu informieren, auch wenn die Leistung nicht aufgrund einer von ihm ausgestellten Überweisung erbracht wurde. Voraussetzung ist, dass der Patient einen Hausarzt benannt und die Einwilligung zur Weitergabe der Information erteilt hat.

Im Zusammenhang mit Leistungen des Abschnitts 35.2 des EBM (antragspflichtige psychotherapeutische Leistungen) ist der Berichtspflicht genüge getan, wenn zum Beginn und nach Ende der Therapie und bei Therapien, die länger als ein Jahr dauern, mindestens einmal im Krankheitsfall ein Bericht an den Hausarzt geht.

Die Erstellung des Berichtes selbst ist berechnungsfähig, soweit er nicht obligatorischer oder fakultativer Bestandteil der Leistung ist oder die Berechnung durch sonstige Bestimmungen ausgeschlossen ist. Nähere Hinweise finden sich jeweils bei den einzelnen Leistungen.

Leistungen aus dem Katalog der allgemeinen Bestimmungen 2.1.4 des EBM sind nur dann ohne schriftliche Mitteilung an den Hausarzt abrechenbar, wenn der Patient keinen Hausarzt angibt oder keine schriftliche Einwilligung zur Weitergabe an den Hausarzt abgibt. Sollte dies der Fall sein, muss die Symbolnummer 99970 EBM eingetragen werden.

2.1.5 Ausnahme von der Berichtspflicht

Ausschließlich auf Überweisung tätige Ärzte gemäß § 13 Abs. 4 Bundesmantelvertrag-Ärzte (BMV-Ä) sind von der Regelung in Nr. 2.1.4 entbunden.

Kommentar:

Die in Abschnitt 2.1.4 beschriebene Berichtspflicht gilt nicht für ausschließlich auftragnehmende Ärzte nach den Bestimmungen der Bundesmantelverträge. Das sind zur Zeit Ärzte für:

- Laboratoriumsmedizin
- Mikrobiologie und Infektionsepidemiologie
- Nuklearmedizin
- Pathologie
- Radiologische Diagnostik bzw. Radiologie
- Strahlentherapie und Transfusionsmedizin.

2.1.6 Beauftragung zur Erbringung von in berechnungsfähigen Versicherten-, Grund- oder Konsiliarpauschalen enthaltenen Teilleistungen

Wird ein Vertragsarzt ausschließlich zur Durchführung von Leistungen beauftragt, die im „Verzeichnis der nicht gesondert berechnungsfähigen Leistungen" (Anhang II-1) des EBM aufgeführt und die einer Versicherten-, Grund- oder Konsiliarpauschale zugeordnet sind, ist anstelle der einzelnen Leistungen die Versicherten-, Grund- oder Konsiliarpauschale der Fachgruppe einmal im Behandlungsfall mit 50 % der Punktzahl zu berechnen. Auch bei Durchführung von mehreren Auftragsleistungen (Indikations- oder Definitionsaufträge gemäß § 24 Abs. 7 Nr. 1 Bundesmantelvertrag-Ärzte (BMV-Ä) in einem Behandlungsfall ist die mit 50 % der Punktzahl zu berechnende Versicherten-, Grund- oder Konsiliarpauschale nur einmalig berechnungsfähig.

Neben den o.g. mit 50 % der Punktzahl zu berechnenden Pauschalen ist für die Berechnung der jeweiligen arztgruppenspezifischen Versicherten-, Grund- oder Konsiliarpauschale anstelle der mit 50 % der Punktzahl zu berechnenden Pauschale in demselben Behandlungsfall mindestens ein weiterer persönlicher Arzt-Patienten-Kontakt außerhalb der Durchführung der Auftragsleistungen (Indikations- oder Definitionsauftrag) notwendig.

Kommentar:

Der Umstand, wonach eine Vielzahl von Leistungen wegen der umfangreichen Pauschalgebühren nicht mehr einzeln abrechnungsfähig ist, hat zu einer Regelung in den Fällen führen müssen, in denen eine derartige Leistung per Überweisung von einem anderen Arzt angefordert wird. Dieser kann die Versicherten-, Grund- oder Konsiliarpauschale der Fachgruppe einmal im Behandlungsfall zu 50 % der Punktzahlen berechnen, auch wenn er mehrere Aufträge im selben Behandlungsfall erhält. Wird er allerdings darüber hinaus außerhalb der Aufträge in mindestens einem weiteren persönlichen Arzt-Patienten-Kontakt bei dem Patienten tätig, ist anstelle der hälftigen Pauschale die jeweilige arztgruppenspezifische Versicherten- oder Grundpauschale berechnungsfähig.

Für den Auftraggeber gilt dann im übrigen: Ist die überwiesene Leistung obligatorischer Bestandteil einer Pauschale, kann diese von ihm nicht abgerechnet werden, da dann der Leistungsumfang von ihm nicht voll erbracht wurde. Abschnitt 2.1 (s.o.) ist nicht anwendbar, da es sich hier um eine Spezialregelung für Auftragsüberweisungen handelt. Ist die überwiesene Leistung allerdings fakultativer Bestandteil der Pauschale, kann diese vom Überweiser in Rechnung gestellt werden.

2.2 Persönliche Leistungserbringung

Eine Gebührenordnungsposition ist nur berechnungsfähig, wenn der an der vertragsärztlichen Versorgung teilnehmende Arzt die für die Abrechnung relevanten Inhalte gemäß §§ 14a, 15 und § 25 BMV-Ä persönlich erbringt.

Kommentar:

Für die Verpflichtung zur persönlichen Leistungserbringung gilt nach wie vor der Grundsatz, wonach jeder an der vertragsärztlichen Versorgung teilnehmende Arzt verpflichtet ist, die vertragsärztliche Tätigkeit persönlich auszuüben.

Als persönliche Leistungserbringung gilt auch die Erbringung durch genehmigte Assistenten, angestellte Ärzte und Vertreter sowie die Hilfeleistung durch nichtärztliche Mitarbeiter unter den berufsrechtlich zu beachtenden Grundsätzen (Anordnung und fachliche Überwachung durch Arzt, entsprechende Qualifizierung des Mitarbeiters).

2.3 Ausübung der vertragsärztlichen Tätigkeit durch ermächtigte Ärzte, ermächtigte Krankenhäuser bzw. ermächtigte Institute

Die Berechnung einer Gebührenordnungsposition durch einen ermächtigten Arzt bzw. durch ermächtigte Krankenhäuser oder ermächtigte Institute ist an das Fachgebiet und den Ermächtigungsumfang gebunden. Entspricht der Ermächtigungsumfang dem eines zugelassenen Vertragsarztes, kann anstelle der Gebührenordnungspositionen 01320 und 01321 die Berechnung einer in den arztgruppenspezifischen Kapiteln genannten Pauschale durch den Zulassungsausschuss ermöglicht werden.

Ärzte mit einer Ermächtigung nach § 24 Abs. 3 Ärzte-ZV berechnen anstelle der Gebührenordnungspositionen 01320 und 01321 die Pauschalen der arztgruppenspezifischen Kapitel.

Kommentar:

Besondere Erwähnung findet die Abrechnungsbeschränkung aufgrund der Teilnahme an der vertragsärztlichen Versorgung in Form einer eingeschränkten Ermächtigung. Primär bestimmt der Umfang der erteilten Ermächtigung die abrechnungsfähigen Leistungen.

Für die Berechnung der Grundpauschalen sieht der EBM besonders für Ermächtigungen spezielle Nummern vor (Nrn. 01320 und 01321). Davon kann aber abgewichen werden, wenn die Ermächtigung ihrem Umfange nach der Zulassung eines Vertragsarztes entspricht.

Bei Ermächtigungen zur vertragsärztlichen **Tätigkeit an einem weiteren Ort im Bereich einer anderen Kassenärztlichen Vereinigung** sind immer anstelle der Nrn. 01320 und 01321 EBM die Pauschalen des jeweiligen arztgruppenspezifischen Kapitels abrechnungsfähig.

3 Behandlungs-, Krankheits-, Betriebsstätten- und Arztfall

3.1 Behandlungsfall

Der Behandlungsfall ist definiert in § 21 Abs. 1 BMV-Ä als Behandlung desselben Versicherten durch dieselbe Arztpraxis in einem Kalendervierteljahr zu Lasten derselben Krankenkasse.

Kommentar:

Der EBM benutzt den Begriff „Behandlungsfall" an verschiedenen Stellen in Leistungslegende bzw. Anmerkungen, in aller Regel als Abrechnungseinschränkung.

Die Definition des Bundesmantelvertrages, auf die ausdrücklich abgestellt wird, lautet wie folgt:

§ 21 Abs. 1 BMV-Ä: Behandlungsfall/ Krankheitsfall/Betriebsstättenfall/Arztfall
https://www.kbv.de/html/bundesmantelvertrag.php

1) Die gesamte von derselben Arztpraxis (Vertragsarzt, Vertragspsychotherapeut, Berufsausübungsgemeinschaft, Medizinisches Versorgungszentrum) innerhalb desselben Kalendervierteljahres an demselben Versicherten ambulant zu Lasten derselben Krankenkasse vorgenommene Behandlung gilt jeweils als Behandlungsfall. Ein einheitlicher Behandlungsfall liegt auch dann vor, wenn sich aus der zuerst behandelten Krankheit eine andere Krankheit entwickelt oder während der Behandlung hinzutritt oder wenn der Versicherte, nachdem er eine Zeitlang einer Behandlung nicht bedurfte, innerhalb desselben Kalendervierteljahres wegen derselben oder einer anderen Krankheit in derselben Arztpraxis behandelt wird. Ein einheitlicher Behandlungsfall liegt auch dann vor, wenn sich der Versichertenstatus während des Quartals ändert. Es wird der Versichertenstatus bei der Abrechnung zugrunde gelegt, der bei Quartalsbeginn besteht. Stationäre belegärztliche Behandlung ist ein eigenständiger Behandlungsfall auch dann, wenn in demselben Quartal ambulante Behandlung durch denselben Belegarzt erfolgt. Unterliegt die Häufigkeit der Abrechnung bestimmter Leistungen besonderen Begrenzungen durch entsprechende Regelungen im Einheitlichen Bewertungsmaßstab (EBM), die auf den Behandlungsfall bezogen sind, können sie nur in diesem Umfang abgerechnet werden, auch wenn sie durch

denselben Arzt in demselben Kalendervierteljahr bei demselben Versicherten sowohl im ambulanten als auch stationären Behandlungsfall durchgeführt werden.

Alle Leistungen, die in einer Einrichtung nach § 311 SGB V oder einem medizinischen Versorgungszentrum bei einem Versicherten pro Quartal erbracht werden, gelten als ein Behandlungsfall. Die Abrechnung der Leistungen, ihre Vergütung sowie die Verpflichtung zur Erfassung der erbrachten Leistungen werden durch die Gesamtvertragspartner geregelt.

Ein Krankheitsfall umfasst das aktuelle sowie die nachfolgenden drei Kalendervierteljahre, die der Berechnung der krankheitsfallbezogenen Leistungsposition folgen.

Alle Leistungen, die in einer Einrichtung nach § 311 SGB V oder einem MVZ bei einem Versicherten pro Quartal erbracht werden, gelten als ein Behandlungsfall. Die Abrechnung der Leistungen, ihre Vergütung sowie die Verpflichtung zur Erfassung der erbrachten Leistungen werden durch die Gesamtvertragspartner geregelt.

3.2 Krankheitsfall

Der Krankheitsfall ist definiert in § 21 Abs. 1 BMV-Ä und umfasst das aktuelle sowie die drei nachfolgenden Kalendervierteljahre, die der Berechnung der krankheitsfallbezogenen Gebührenordnungsposition folgen.

Kommentar:

Auch der Begriff „Krankheitsfall" wird an verschiedenen Stellen im EBM verwendet. Die Definition der Bundesmantelverträge, auf die ausdrücklich abgestellt wird, findet sich in § 21 Abs. 1 BMV-Ärzte und lautet:

Ein Krankheitsfall umfasst das aktuelle sowie die nachfolgenden drei Kalendervierteljahre, die der Berechnung der krankheitsfallbezogenen Leistungsposition folgen.

Krankheitsfall = Erkrankungsfall im aktuellen Quartal sowie in den darauf folgenden 3 Quartalen

Dieser Definition unterliegen damit zahlreiche langwierige oder chron. Erkrankungen z.B. Diabetes, Fettstoffwechselstörungen, Hypertonie, Asthma bronchiale.

3.3 Betriebsstättenfall

Der Betriebsstättenfall ist definiert in § 21 Abs. 1a BMV-Ä und umfasst die Behandlung desselben Versicherten in einem Kalendervierteljahr durch einen oder mehrere Ärzte derselben Betriebsstätte oder derselben Nebenbetriebsstätte zu Lasten derselben Krankenkasse unabhängig vom behandelnden Arzt.

Kommentar:

Beim Betriebsstättenfall kommt es nicht mehr auf die Person des behandelnden Arztes an, sondern auf den Ort der Behandlung. Wird derselbe Versicherte in einem Quartal in derselben Betriebsstätte oder derselben Nebenbetriebsstätte zu Lasten derselben Krankenkasse behandelt, handelt es sich um einen Betriebsstättenfall, unabhängig von Person oder Status (zugelassen, angestellt) des behandelnden Arztes oder dem „Abrechnungssubjekt" (Arzt, Berufsausübungsgemeinschaft, MVZ).

Siehe auch Kommentar zu 3.1 Behandlungsfall.

3.4 Arztfall

Der Arztfall ist definiert in § 21 Abs. 1b Bundesmantelvertrag-Ärzte (BMV-Ä) und umfasst die Behandlung desselben Versicherten durch denselben an der vertragsärztlichen Versorgung teilnehmenden Arzt in einem Kalendervierteljahr zu Lasten derselben Krankenkasse unabhängig von der Betriebs- oder Nebenbetriebsstätte.

Kommentar:

Die Definition der Bundesmantelverträge, auf die ausdrücklich abgestellt wird, findet sich in § 21 Abs. 1b BMV-Ärzte bzw. § 25 Abs. 1b BMV-Ärzte/Ersatzkassen.

Beim Arztfall kommt es nun nur auf die Person des behandelnden Arztes an. Wird derselbe Versicherte in einem Quartal von demselben an der vertragsärztlichen Versorgung teilnehmenden Arzt behandelt, handelt es sich um einen Arztfall, unabhängig davon, in welcher Betriebs- oder Nebenbetriebsstätte die Behandlung stattgefunden hat.

3.5 Arztgruppenfall

Der Arztgruppenfall ist definiert in § 21 Abs. 1c Bundesmantelvertrag-Ärzte (BMVÄ) und umfasst die Behandlung desselben Versicherten durch dieselbe Arztgruppe einer Arztpraxis in demselben Kalendervierteljahr zu Lasten derselben Krankenkasse. Zu einer Arztgruppe gehören diejenigen Ärzte, denen im EBM ein Kapitel bzw. in Kapitel 13 ein Unterabschnitt zugeordnet ist.

3.6 Zyklusfall

Der Zyklusfall ist in den Bestimmungen zum Abschnitt 8.5 Punkt 6 definiert.

3.7 Reproduktionsfall

Der Reproduktionsfall ist in den Bestimmungen zum Abschnitt 8.5 Punkt 7 definiert.

3.8 Zeiträume/Definitionen

3.8.1 Kalenderjahr

Behandlung desselben Versicherten durch dieselbe Arztpraxis im Kalenderjahr. Das Kalenderjahr beginnt mit dem 1. Januar (00:00 Uhr) und endet mit dem nachfolgenden 31. Dezember (24:00 Uhr).

3.8.2 Im Zeitraum von 3 Tagen beginnend mit dem Operationstag

Behandlung desselben Versicherten durch dieselbe Arztpraxis am aktuellen Tag (beginnend mit dem Zeitpunkt der Operation) sowie den zwei nachfolgenden Tagen. Der nachfolgende Tag umfasst jeweils den Zeitraum von vierundzwanzig Stunden, beginnend ab 00:00 Uhr.

3.8.3 Im Zeitraum von X Tagen

Behandlung desselben Versicherten durch dieselbe Arztpraxis am aktuellen Tag (beginnend mit dem Zeitpunkt der jeweiligen Leistung) sowie den X – 1 nachfolgenden Tagen. Die nachfolgenden Tage umfassenden Zeitraum von vierundzwanzig Stunden, beginnend ab 00:00 Uhr.

3.8.4 Im Zeitraum von X Wochen

Behandlung desselben Versicherten durch dieselbe Arztpraxis in der aktuellen Woche (beginnend mit dem Tag der Durchführung des Leistungsinhaltes der Gebührenordnungsposition) sowie den X – 1 nachfolgenden Wochen. Die Woche umfasst den Zeitraum von 7 Tagen, beginnend um 0:00 Uhr an dem Tag an dem die Leistung durchgeführt wird, bis zum 7. Tag 24:00 Uhr

3.8.5 Behandlungstag

Behandlung desselben Versicherten durch dieselbe Arztpraxis am Kalendertag der Behandlung (an einem Datum, unabhängig von der Zahl der Sitzungen). Der Tag ist als Zeitraum von vierundzwanzig Stunden, beginnend ab 00:00 Uhr, definiert.

Für in-vitro-diagnostische Leistungen gilt das Datum des Tages der Probenentnahme als Behandlungstag. Bei einer mehrfachen Berechnung einer Gebührenordnungsposition am Behandlungstag ist die medizinische Notwendigkeit durch zusätzliche Angaben (Zeitpunkt, Material, Art der Untersuchung o. ä.) kenntlich zu machen.

3.8.6 Quartal

Unterteilung eines Kalenderjahres in 4 Kalendervierteljahre.
1. Quartal: 1. Januar bis 31. März,
2. Quartal: 1. April bis 30. Juni,
3. Quartal: 1. Juli bis 30. September,
4. Quartal: 1. Oktober bis 31. Dezember

3.8.7 Der letzten vier Quartale

Umfasst den Zeitraum des Quartals, in dem der Inhalt einer Gebührenordnungsposition durchgeführt wird sowie die drei vorangegangenen Kalendervierteljahre.

3.9 Weitere Abrechnungsbestimmungen

3.9.1 Je vollendeten Minuten

Die Gebührenordnungsposition ist erst berechnungsfähig, wenn die im obligaten Leistungsinhalt genannte Zeitdauer vollständig erfüllt wurde. Für eine Mehrfachberechnung muss die genannte Zeitdauer entsprechend mehrfach vollständig erfüllt sein.

3.9.2 Je Bein, je Sitzung

Ist eine Leistung in einer Sitzung einmal je Bein berechnungsfähig, kann diese bei der Behandlung beider Beine zweimal in einer Sitzung berechnet werden.

3.9.3 Je Extremität, je Sitzung

Ist eine Leistung in einer Sitzung einmal je Extremität berechnungsfähig, kann diese bei der Behandlung mehrerer Extremitäten entsprechend der Anzahl der in der Sitzung behandelten Extremitäten berechnet werden.

3.9.4 Gebührenordnungspositionen mit „bis" verknüpft

Sind Gebührenordnungspositionen mit „bis" verknüpft, bezieht sich die Angabe auf die zuerst angegebene, alle dazwischen liegenden sowie auf die zuletzt genannte Gebührenordnungsposition

4 Berechnung der Gebührenordnungspositionen

4.1 Versicherten-, Grund- oder Konsiliarpauschale

Die Versicherten-, Grund- oder Konsiliarpauschalen sind von den in der Präambel der entsprechenden arztgruppenspezifischen oder arztgruppenübergreifenden Kapitel genannten Vertragsärzten beim ersten kurativ-ambulanten oder kurativ-stationären (belegärztlich) persönlichen Arzt-Patienten-Kontakt oder Arzt-Patienten-Kontakt im Rahmen einer Videosprechstunde gemäß Anlage 31b zum Bundesmantelvertrag-Ärzte (BMV-Ä) im Behandlungsfall zu berechnen. Sie sind nur einmal im Behandlungsfall bzw. bei arztpraxisübergreifender Behandlung nur einmal im Arztfall (s. Allgemeine Bestimmung 4.3.4) berechnungsfähig und umfassen die in Anhang 1 aufgeführten Leistungen entsprechend der tabellarischen Gliederung. Die Versicherten-, Grund- oder Konsiliarpauschalen sind von den in der Präambel der entsprechenden arztgruppenspezifischen oder arztgruppenübergreifenden Kapitel genannten Vertragsärzten nicht in einem ausschließlich präventiv-ambulanten Behandlungsfall berechnungsfähig.

Bei einer kurativ-ambulanten und kurativ-stationären (belegärztlichen) Behandlung in demselben Quartal sind die Versicherten-, Grund- oder Konsiliarpauschalen je einmal berechnungsfähig (jeweils kurativ-ambulanter Arzt-/Behandlungsfall und kurativ-stationärer Arzt-/Behandlungsfall); hierbei ist von der Punktzahl der jeweils zweiten zur Berechnung gelangenden Versicherten-, Grund- oder Konsiliarpauschale ein Abschlag in Höhe von 50 % vorzunehmen.

Neben der Gebührenordnungsposition 01436 ist für die Berechnung der jeweiligen arztgruppenspezifischen Versicherten-, Grund- und/oder Konsiliarpauschale in demselben Behandlungsfall mindestens ein weiterer persönlicher Arzt-Patienten-Kontakt oder Arzt-Patienten-Kontakt im Rahmen einer Videosprechstunde gemäß Anlage 31b zum BMV-Ä notwendig.

Bei Überweisungen zur Durchführung von Auftragsleistungen (Indikations- oder Definitionsauftrag gemäß § 24 Abs. 7 Nr. 1 BMV-Ä, die nicht im Anhang 1 (Spalten VP und/oder GP) aufgeführt sind (s. Allgemeine Bestimmung 2.1.6) an nicht ausschließlich auf Überweisung tätige Ärzte gemäß § 13 Abs. 4 BMV-Ä, ist nicht die Versicherten- oder Grundpauschale sondern die Konsultationspauschale entsprechend der Gebührenordnungsposition 01436 zu berechnen.

Bei einer in demselben Behandlungsfall erfolgten Berechnung den Gebührenordnungspositionen 01210 bzw. 01212 (Not(-fall)pauschale im organisierten Not(-fall)dienst) ist für die Berechnung einer Versicherten-, Grund- oder Konsiliarpauschale mindestens ein weiterer persönlicher kurativer Arzt-Patienten-Kontakt außerhalb des organisierten Not(-fall)dienstes notwendig.

Kommentar:

Diese Pauschalen haben die früheren Ordinations- und Konsultationskomplexe abgelöst und setzen die bereits im EBM 2000plus begonnene Tendenz zur Pauschalierung der Vergütung ärztlicher Leistungen weiter fort.

Diese in den jetzigen Pauschalen „aufgegangenen" Leistungen sind im Anhang 1 enthalten. Da sie Bestandteil der Pauschalen sind, sind sie nicht etwa entfallen, sondern weiterhin zu erbringen, nur werden sie nicht gesondert vergütet. Sie können deshalb weder privat in Rechnung gestellt noch durch andere Leistungen „ersetzt" werden. Letzteres wäre eine Umgehung der Pauschalierung.

Die Versicherten- und Grundpauschalen werden nach fünf Altersklassen unterschiedlich bewertet

- für Versicherte bis zum vollendeten 4. Lebensjahr,
- für Versicherte vom 5. Lebensjahr bis zum vollendeten 18 Lebensjahr,
- für Versicherte vom 19. Lebensjahr bis zum vollendeten 54. Lebensjahr,
- für Versicherte vom 55. Lebensjahr bis zum vollendeten 75 Lebensjahr,
- für Versicherte ab dem 76. Lebensjahr.

Voraussetzung für die Berechnung ist ein kurativer Arzt-Patienten-Kontakt. Beim ersten solchen Kontakt können die Pauschalen von den jeweils in der Präambel des entsprechenden arztgruppenspezifischen oder arztgruppenübergreifenden Kapitels genannten Ärzten berechnet werden. Ein rein präventiver Kontakt, wenn er denn wirklich so stattfindet, reicht nicht aus. Berechnungsfähig sind sie einmal im Behandlungsfall bzw. wenn die Behandlung arztpraxisübergreifend stattfindet, einmal im Arztfall (s.o. unter 3.4 und unten unter 4.3.4).

Findet neben einer kurativ-ambulanten im selben Quartal auch eine belegärztliche Behandlung des gleichen Patienten statt, können die Pauschalen bei Vorliegen den Voraussetzungen zweimal berechnet werden, allerdings die zweite Pauschale nur noch zu 50 %.

Wird eine Konsultationspauschale (Nr. 01436) berechnet, ist für die Berechnung der Versicherten-, Grund- oder Konsiliarpauschale im selben Behandlungsfall mindestens ein weiterer Arzt-Patienten-Kontakt erforderlich..

Bei Auftragsüberweisungen zu Leistungen, die nicht als Bestandteil der Grund- oder Versichertenpauschale in der Anlage 1 aufgeführt sind, kann, wenn der Überweisungsempfänger nicht ein Arzt ist, der nach den Bestimmungen der Bundesmantelverträge nur auf Überweisung tätig werden darf, von diesem anstelle der Versicherten- oder Grundpauschale nur die Konsultationspauschale nach Nr. 01436 berechnet werden.

Für die Nachsorge nach einer ambulanten OP bei einem Hausarzt muss ein auf 21 Tage nach OP begrenzter Behandlungsschein erstellt werden, auf dem die 01436, 88115 (amb, OP) und 31600 abzurechnen sind).

Für den organisierten Notfalldienst ist eine eigene Notfallpauschale (Nr. 01210) vorgesehen. Daneben können im Falle eines weiteren persönlichen kurativen Arzt-Patienten-Kontaktes außerhalb des organisierten Notfalldienstes die Versicherten-, Grund- oder Konsiliarpauschale berechnet werden.

4.2 Diagnostische bzw. therapeutische Gebührenordnungspositionen

Gebührenordnungspositionen mit diagnostischem und/oder therapeutischem Leistungsinhalt sind als Einzelleistungen, Leistungskomplexe oder Zusatzpauschalen beschrieben. Mit Zusatzpauschalen wird der besondere Leistungsaufwand vergütet, der sich aus den Leistungs-, Struktur- und Qualitätsmerkmalen des Leistungserbringers und, soweit dazu Veranlassung besteht, in bestimmten Behandlungsfällen ergibt.

Kommentar:

Hier wird noch einmal das Nebeneinander von Einzel- und Pauschalleistungen im neuen EBM betont. Wobei die Zahl der abrechnungsfähigen Einzelleistungen insbesondere im hausärztlichen Kapitel gegenüber dem EBM 2000plus deutlich abgenommen hat. Allerdings wurden ab dem 1.10.2013 durch den sog. Hausarzt-EBM ausführliche Gespräche für Haus-, Kinder- und Jugendärzte aus den Pauschalen ausgegliedert und können seitdem als Einzelleistungen berechnet werden.

4.2.1 Abrechnung geschlechtsspezifischer Gebührenordnungspositionen bei Intersexualität oder Transsexualität

Gebührenordnungspositionen mit geschlechtsorganbezogenem Inhalt sind bei Intersexualität oder Transsexualität entsprechend dem geschlechtsorganbezogenen Befund (z.B. bei Vorliegen von Tests, Ovarien, Prostata) unabhängig von der personenstandsrechtlichen Geschlechtszuordnung berechnungsfähig. Für Versicherte gemäß Satz 1. dieser Bestimmung ist bei Urethro(-zysto)skopien die Gebührenordnungsposition 08311 oder 26311 bei überwiegend interner Lage der Urethra und einer Urethralänge bis zu 8 cm zu berechnen. Bei einer Urethralänge von mehr als 8 cm und/oder nicht überwiegend interner Lage der Urethra ist die Gebührenordnungsposition 26310 zu berechnen.

Gebührenordnungspositionen ohne geschlechtsorganbezogenen Inhalt, deren Anspruchsberechtigung sich nach dem Geschlecht der Versicherten richtet (z.B. Ultraschallscreening auf Bauchaortenaneurysmen nach den Gebührenordnungspositionen 01747 und 01748), sind bei Intersexualität oder Transsexualität auch dann berechnungsfähig, wenn die personenstandsrechtliche Geschlechtszuordnung der Versicherten nicht dem anspruchsberechtigten Geschlecht für die Leistung entspricht.

Gebührenordnungspositionen ohne geschlechtsorganbezogenen Inhalt, deren Anspruchsberechtigung sich nach Alter und Geschlecht der Versicherten richtet und nicht auf ein Geschlecht beschränkt sind, sind bei Intersexualität oder Transsexualität auch dann entsprechend der in der jeweiligen Richtlinie aufgeführten niedrigeren Altersgrenze berechnungsfähig, wenn die personenstandsrechtliche Geschlechtszuordnung nicht dem anspruchsberechtigten Geschlecht mit der niedrigeren Altersgrenze für die Leistung entspricht.

Entspricht der geschlechtsorganbezogene Befund bei Intersexualität oder Transsexualität nicht der personenstandsrechtlichen Geschlechtszuordnung, sind Gebührenordnungspositionen mit geschlechtsorganbezogenem Inhalt mit einer bundeseinheitlich kodierten Zusatzkennzeichnung zu versehen. Bei Gebührenordnungspositionen ohne geschlechtsorganbezogenen Inhalt besteht die in Abs. 4 Satz 1 genannte Kennzeichnungspflicht, wenn die personenstandsrechtliche Geschlechtszuordnung nicht dem anspruchsberechtigten Geschlecht bzw. nicht dem anspruchsberechtigten Geschlecht mit der niedrigeren Altersgrenze für die Leistung entspricht. Als Begründung ist der ICD-10-Kode für Intersexualität oder Transsexualität anzugeben. Bei Vorliegen der Kennzeichnung „X" für das unbestimmte Geschlecht oder der Kennzeichnung „D" für das diverse Geschlecht auf der elektronischen Gesundheitskarte ist keine kodierte Zusatzkennzeichnung anzugeben.

Kommentar:

Die KBV informiert zu den obigen Allgemeinen Bestimmungen mit Wirkung zum 1.7.2019 in Ihren „Entscheidungserheblichen Gründen" u.a.

… „Am 22. Dezember 2018 hat der Gesetzgeber das Personenstandsgesetz dahingehendgeändert, dass der Personenstandsfall von Neugeborenen außer als „weiblich", „männlich" oder „ohne Angabe" nunmehr auch mit der Angabe „divers" in das Geburtsregister eingetragen werden kann und dass Personen mit Varianten der Geschlechtsentwicklung ihren Personenstandseintrag entsprechend ändern oder streichen lassen können. Entsprechend wurde in Nr. 4.2.1 der Allgemeinen Bestimmungen zum EBM die Kennzeichnung „D" für das diverse Geschlecht auf der elektronischen Gesundheitskarte ergänzt. Darüber hinaus wurden Regelungen zur Berechnungsfähigkeit geschlechtsspezifischer Gebührenordnungspositionen ohne geschlechtsorganbezogenen Inhalt (z. B. Ultraschallscreening auf Bauchaortenaneurysmen nach den Gebührenordnungspositionen 01747 und 01748) bei Intersexualität oder Transsexualität in Nr. 4.2.1 der Allgemeinen Bestimmungen zum EBM aufgenommen. Demnach sind geschlechtsspezifische Gebührenordnungspositionen ohne geschlechtsorganbezogenen Inhalt bei Intersexualität oder Transsexualität auch dann berechnungsfähig, wenn die personenstandsrechtliche

Geschlechtszuordnung nicht der Geschlechtszuordnung der Anspruchsberechtigten der jeweiligen Gebührenordnungsposition entspricht, sofern eine medizinische Begründungeinschließlich des ICD-10-Kodes für Intersexualität oder Transsexualität angegeben wird.

Durch die aufgenommenen Regelungen wurden die bestehenden Regelungen zur Berechnungsfähigkeit geschlechtsspezifischer Gebührenordnungspositionen mitgeschlechtsorganbezogenem Inhalt ergänzt. Als Unterscheidungskriterium der beiden Konstellationen wurde die Bezeichnung mit oder ohne geschlechtsorganbezogenem Inhalt entsprechend konkretisiert…"

4.3 Spezifische Voraussetzungen zur Berechnung

4.3.1 Arzt-Patienten-Kontakt

Ein persönlicher Arzt-Patienten-Kontakt setzt die räumliche und zeitgleiche Anwesenheit von Arzt und Patient und die direkte Interaktion derselben voraus.

Andere Arzt-Patienten-Kontakte setzen mindestens einen telefonischen Kontakt und/oder einen Kontakt im Rahmen einer Videosprechstunde gemäß Anlage 31b zum Bundesmantelvertrag-Ärzte (BMV-Ä) und/oder mittelbaren Kontakt voraus, soweit dies berufsrechtlich zulässig ist. Ein mittelbarer anderer Arzt-Patienten-Kontakt umfasst insbesondere die Interaktion des Vertragsarztes mit Bezugsperson(en) und setzt nicht die unmittelbare Anwesenheit von Arzt, Bezugsperson(en) und Patient an demselben Ort voraus.

Telefonische Arzt-Patienten-Kontakte, Arzt-Patienten-Kontakte im Rahmen einer Videosprechstunde gemäß Anlage 31b zum BMV-Ä und andere mittelbare Arzt-Patienten-Kontakte sind Inhalt der Pauschalen und nicht gesondert berechnungsfähig. Finden im Behandlungsfall ausschließlich telefonische Arzt-Patienten-Kontakte oder andere mittelbare Arzt-Patienten-Kontakte statt, sind diese nach der Gebührenordnungsposition 01435 berechnungsfähig. Finden im Behandlungsfall ausschließlich Arzt-Patienten-Kontakte im Rahmen einer Videosprechstunde gemäß Anlage 31b zum BMV-Ä statt, gilt:

1. S. 16 -17) Nr. 4.3.1 der Allgemeinen Bestimmungen = Einfügungen und Streichung

(…)

1. Die Notfallpauschalen im organisierten Not(-fall)dienst, die Versicherten-, Grund- oder Konsiliarpauschale des entsprechenden arztgruppenspezifischen oder arztgruppenübergreifenden Kapitels ist einmal im Behandlungsfall bzw. bei arztpraxisübergreifender Behandlung einmal im Arztfall berechnungsfähig (s. Allgemeine Bestimmung 4.1). Es erfolgt ein Abschlag auf die Punktzahl der jeweiligen Notfall-, Versicherten-, Grund- oder Konsiliarpauschale und den Zuschlägen bzw. Zusatzpauschalen im hausärztlichen Versorgungsbereich nach den Gebührenordnungspositionen 03040, 03041, 03042, 03060, 03061und 04040, den Zuschlägen für die fachärztliche Grundversorgung gemäß Allgemeiner Bestimmung 4.3.8 und den Gebührenordnungspositionen 13294, 13296, 13344, 13346, 13394, 13396, 13494, 13496, 13543, 13544, 13594, 13596, 13644, 13646, 13694, 13696, dem Zuschlag nach der Gebührenordnungsposition 06225 für die Behandlung durch konservativ tätige Augenärzte gemäß Nr. 6 der Präambel 6.1 und dem Zuschlag nach der Gebührenordnungsposition 17214.

Die Höhe des Abschlags beträgt

- 30 % für die Grundpauschalen der Kapitel 5, 6, 9 und 20 und die jeweiligen vorgenannten Zuschläge und für die Gebührenordnungsposition 37706,
- 25 % für die Grundpauschalen der Kapitel 7, 8, 10, 11, 13, 15, 18, 26 und 27 und die jeweiligen vorgenannten Zuschläge,
- 20 % für die Versichertenpauschalen nach den Gebührenordnungspositionen 03000 und 04000, die Grundpauschalen der Kapitel 14, 16, 21, 22 und 23, die Grund- bzw. Konsiliarpauschalen nach den Gebührenordnungspositionen 01320, 01321, 17210, 25214 und 30700 und die jeweiligen vorgenannten Zuschläge,
- 10 % für die Notfallpauschalen nach den Gebührenordnungspositionen 01210 und 01212.

Die Abschläge werden durch die zuständige Kassenärztliche Vereinigung vorgenommen.

2. Die Aufschläge auf die Versicherten-, Grund- oder Konsiliarpauschalen gemäß den Allgemeinen Bestimmungen 5.1 und 4.3.10 und den Präambeln 3.1 Nr. 8, 4.1 Nr. 4 und 4.1 Nr. 11 erfolgen auf Basis der um die Abschläge gemäß Abs. 5 Nr. 1 reduzierten Versicherten-, Grund- oder Konsiliarpauschalen.

3. Die Zuschläge nach den Gebührenordnungspositionen 01630, 03020, 04020, 05215, 05227, 06215, 06227, 07215, 07227, 08215, 08227, 09215, 09227, 10215, 10227, 11215, 12215, 13215, 13227, 13295, 13297, 13345, 13347, 13395, 13397, 13495, 13497, 13546, 13547, 13595, 13597, 13645, 13647, 13695, 13697, 14215, 14217, 15215, 16214, 16218, 17215, 18215, 18227, 19215, 20215, 20227, 21222, 21227, 21228, 22215, 22219, 23215, 24215, 25215, 26215, 26227, 27215, 27227, 30701, 30703 und 32001 sind nicht berechnungsfähig.

4. Die um die Abschläge gemäß Abs. 5 Nr. 1 reduzierte Versicherten-, Grund- oder Konsiliarpauschale ist im Behandlungsfall nicht neben der Versicherten-, Grund- oder Konsiliarpauschale bei persönlichem Arzt-Patienten-Kontakt (s. Allgemeine Bestimmung 4.1) berechnungsfähig.

5. Der Fall ist gegenüber der Kassenärztlichen Vereinigung anhand der Gebührenordnungsposition 88220 nachzuweisen.

6. Die Anzahl der Behandlungsfälle gemäß Abs. 5 ist auf 50 % aller Behandlungsfälle der Arztpraxis begrenzt. Dabei sind jeweils Behandlungsfälle mit ausschließlichen Leistungen im Rahmen der Versorgung im organisierten Not(-fall)dienst und Behandlungsfälle gemäß 4.3.10.2 der Allgemeinen Bestimmungen (TSS-Akutfälle) nicht zu berücksichtigen.

Bei mehr als einer Inanspruchnahme derselben Betriebsstätte an demselben Tag sind die Uhrzeitangaben erforderlich, sofern berechnungsfähige Leistungen durchgeführt werden.

Bei Neugeborenen, Säuglingen und Kleinkindern gemäß I-4.3.5 sowie bei krankheitsbedingt erheblich kommunikationsgestörten Kranken (z.B. Taubheit, Sprachverlust) ist ein persönlicher Arzt-Patienten-Kontakt auch dann gegeben, wenn die Interaktion des Vertragsarztes indirekt über die Bezugsperson(en) erfolgt, wobei sich Arzt, Patient und Bezugsperson(en) gleichzeitig an demselben Ort befinden müssen.

Bei den Gebührenordnungspositionen 02310, 07310, 07311, 07330, 07340, 10330, 18310, 18311, 18330 und 18340, deren Berechnung mindestens drei oder mehr persönliche bzw. andere Arzt-Patienten-Kontakte im Behandlungsfall voraussetzt, kann ein persönlicher Arzt-Patienten-Kontakt auch als Arzt-Patienten-Kontakt im Rahmen einer Videosprechstunde gemäß Anlage 31b zum BMV-Ä erfolgen.

Kommentar:

Hier wird definiert, was erfüllt sein muss, um den Begriff „Arzt-Patienten-Kontakt" des EBM zu erfüllen. Hierfür gibt es zwei Möglichkeiten:

* Zunächst der persönliche Kontakt. Hierfür ist eine Kommunikation „von Angesicht zu Angesicht" erforderlich mit allen dazugehörigen Aspekten (Worte, Gesten, Mimik).
* Der ebenfalls denkbare nicht persönliche Kontakt kann telefonisch direkt (mit dem Patienten) oder indirekt (mit vom Patienten legitimierter Person) – sondern mittelbar – erfolgen. Dieser nicht persönliche Kontakt berechtigt nur zur Abrechnung der Nr. 01435 und auch nur dann, wenn ausschließlich ein telefonischer Kontakt stattfand. Ein telefonischer Arzt-Patienten-Kontakt gestattet nicht die Abrechnung von Versicherten-, Grund- oder Konsiliarpauschale, dazu ist stets **ein persönlicher Arzt-Patienten-Kontakt** nötig.

Werden an einer Betriebsstätte an einem Tag zu unterschiedlichen Zeiten berechnungsfähige Leistungen erbracht, müssen die Uhrzeiten angegeben werden.

Ferner ist in besonderen Fällen auch von einem „persönlichen" Arzt-Patienten.-Kontakt auszugehen, wenn die Interaktion indirekt über eine Bezugsperson erfolgt. Allerdings ist das nur unmittelbar, bei gleichzeitiger Anwesenheit von Arzt, Patient und Bezugsperson, möglich. Die Begriffe „Neugeborene", Säuglinge" und „Kleinkinder" werden nachfolgend unter 4.3.5 erläutert.

Von einer Kommunikationsstörung im Sinne dieser Bestimmung kann nur gesprochen werden, wenn diese auf einer Erkrankung des Patienten beruht, die eine dauerhafte Störung

* der Sprache, z.B. Aphasie nach Schlaganfall oder Hirntumor
* oder des Gehörs, z.B. angeboren Taubheit, erworbene Taubheit durch Meningitis

bedingt.

Eine nur vorübergehende Kommunikationsbeeinträchtigung ist ebenso wenig eine Kommunikationsstörung im Sinne des Abschnittes 4.3.1 wie Verständigungsschwierigkeiten aufgrund sprachlicher Probleme.

In 4.3.1 der Allgemeinen Bestimmungen sind Ausnahmen (Säugling, Kleinkind, krankheitsbedingt erheblich kommunikationsgestört) fest gelegt, in denen das persönliche Gespräch Arzt/Bezugsperson nur dann als persönlicher Arzt-Patienten-Kontakt gewertet werden, wenn Handlungen/Behandlunge, über den Patienten ausgetauscht werden, und in Anwesenheit des Patienten stattfindet. Arzt, Patient und Bezugsperson müssen sich gleichzeitig an demselben Ort (meist Sprechzimmer des Arztes oder Patientenwohnung oder Zimmer) befinden.

Wezel/Liebold schreibt in seinem Kommentar u.a. auch: … „Der Kontakt kann jedoch z.B. auch im Freien stattfinden. Entscheidend ist die zeitgleiche Interaktion zwischen Arzt, Patient und Bezugsperson…"

4.3.1 regelt zudem die Voraussetzungen zur Erbringung und Abrechnung von Leistungen im Rahmen der Videosprechstunde. Voraussetzungen zur Erbringung und Abrechnung richten sich u.a. nach Anlage 4b (Vereinbarung Authentifizierung Fernbehandlung), Anlage 31 (Telemedizinische Leistungen), 31b BMV-Ä (Vereinbarung Videosprechstunde) sowie § 17 Psychotherapie-Vereinbarung.

Fallzahl und Leistungsmenge per Videosprechstunde waren während der Corona-Pandemie durch eine Sonderregelung unbegrenzt möglich (vgl. Kommentierung in Vorauflagen). Seit 1. April 2022 liegt die Obergrenze bei 30 Prozent je Leistung (GOP) und Quartal. Für die Psychotherapie gilt die Obergrenze von 30 Prozent für alle per Video möglichen Leistungen nach der Psychotherapie-Richtlinie (EBM-Kapitel

35), die eine Praxis in einem Quartal abrechnet, und nicht mehr je einzelner GOP, mit Ausnahme der GOP psychotherapeutischen Akutbehandlung (GOP 35152).

Weiterführende Informationen zur Erbringung und Abrechnung sowie den technischen Anforderungen unter: https://www.kbv.de/html/videosprechstunde.php

4.3.2 Räumliche und persönliche Voraussetzungen

Die Berechnung von Gebührenordnungspositionen ist nur möglich, wenn die apparativen, räumlichen und persönlichen Voraussetzungen – in Berufsausübungsgemeinschaften, Medizinischen Versorgungszentren bzw. Arztpraxen mit angestellten Ärzten unbeschadet der Regelung gemäß § 11 Abs. 1 Bundesmantelvertrag-Ärzte (BMV-Ä) und § 41 der Bedarfsplanungs-Richtlinie zumindest von einem an der vertragsärztlichen Versorgung teilnehmenden Arzt – zur Erbringung mindestens eines obligaten sowie aller fakultativen Leistungsinhalte im Gebiet und/oder im Schwerpunkt gegeben sind. Die apparative Ausstattung zur Erbringung fakultativer Leistungsinhalte ist beim Vertragsarzt erfüllt, wenn er über die Möglichkeit der Erbringung der fakultativen Leistungsinhalte verfügt und diese der zuständigen Kassenärztlichen Vereinigung auf Anforderung nachweisen kann. Für Ärzte, die ausschließlich im Status eines angestellten Arztes tätig sind, gilt diese Regelung nur für die Betriebsstätten derselben Arztpraxis. Für die in den Versicherten-, Grund- bzw. Konsiliarpauschalen und die in Anhang VI-1 (Spalte VP / GP) genannten Leistungen findet diese Bestimmung keine Anwendung.

Kommentar:

Aus dem Wesen der Komplexleistungen und Pauschalen folgt, dass diese nur abgerechnet werden können, wenn die die Ausstattung betreffenden Voraussetzungen vorliegen, um alle im Komplex auch fakultativ enthaltenen Leistungen zu erbringen und abzurechnen. Es genügt, wenn die persönlichen Voraussetzungen zumindest von einem an der vertragsärztlichen Versorgung teilnehmenden Arzt erfüllt werden und zwar für mindest einen obligatorischen sowie alle fakultativen Leistungsinhalte im Gebiet bzw. Schwerpunkt. Für die apparative Ausstattung für fakultative Leistungsinhalte reicht es, wenn der Arzt über die Möglichkeit der Erbringung verfügt.

4.3.3 Mindestkontakte

Gebührenordnungspositionen, die eine Mindestzahl an Arzt-Patienten-Kontakten im Behandlungsfall voraussetzen, sind auch berechnungsfähig, wenn die Mindestzahl an Arzt-Patienten-Kontakten im Arztfall stattfindet.
Behandlungs-, krankheits- oder arztfallbezogene Leistungskomplexe und Pauschalen sind nur mit mindestens einem persönlichen Arzt-Patienten-Kontakt berechnungsfähig, soweit in den Leistungsbeschreibungen nicht anders angegeben.

Kommentar:

Fordert der EBM für die Abrechenbarkeit einer Leistung eine Mindestzahl von Arzt-Patienten-Kontakten, muss diese nicht zwingend in derselben Betriebsstätte stattfinden. Es reicht, wenn die Mindestzahl im Arztfall erreicht wird.

Ist eine Pauschale bzw. ein Leistungskomplex je Behandlungsfall, Krankheitsfall oder Arztfall berechnungsfähig, ist mindestens eine persönliche Arzt-Patienten-Begegnung erforderlich.

4.3.4 Arztpraxisübergreifende Tätigkeit

Sämtliche auf den Behandlungsfall bezogenen Abrechnungsbestimmungen und Berechnungsausschlüsse gelten bei Erbringung von Gebührenordnungspositionen in arztpraxisübergreifender Tätigkeit bezogen auf den Arztfall. Krankheitsfallbezogene Abrechnungsbestimmungen und Berechnungsausschlüsse gelten auch bei der Erbringung von Gebührenordnungspositionen bei arztpraxisübergreifender Tätigkeit.

Kommentar:

Wird ein Arzt infolge der flexiblen Möglichkeiten nach dem Vertragsarztrechtsänderungsgesetz arztpraxisübergreifend tätig, d.h. in mehreren Betriebsstätten, gilt folgendes:

- Stellt der EBM für die Abrechnungsfähigkeit einer Leistung auf den Behandlungsfall ab, gilt in diesem Fall die Voraussetzung als erfüllt, wenn der Arztfall herangezogen wird, es kommt also nicht auf die Identität der Betriebsstätten an.
- Stellt der EBM für die Abrechnungsfähigkeit einer Leistung auf den Krankheitsfall ab, ist dieser auch gegeben, wenn die Behandlung in verschiedenen Betriebsstätten (arztpraxisübergreifend) stattfindet.

Unter Berücksichtigung der o.g. Bestimmungen ist z.B. auch eine Nebeneinanderabrechnung der GOP 13250 (Zusatzpauschale fachinternistische Behandlung) und 13611 (Zusatzpauschale ärztliche Betreuung bei Peritonealdialyse) bei arztpraxisübergreifender Tätigkeit ausgeschlossen
Aktenzeichen: SG München, 19.03.2024, Az.: S 28 KA 415/22
Entscheidungsjahr: 2024

4.3.5 Altersgruppen

Die Verwendung der Begriffe Neugeborenes, Säugling, Kleinkind, Kind, Jugendlicher, Heranwachsender und Erwachsener ist an nachfolgende Zeiträume gebunden:
- Neugeborenes bis zum vollendeten 28. Lebenstag
- Säugling ab Beginn des 29. Lebenstages bis zum vollendeten 12. Lebensmonat
- Kleinkind ab Beginn des 2. bis zum vollendeten 3. Lebensjahr
- Kind ab Beginn des 4. bis zum vollendeten 12. Lebensjahr
- Jugendlicher ab Beginn des 13. bis zum vollendeten 18. Lebensjahr
- Heranwachsender ab Beginn des 19. Lebensjahres bis zum vollendeten 21. Lebensjahr
- Erwachsener ab Beginn des 19. Lebensjahres

Maßgeblich für die Zuordnung zu einer Altersklasse bzw. einem Zeitraum ist das Alter des Patienten bei der ersten Inanspruchnahme bzw. am Tag der ersten Leistungsabrechnung im Kalendervierteljahr.

Kommentar:

Hier finden sich eindeutige – nicht interpretationsfähige – Definitionen der Begriffe „Neugeborenes", „Säugling", „Kleinkind", „Kind", „Jugendlicher" und „Erwachsener", die keine Ausnahmen zulassen.

Auch wenn ein „Aufstieg" in die nächste „Altersklasse" am Tage nach der ersten Inanspruchnahme bzw. Leistungsabrechnung im Quartal erfolgt, bleibt die bisherige Zuordnung das gesamte restliche Quartal bestehen.

Beispiel: Wird ein Kleinkind im 3. Quartal z.B. am 13.Juli behandelt und vollendet am 6.8. das 3. Lebensjahr – feiert also den 4. Geburtstag – und wird damit nach der Definition zum „Kind", bleibt die bisherige Zuordnung als „Kleinkind" das gesamte restliche 3. Quartal bestehen.

4.3.5.1 Für Altersangaben gilt:

Ein Lebensjahr beginnt am Geburtstag (00:00 Uhr). Somit entspricht das Lebensjahr dem Alter plus 1. Ein Lebensjahr ist mit Ablauf des Kalendertages vor dem Geburtstag vollendet (24:00 Uhr).

4.3.6 Labor

Die Gebührenordnungspositionen 01437, 01698, 01700, 01701, 12222 bis 12224 und 32001 sind bei arztpraxisübergreifender Behandlung nur einmal im Arztfall berechnungsfähig.

Kommentar:

Die genannten Gebührenordnungspositionen beinhalten die Laborgrundpauschalen sowie den Wirtschaftlichkeitsbonus. Diese sind auch bei der Tätigkeit in mehreren Betriebsstätten (arztpraxisübergreifender Behandlung) nur einmal je Arztfall berechnungsfähig.

4.3.7 Operative Eingriffe

1. 1. Die Verwendung der Begriffe klein/groß, kleinflächig/großflächig, lokal/radikal und ausgedehnt bei operativen Eingriffen entspricht den Definitionen nach dem vom Deutschen Institut für medizinische Dokumentation und Information herausgegebenen Schlüssel für Operationen und sonstige Prozeduren gemäß § 295 Abs. 1 Satz 4 SGB V:

Länge: kleiner/größer 3 cm,

Fläche: kleiner/größer 4 cm²,

lokal: bis 4 cm² oder bis zu 1 cm³,

radikal und ausgedehnt: größer 4 cm² oder größer 1 cm³.

Nicht anzuwenden ist der Begriff „klein" bei Eingriffen am Kopf und an den Händen.

2. Operative Eingriffe setzen die Eröffnung von Haut und/oder Schleimhaut bzw. eine primäre Wundversorgung voraus, soweit in den Leistungsbeschreibungen nicht anders angegeben. Punktionen mit Nadeln, Kanülen und Biopsienadeln fallen nicht unter die Definition eines operativen Eingriffs.

3. Lokalanästhesien und Leitungsanästhesien sind, soweit erforderlich, Bestandteil der berechnungsfähigen Gebührenordnungspositionen.

4. Wird der operative Eingriff und die postoperative Behandlung nach dem operativen Eingriff von unterschiedlichen Ärzten einer Berufsausübungsgemeinschaft bzw. eines medizinischen Versorgungszentrums durchgeführt, ist die Gebührenordnungsposition des Operateurs zu berechnen. Führen Ärzte gemäß Präambel 3.1 bzw. 4.1 die postoperative Behandlung durch, ist die Leistung nach der Gebührenordnungsposition 31600 zu berechnen.

Kommentar:

Mit dieser Bestimmung zu 1. sollte offensichtlich die Diskussion über sonst gelegentlich subjektiv eingeschätzte Größenverhältnisse beendet und die Begriffsdefinitionen durch klare objektive Größen geklärt werden.

Weiterer offensichtlich aus der Praxis sich ergebender Klärungsbedarf hat zu den Regelungen unter 1. und 2. geführt.

- Danach wird der Begriff „operativer Eingriff" näher definiert durch Eröffnung vom Haut und/oder Schleimhaut bzw. eine primäre Wundversorgung, es sei denn, die Leistungsbeschreibung besagt etwas anderes. Ausdrücklich ausgenommen von der Definition werden Punktionen mit Nadeln, Kanülen oder Biopsienadeln.
- Eine weitere Klarstellung erfolgte bezüglich der Lokal- und Leitungsanästhesien, diese sind, soweit sie erforderlich sind, Bestandteil der berechnungsfähigen operativen Leistung.

Rechtsprechung

▶ Kein Vergütungsanspruch bei fehlender Erforderlichkeit einer stationären Behandlung

Ein Krankenhaus, das im Rahmen der Heilbehandlung der gesetzlichen Unfallversicherung eine Operation stationär durchführt, die auch durch eine ambulante ärztliche Behandlung hätte vorgenommen werden können, hat keinen entsprechenden Vergütungsanspruch. Entscheide dort der Durchgangsarzt, dass eine stationäre Behandlung erforderlich sei, so unterliege die angenommene Erforderlichkeit der vollumfänglichen gerichtlichen Überprüfung, befand das Landessozialgericht (LSG) Niedersachsen-Bremen. Eine solche sei u.a. zu verneinen, wenn es gereicht hätte, den Patienten nach der Operation für einige Stunden ambulant zu beobachten, um ihn ggf. später stationär aufzunehmen.
Aktenzeichen: LSG Niedersachsen-Bremen, 15.04.2013, AZ: L 3 U 40/10
Entscheidungsjahr: 2013

4.3.8 Fachärztliche Grundversorgung

In Behandlungsfällen, in denen ausschließlich Leistungen erbracht werden, die gemäß der Kennzeichnung des Anhangs 3 des EBM der fachärztlichen Grundversorgung zugerechnet werden, können als Zuschlag zu den entsprechenden Grundpauschalen die arztgruppenspezifischen Leistungen für die fachärztliche Grundversorgung der einzelnen Kapitel berechnet werden. Dies gilt im Behandlungsfall entsprechend für die versorgungsbereichs-, schwerpunkt- oder fachgebietsübergreifende Behandlung in Berufsausübungsgemeinschaften und Praxen mit angestellten Ärzten, sofern keine von der fachärztlichen Grundversorgung ausgeschlossene(n) Leistung(en) erbracht wird (werden). Die Zuschläge können ausschließlich von an der vertragsärztlichen Versorgung teilnehmenden zugelassenen Vertragsärzten und zugelassenen medizinischen Versorgungszentren berechnet werden. Entspricht der Ermächtigungsumfang eines ermächtigten Arztes bzw. eines ermächtigten Krankenhauses oder eines ermächtigten Instituts dem eines zugelassenen Vertragsarztes, kann die Berechnung der Zuschläge durch den Zulassungsausschuss ermöglicht werden.

Rechtsprechung

▶ Keine Abrechenbarkeit fachärztlicher Leistungen ohne Schwerpunktbezeichnung

Einem Arzt ohne entsprechende Schwerpunktbezeichnung muss keine Abrechnungsgenehmigung für fachärztliche Leistungserbringung erteilt werden. Auf die persönliche Qualifikation des Arztes kommt es nicht an, entschied das Bundessozialgericht (BSG). Im vorliegenden Fall wollte ein Arzt für Kinder- und

Jugendmedizin ohne Berechtigung, die Schwerpunktbezeichnung Neuropädiatrie zu führen, entsprechende fachärztliche Leitungen abrechnen.

Aktenzeichen: BSG, 10.12.2014, AZ: B 6 KA 49/13 R
Entscheidungsjahr: 2014

4.3.9 Ärztliche Zweitmeinung

4.3.9.1 Einleitung der Zweitmeinung

Voraussetzung für die Berechnung der Gebührenordnungsposition 01645 ist die Dokumentation der Indikation mit einer bundeseinheitlich kodierten Zusatzkennzeichnung.

Zweitmeinungsverfahren für Indikationen an paarigen Organen oder Körperteilen sind je Seite berechnungsfähig. Der ICD-10-Kode der jeweiligen Indikation ist mit dem Zusatzkennzeichen für die Seitenangabe zu versehen.

Zweitmeinungsverfahren für Eingriffe an der Wirbelsäule gemäß Eingriff 6 der Richtlinie zum Zweitmeinungsverfahren sind je Operation nach § 1 in Kombination mit jedem Abschnitt der Wirbelsäule (Hals-, Brust-, Lendenwirbelsäule) und je Indikationsstellung berechnungsfähig. Indikation und Lokalisation sind über den jeweils spezifischen ICD-10-Kode anzugeben.

4.3.9.2 Berechnung der Zweitmeinung

Für die ärztliche Zweitmeinung gemäß § 3 Abs. 1 der Richtlinie des Gemeinsamen Bundesausschusses zum Zweitmeinungsverfahren sind in Abhängigkeit der Arztgruppe des Zweitmeiners die jeweiligen arztgruppenspezifischen Versicherten-, Grund- oder Konsiliarpauschalen beim ersten persönlichen Arzt-Patienten-Kontakt einmal im Behandlungsfall zu berechnen.

Die im Rahmen der ärztlichen Zweitmeinung abgerechneten Versicherten-, Grund- und Konsiliarpauschalen sind vom abrechnenden Arzt eingriffsspezifisch und bundeseinheitlich nach Vorgabe der Kassenärztlichen Bundesvereinigung zu kennzeichnen.

Erfolgt die ärztliche Zweitmeinung im Rahmen einer Videosprechstunde gemäß Anlage 31b zum BMV-Ä, sind zu den jeweiligen arztgruppenspezifischen Versicherten-, Grund- oder Konsiliarpauschalen die Gebührenordnungspositionen 01444 und 01450 berechnungsfähig. Die jeweiligen Abrechnungsvoraussetzungen gelten entsprechend. Bei Durchführung einer Videosprechstunde in Zusammenhang mit der Zweitmeinung gilt die Vorgabe gemäß 4.3.1 der Allgemeinen Bestimmungen Absatz 5 Nr. 6 zum Einheitlichen Bewertungsmaßstab.

4.3.9.3 Ergänzende Untersuchungen im Rahmen des Zweitmeinungsverfahrens

Neben den Versicherten-, Grund- oder Konsiliarpauschalen zur Vergütung der ärztlichen Zweitmeinung sind ausschließlich gegebenenfalls medizinisch notwendige Untersuchungen gemäß § 3 Abs. 2 der Richtlinie des Gemeinsamen Bundesausschusses zum Zweitmeinungsverfahren entsprechend den Abrechnungsbestimmungen des EBM berechnungsfähig. Die Nebeneinanderberechnung der ärztlichen Zweitmeinung gemäß Nr. 4.3.9.2 und medizinisch notwendiger Untersuchungsleistungen setzt die Angabe einer medizinischen Begründung voraus. Die im Rahmen der ärztlichen Zweitmeinung abgerechneten Untersuchungsleistungen sind vom abrechnenden Arzt bundeseinheitlich und eingriffsspezifisch nach Vorgabe der Kassenärztlichen Bundesvereinigung zu kennzeichnen. Werden im Rahmen des Zweitmeinungsverfahrens Untersuchungsleistungen veranlasst, so setzt die Berechnung der veranlassten Untersuchungsleistungen die bundeseinheitliche und eingriffsspezifische Kennzeichnung nach Vorgabe der Kassenärztlichen Bundesvereinigung voraus.

4.3.10 Terminvermittlung durch die Terminservicestelle

Kommentar:

Die Kassenärztlichen Vereinigungen wurden bereits im Rahmen des GKV-Versorgungsstärkungsgesetzes verpflichtet, seit dem 23. Januar 2016 Terminservicestellen (TSS) einzurichten. Mit dem am 11.05.2019 in Kraft getretenen Terminservice- und Versorgungsgesetz wurden u.a. die Aufgaben der Servicestellen erweitert (z.B. Vermittlung von Terminen auch an Haus- und Kinderärzte). Aufgabe der TSS ist es, gesetzlich Versicherten innerhalb einer Woche einen Behandlungstermin bei einem Vertragsarzt in ihrem KV-Bezirk zu vermitteln. Die Wartezeit auf den zu vermittelnden Behandlungstermin darf vier Wochen nach Ablauf der Wochenfrist nicht überschreiten. Die Vermittlung von Behandlungsterminen erfolgt über den eTerminservice (www.eterminservice.de) oder die bundeseinheitliche Rufnummer 116117.

Ärzte und Psychotherapeuten sind verpflichtet, freie Termine an die TSS zu melden. Die nähere Ausgestaltung dieser Verpflichtung durch die Kassenärztlichen Vereinigungen erfolgt unterschiedlich – einige Kassenärztliche Vereinigungen geben detailliert fachgruppenbezogen vor, wie viele freie Termine Ärzte im Quartal zu melden haben, andere belassen es bei einer generellen Meldepflicht ohne eine Mindestanzahl an Terminen vorzugeben.

Rechtsgrundlage: § 75 Abs. 1a SGB V, Vereinbarung über die Einrichtung von TSS und die Vermittlung von Arztterminen (Anlage 28 zum BMV-Ä)

Zum TSS-Terminfall: siehe Kommentierung zu 4.3.10.1

Zum TSS-Akutfall: siehe Kommentierung zu 4.3.10.2

Offene Sprechstunden: Grundversorgende und der wohnortnahen Patientenversorgung zugehörige Fachärzte sind verpflichtet, mindestens fünf offene Sprechstunden pro Woche anzubieten. Dies gilt für folgende Facharztgruppen: Augenärzte, Chirurgen, Gynäkologen, HNO-Ärzte, Hautärzte, Kinder- und Jugendpsychiater, Nervenärzte, Neurologen, Orthopäden, Psychiater und Urologen.

Die KBV informiert ausführlich:

https://www.kbv.de/html/terminservicestellen.php
https://www.kbv.de/html/terminvermittlung.php

4.3.10.1 Terminservicestellen-Terminfall

Für die Behandlung eines Versicherten aufgrund einer Terminvermittlung durch die TSS (Terminservicestellen-Terminfall, kurz: TSS-Terminfall) erhält der Arzt einen Aufschlag auf die jeweilige Versicherten-, Grund- oder Konsiliarpauschale in Form eines Zuschlags. Für die Durchführung von Früherkennungsuntersuchungen bei Kindern des Abschnitts 1.7.1 (ausgenommen Laborleistungen und Gebührenordnungsposition 01720) aufgrund einer Terminvermittlung durch die TSS erhält der Arzt einen Aufschlag in Form einer Zusatzpauschale nach der Gebührenordnungsposition 01710.

Die Höhe des Zuschlags ist abhängig von der Anzahl der Kalendertage nach der Terminvermittlung durch die TSS gemäß § 75 Absatz 1a Satz 3 bis zum Tag der Behandlung und beträgt
- ab dem gleichen bis 4. Kalendertag nach der Terminvermittlung 100 % der jeweiligen altersklassenspezifischen Versicherten-, Grund- oder Konsiliarpauschale
- vom 5. bis 14. Kalendertag nach der Terminvermittlung 80 % der jeweiligen altersklassenspezifischen Versicherten-, Grund- oder Konsiliarpauschale
- vom 15. bis 35. Kalendertag nach der Terminvermittlung 40 % der jeweiligen altersklassenspezifischen Versicherten-, Grund- oder Konsiliarpauschale.

Die Höhe der Zusatzpauschale nach der Gebührenordnungsposition 01710 ist abhängig von der Anzahl der Kalendertage bis zum Tag der Behandlung und beträgt
- vom gleichen bis 4. Kalendertag nach der Terminvermittlung 217 Punkte
- vom 5. bis 14. Kalendertag nach der Terminvermittlung 173 Punkte
- vom 15. bis 35. Kalendertag nach der Terminvermittlung 87 Punkte.

Bei der Abrechnung des Zuschlags bzw. der Zusatzpauschale nach der Gebührenordnungsposition 01710 ist das zutreffende Zeitintervall des TSS-Terminfalls durch Angabe einer bundeseinheitlich kodierten Zusatzkennzeichnung zu dokumentieren.

Der Zuschlag kann nur in Fällen mit Versicherten-, Grund- oder Konsiliarpauschale berechnet werden.

Die Zusatzpauschale nach der Gebührenordnungsposition 01710 kann nur in Fällen, in denen Früherkennungsuntersuchungen bei Kindern des Abschnitts 1.7.1 (ausgenommen Laborleistungen und Gebührenordnungsposition 01720) durchgeführt werden, berechnet werden.

Der Zuschlag bzw. die Zusatzpauschale nach der Gebührenordnungsposition 01710 ist nicht in die Berechnung von Abschlägen und Aufschlägen, die auf die Versicherten-, Grund- bzw. Konsiliarpauschalen vorgenommen werden, einzubeziehen.

Der Zuschlag bzw. die Zusatzpauschale nach der Gebührenordnungsposition 01710 ist im Arztgruppenfall insgesamt nur einmal berechnungsfähig. Dies gilt auch dann, wenn in demselben Quartal eine erneute Behandlung desselben Versicherten aufgrund einer erneuten Terminvermittlung durch die TSS (TSS-Terminfall und/oder TSS-Akutfall) oder durch den Hausarzt (Hausarztvermittlungsfall) erfolgt.

Kommentar:

Die Höhe des Zuschlags ist abhängig von der Anzahl der Kalendertage bis zum Tag der Behandlung.

Wichtig: Als erster Zähltag zur Berechnung des Zuschlags gilt der Tag des Patientenkontakts mit der TSS.

Die Höhe der Zuschläge wurde zum 1.1.2023 aufgrund der Neuregelungen im GKV-Finanzstabilisierungsgesetz (GKV-FinStG) deutlich angehoben:

Vom 1. bis 8. Kalendertag von 50 % auf 100 %, vom 9. bis 14. Kalendertag von 30 % auf 80 % und vom 15. bis 35. Kalendertag von 20 % auf 40 % der Versicherten- bzw. Konsiliarpauschale.

KENNZEICHNUNG UND BERECHNUNG DER ZUSCHLÄGE MIT A, B, C ODER D

Zeitraum ab Kontaktaufnahme des Versicherten bei der TSS bis zum Behandlungstag	Bezeichnung	Zuschlag
TSS-Akutfall: Spätestens Folgetag (nach medizinischer Ersteinschätzung durch die 116117)*	A	Bis 31.12.22: **50%** Ab 1.1.23 (gem. GKV-FinStG): **200%**
TSS-Terminfall: spätestens am 4. Tag	B	Bis 31.12.22: **50%** Ab 1.1.23 (gem. GKV-FinStG): **100%**
TSS-Terminfall: spätestens am 14. Tag	C	Bis 31.12.22: **30%** Ab 1.1.23 (gem. GKV-FinStG): **80%**
TSS-Terminfall: spätestens am 35. Tag	D	Bis 31.12.22: **20%** Ab 1.1.23 (gem. GKV-FinStG): **40%**

Alle Zusatzpauschalen können nur in Fällen mit Versicherten-, Grund-, oder Konsiliarpauschale berechnet werden.

Die KBV informiert über die Details der TSVG-Regelungen nebst Beispielen unter https://www.kbv.de/html/terminvermittlung.php

4.3.10.2 Terminservicestellen-Akutfall

Gemäß § 75 Abs. 1a Satz 3 Nr. 3 SGB V ist Versicherten durch die TSS in Akutfällen auf der Grundlage eines bundesweit einheitlichen, standardisierten Ersteinschätzungsverfahrens eine unmittelbare ärztliche Versorgung in der medizinisch gebotenen Versorgungsebene zu vermitteln (Terminservicestellen Akutfall, kurz: TSS-Akutfall).

Für die Behandlung eines Versicherten aufgrund der Vermittlung eines TSS-Akutfalls erfolgt ein Aufschlag in Höhe von 200 % auf die jeweilige Versicherten- oder Grundpauschale bzw. Konsiliarpauschale in Form eines Zuschlags. Der Zuschlag ist nur berechnungsfähig, wenn der vermittelte Termin spätestens am Kalendertag nach Kontaktaufnahme des Versicherten bei der TSS und Einschätzung als TSS-Akutfall erfolgt.

Bei der Abrechnung des Zuschlags ist der TSS-Akutfall durch Angabe einer bundeseinheitlich kodierten Zusatzkennzeichnung zu dokumentieren.

Der Zuschlag kann nur in Fällen mit Versicherten-, Grund- oder Konsiliarpauschale berechnet werden.

Der Zuschlag ist nicht in die Berechnung von Abschlägen und Aufschlägen, die auf die Versicherten-, Grund- bzw. Konsiliarpauschalen vorgenommen werden, einzubeziehen.

Der Zuschlag ist im Arztgruppenfall einmal berechnungsfähig. Das gilt auch dann, wenn in demselben Quartal eine erneute Behandlung desselben Versicherten aufgrund einer erneuten Terminvermittlung durch die TSS (TSS-Terminfall und/oder TSS-Akutfall) oder durch den Hausarzt (Hausarztvermittlungsfall) erfolgt.

Kommentar:

Der Zuschlag ist nur berechnungsfähig, wenn der vermittelte Termin spätestens am Tag nach Kontaktaufnahme des Versicherten bei der TSS und Einschätzung als TSS-Akutfall erfolgt. Die Vergütung erfolgt extrabudgetär.

Cave: Ab dem 01.01.2023 gelten andere Regelungen zur Höhe des Zuschlags, siehe Kommentierung zur 4.3.10.1

Die KBV informiert über die Details der TSVG-Regelungen nebst Beispielen unter https://www.kbv.de/html/terminvermittlung.php

4.3.10.3 Hausarztvermittlungsfall

Für die Vermittlung eines Behandlungstermins gemäß § 73 Abs. 1 Satz 2 Nr. 2 SGB V bei einem an der fachärztlichen Versorgung teilnehmenden Vertragsarzt ist die Gebührenordnungsposition 03008 bzw. 04008 unter Berücksichtigung der jeweiligen Abrechnungsbestimmungen berechnungsfähig.

Für die Behandlung eines Versicherten aufgrund einer Terminvermittlung gemäß § 73 Abs. 1 Satz 2 Nr. 2 SGB V durch den Hausarzt gemäß § 73 Abs. 1a S. 1 SGB V (Hausarztvermittlungsfall) erhält der an der fachärztlichen Versorgung teilnehmende Vertragsarzt einen Aufschlag auf die jeweilige Versicherten-, Grund- oder Konsiliarpauschale in Form eines Zuschlags. Der Zuschlag ist berechnungsfähig, sofern eine der folgenden Bedingungen erfüllt ist:
* die Behandlung des Versicherten beginnt spätestens am 4. Kalendertag nach Feststellung der Behandlungsnotwendigkeit durch den Hausarzt

oder
* die Behandlung des Versicherten beginnt spätestens am 35. Kalendertag nach Feststellung der Behandlungsnotwendigkeit durch den Hausarzt und eine Terminvermittlung durch die Terminservicestellen der Kassenärztlichen Vereinigung oder eine eigenständige Terminvereinbarung durch den Patienten (oder eine Bezugsperson) war aufgrund der medizinischen Besonderheit des Einzelfalls nicht angemessen oder nicht zumutbar.

Der Zuschlag ist nicht berechnungsfähig, wenn der vermittelte Patient bei der an der fachärztlichen Versorgung teilnehmenden Arztgruppe derselben Praxis in demselben Quartal bereits behandelt wurde.

Die Höhe des Zuschlags ist abhängig von der Anzahl der Kalendertage nach der Feststellung der Behandlungsnotwendigkeit durch den Hausarzt bis zum Tag der Behandlung und beträgt
* ab dem gleichen bis zum 4. Kalendertag nach der Feststellung 100 % der jeweiligen altersklassenspezifischen Versicherten-, Grund- oder Konsiliarpauschale
* vom 5. bis 14. Kalendertag nach der Feststellung 80 % der jeweiligen altersklassenspezifischen Versicherten-, Grund- oder Konsiliarpauschale
* vom 15. bis 35. Kalendertag nach der Feststellung 40 % der jeweiligen altersklassenspezifischen Versicherten-, Grund- oder Konsiliarpauschale.

Bei der Abrechnung des Zuschlags ist das zutreffende Zeitintervall des Hausarztvermittlungsfalls durch Angabe einer bundeseinheitlich kodierten Zusatzkennzeichnung zu dokumentieren.

Der Zuschlag kann nur in Fällen mit Versicherten-, Grund- oder Konsiliarpauschale berechnet werden.

Der Zuschlag ist nicht in die Berechnung von Abschlägen und Aufschlägen, die auf die Versicherten-, Grund- bzw. Konsiliarpauschalen vorgenommen werden, einzubeziehen.

Der Zuschlag ist im Arztgruppenfall insgesamt nur einmal berechnungsfähig. Dies gilt auch dann, wenn in demselben Quartal eine erneute Behandlung desselben Versicherten aufgrund einer erneuten Terminvermittlung durch den Hausarzt (Hausarztvermittlungsfall) oder durch die TSS (TSS-Terminfall und/oder TSS-Akutfall) erfolgt.

4.4 Abrechnungsausschlüsse

4.4.1 Nicht neben/nicht nebeneinander
Ausschluss der Berechnungsfähigkeit im genannten Zeitraum.

4.4.2 Zuschlag
Als Zuschlag benannte Gebührenordnungspositionen sind nur in derselben Arztpraxis berechnungsfähig, welche die dem Zuschlagzugrunde liegende Gebührenordnungsposition berechnet hat. Zuschläge sind nur im zeitlichen Zusammenhang mit der in der Grundleistung ggf. genannten Abrechnungsbestimmung berechnungsfähig. Ist keine Abrechnungsbestimmung genannt, ist der Zuschlag nur in demselben Quartal berechnungsfähig.

5 Berufsausübungsgemeinschaften, Medizinische Versorgungszentren und angestellte Ärzte

5.1 Berechnungsfähige Gebührenordnungspositionen

Die Berechnung der arztgruppenspezifischen Gebührenordnungspositionen von (Teil-)Berufsausübungsgemeinschaften, Arztpraxen mit angestellten Ärzten oder Medizinischen Versorgungszentren richtet sich unter Berücksichtigung von

I-1.3 der Allgemeinen Bestimmungen zum EBM nach den Arztgruppen, die in einer (Teil-)Berufsausübungsgemeinschaft, Arztpraxis mit angestellten Ärzten oder einem Medizinischen Versorgungszentrum vertreten sind.
In internistischen schwerpunktübergreifenden Berufsausübungsgemeinschaften sind, entgegen der Präambel III.b-13.1 Nrn. 3 und 4 und den Anmerkungen unter den Leistungen, unter Beachtung von I-2.1.3 und I-5.2 der Allgemeinen Bestimmungen, Leistungen aus unterschiedlichen schwerpunktorientierten Abschnitten und/oder dem Abschnitt III.b-13.2.1 nebeneinander berechnungsfähig. In pädiatrischen schwerpunktübergreifenden Berufsausübungsgemeinschaften sind, entgegen den Anmerkungen unter den Leistungen, unter Beachtung von I-2.1.3 und I-5.2 der Allgemeinen Bestimmungen, Leistungen aus unterschiedlichen schwerpunktorientierten Abschnitten nebeneinander berechnungsfähig.
In arztgruppen- und schwerpunktgleichen (Teil-)Berufsausübungsgemeinschaften oder Arztpraxen mit angestellten Ärzten derselben Arztgruppe/desselben Schwerpunktes erfolgt ein Aufschlag in Höhe von 10 % auf die jeweiligen Versicherten-, Grund- oder Konsiliarpauschalen. Finden im Behandlungsfall ausschließlich Arzt- Patienten-Kontakte im Rahmen einer Videosprechstunde gemäß Anlage 31b zum BMV-Ä statt, erfolgt der Aufschlag auf die jeweiligen Versicherten-, Grund- oder Konsiliarpauschalen auf Basis der um die Abschläge gemäß Abs. 5 Nr. 1 der Allgemeinen Bestimmungen 4.3.1 reduzierten Versicherten-, Grund- oder Konsiliarpauschalen.

Kommentar:

Für Kooperationen der verschiedensten Art gibt es eine Reihe von Sonderregelungen. Dabei ist hervorzuheben, dass ausdrücklich auch ein angestellter Arzt den Grund für die Berechnungsfähigkeit von Leistungen liefern kann, auch wenn der Arbeitgeber die Voraussetzungen nicht erfüllt.

Als Grundsatz gilt: arztgruppenspezifische Gebührenordnungspositionen können – immer unter der Voraussetzung der Qualifikationsregelungen (s.u. 1.3) von einer Berufsausübungsgemeinschaft, von Arztpraxen mit angestellten Ärzten oder von Medizinischen Versorgungszentren immer dann berechnet werden, wenn eine der erforderlichen Arztgruppen vertreten ist.

Für internistische Berufsausübungsgemeinschaften mit verschiedenen Schwerpunkten werden Abrechnungsausschlüsse des EBM aus der Präambel zu Kapitel 13 sowie den Anmerkungen einzelner Leistungen unter bestimmten Voraussetzungen (keine Inhaltsidentität, Kennzeichnung) wieder aufgehoben.

Ähnliches gilt für pädiatrische Berufsausübungsgemeinschaften mit verschiedenen Schwerpunkten.

5.1. des EBM sieht einen Kooperationszuschlag (10 %-iger Aufschlag auf die jeweiligen Versicherten-. Grund- bzw. Konsiliarpauschalen) für *„arztgruppen- und schwerpunktgleichen (Teil-)Berufsausübungsgemeinschaften oder Arztpraxen mit angestellten Ärzten derselben Arztgruppe/desselben Schwerpunktes"* vor.

Für den Fall, dass der Honorarverteilungsmaßstab einer Kassenärztlichen Vereinigung einen sog. Kooperationszuschlag auf das der Praxis zugewiesene RLV/QZV für „nicht standortübergreifende fach- und schwerpunktgleichen BAGen, MVZ und Praxen mit angestellten Ärzten der gleichen Arztgruppe" gewährt, hatte das BSG entschieden, dass hierunter auch Arztpraxen, in der ein weiterer Arzt im Rahmen des Jobsharings beschäftigt wird, fallen. Zwar bestehe keine Verpflichtung der Kassenärztlichen Vereinigung, die Behandlung in einer Jobsharing-BAG oder in einer Praxis mit Jobsharing-Anstellung in die Förderung der kooperativen Behandlung einzubeziehen. Der Ausschluss bedarf jedoch einer eindeutigen Regelung im HVM (BSG, Urt. v. 17.03.2021, Az.: B 6 KA 32/19 R). Mit Blick auf das Urteil des BSG spricht vieles dafür, dass der Aufschlag gem. 5.1. des EBM auch Praxen mit Jobsharing-Konstellation zu gewähren ist.

5.2 Kennzeichnungspflicht

Bei der Berechnung sind die Gebührenordnungspositionen nach Maßgabe der Kassenärztlichen Vereinigungen unter Angabe der Arztnummer sowie aufgeschlüsselt nach Betriebs- und Nebenbetriebsstätten gemäß § 44 Abs. 7 Bundesmantelvertrag-Ärzte (BMV-Ä) zu kennzeichnen.

Kommentar:

Die Trennung der Gesamtvergütungen in einen hausärztlichen und einen fachärztlichen Teil, aber insbesondere auch die erleichterten Kooperationsmöglichkeiten und die Möglichkeiten, an verschiedenen Orten tätig zu sein, machen es unverzichtbar, dass in der Abrechnung gekennzeichnet wird, wer welche Leistungen erbracht hat. Die Regelung des Bundesmantelvertrages lautet wie folgt:

§ 44 Abs. 7 BMV-Ä:

„Bei der Abrechnung sind die vertragsärztlichen Leistungen nach Maßgabe der von der Kassenärztlichen Vereinigung vorgeschriebenen Regelungen unter Angabe der Arztnummer sowie aufgeschlüsselt nach Betriebsstätten und Nebenbetriebsstätten zu kennzeichnen. Satz 1 gilt entsprechend für die Anstellung von Ärzten."

5.3 Aufhebung von Nebeneinanderberechnungsausschlüssen

Die Nebeneinanderberechnungsausschlüsse

der Gebührenordnungspositionen **02300 bis 02302** neben
den Gebührenordnungspositionen **05330 und 05331** sowie
der Gebührenordnungspositionen **des Abschnitts 31.2** neben
den Gebührenordnungspositionen **des Abschnitts 31.5.3** bzw.
der Gebührenordnungspositionen **des Abschnitts 36.2** neben
den Gebührenordnungspositionen **des Abschnitts 36.5.3**

beziehen sich nur auf die Erbringung der operativen Leistungen und der Anästhesie durch denselben an der vertragsärztlichen Versorgung teilnehmenden Arzt. Bei Erbringung der Gebührenordnungsposition durch Vertragsärzte verschiedener Fachgruppen findet dieser Ausschluss, auch in (Teil-)Berufsausübungsgemeinschaften, Arztpraxen mit angestellten Ärzten und Medizinischen Versorgungszentren von Anästhesiologen mit operativ tätigen Vertragsärzten, keine Anwendung.

Kommentar:

Auch hier werden – wie bereits oben unter Abschnitt 5.1 – Abrechnungsausschlüsse des EBM (bei Operationen und Anästhesien) relativiert. Die genannten Abrechnungsausschlüsse gelten nicht, wenn die Leistungen von Ärzten verschiedener Fachgruppen erbracht werden, auch wenn die „Fachgruppenvielfalt" durch Kooperationen oder angestellte Ärzte bedingt ist.

Hier gilt das bereits zu Abschnitt 5.1 Gesagte, dass es für die Zukunft dringend angeraten wäre, diese Ausnahmen (auch) direkt an den entsprechenden Stellen im EBM deutlich zu vermerken.

6 Vertragsärzte, die ihre Tätigkeit unter mehreren Gebietsbezeichnungen ausüben oder auch als Vertragszahnärzte zugelassen sind

6.1 Höhe der Versicherten-, Grund- bzw. Konsiliarpauschale

Für einen Vertragsarzt, der seine Tätigkeit unter mehreren Gebietsbezeichnungen bzw. mit mehreren Schwerpunktkompetenzen ausübt, richten sich die Berechnungsfähigkeit der Versicherten-, Grund- bzw. Konsiliarpauschalen nach dem Versorgungsauftrag, mit dem er in diesem Behandlungsfall überwiegend tätig war und zur vertragsärztlichen Versorgung zugelassen ist, sofern in den Präambeln der arztgruppenspezifischen Kapitel nichts anderes bestimmt ist. Der Vertragsarzt darf im Behandlungsfall nur eine Versicherten-, Grund- bzw. Konsiliarpauschale berechnen.

Kommentar:

Nimmt ein Vertragsarzt mit mehreren Gebietsbezeichnungen an der vertragsärztlichen Versorgung teil, wird die Höhe Versicherten-, Grund- oder Konsiliarpauschale an dem Versorgungsauftrag ausgerichtet.

6.2 Berechnungsfähige Gebührenordnungspositionen

Die Berechnung der arztgruppenspezifischen Gebührenordnungspositionen eines Vertragsarztes, der seine Tätigkeit unter mehreren Gebietsbezeichnungen ausübt, richtet sich – mit Ausnahme der Versicherten- bzw. Grundpauschale (s. I-6.1) – unter Berücksichtigung von I-1.3 dieser Bestimmungen nach den berechnungsfähigen Leistungen der Gebiete, in denen er seine vertragsärztliche Tätigkeit ausübt. Dies gilt gemäß I-2.1.3 nicht für inhaltsgleiche Gebührenordnungspositionen.

Kommentar:

Die Berechnungsfähigkeit der übrigen Leistungen eines Vertragsarztes, der mit mehreren Gebietsbezeichnungen an der vertragsärztlichen Versorgung teilnimmt, orientiert sich an den für das jeweilige Gebiet abrechnungsfähigen Leistungen. Das gilt nicht für inhaltsgleiche Gebührenordnungsnummern (s.o. zu 2.1.3).

Das bedeutet, dass ein Arzt, der mit den Gebietsbezeichnungen Gynäkologie und Chirurgie zugelassen ist, Leistungen aus den Bereichen Orthopädie und Chirurgie erbringen und abrechnen darf.

6.2.1 Nebeneinanderberechnung von Gebührenordnungspositionen der Abschnitte 4.4, 4.5 und/oder 13.3

Abweichend von den Allgemeinen Bestimmungen zum EBM ist die Nebeneinanderberechnung von Gebührenordnungspositionen der schwerpunktorientierten pädiatrischen Versorgung der Abschnitte III.a-4.4 und/oder III.a-4.5 und/oder der schwerpunktorientierten internistischen Versorgung des Abschnitts III.b-13.3 – mit Ausnahme der Grundpauschalen – durch einen Vertragsarzt, der seine Tätigkeit unter mehreren Schwerpunktbezeichnungen ausübt, bei schwerpunktübergreifender Behandlung des Patienten unter Vornahme eines Abschlags in Höhe von 10 % von der Punktzahl der jeweiligen im selben Arztfall berechneten Gebührenordnungsposition der Abschnitte III.a-4.4, III.a-4.5 und/oder III.b-13.3 möglich.
Bei den Gebührenordnungspositionen der Abschnitte III.a-4.4, III.a-4.5 und/oder III.b-13.3, auf die diese Abschlagsregelung angewendet wird, wird die Prüfzeit gemäß Anhang VI-3 des EBM ebenfalls um 10 % vermindert.

Kommentar:

Diese nicht leicht verständliche Regelung hat das Ziel, bei Behandlungen von Ärzten, die mit mehreren pädiatrischen und/oder internistischen Schwerpunktbezeichnungen an der vertragsärztlichen Versorgung teilnehmen, bei einer schwerpunktübergreifenden Behandlung eines Patienten ansonsten bestehende Abrechnungsausschlüsse im Interesse eines solchen Behandlung zu beseitigen.

Konkret heißt das: Die Gebührenordnungspositionen der Abschnitte 4.4 (schwerpunktorientierte Kinder- und Jugendmedizin) und/oder 4.5 (Pädiatrische Leistungen mit Zusatzweiterbildung) und/oder des Abschnitts 13.3 (schwerpunktorientierte internistische Versorgung) können in einem solchen Fall nebeneinander berechnet werden. **Aber:** Die Punktzahlen werden jeweils um 10 % abgesenkt und die Ausnahme gilt nicht für die Grundpauschale. Konsequenterweise wird dann in diesen Fällen auch die Prüfzeit nach Anhang 3 des EBM bei diesen Leistungen um 10 % gemindert.

6.3 Gleichzeitige Teilnahme an der vertragszahnärztlichen Versorgung

Vertragsärzte, die auch als Vertragszahnärzte gemäß § 95 Abs. 1 SGB V an der Versorgung teilnehmen, dürfen die in einem einheitlichen Behandlungsfall durchgeführten Leistungen entweder nur über die Kassenärztliche Vereinigung oder nur über die Kassenzahnärztliche Vereinigung abrechnen. Die Berechnung einzelner Leistungen über die Kassenzahnärztliche Vereinigung schließt die Berechnung weiterer Leistungen in einem einheitlichen Behandlungsfall über die Kassenärztliche Vereinigung aus. Die Aufteilung eines einheitlichen Behandlungsfalls in zwei Abrechnungsfälle ist nicht zulässig.

Kommentar:

Nimmt ein Vertragsarzt gleichzeitig aufgrund einer weiteren Zulassung an der vertragszahnärztlichen Versorgung teil, können die Leistungen eines Behandlungsfalls entweder nur über die Kassenärztliche Vereinigung oder nur über die Kassenzahnärztliche Vereinigung abgerechnet werden. Die Bildung von zwei Abrechnungsfällen aus einem Behandlungsfall ist unzulässig. Mangels geeigneter Prüfungsmöglichkeiten der Kassenärztlichen Vereinigungen kann eine Überprüfung der Einhaltung dieser Bestimmung nur durch die Krankenkassen erfolgen, bei der die Daten von KV und KZV vorliegen.

7 Kosten

7.1 In den Gebührenordnungspositionen enthaltene Kosten

In den Gebührenordnungspositionen sind – soweit nichts anderes bestimmt ist – enthalten:
- Allgemeine Praxiskosten,
- Kosten, die durch die Anwendung von ärztlichen Instrumenten und Apparaturen entstanden sind,
- Kosten für Einmalspritzen, Einmalkanülen, Einmaltrachealtuben, Einmalabsaugkatheter, Einmalhandschuhe, Einmalrasierer, Einmalharnblasenkatheter, Einmalskalpelle, Einmalproktoskope, Einmaldarmrohre, Einmalspekula, Einmalküretten, Einmal-Abdecksets,
- Kosten für Filmmaterial,
- Versand- und Transportkosten, insbesondere Kosten für die Versendung bzw. den Transport von Briefen und/oder schriftlichen Unterlagen, Telefaxen, digitalen Befunddatenträgern sowie Kosten für fotokopierte oder EDV-technisch

reproduzierte Befundmitteilungen, Berichte, Arztbriefe und andere patientenbezogene Unterlagen ausschließlich für den mit- oder weiterbehandelnden oder konsiliarisch tätigen Arzt oder den Arzt des Krankenhauses.

In den Gebührenordnungspositionen in-vitro-diagnostischer Untersuchungen sind – soweit nichts anderes bestimmt ist – enthalten:

- Kosten für Laborgeräte, Reagenzien, allgemeiner und spezieller Laborbedarf sowie allgemeine Praxiskosten zur Durchführung der In-vitro-Diagnostik.

Kommentar:

In diesem Abschnitt ist geregelt, welche Kosten Bestandteil der jeweiligen Gebührenordnungspositionen sind. So hat der Arzt aus dem Honorar für erbrachte Leistungen die allgemeinen Praxiskosten zu finanzieren. Hierzu gehören alle Aufwendungen, die für die freiberufliche ärztliche Tätigkeit als niedergelassener Vertragsarzt in eigener Praxis anfallen. Solche allgemeinen Praxiskosten sind Raum- und Raumnebenkosten, Abschreibungen auf Geräte und Einrichtungen, Löhne und Gehälter für die Angestellten, Fortbildungskosten, Mitgliedsbeiträge, Verwaltungskosten für die KV, Wartezimmerliteratur, Bürobedarf, Telefonkosten usw.

Nicht besonders berechnungsfähig sind auch Kosten, die durch die Anwendung von ärztlichen Instrumenten und Apparaturen entstanden sind. Hierzu gehören beispielsweise Röntgenfilme und Entwickler, Stromkosten, Desinfektion, Elektroden für das EKG, Reparaturkosten usw.

Im nächsten Spiegelstrich sind bestimmte Kosten für Einmalartikel als in den Leistungen enthalten beschrieben. Dieser Katalog ist abschließend. Alle anderen Einmalartikel sind nach Abschnitt 7.3 gesondert berechnungsfähig.

Schließlich ist hier geregelt, welche Porto- und Versandkosten gesondert berechnet werden können. Diese Kosten sind pauschaliert und nach den entsprechenden EBM Nrn. abrechnungsfähig.

Die Abrechnungspositionen des EBM sind in der Regel so bewertet, dass die üblichen Vorhaltekosten der Praxis bereits enthalten sind (Raummiete, Heizung, Strom, Telefon, Reinigung, Gehälter, fiktiver „Arzt-Lohn", Anschaffungs- und Betriebs- sowie Wartungskosten für Geräte, Bürobedarf, Wartezimmerlektüre, Fortbildung usw.).

7.2 Nicht berechnungsfähige Kosten

Kosten für Versandmaterial, für die Versendung bzw. den Transport des Untersuchungsmaterials und die Übermittlung des Untersuchungsergebnisses innerhalb des Medizinischen Versorgungszentrums, einer (Teil-)Berufsausübungsgemeinschaft, zwischen Betriebsstätten derselben Arztpraxis, innerhalb einer Apparate- bzw. Laborgemeinschaft oder innerhalb eines Krankenhausgeländes sind nicht berechnungsfähig.

Kommentar:

Die Versandkostenpauschalen für Laborleistungen können z.B. nicht berechnet werden, wenn eine Laborgemeinschaft die Transportwege organisiert hat und ein Laborarzt auf diesen Transportwegen ebenfalls sein Material erhält. Organisiert der Laborarzt den Transportweg für seine Praxis und wird dieser Transportweg auch von der Laborgemeinschaft benutzt, so können Versandkostenpauschalen nicht in Anrechnung gebracht werden, wenn aus demselben Körpermaterial (z.B. einer Blutentnahme) sowohl beim Laborarzt als auch in der Laborgemeinschaft Laborleistungen ausgeführt werden.

Die bereits früher bestehende Regelung für den Transport innerhalb einer Apparate- bzw. Laborgemeinschaft oder innerhalb eines Krankenhausgeländes wurde, der Weiterentwicklung der Versorgungsrealität folgend, ausgedehnt auf Transporte innerhalb eines Medizinischen Versorgungszentrums, einer (Teil-) Berufsausübungsgemeinschaft und zwischen verschiedenen Betriebsstätten derselben Arztpraxis.

Die Einführung telemedizinischer Leistungen zum 1.6.2016 in den EBM erforderte auch eine Regelung zu den Kosten für erforderliche Übertragungsgeräte (Transmitter).

7.3 Nicht in den Gebührenordnungspositionen enthaltene Kosten

In den Gebührenordnungspositionen sind – soweit nichts anderes bestimmt ist – nicht enthalten:

- Kosten für Arzneimittel, Verbandmittel, Materialien, Instrumente, Gegenstände und Stoffe, die nach der Anwendung verbraucht sind oder die der Kranke zur weiteren Verwendung behält,
- Kosten für Einmalinfusionsbestecke, Einmalinfusionskatheter, Einmalinfusionsnadeln und Einmalbiopsienadeln,

Kommentar:

Der Abschnitt 7.3 regelt, welche Kosten nicht in den abrechnungsfähigen Leistungen enthalten sind und deshalb gesondert abgerechnet bzw. auch über Sprechstundenbedarf oder Einzelverordnung angefordert werden können.

Der erste Spiegelstrich dieses Abschnitts ist eine generelle Auffangklausel und besagt, dass alle am Patienten verbrauchten Materialien nicht in den Leistungsansätzen enthalten sind, sofern dies nicht ausdrücklich in der Leistung oder aber in Abschnitt 7.1 festgestellt wird.

Der zweite Spiegelstrich verdeutlicht für einige Einmalartikel diese Regelung.

Im dritten Spiegelstrich ist der einzige Fall der Abrechnungsfähigkeit von Telefonkosten aufgeführt. Telefonkosten – und zwar der Preis je Gebühreneinheit – sind nur dann abrechnungsfähig, wenn ein niedergelassener Arzt mit einem Krankenhaus zu einer erforderlichen stationären Behandlung Rücksprache nehmen muss. Grundgebühren können als Telefonkosten auch in diesem Fall nicht mit in Ansatz gebracht werden.

7.4 Berechnung von nicht in den Gebührenordnungspositionen enthaltenen Kosten

Die Berechnung und Abgeltung der Kosten nach I-7.3 erfolgt nach Maßgabe der Gesamtverträge.

II Arztgruppenübergreifende allgemeine Gebührenordnungspositionen

Die Gebührenordnungspositionen dieses Bereiches sind zusätzlich in den arztgruppenspezifischen Kapiteln aufgeführt. Die Möglichkeit der Berechnung von Gebührenordnungspositionen dieses Bereiches ist für die in den Präambeln zu einem arztgruppenspezifischen Kapitel genannten Vertragsärzte grundsätzlich nur gegeben, wenn sie in der Präambel des arztgruppenspezifischen Kapitels auch aufgeführt sind.

Kommentar:

Die in diesem Kapitel aufgeführten als Einzelleistungen abrechnungsfähigen Gebührenordnungspositionen können nur unter bestimmten Voraussetzungen abgerechnet werden. Sie müssen in der Präambel eines arztgruppenspezifischen Kapitels ausdrücklich für die dort genannten Vertragsärzte als abrechnungsfähig verzeichnet sein! Die alleinige Aufnahme in den Abschnitt II des EBM sagt daher noch nichts darüber aus, wer diese Leistungen tatsächlich abrechnen darf.

Beispiel: Nr. 01420 (Überprüfung der Notwendigkeit und Koordination der verordneten häuslichen Krankenpflege)

Diese Leistung ist zwar als Einzelleistung im Abschnitt II des EBM verzeichnet, kann aber trotzdem z.B. von Hausärzten und Pädiatern nicht abgerechnet werden, da sie im Katalog der Leistungen, die nach der Präambel Nr. 3 zu Kapiteln III. a, 3 (Hausärztlicher Versorgungsbereich) und IV. (Versorgungsbereich Kinder- und Jugendmedizin), zusätzlich zu den in diesem Kapitel genannten Gebührenordnungspositionen berechnungsfähig sind, nicht enthalten ist. Dagegen kann sie z.B. von einem HNO-Arzt und Internisten abgerechnet werden, da in Nr. 3 der Präambeln 9 (Hals-Nasen-Ohrenärztliche Gebührenpositionen) und 13 (Internisten) diese Gebührenordnungsposition ausdrücklich als zusätzlich berechnungsfähig genannt ist.

Das heißt, zum einen kann aus der Aufnahme einer Leistung in den Anhang 1 (Verzeichnis der nicht gesondert berechnungsfähigen Leistungen) nicht automatisch geschlossen werden, dass alle dort genannten Leistungen in keinem Fall als Einzelleistungen berechnungsfähig sind. Andererseits läßt aber auch eine Aufnahme einer Leistung in den Abschnitt II nicht den Schluss zu, dass sie dann regelmäßig abrechnungsfähig ist.

Es ist also in jedem Fall sehr sorgfältig zu prüfen, welche Inhalte die einzelnen arztgruppenspezifischen Kapitel des Abschnittes III (Arztgruppenspezifische Gebührenordnungspositionen) haben. Nur die dort genannten Leistungen sind für die jeweils in der Präambel genannten Arztgruppen berechnungsfähig.

Siehe aber auch die auf Antrag möglichen Ausnahmen (Kommentar zu Kapitel I, Abschnitt 1.3 und 1.5). So kann z. B. ein Internist ohne Schwerpunkt, wenn er bereits am 31.03.2005 zugelassen war, bei seiner KV einen Antrag stellen gastroenterologische Leistungen nach Abschnitt 13.3.3 zu erbringen und abzurechnen, obwohl diese nach Nr. 1 der Präambel zu diesem Abschnitt nur von Fachärzten für innere Medizin mit Schwerpunkt Gastroenterologie berechnet werden dürfen. Voraussetzung ist der Nachweis der erforderlichen persönlichen und strukturellen Voraussetzungen für diese Leistungen, sofern solche Voraussetzungen z. B. in Richtlinien des Gemeinsamen Bundesausschusses niedergelegt sind, und der Umstand, dass er zwischen Januar 2003 und 30.6.2004 diese Leistungen schwerpunktmäßig erbracht hat.

1 Allgemeine Gebührenordnungspositionen

1.1 Aufwandserstattung für die besondere Inanspruchnahme des Vertragsarztes durch einen Patienten

01100　　Unvorhergesehene Inanspruchnahme des Vertragsarztes durch einen Patienten　　**196**
- zwischen 19:00 und 22:00 Uhr　　**24,97**
- an Samstagen, Sonntagen und gesetzlichen Feiertagen, am 24.12. und 31.12. zwischen 07:00 und 19:00 Uhr

Anmerkung Die Gebührenordnungsposition 01100 ist nicht berechnungsfähig, wenn Sprechstunden vor 07:00 Uhr oder nach 19:00 Uhr stattfinden oder Patienten zu diesen Zeiten bestellt werden.

Im Rahmen der unvorhergesehenen Inanspruchnahme des Vertragsarztes ist die Gebührenordnungsposition 01100 auch dann nur einmal berechnungsfähig, wenn es sich um eine Gruppenbehandlung handelt.

Die Gebührenordnungsposition 01100 ist ausschließlich bei kurativer Behandlung berechnungsfähig.

Abrechnungsausschluss

am Behandlungstag 01955, 01956

in derselben Sitzung 01101, 01102, 01205, 01207, 01210, 01212, 01214, 01216, 01218, 01410, 01411 bis 01413, 01415, 01418, 01949, 01950, 01951, 03373, 04373, 37306

Aufwand in Min.　**Kalkulationszeit:** KA　　**Prüfzeit:** ./.　　**Eignung d. Prüfzeit:** Keine Eignung

GOÄ　　entsprechend oder ähnlich: Erbrachte Leistung(en) nach GOÄ + Zuschlag A, B, D

Kommentar:　Die EBM-Nrn. 01100, 01101 und 01102 für Inanspruchnahme zu „Unzeiten" sind nur für den Vertragsarzt oder seinen persönlichen Vertreter – auch für die telefonische Inanspruchnahme – abrechenbar.

Eine Abrechnung der Nrn. 01100, 01101 und 01103 nebeneinander ist ausgeschlossen.

Ferner ausgeschlossen ist die Abrechnung der Nrn. Nrn. 01100 und 01101 neben:
- **01210 Notfallpauschale** – Persönlicher Arzt-Patienten-Kontakt
- **01214 Notfallkonsultationspauschale I** – Weiterer persönlicher oder anderer Arzt-Patienten-Kontakt
- **01216 Notfallkonsultationspauschale II** bei Inanspruchnahme zwischen 19:00 und 22:00 Uhr, an Samstagen, Sonntagen und gesetzlichen Feiertagen, am 24.12. und 31.12. zwischen 07:00 und 19:00 Uhr
- **01218 Notfallkonsultationspauschale III** bei Inanspruchnahme zwischen 22:00 und 7:00 Uhr, an Samstagen, Sonntagen und gesetzlichen Feiertagen, am 24.12. und 31.12. zwischen 19:00 und 7:00 Uhr
- **01410 Besuch eines Kranken,** wegen der Erkrankung ausgeführt
- **01411, 01412 Dringende Besuche** – Details siehe dort
- **01413 Besuch eines weiteren Kranken** in derselben sozialen Gemeinschaft (z. B. Familie) und/oder in beschützenden Wohnheimen bzw. Einrichtungen bzw. Pflege- oder Altenheimen mit Pflegepersonal
- **01950** Substitutionsgestützte Behandlung Opiatabhängiger
- **01951** Zuschlag zu der **Gebührenordnungsposition** 01950 für die Behandlung an Samstagen, an Sonn- und gesetzlichen Feiertagen, am 24. und 31. Dezember
- **präventiven Leistungen**
- **wenn während der Zeit eine regelmäßige Sprechstundentätigkeit ausgeübt wird.** Die gilt auch für Fälle, in denen ein Patient noch rechtzeitig während der normalen Sprechstunde die Praxis aufsucht und wegen einer längere Wartezeit erst zur „Unzeit" nach Nrn. 01100 bis 01102 behandelt wird. Ebenso ist die im Rahmen einer ambulanten Operation erforderliche Nachkontrolle, die in dem angegebenen Zeitraum der EBM-Nrn. 01100 und 01101 fällt, nicht abrechenbar.
- wenn der Arzt z.B. einen Patienten samstags zwischen 7 und 19 Uhr einbestellt.

Im Rahmen einer Gruppenbehandlung (2 Patienten sind schon eine Gruppe) kann nur für den ersten Patienten die Leistung nach 01100 oder 11001 berechnet werden.

Die „Unzeitziffern" EBM-Nrn. 01100 bis 01102 sind jedoch neben der Visite auf Belegstation nach Nr. 01414 abrechenbar.

Die nachfolgende Tabelle zeigt die gesetzlichen Feiertage im gesamten Bundesgebiet
- Neujahr
- Karfreitag
- Ostermontag
- 01.05. Maifeiertag
- Christi Himmelfahrt
- Pfingstmontag
- 03.10.Tag der Deutschen Einheit
- 25.12. und 26.12. 1. und 2. Weihnachtstag

und in den verschiedenen Bundesländern.
- 06.01. Heilige drei Könige in Baden-Württemberg, Bayern, Sachsen-Anhalt
- Fronleichnam in Baden-Württemberg, Bayern, Hessen, Nordrhein-Westfalen, Rheinland-Pfalz, Saarland, in Sachsen und Thüringen in Gemeinden mit überwiegend katholischer Bevölkerung
- 08.03. Internationaler Frauentag in Berlin
- 08.05. Tag der Befreiung in Berlin
- 08.08. Friedensfest in Augsburg
- 15.08 Mariä Himmelfahrt in Bayern (nur in Gemeinden mit überwiegend katholischer Bevölkerung), Saarland
- 31.10 Reformationstag in Brandenburg, Mecklenburg-Vorpommern, Sachsen,Sachsen-Anhalt nur in Gemeinden mit überwiegend evangelischer Bevölkerung,
- 01.11 Allerheiligen in Baden-Württemberg, Bayern, Nordrhein-Westfalen,Rheinland-Pfalz, Saarland
- Buß- und Bettag im Saarland

Neben Nrn. 01100 und 01101 abrechenbar sind z. B.
- die arztgruppenspezifische Versichertenpauschale im Hausärztlichen Versorgungsbereich nach Kapiteln III.a und III.b (Hausärzte und Ärzte im Bereich der allgemeinen Kinder- und Jugendmedizin),
- sowie die Grundpauschale bei Ärzten aus dem fachärztlichen Versorgungsbereich Kapitel III.B 5 bis 27

bei persönlichem Arzt-Patienten-Kontakt.

Für eine erforderliche und vereinbarte „vorgesehene" Inanspruchnahme z. B.

eines Verbandswechsels am Sonntag ist im EBM keine Gebührenordnungs-Nr. vorhanden, so dass nur die erbrachte Leistung abgerechnet werdenkann.

Lediglich bei unvorhergesehener Inanspruchnahme können je nach der Tageszeit die entsprechenden EBM-Nrn. nach 01100 oder 01101 auch am Wochenende abgerechnet werden.

Rechtsprechung

▶ **Die Nr. 01100, 01101 und 01210 EBM 2005 nur im organisierten Not(fall)dienst ansetzbar.**
Es ist keine unvorhergesehene Inanspruchnahme des Vertragsarztes durch einen Patienten i.S. der Nr. 01100 EBM 2005, wenn dieser das vom Vertragsarzt vorgehaltene Angebot einer Notfallsprechstunde annimmt. Es ist dabei unerheblich, ob der medizinische Fall unvorhergesehen war oder nicht. Organisierter Not(fall)dienst i.S. der Nr. 01210 EBM ist nur der durch § 75 I 2 SGB V legal definierte Notdienst, den die KVen zur Erfüllung ihrer gesetzlichen Sicherstellungsverpflichtung zu organisieren haben. Der Ausschluss der Abrechnung nach Nr. 01210 EBM für eigenverantwortlich und freiwillig organisierte Notfalldienste außerhalb des durch die KV organisierten Notfalldienstes ist gerechtfertigt.
Aktenzeichen: LSG Hamburg, 07.06.2012, AZ: L 1 KA 59/09
Entscheidungsjahr: 2012

▶ Allein die Bekanntgabe der Mobiltelefonnummer und die Gewährleistung der telefonischen Erreichbarkeit des Vertragsarztes für seine Patienten steht der „unvorhergesehenen" Inanspruchnahme und damit dem Ansatz der Gebührenordnungsposition 01100 des Einheitlichen Bewertungsmaßstabs für vertragsärztliche Leistungen (juris: EBM-Ä 2008) nicht entgegen. (BSG, Urt. v. 15.07.2020, Az.: B 6 KA 13/19 R – Leitsatz).
Allein der Umstand, dass ein Arzt für (im Fall des BSG) operierte Patienten über eine Mobiltelefonnummer rund um die Uhr erreichbar ist, hat nicht zur Folge, dass die Inanspruchnahme des Arztes durch die Patienten generell nicht mehr als „unvorhergesehen" anzusehen wäre. (BSG, Urt. v. 15.07.2020, Az.: B 6 KA 13/19 R).

Von der Abrechnung der GOP 01100 EBM sind alle Behandlungen ausgeschlossen, die im Rahmen der regulären Behandlungstätigkeit des Arztes stattfinden (z.B. Behandlung von Patienten im Rahmen der Sprechstunde oder auch nach besonderer Vereinbarung). Auch die Tätigkeit des Arztes in einer Notfallambulanz ist reguläre Dienstzeit des Arztes, der sich dort gerade aufhält, um Patienten außerhalb der üblichen Sprechstundenzeiten zu behandeln. An einer unvorhergesehenen Inanspruchnahme fehlt es auch, wenn die Initiative für die Inanspruchnahme nicht unmittelbar vom Patienten, sondern vom Operateur ausgeht. (BSG, Urt. v. 15.07.2020, Az.: B 6 KA 13/19 R)

Tipp: Auf einen Blick: Alle möglichen unvorhergesehenen Inanspruchnahmen und die EBM Nrn.
- Mo.–Fr. 19–22 Uhr = **EBM Nr. 01100**
- Mo.–Fr. 22–07 Uhr = **EBM Nr. 01101**
- Sa. bei reguläre Sprechstunde 07–14 Uhr = **EBM Nr. 01102**
- Sa. So, feiertags 24./31.12., 07–19 Uhr = **EBM Nr. 01100**
- Sa., So., feiertags, 24./31.12. 19–07 Uhr = **EBM Nr. 01101**

01101   Unvorhergesehene Inanspruchnahme des Vertragsarztes durch einen Patienten   **313**
- zwischen 22:00 und 07:00 Uhr   **39,88**
- an Samstagen, Sonntagen und gesetzlichen Feiertagen, am 24.12. und 31.12. zwischen 19:00 und 07:00 Uhr

Anmerkung Die Gebührenordnungsposition 01101 ist nicht berechnungsfähig, wenn Sprechstunden vor 07:00 Uhr oder nach 19:00 Uhr stattfinden oder Patienten zu diesen Zeiten bestellt werden.
Im Rahmen der unvorhergesehenen Inanspruchnahme des Vertragsarztes ist die Gebührenordnungsposition 01101 auch dann nur einmal berechnungsfähig, wenn es sich um eine Gruppenbehandlung handelt.
Die Gebührenordnungsposition 01101 ist ausschließlich bei kurativer Behandlung berechnungsfähig.

Abrechnungsausschluss
am Behandlungstag 01955, 01956
in derselben Sitzung 01100, 01102, 01205, 01207, 01210, 01212, 01214, 01216, 01218, 01410, 01411 bis 01413, 01415, 01418, 01949, 01950, 01951, 03373, 04373 und 37306

Aufwand in Min.   **Kalkulationszeit: KA   Prüfzeit: ./.   Eignung d. Prüfzeit:** Keine Eignung
GOÄ   entsprechend oder ähnlich: Erbrachte Leistung(en) nach GOÄ + Zuschläge A, B, C, D zu erbrachten Beratungen oder Untersuchungen
Kommentar: Siehe Kommentar zu Nr. 01100
Die EBM-Nrn. 01100, 01101 und 01102 für Inanspruchnahme zu „Unzeiten" sind nur für den Vertragsarzt oder seinen persönlichen Vertreter – auch für die telefonische Inanspruchnahme – abrechenbar.
Eine Abrechnung der Nrn. 01100, 01101 und 01103 nebeneinander ist ausgeschlossen.

Ferner ausgeschlossen ist die Abrechnung der Nrn. 01100 und 01101 neben einer Reihe weiterer Leistungen – siehe Legende der Leistung.

Im Rahmen einer Gruppenbehandlung (2 Patienten sind schon eine Gruppe) kann nur für den ersten Patienten die Leistung nach 01100 oder 01101 berechnet werden. Die „Unzeitziffern" EBM-Nrn. 01100 bis 01102 sind jedoch neben der Visite auf Belegstation nach Nr. 01414 abrechenbar.
- die arztgruppenspezifische Versichertenpauschale im Hausärztlichen Versorgungsbereich nach Kapiteln III.a und III.b (Hausärzte und Ärzte im Bereich der allgemeinen Kinder- und Jugendmedizin),
- sowie die Grundpauschale bei Ärzten aus dem fachärztlichen Versorgungsbereich Kapitel III.B 5 bis 27.

Tipp: Auf einen Blick: Alle möglichen unvorhergesehenen Inanspruchnahmen und die EBM Nrn.
- Mo.–Fr. 19–22 Uhr = **EBM Nr.01100**
- Mo.–Fr. 22–07 Uhr = **EBM Nr.01101**
- Sa. bei reguläre Sprechstunde 07–14 Uhr = **EBM Nr.01102**
- Sa. So, feiertags 24./31.12., 07–19 Uhr = **EBM Nr.01100**
- Sa., So., feiertags, 24./31.12. 19–07 Uhr = **EBM Nr.01101**

01102 Inanspruchnahme des Vertragsarztes an Samstagen zwischen 07:00 und 19:00 Uhr **101**
12,87
Anmerkung Im Rahmen der Inanspruchnahme des Vertragsarztes ist die Gebührenordnungsposition 01102 auch dann nur einmal berechnungsfähig, wenn es sich um
eine Gruppenbehandlung handelt.
Die Gebührenordnungsposition 01102 ist nur dann neben der Gebührenordnungsposition
01413 berechnungsfähig, wenn die Inanspruchnahme nach der Nr. 01413 in beschützenden
Wohnheimen bzw. Einrichtungen bzw. Pflege- oder Altenheimen mit Pflegepersonal auf
besondere Anforderung erfolgt.

Abrechnungsausschluss
in derselben Sitzung 01100, 01101, 01205, 01207, 01210, 01212, 01214, 01216, 01218,
01410 bis 01412, 01415, 01418, 01949, 01950, 01951, 03373, 04373, 04564, 04565,
04566, 04572, 04573, 13610, 13611, 13612, 13620, 13621, 13622, 37306
am Behandlungstag 01955, 01956

Aufwand in Min. **Kalkulationszeit:** KA **Prüfzeit:** ./. **Eignung d. Prüfzeit:** Keine Eignung
GOÄ entsprechend oder ähnlich: Erbrachte Leistung(en)nach GOÄ + Zuschlag D
Kommentar: Diese Leistung kann nur vom Vertragsarzt oder seinem persönlichen Vertreter abgerechnet
werden. Die Leistung kann abgerechnet werden
* am Samstag, wenn generell eine Sprechstunde stattfindet, aber auch wenn Patienten
  entsprechend zu diesem Termin einbestellt wurden
* bei telefonischer Beratung

1.2 Gebührenordnungspositionen für die Versorgung im Notfall und im organisierten ärztlichen Not(-fall)dienst

1. Neben den Gebührenordnungspositionen dieses Abschnittes sind nur Gebührenordnungspositionen berechnungsfähig, die in unmittelbarem diagnostischen oder therapeutischen Zusammenhang mit der Notfallversorgung stehen. Die Nr. I-1.5 der Allgemeinen Bestimmungen gilt für die Berechnung von im Rahmen der Notfallversorgung erbrachten Gebührenordnungspositionen nicht.

2. Bei der ersten persönlichen Inanspruchnahme im Notfall oder im organisierten Not(-fall)dienst ist die Gebührenordnungsposition 01205, 01207, 01210 oder 01212 entsprechend der in der Leistungslegende vorgegebenen Zeiten im Behandlungsfall zu berechnen. Die Gebührenordnungspositionen 01210 und 01212 sind im organisierten Not(-fall)dienst zudem auch bei erster Inanspruchnahme im Rahmen einer Videosprechstunde entsprechend den in der Leistungslegende vorgegebenen Zeiten im Behandlungsfall berechnungsfähig. Für jede weitere Inanspruchnahme ist im Notfall oder im organisierten Not(-fall)dienst im Behandlungsfall ist die Gebührenordnungsposition 01214, 01216 bzw. 01218 zu berechnen. Wird bei der ersten Inanspruchnahme im Notfall oder im organisierten Not(-fall)dienst die Gebührenordnungsposition 01205 oder 01207 berechnet, sind die Gebührenordnungspositionen 01214, 01216 und 01218 nur mit ausführlicher schriftlicher medizinischer Begründung abrechnungsfähig.

3. Neben den Gebührenordnungspositionen 01205, 01207, 01210, 01212, 01214, 01216 und 01218 sind Beratungs-, Gesprächs- und Erörterungsleistungen nicht berechnungsfähig.

4. Nicht an der vertragsärztlichen Versorgung teilnehmende Ärzte, Institute und Krankenhäuser dürfen die Gebührenordnungspositionen 01210, 01212, 01214, 01216, 01218, 01223, 01224 und 01226 nur berechnen, wenn die Erkrankung des Patienten auf Grund ihrer Beschaffenheit einer sofortigen Maßnahme bedarf und die Versorgung durch einen Vertragsarzt entsprechend § 76 SGB V nicht möglich und/oder auf Grund der Umstände nicht vertretbar ist.

5. Die Berechnung der Gebührenordnungspositionen 01205, 01207, 01210, 01212, 01214, 01216 und 01218 setzt die Angabe der Uhrzeit der Inanspruchnahme voraus.

6. Sofern im Zeitraum vom 1. Januar 2008 bis zum 31. März 2015 nicht für alle Behandlungsfälle des Quartals die Angabe der Uhrzeit der Inanspruchnahmen gemäß Nr. 5 im organisierten Not(-fall)dienst oder von nicht an der vertragsärztlichen Versorgung teilnehmenden Ärzten, Instituten oder Krankenhäusern bei Inanspruchnahme in diesem Quartal gegenüber der Kassenärztlichen Vereinigung erfolgt ist bzw. nachgewiesen werden kann, wird abweichend von Nr. 2 für alle Behandlungsfälle in diesem Quartal die erste Inanspruchnahme im Notfall oder im organisierten Not(-fall)dienst wie folgt bewertet:01.01.2008 bis 31.12.2008: 430 Punkte, 01.01.2009 bis 30.9.2013: 475 Punkte, 01.10.2013 bis 31.3.2015: 168 Punkte.

7. Wenn die Erkrankung des Patienten aufgrund ihrer Beschaffenheit keiner sofortigen Maßnahme bedarf und die nachfolgende Versorgung durch einen Vertragsarzt außerhalb der Notfallversorgung möglich und/

oder auf Grund der Umstände vertretbar ist, ist die Gebührenordnungsposition 01205 bzw. 01207 zu berechnen.

8. Die Gebührenordnungspositionen 01223 und 01224 sind ausschließlich bei Patienten berechnungsfähig, die aufgrund der Art, Schwere und Komplexität der Behandlungsdiagnose einer besonders aufwändigen Versorgung im Rahmen der Notfallversorgung bedürfen. Die Gebührenordnungspositionen 01223 und 01224 können nur bei Erfüllung mindestens einer der nachfolgenden gesicherten Behandlungsdiagnosen berechnet werden:

- Frakturen im Bereich der Extremitäten proximal des Metacarpus und Metatarsus,
- Schädel-Hirn-Trauma mit Bewusstlosigkeit von weniger als 30 Minuten (S06.0 und S06.70),
- Akute tiefe Beinvenenthrombose,
- Hypertensive Krise,
- Angina pectoris (ausgenommen: ICD I20.9),
- Pneumonie,
- Akute Divertikulis.

In Fällen, in denen diese Kriterien nicht erfüllt werden, aber auf Grund der Art, Schwere und Komplexität der Behandlungsdiagnose eine besonders aufwändige Versorgung im Rahmen der Notfallversorgung notwendig ist, können die Gebührenordnungspositionen 01223 und 01224 mit ausführlicher schriftlicher medizinischer Begründung im Ausnahmefall berechnet werden. Hierbei ist insbesondere die Schwere und Komplexität der Behandlungsdiagnose darzulegen.

9. Die Gebührenordnungsposition 01226 ist nur berechnungsfähig bei

- Neugeborenen, Säuglingen und Kleinkindern

oder

- Patienten mit krankheitsbedingt erheblich komplexer Beeinträchtigung kognitiver, emotionaler und verhaltensbezogener Art (ausgenommen Beeinträchtigung kognitiver, emotionaler und verhaltensbezogener Art infolge psychotroper Substanzen)

und/oder

- Patienten ab dem vollendeten 70. Lebensjahr mit geriatrischem Versorgungsbedarf und Frailty-Syndrom (Kombination von unbeabsichtigtem Gewichtsverlust, körperlicher und/oder geistiger Erschöpfung, muskulärer Schwäche, verringerter Ganggeschwindigkeit und verminderter körperlicher Aktivität)

und/oder

- Patienten mit einer der folgenden Erkrankungen: F00-F02 dementielle Erkrankungen, G30 Alzheimer-Erkrankung, G20.1 Primäres Parkinson-Syndrom mit mäßiger bis schwerer Beeinträchtigung und G20.2 Primäres Parkinson-Syndrom mit schwerster Beeinträchtigung.

Kommentar:

Im Rahmen des organisierten ärztlichen Notfalldienstes sind neben den Leistungen nach diesem Abschnitt alle die Leistungen von der Abrechnung ausgeschlossen, die nicht in unmittelbarem diagnostischen oder therapeutischen Zusammenhang mit der Notfallversorgung stehen. Die in Abschnitt 1.5. der allgemeinen Bestimmungen enthaltene Abrechnungsbeschränkung für arztgruppenspezifische Leistungen auf die jeweils in der einschlägigen Präambel genannten Arztgruppen gilt hingegen im Notfalldienst nicht.

Merke: Im Notfall und Notdienst „öffnet sich" der EBM

Die erforderliche Gabe von Infusionen nach EBM Nr. 02100 ist im Notdienst abrechenbar.

Die Abrechnung der Pauschalen nach den Nrn. 01210, 01212, 01214, 01216 und 01218 durch Ärzte oder Einrichtungen, die nicht an der vertragsärztlichen Versorgung teilnehmen ist beschränkt auf die Fälle, die als Notfall einer sofortigen Behandlung bedürfen, diese aber im Rahmen des der Kassenärztlichen Vereinigung obliegenden Sicherstellung einen an der vertragsärztlichen Versorgung teilnehmenden Arzt bzw. eine entsprechende Einrichtung nicht oder nicht unter vertretbaren Umständen in Anspruch nehmen können.

Mit Wirkung zum 1.4.2017 wurden zudem Schweregradzuschläge für besonders aufwändige Behandlungsfälle eingeführt sowie eine sog. Abklärungspauschale für Patienten, die nicht notfallmäßig in der Notfallaufnahme eines Krankenhauses oder im organisierten Notfall- bzw. Bereitschaftsdienst ersorgt werden müssen und deshalb in eine Arztpraxis weitergeleitet werden können.

Schweregradzuschläge sind nach EBM Nrn. 01223 als Zuschlag zur Nr. 01210 und 01224 als Zuschlag zur Nr. 01212 abzurechnen (s. oben) Kapitel 1.2 und Pkt. 8.)

Nur in Fällen, in denen diese Kriterien nicht erfüllt werden, dafür aber aufgrund von Art, Schwere und Komple-xität der Behandlungsdiagnose eine vergleichbar aufwändige Versorgung im Rahmen der Notfallversorgung erfolgt, können die Schweregradzuschläge mit einer ausführlicher Begründung berechnet werden.

Der Zuschlag nach EBM Nr. 01226 (als Zuschlag zur Nr. 01212) ist ausschließlich bei Nacht, am Wochenende und an Feiertagen bei

- Neugeborenen, Säuglingen und Kleinkindern
- sowie Patienten mit schweren kognitiven, emotionalen und verhaltensbezogenen Beeinträchtigungen
- und/oder Demenz/Parkinson-Syndrom

berechnungsfähig.

Rechtsprechung

▶ **Vergütung von Notfallbehandlungen**

Die punktzahlmäßige Bewertung des Ordinationskomplexes für Notfallbehandlungen im EBM-Ä darf nicht danach differenzieren, ob die Behandlung im organisierten vertragsärztlichen Notfalldienst oder in einem Krankenhaus durchgeführt worden ist. Für eine unterschiedliche Bewertung gibt es keinen sachlichen Grund; das Gleichheitsgebot des Art. 3 Abs.1 GG wäre verletzt.
Aktenzeichen: BSG, 17.09.2008, AZ: B 6 KA 46/07 R
Entscheidungsjahr: 2008

01205 Notfallpauschale im organisierten Not(-fall)dienst und für nicht an der vertrags- **45**
ärztlichen Versorgung teilnehmende Ärzte, Institute und Krankenhäuser für die 5,73
Abklärung der Behandlungsnotwendigkeit bei Inanspruchnahme
- zwischen 07:00 und 19:00 Uhr (außer an Samstagen, Sonntagen, gesetzlichen Feiertagen und am 24.12. und 31.12.)

Obligater Leistungsinhalt
- Persönlicher Arzt-Patienten-Kontakt im organisierten Not(-fall)dienst und für nicht an der vertragsärztlichen Versorgung teilnehmende Ärzte, Institute und Krankenhäuser,
- Bewertung der Dringlichkeit der Behandlungsnotwendigkeit,

Fakultativer Leistungsinhalt
- Koordination der nachfolgenden Versorgung durch einen Vertragsarzt außerhalb der Notfallversorgung,
- Erhebung Lokalbefund

Abrechnungsbestimmung einmal im Behandlungsfall

Anmerkung Gemäß der Nr. 7 der Bestimmung zum Abschnitt 1.2 ist die Gebührenordnungsposition 01205 zu berechnen, wenn die Erkrankung des Patienten auf Grund ihrer Beschaffenheit keiner sofortigen Maßnahme bedarf und die nachfolgende Versorgung durch einen Vertragsarzt außerhalb der Notfallversorgung möglich und/oder auf Grund der Umstände vertretbar ist.
Neben der Gebührenordnungsposition 01205 ist für die Berechnung der jeweiligen arztgruppenspezifischen Versicherten-, Grund- oder Konsiliarpauschale in demselben Behandlungsfall mindestens ein weiterer persönlicher Arzt-Patienten-Kontakt bzw. Arzt-Patienten-Kontakt im Rahmen einer Videosprechstunde außerhalb des organisierten ärztlichen Not(-fall)dienstes notwendig.

Abrechnungsausschluss
am Behandlungstag 01626, 01955, 01956
im Behandlungsfall 01207, 01210, 01212
in derselben Sitzung 01100, 01101, 01102, 01214, 01216, 01218, 01411, 01412, 01414, 01415, 01949, 01950, 01951, 03030, 03373, 04030, 04355, 04356, 04373, 14220, 14221, 16220, 21220, 21221, 22220, 22221, 22222, 23220, 27310, 30105, 30930, 30931, 30932, 30933, 33053, 34370, 34720, 34721, 35163 bis 35169 und 35173 bis 35179, 37306, 37500, 37510, 37600, 37610 und Kapitel 33, 34 und 35

Berichtspflicht Nein

Aufwand in Min. **Kalkulationszeit:** 2   **Prüfzeit:** ./.   **Eignung d. Prüfzeit:** Keine Eignung

Kommentar: **Die Abklärungspauschale:** Für Patienten, die nicht notfallmäßig in der Notaufnahme im Krankenhaus oder im organisierten Bereitschaftsdienst behandelt werden müssen und deshalb in eine Arztpraxis weitergeleitet werden können, gibt es künftig zwei sogenannte Abklärungspauschalen:

- **Nr. 01205** – bewertet mit 45 Punkten (4,74 Euro) – für die Abklärung der Behandlungsnotwendigkeit am Tag (zwischen 7 und 19 Uhr, außer an Wochenenden, Feiertagen sowie am 24.12. und 31.12)
- **Nr. 01207** – bewertet mit 80 Punkten (8,42 Euro) – für die Abklärung der Behandlungsnotwendigkeit in der Nacht (zwischen 19 und 7 Uhr, an Wochenenden, Feiertagen sowie am 24.12. und 31.12).

Durch die Einführung einer solchen Abklärungspauschale sollen – so die KBV – vor allem die überfüllten Notaufnahmen der Kliniken entlastet werden.

Die KBV erläutert…" Die Abklärungspauschale kann abgerechnet werden, wenn ein Patient in die reguläre vertragsärztliche Versorgung weitergeleitet werden kann, weil er kein Notfall ist. Damit wird die Abklärung der Behandlungsnotwendigkeit und Koordination der weiteren Behandlung vergütet.

Die Ausschlüsse sind die gleichen wie bei den bestehenden Notfallpauschalen (EBM 01210, 01212, 01214 und 01216 und 01218).

Zudem dürfen neben der Abklärungspauschale nicht die EBM-Kapitel IV-34, IV-33, und IV-35 (bildgebende Diagnostik) abgerechnet werden…"

01207 Notfallpauschale im organisierten Not(-fall)dienst und für nicht an der vertragsärztlichen Versorgung teilnehmende Ärzte, Institute und Krankenhäuser für die Abklärung der Behandlungsnotwendigkeit bei Inanspruchnahme   **80**   10,19

Obligater Leistungsinhalt
- zwischen 19:00 und 07:00 Uhr des Folgetages
- ganztägig an Samstagen, Sonntagen, gesetzlichen Feiertagen und am 24.12. und 31.12.

Fakultativer Leistungsinhalt
- Persönlicher Arzt-Patienten-Kontakt im organisierten Not(-fall)dienst und für nicht an der vertragsärztlichen Versorgung teilnehmende Ärzte, Institute und Krankenhäuser,
- Bewertung der Dringlichkeit der Behandlungsnotwendigkeit

Abrechnungsbestimmung einmal im Behandlungsfall

Anmerkung Gemäß der Nr. 7 der Bestimmung zum Abschnitt 1.2 ist die Gebührenordnungsposition 01207 zu berechnen, wenn die Erkrankung des Patienten auf Grund ihrer Beschaffenheit keiner sofortigen Maßnahme bedarf und die nachfolgende Versorgung durch einen Vertragsarzt außerhalb der Notfallversorgung möglich und/oder auf Grund der Umstände vertretbar ist.
Neben der Gebührenordnungsposition 01207 ist für die Berechnung der jeweiligen arztgruppenspezifischen Versicherten-, Grund- oder Konsiliarpauschale in demselben Behandlungsfall mindestens ein weiterer persönlicher Arzt-Patienten-Kontakt bzw. Arzt-Patienten-Kontakt im Rahmen einer Videosprechstunde außerhalb des organisierten ärztlichen Not(-fall)dienstes notwendig.

Abrechnungsausschluss
am Behandlungstag 01626, 01955 und 01956
im Behandlungsfall 01205, 01210, 01212
in derselben Sitzung 01100 bis 01102, 01214, 01216, 01218, 01411, 01412, 01414, 01415, 01950, 01951, 03030, 03373, 04030, 04355, 04356, 04373, 14220, 14221, 16220, 21220, 21221, 22220 bis 22222, 23220, 27310, 30105, 30930 bis 30933, 33053, 34370, 34720, 34721, 35163 bis 35169 und 35173 bis 35179, 37306, 37500, 37510, 37600, 37610 und Kapitel 33, 34 und 35.

Berichtspflicht Nein

Aufwand in Min.   **Kalkulationszeit: 2**   **Prüfzeit: ./.**   **Eignung d. Prüfzeit:** Keine Eignung

GOÄ   entsprechend oder ähnlich: Bei anderer Gliederung sind die Zuschläge A, B, C, D zu Beratungen und Untersuchungen möglich.

Kommentar: Siehe auch Kommentar zu Nr. 01205 und KBV Informationen unter https://www.kbv.de/html/notfallversorgung.php

01210 Notfallpauschale I im organisierten Not(-fall)dienst und für nicht an der vertrags- **120**
ärztlichen Versorgung teilnehmenden Ärzte, Institute und Krankenhäuser bei **15,29**
Inanspruchnahme zwischen 07:00 Uhr und 19:00 Uhr (außer an Samstagen,
Sonntagen, gesetzlichen Feiertagen und am 24.12. und 31.12.)

Obligater Leistungsinhalt
- Persönlicher Arzt-Patienten-Kontakt im organisierten Not(-fall)dienst und für nicht an der vertragsärztlichen Versorgung teilnehmende Ärzte, Institute und Krankenhäuser

oder

- Arzt-Patienten-Kontakt im Rahmen einer Videosprechstunde im organisierten Not(-fall)dienst,

Fakultativer Leistungsinhalt
- In Anhang VI-1, Spalte GP, aufgeführte Leistungen,
- Funktioneller Ganzkörperstatus (27310),

Abrechnungsbestimmung einmal im Behandlungsfall

Anmerkung Neben der Gebührenordnungsposition. 01210 ist für die Berechnung der jeweiligen arztgruppenspezifischen Versicherten-, Grund- oder Konsiliarpauschale in demselben Behandlungsfall mindestens ein weiterer persönlicher Arzt-Patienten-Kontakt bzw. Arzt-Patienten-Kontakt im Rahmen einer Videosprechstunde außerhalb des organisierten ärztlichen Not(-fall)dienstes notwendig.
Bei Durchführung der Leistung im Rahmen einer Videosprechstunde ist dies durch Angabe einer bundeseinheitlich kodierten Zusatzkennzeichnung zu dokumentieren. Für die Abrechnung gelten die Anforderungen gemäß Anlage 31b zum BMV-Ä entsprechend.

Abrechnungsausschluss
am Behandlungstag 01626, 01955, 01956
im Behandlungsfall 01205, 01207, 01212
in derselben Sitzung 01100, 01101, 01102, 01212, 01214, 01216, 01218, 01411, 01412, 01414, 01415, 01949, 01950, 01951, 03030, 03373, 04030, 04355, 04356, 04373, 14220, 14221, 16220, 21220, 21221, 22220, 22221, 22222, 23220, 27310, 30930, 30931, 30932, 30933, 35163 bis 35169 und 35173 bis 35179, 37306, 37500, 37510, 37600, 37610 und Kapitel 35

Aufwand in Min. **Kalkulationszeit:** KA   **Prüfzeit:** ./.   **Eignung d. Prüfzeit:** Keine Eignung

GOÄ entsprechend oder ähnlich: Erbrachte Leistung(en) nach GOÄ + Zuschläge A, B, C, D

Kommentar: Nach der Legende kann die Leistung nur berechnet werden, wenn ein persönlicher Arzt-Patienten-Kontakt stattgefunden hat.

In der Notfallpauschale sind die Leistungen des EBM, die **im Anhang 1 (Verzeichnis der nicht gesondert abrechnungsfähigen Leistungen ...)** verzeichnet sind, integriert (somit auch als Kassenleistungen honoriert) und können damit nicht mehr gesondert abgerechnet werden, es sei denn, sie finden sich in den arztgruppenspezifischen Kapiteln als Leistung angegeben.

Es ist dem Vertragsarzt nicht gestattet, die in der Anlage 1 aufgeführten Leistungen einem GKV-Versicherten als individuelle Gesundheitsleistung (IGel) anzubieten und entsprechend privat über GOÄ z. B. als IGeL-Leistungen abzurechnen.

Auch Beratungs-, Gesprächs- und Erörterungsleistungen sind nicht neben Nr. 01211 berechnungsfähig.

Die Abrechnung der Versichertenpauschale ist nur bei einem weiterem Arzt-Patient-Kontakt außerhalb des organisierten Notdienstes möglich.

Die Uhrzeit der Inanspruchnahme ist anzugeben.

Die bisherigen Zusatzpauschalen für die Vergütung der Besuchsbereitschaft (EBM-Ziffern 01211, 01215, 01217 und 01219) wurden gestrichen.

01212 Notfallpauschale II im organisierten Not(-fall)dienst und für nicht an der vertrags- **195**
ärztlichen Versorgung teilnehmende Ärzte, Institute und Krankenhäuser bei **24,84**
Inanspruchnahme
– zwischen 19:00 und 07:00 Uhr des Folgetages
– ganztägig an Samstagen, Sonntagen, gesetzlichen Feiertagen
und am 24.12. und 31.12.

Obligater Leistungsinhalt
- Persönlicher Arzt-Patienten-Kontakt im organisierten Not(-fall)dienst und für nicht an der vertragsärztlichen Versorgung teilnehmende Ärzte, Institute und Krankenhäuser

oder
- Arzt-Patienten-Kontakt im Rahmen einer Videosprechstunde im organisierten Not(-fall) dienst,

Fakultativer Leistungsinhalt
- In Anhang 1, Spalte GP, aufgeführte Leistungen,
- Funktioneller Ganzkörperstatus (27310),

Abrechnungsbestimmung einmal im Behandlungsfall

Anmerkung Neben der Gebührenordnungsposition 01212 ist für die Berechnung der jeweiligen arztgruppenspezifischen Versicherten-, Grund- oder Konsiliarpauschale in demselben Behandlungsfall mindestens ein weiterer persönlicher Arzt-Patienten-Kontakt bzw. Arzt-Patienten-Kontakt im Rahmen einer Videosprechstunde außerhalb des organisierten ärztlichen Not(-fall)dienstes notwendig.

Bei Durchführung der Leistung im Rahmen einer Videosprechstunde ist dies durch Angabe einer bundeseinheitlich kodierten Zusatzkennzeichnung zu dokumentieren. Für die Abrechnung gelten die Anforderungen gemäß Anlage 31b zum BMV-Ä entsprechend.

Abrechnungsausschluss: am Behandlungstag 01626, 01955, 01956
im Behandlungsfall 01205, 01207, 01212
in derselben Sitzung 01100 bis 01102, 01214, 01216, 01218, 01411, 01412, 01414, 01415, 01949 bis 01951, 03030, 03373, 04030, 04355, 04356, 04373, 14220, 14221, 16220, 21220, 21221, 22220 bis 22222, 23220, 27310, 30930 bis 30933, 35163 bis 35169 und 35173 bis 35179, 37306, 37500, 37510, 37600, 37610 und Kapitel 35

Aufwand in Min.   **Kalkulationszeit:** KA   **Prüfzeit:** ./.   **Eignung d. Prüfzeit:** Keine Eignung

Kommentar: Neben der Gebührenordnungsposition 01212 ist für die Berechnung der jeweiligen arztgruppenspezifischen Versicherten-, Grund- oder Konsiliarpauschale in demselben Behandlungsfall mindestens ein weiterer persönlicher Arzt-Patienten-Kontakt außerhalb des organisierten ärztlichen Not(-fall)dienstes notwendig. Die Uhrzeit der Inanspruchnahme ist anzugeben. Die bisherigen Zusatzpauschalen für die Vergütung der Besuchsbereitschaft (EBM-Ziffern 01211, 01215, 01217 und 01219) wurden gestrichen.

01214   Notfallkonsultationspauschale I im organisierten Not(-fall)dienst und für nicht an der vertragsärztlichen Versorgung teilnehmende Ärzte, Institute und Krankenhäuser   **50**   6,37

Obligater Leistungsinhalt
- Weiterer persönlicher oder anderer Arzt-Patienten-Kontakt gemäß I-4.3.1 der Allgemeinen Bestimmungen im organisierten Not(-fall)dienst oder für nicht an der vertragsärztlichen Versorgung teilnehmende Ärzte, Institute und Krankenhäuser bei Inanspruchnahme außerhalb der in den Gebührenordnungspositionen 01216 und 01218 angegebenen Zeiten,

Fakultativer Leistungsinhalt
- In Anhang VI-1, Spalte GP, aufgeführte Leistungen,
- Funktioneller Ganzkörperstatus (27310),

Abrechnungsbestimmung je Arzt-Patienten-Kontakt

Abrechnungsausschluss
am Behandlungstag 01626, 01955, 01956
in derselben Sitzung 01100, 01101, 01102, 01205, 01207, 01210, 01212, 01216, 01218, 01411, 01412, 01414, 01415, 01949, 01950, 01951, 03030, 03373, 04030, 04355, 04356, 04373, 14220, 14221, 16220, 21220, 21221, 22220, 22221, 22222, 23220, 27310, 30930, 30931, 30932, 30933, 35163 bis 35169 und 35173 bis 35179, 37306, 37500, 37510, 37600, 37610 und Kapitel 35

Aufwand in Min.   **Kalkulationszeit:** KA   **Prüfzeit:** ./.   **Eignung d. Prüfzeit:** Keine Eignung

GOÄ   entsprechend oder ähnlich: Erbrachte Leistung(en) nach GOÄ.

Kommentar: Für die Abrechnung der Notfallkonsultationspauschale I ist auch ein telefonischer Kontakt zwischen Arzt und Patient ausreichend. Die Notfallkonsultationspauschale kann – wenn erforderlich – am selben Tag auch mehrmals abgerechnet werden, nur muss dann die jeweilige Uhrzeit mit angegeben werden, obwohl eine Begründungspflicht nach Leistungslegende nicht vorgesehen ist. Bei mehrfacher Erbringung einer GOP ist eine Uhrzeitangabe erforderlich.

Neben dieser Leistung sind diagnostische und therapeutische Leistungen abrechenbar, die in Zusammenhang mit der Notfallversorgung des Patienten erforderlich sind. Zu beachten ist aber, ob diese Leistungen durch die Präambel oder durch die Leistungslegenden selber ausgeschlossen sind.

Auch Beratungs-, Gesprächs-, und Erörterungsleistungen sind nicht neben Nr. 01211 berechnungsfähig.

01216

Notfallkonsultationspauschale II im organisierten Not(-fall)dienst und für nicht an der vertragsärztlichen Versorgung teilnehmende Ärzte, Institute und Krankenhäuser bei Inanspruchnahme   **140**   **17,84**
- **zwischen 19:00 und 22:00 Uhr**
- **an Samstagen, Sonntagen und gesetzlichen Feiertagen, am 24.12. und 31.12. zwischen 07:00 und 19:00 Uhr**

Obligater Leistungsinhalt
- Weiterer persönlicher oder anderer Arzt-Patienten-Kontakt gemäß 4.3.1 der Allgemeinen Bestimmungen im organisierten Not(-fall)dienst oder für nicht an der vertragsärztlichen Versorgung teilnehmende Ärzte, Institute und Krankenhäuser,

Fakultativer Leistungsinhalt
- In Anhang VI-1, Spalte GP, aufgeführte Leistungen,
- Funktioneller Ganzkörperstatus (27310),

Abrechnungsbestimmung je Arzt-Patienten-Kontakt

Abrechnungsausschluss am Behandlungstag 01626, 01955, 01956
in derselben Sitzung 01100, 01101, 01102,01205, 01207, 01210, 01212, 01214, 01218, 01411, 01412, 01414, 01415, 01949, 01950, 01951, 03030, 03373, 04030, 04355, 04356, 04373, 14220, 14221, 16220, 21220, 21221, 22220 bis 22222, 23220, 27310, 30930, 30931, 30932, 30933, 35163 bis 35169 und 35173 bis 35179, 37306, 37500, 37510, 37600, 37610 und Kapitel 35

Aufwand in Min. **Kalkulationszeit:** KA   **Prüfzeit:** ./.   **Eignung d. Prüfzeit:** Keine Eignung

GOÄ entsprechend oder ähnlich: Erbrachte Leistung(en) nach GOÄ.

Kommentar: Wie 01214 im angegebenen Zeitrahmen abends, Sa, So und Feiertage tagsüber.

01218

Notfallkonsultationspauschale III im organisierten Not(-fall)dienst und für nicht an der vertragsärztlichen Versorgung teilnehmende Ärzte, Institute und Krankenhäuser bei Inanspruchnahme   **170**   **21,66**
- **zwischen 22:00 und 7:00 Uhr**
- **an Samstagen, Sonntagen und gesetzlichen Feiertagen, am 24.12. und 31.12. zwischen 19:00 und 7:00 Uhr**

Obligater Leistungsinhalt
- Weiterer persönlicher oder anderer Arzt-Patienten-Kontakt gemäß I-4.3.1 der Allgemeinen Bestimmungen im organisierten Not(fall)dienst oder für nicht an der vertragsärztlichen Versorgung teilnehmende Ärzte, Institute und Krankenhäuser,

Fakultativer Leistungsinhalt
- In Anhang VI-1, Spalte GP, aufgeführte Leistungen,
- Funktioneller Ganzkörperstatus (27310),

Abrechnungsbestimmung je Arzt-Patienten-Kontakt

Abrechnungsausschluss
am Behandlungstag 01626, 01955, 01956
in derselben Sitzung 01100, 01101, 01102, 01205, 01207, 01210, 01212, 01214, 01216, 01411, 01412, 01414, 01415, 01949, 01950, 01951, 03030, 03373, 04030, 04355, 04356, 04373, 14220, 14221, 16220, 21220, 21221, 22220, 22221, 22222, 23220, 27310, 30930, 30931, 30932, 30933, 35163 bis 35169 und 35173 bis 35179, 37306, 37500, 37510, 37600, 37610 und Kapitel 35

Aufwand in Min. **Kalkulationszeit:** KA **Prüfzeit:** ./. **Eignung d. Prüfzeit:** Keine Eignung

GOÄ entsprechend oder ähnlich: Leistung in der GOÄ nicht vorhanden. Abrechnung der einzelnen erbrachten GOÄ-Leistung(en).

Kommentar: Wie 01214 im angegebenen Zeitrahmen nachts, Sa, So und Feiertage nachts
Siehe auch Kommentar zu EBM-Nr. 01210.

01220 Reanimationskomplex **1027**
130,84

Obligater Leistungsinhalt
• Künstliche Beatmung und/oder extrathorakale Herzmassage

Fakultativer Leistungsinhalt
• Infusion(en) (Nr. 02100),
• Einführung einer Magenverweilsonde (Nr. 02320),
• Legen und/oder Wechsel eines transurethralen Dauerkatheters(Nr. 02323),
• Blutentnahme durch Arterienpunktion (Nr. 02330),
• Intraarterielle Injektion(en) (Nr. 02331),
• Punktion(en) I (Nr. 02340),
• Punktion(en) II (Nr. 02341),
• Ausspülungen des Magens

Anmerkung Die Gebührenordnungsposition 01220 kann für die Reanimation eines Neugeborenen unmittelbar nach der Geburt nur in Verbindung mit dem Zuschlag nach der Nr. 01221 berechnet werden.

Abrechnungsausschluss
am Behandlungstag 01626
in derselben Sitzung 01500, 01501, 01856, 01913, 02100, 02101, 02320, 02321, 02322, 02323, 02330, 02331, 02340, 02341, 05311, 05372 und Kapitel 5.3, 31.5, 36.5

Aufwand in Min. **Kalkulationszeit:** KA **Prüfzeit:** ./. **Eignung d. Prüfzeit:** Keine Eignung

GOÄ entsprechend oder ähnlich: Erbrachte Leistung(en) nach z.B. GOÄ-Nrn. 429, 430, 431, 433

Kommentar: Die EBM-Nr. 01220 kann für die Reanimation eines Neugeborenen unmittelbar nach der Geburt nur in Verbindung mit dem Zuschlag 01221 (Koniotomie und/oder endotracheale Intubation(en)) abgerechnet werden.

01221 Zuschlag zu der Gebührenordnungsposition 01220 **203**
25,86

Obligater Leistungsinhalt
• Koniotomie
und/oder
• Endotracheale Intubation(en)

Abrechnungsausschluss
am Behandlungstag 01626
in derselben Sitzung 01500, 01501, 01856, 01913, 02100, 02101, 02320, 02321, 02322, 02323, 02330, 02331, 02340, 02341, 05311, 05372 und Kapitel 5.3, 31.5, 36.5

Aufwand in Min. **Kalkulationszeit:** KA **Prüfzeit:** ./. **Eignung d. Prüfzeit:** Keine Eignung

GOÄ entsprechend oder ähnlich: Erbrachte Leistung(en) z.B. nach GOÄ-Nrn. 429, 430, 431, 433

Kommentar: Diese Leistung einer Koniotomie und/oder endotrachealer Intubation(en) kann **nur als Zuschlag** zur Reanimation nach EBM-Nr. 01220 berechnet werden.

01222 Zuschlag zu der Gebührenordnungsposition 01220 **288**
36,69

Obligater Leistungsinhalt
• Elektrodefibrillation(en)
und/oder
• Elektrostimulation(en) des Herzens

Abrechnungsausschluss
am Behandlungstag 01626
in derselben Sitzung 01500, 01501, 01856, 01913, 02100, 02101, 02320, 02321, 02322, 02323, 02330, 02331, 02340, 02341, 05311, 05372, 13551 und Kapitel 5.3, 31.5, 36.5

EBM-Nr.

Aufwand in Min. **Kalkulationszeit:** KA   **Prüfzeit:** ./.   **Eignung d. Prüfzeit:** Keine Eignung

GOÄ   entsprechend oder ähnlich: Erbrachte Leistung(en) nach GOÄ z.B. Nrn. 429, 430, 431, 433

Kommentar: Diese Leistung einer Elektrodefibrillation(en) und/oder Elektrostimulation(en) des Herzens kann **nur als Zuschlag** zur Reanimation nach EBM-Nr. 01220 berechnet werden.

01223 Zuschlag zu der Gebührenordnungsposition 01210 bei Erfüllung der Vorausset-   **128**
           zungen gemäß der Nr. 8 der Bestimmung zum Abschnitt 1.2   **16,31**

           Abrechnungsbestimmung einmal im Behandlungsfall

           Anmerkung Die Berechnung der Gebührenordnungsposition 01223 setzt die Kodierung nach ICD-10-GM unter Angabe des Zusatzkennzeichens für die Diagnosensicherheit voraus.
           Die Gebührenordnungsposition 01223 ist ausschließlich bei einem persönlichen Arzt-Patienten-Kontakt berechnungsfähig.

           Abrechnungsausschluss am Behandlungstag 01626

Aufwand in Min. **Kalkulationszeit:** KA   **Prüfzeit:** ./.   **Eignung d. Prüfzeit:** Keine Eignung

Kommentar: **Abrechnungshinweise zu Schweregradzuschlägen GOP 01223 und GOP 01224**

           Beide GOP sind ausschließlich bei Bei Patienten berechnungsfähig, die aufgrund der Art, Schwere und Komplexität der Behandlungsdiagnose einer besonders aufwändigen Versorgung im Rahmen der Notfallversorgung bedürfen.

           Dazu muss mindestens eine der folgenden Behandlungsdiagnosen gesichert vorliegen:

           - Frakturen im Bereich der Extremitäten proximal des Metacarpus und Metatarsus
           - Schädel-Hirn-Trauma mit Bewusstlosigkeit von weniger als 30 Minuten (S06.0 und S06.70)
           - Akute tiefe Beinvenenthrombose
           - Hypertensive Krise
           - Angina pectoris (ausgenommen: ICD I20.9)
           - Pneumonie (J18.1-9) (Nordrhein: Bronchopneumonie J18.0 nicht akzeptiert)
           - Akute Divertikulitis

           Bei Patienten mit anderen Erkrankungen, die ebenfalls eine besonders aufwändige Versorgung benötigen, können die GOP 01223 und 01224 im Einzelfall berechnet werden. Dafür ist eine ausführliche schriftliche Begründung erforderlich.

           Zur Ausnahmeregelung:
           Die vorstehend benannten Diagnosen berücksichtigen die Besonderheiten der pädiatrischen Notfallversorgung nicht. In Fällen, in denen diese Kriterien nicht erfüllt werden, aber auf Grund der Art, Schwere und Komplexität der Behandlungsdiagnose eine besonders aufwändige pädiatrische Versorgung im Rahmen der Notfallversorgung notwendig ist (z.B. Invagination, RSV-Bronchiolitis, spastische Bronchitis beim Säugling mit Partialsauerstoffinsuffizienz), kann der Zuschlag 01223 zu der Gebührenordnungsposition 01210 und der Zuschlag 01224 zu der Gebührenordnungsposition 01212 mit ausführlicher schriftlicher medizinischer Begründung im Ausnahmefall berechnet werden.
           Die Schwere und Komplexität der Behandlungsdiagnose ist darzulegen.

01224 Zuschlag zu der Gebührenordnungsposition 01212 bei Erfüllung der Vorausset-   **195**
           zungen gemäß der Nr. 8 der Bestimmung zum Abschnitt 1.2   **24,84**

           Abrechnungsbestimmung einmal im Behandlungsfall

           Anmerkung Die Berechnung der Gebührenordnungsposition 01224 setzt die Kodierung nach ICD-10-GM unter Angabe des Zusatzkennzeichens für die Diagnosensicherheit voraus.
           Die Gebührenordnungsposition 01224 ist ausschließlich bei einem persönlichen Arzt-Patienten-Kontakt berechnungsfähig.

           Abrechnungsausschluss
           am Behandlungstag 01626
           im Behandlungsfall 01226

Kommentar: Siehe Kommentar zu EBM Nr. 01223.

Aufwand in Min. **Kalkulationszeit:** KA   **Prüfzeit:** ./.   **Eignung d. Prüfzeit:** Keine Eignung

01226 Zuschlag zu der Gebührenordnungsposition 01212 bei Erfüllung der Voraussetzungen gemäß der Nr. 9 der Bestimmung zum Abschnitt 1.2 **90** 11,47

Abrechnungsbestimmung einmal im Behandlungsfall

Anmerkung Die Berechnung der Gebührenordnungsposition 01226 setzt die Kodierung nach ICD-10-GM unter Angabe des Zusatzkennzeichens für die Diagnosensicherheit voraus. Die Gebührenordnungsposition 01226 ist ausschließlich bei einem persönlichen Arzt-Patienten-Kontakt berechnungsfähig.

Abrechnungsausschluss
am Behandlungstag 01626
im Behandlungsfall 01224

Aufwand in Min. **Kalkulationszeit:** KA   **Prüfzeit:** ./.   **Eignung d. Prüfzeit:** Keine Eignung

Kommentar: **Die KBV gibt folgenden Abrechnungshinweis:**
… „Diese GOP ist nur berechnungsfähig bei:
- Neugeborenen, Säuglingen und Kleinkindern
  oder
- bei Patienten mit erheblichen krankheitsbedingten kognitiven, emotionalen und verhaltensbezogenen Beeinträchtigungen (ausgenommen Beeinträchtigung kognitiver, emotionaler und verhaltensbezogener Art infolge psychotroper Substanzen)
  und/oder
- Patienten ab dem vollendeten 70. Lebensjahr mit geriatrischem Versorgungsbedarf und Frailty-Syndrom (Kombination aus unbeabsichtigtem Gewichtsverlust, körperlicher und/oder geistiger Erschöpfung, muskulärer Schwäche, verringerter Ganggeschwindigkeit und verminderter körperlicher Aktivität)
  und/oder
- Patienten mit einer dementiellen Erkrankung (F00-F02), einer Alzheimer-Erkrankung (G30), einem primären Parkinson–Syndrom mit mäßiger bis schwerster Beeinträchtigung (G20.1 und G20.2)
  Dieser Zuschlag wird nur nachts (Nacht = 19-7 Uhr; ganztägig an Wochenenden, Feiertagen & 24./31.12) gewährt, da die Behandlung nicht durch den behandelnden Arzt erfolgen kann.
  Die beiden Schweregradzuschläge sind nicht nebeneinander berechnungsfähig …"

1.4 Besuche, Visiten, Prüfung der häuslichen Krankenpflege, Verordnung besonderer Behandlungsmaßnahmen, Verwaltungskomplex, telefonische Beratung, Konsultationspauschale, Verweilen, Beratung zur Organ- und Gewebespende

1. Ein Besuch/eine Visite ist eine ärztliche Inanspruchnahme, zu der der Arzt seine Praxis, Wohnung oder einen anderen Ort verlassen muss, um sich an eine andere Stelle zur Behandlung eines Erkrankten zu begeben. Ein Besuch liegt somit auch vor, wenn der Arzt zur Notversorgung eines Unfallverletzten auf der Straße gerufen wird. Sucht der Arzt seine eigene Arztpraxis oder eine andere Betriebs- oder Nebenbetriebsstätte auf, an denen er selbst vertragsärztlich oder angestellt tätig ist, ist kein Besuch berechnungsfähig.

2. Der Vertragsarzt erhält für jeden Besuch nach den Gebührenordnungspositionen. 01410, 01411, 01412, 01415 oder 01418 sowie für die erste Visite nach der Gebührenordnungsposition 01414 einmal je Visitentag eine Wegepauschale entsprechend der vertraglichen Regelungen zu den Pauschalerstattungen. Bei Berechnung von mehr als einem Besuch und/oder mehr als einer Visite pro Tag bei demselben Patienten ist eine Begründung (Uhrzeitangabe) erforderlich. Dies gilt nicht für Visiten am Operationstag und/oder an dem auf die Operation folgenden Tag.

3. Die Gebührenordnungspositionen 01425 und 01426 sind nur von Ärzten berechnungsfähig, die berechtigt sind, Gebührenordnungspositionen der Kapitel 3, 4, 5, 7, 8, 9, 10, 13, 14, 15, 16, 18, 21, 25, 26 und/oder 27 abzurechnen.

4. Bei durchgängiger Behandlung im Sinne der spezialisierten ambulanten Palliativversorgung sind gemäß der Richtlinien des Gemeinsamen Bundesausschusses nach § 37b SGB V nach Ablauf des Versorgungszeitraumes der Erstverordnung nur noch Folgeverordnungen auszustellen, auch wenn ein neues Quartal begonnen hat. Wird die Behandlung unterbrochen und zu einem späteren Zeitpunkt eine erneute Behandlungsbedürftigkeit festgestellt, ist erneut eine Erstverordnung auszustellen.

5. Die Berechnung der Gebührenordnungsposition 01418 setzt die Angabe der Uhrzeit der Inanspruchnahme voraus.

6. Die Gebührenordnungspositionen 01442, 01444 und 01450 können nur berechnet werden, wenn die Voraussetzungen gemäß der Anlage 31b zum Bundesmantelvertrag-Ärzte (BMV-Ä) erfüllt sind und dies in Bezug auf die technischen Anforderungen durch eine Erklärung des Videodienstanbieters für die Arztpraxis gegenüber der Kassenärztlichen Vereinigung nachgewiesen wird. Jede Änderung ist der Kassenärztlichen Vereinigung anzuzeigen

7. Die Gebührenordnungsposition 01480 ist nur von Ärzten berechnungsfähig, die berechtigt sind, Gebührenordnungspositionen der Kapitel 3 und/oder 4 abzurechnen.

8. Die Gebührenordnungspositionen 01474 und 01479 können ausschließlich von Vertragsärzten bzw. -psychotherapeuten, die über eine Genehmigung zur Ausführung und Abrechnung von Verhaltenstherapie gemäß der Psychotherapie-Vereinbarung verfügen, berechnet werden. Die Gebührenposition 01481 kann ausschließlich von Vertragsärzten berechnet werden, die berechtigt sind, die Gebührenordnungspositionen 03325, 04325 oder 13578 zu berechnen.

Kommentar:

zu Pkt. 1–2

Neben den Besuchsgebühren nach diesem Kapitel sind die anlässlich des Besuches durchgeführten Leistungen – unter Beachtung der sonstigen Bestimmungen des EBM – abrechnungsfähig, da die Besuchsgebühr eine Abgeltung des Zeitaufwandes und der Mühen aufgrund des Aufsuchens des Patienten darstellen soll.

Nicht um Besuche im Sinne dieser Vorschrift handelt es sich, wenn ein Arzt einen Ort aufsucht, an dem er zulässigerweise regelmäßig oder auch nur zeitweise seine vertragsärztliche Tätigkeit – auch z.B. als angestellter Arzt – ausübt (wie z. B. Praxis oder eine andere Betriebs- oder Nebenbetriebsstätte). Bei Besuchen am Krankenbett in der Belegklinik, aber auch in sonstigen Einrichtungen (beschützten Wohnheimen, Kranken-, Pflegeheimen) ist statt eines Besuches u. U. die Abrechnung einer Visite möglich.

Auch wenn es sich nicht im eigentlichen Sinne um einen „Besuch" handelt, ist die Tätigkeit des Arztes auch dann abrechnungsfähig, wenn er einen Kranken beim Transport zur unmittelbar notwendigen stationären Behandlung begleitet (Nr. 01416 EBM).

Wie bei allen Leistungen gilt auch hier, dass eine Abrechnung nur dann möglich ist, wenn der Besuch oder die Visite wirtschaftlich, das heißt, notwendig, zweckmäßig und ausreichend im Sinne des Wirtschaftlichkeitsgebotes ist. Reine Gefälligkeitsbesuche ohne medizinische Notwendigkeit sind demgemäß natürlich nicht zu Lasten der gesetzlichen Krankenversicherung abrechnungsfähig.

Kann ein Besuch nicht vollendet werden, weil z. B. der Arzt den Patienten nicht antrifft (wurde bereits in ein Krankenhaus gebracht, niemand öffnet die Wohnungstür o. ä.), so kann zwar die Besuchsgebühr sowie die dazugehörige Wegepauschale abgerechnet werden, weitere Leistungen – auch Ordinations- oder Konsultationskomplexe – können aus diesem Anlass nicht abgerechnet werden.

zu Pkt. 3

Die Verordnung von Palliativversorgung (Nrn. 01425 und 01426) können von denjenigen Ärzten abgerechnet werden, die auch berechtigt sind, Leistungen folgender Kapitel zu berechnen:

- Kapitel 3: Hausärztlicher Versorgungsbereich,
- Kapitel 4: Kinder- und Jugendmedizin,
- Kapitel 5: Anästhesiologie,
- Kapitel 7: Chirurgie,
- Kapitel 8: Gynäkologie,
- Kapitel 9: HNO,
- Kapitel 10: Dermatologie,
- Kapitel 13: Innere Medizin,
- Kapitel 14: Kinder- und Jugendpsychiatrie /-psychotherapie,
- Kapitel 15: Mund-, Kiefer-, Gesichtschirurgie,

- Kapitel 16: Neurologie / Neurochirurgie,
- Kapitel 18: Orthopädie,
- Kapitel 21: Psychiatrie,
- Kapitel 25: Strahlentherapie,
- Kapitel 26: Urologie,
- Kapitel 27: Physikalische und Rehabilitative Medizin.

zu Pkt. 4

Die Nr.01425 für die Erstverordnung kann nicht jedes Quartal erneut, sondern nur einmal zum Beginn abgerechnet werden, auch wenn es sich um eine durchgängige mehrere Quartale dauernde Palliativversorgung handelt.

01410	Besuch eines Kranken, wegen der Erkrankung ausgeführt	**212** 27,01

Anmerkung Die Berechnung der Gebührenordnungsposition 01410 im Zusammenhang mit der Versorgung gemäß den Leistungen des Abschnitts 37.5 (KSVPsych-RL) oder des Abschnitts 37.6 (KJ-KSVPsych-RL) ist durch Angabe einer bundeseinheitlich kodierten Zusatzkennzeichnung zu dokumentieren.

Abrechnungsausschluss in derselben Sitzung 01100, 01101, 01102, 01411, 01412, 01413, 01414, 01415, 01721, 05230

Aufwand in Min.   **Kalkulationszeit:** KA   **Prüfzeit:** 13   **Eignung d. Prüfzeit:** Tages- und Quartalsprofil

GOÄ   entsprechend oder ähnlich: Nr. 50

Kommentar: Die Leistungslegende beschreibt den normalen vom Patienten bestellten Hausbesuch, der nicht sofort, sondern z. B. erst nach der Sprechstunde ausgeführt werden muss.

Nach der Rechtsprechung liegt ein Besuch nur dann vor, wenn sich der Arzt aus seinem Wirkungskreis oder seinem Aufenthaltsort heraus zum Patienten begibt und nicht der Patient sich bereits im Wirkungsbereich des Arztes aufhält. Der Arzt muss also seine Wohnung, Praxis oder einen anderen Ort verlassen, um sich an anderer Stelle zur Behandlung eines Kranken bereitzufinden.

Ein Besuch im Sinne dieser Definition liegt auch dann vor, wenn der Arzt zur Behandlung von Unfallverletzten z.B. auf die Straße gerufen wird.

Ein Besuch im Sinne des EBM liegt nicht vor, wenn der Arzt sich von seiner Wohnung zu einer zweiten (genehmigten) Zweitpraxis begibt, um dort Patienten zu behandeln.

Die Besuchsgebühren nach den Nrn. 01410 bis 01413 setzen einen direkten Arzt-Patienten-Kontakt voraus; ein Aufsuchen des Patienten durch nichtärztliches Praxispersonal z. B. MFA ist daher nicht nach den Besuchsnummern abrechenbar. Für den Besuch durch nichtärztliches Praxispersonal siehe GOP 03062 ff. bzw. 38100 ff.

Gefälligkeitsbesuch

Besuchsnummern sind nur dann abrechenbar, wenn der Patient krankheitsbedingt nicht die Praxis des Arztes aufsuchen kann; sogenannte „Gefälligkeitsbesuche" sind daher grundsätzlich nicht nach den Besuchsnummern abrechenbar.

Hausbesuch auch bei diagnostischen Maßnahmen

Einem Urteil des Sozialgerichtes München zufolge (vom 29.10.1991 – S 131 Ka 1097/91) setzt die Abrechenbarkeit der Besuchsgebühren nicht voraus, dass ausschließlich **therapeutische Maßnahmen** erfolgen. Vielmehr kann die Besuchsgebühr auch im Zusammenhang mit der Erbringung **diagnostischer Leistungen,** (z.B. Blutentnahmen für Labor) abgerechnet werden, wenn die übrigen Leistungsvoraussetzungen gegeben sind.

Dringender Besuch in beschützenden Einrichtungen, Wohnheimen, Pflege- und Altenheimen

Für diese Besuche ist die EBM-Nr. 01415 abrechenbar.

Vergeblicher Besuch

Wenn der Arzt zum Patienten gerufen wird, die ärztlichen Leistungen dort aber nicht mehr ausgeführt werden können, z.B. weil der Patient zwischenzeitlich keiner weiteren ärztlichen Hilfe bedarf oder z.B. vom Rettungswagen ins Krankenhaus gebracht worden ist oder nicht angetroffen wird, handelt es sich um einen vergeblichen Besuch. In der Regel hat der Vertragsarzt die Unmöglichkeit der weiteren Leistungserbringung nicht zu vertreten, so dass in diesem Fall die Besuchsgebühr sowie das Wegegeld ansetzbar sind. Nicht abgerechnet werden könnten in diesem Fall Ordinations- oder Konsultationskomplex.

Besuch durch nichtärztliches Praxispersonal

Für **das Aufsuchen eines Kranken durch einen vom behandelnden Arzt beauftragten angestellten Mitarbeiter der Arztpraxis** mit abgeschlossener Ausbildung in einem nichtärztlichen Heilberuf zur Verrichtung medizinisch notwendiger delegierbarer Leistungen kann eine Kostenpauschale einschl. Wegekosten – entfernungsunabhängig – nach den Nrn. 03062 ff. bzw. 38100 ff. (s. dort) berechnet werden.

Hausbesuch bei einem Sterbenden oder Verstorbenen

Wird ein Arzt zu einem Moribunden gerufen, der bei seinem Eintreffen bereits verstorben ist, kann der Arzt die entsprechende Besuchsgebühr und die Wegegebühr abrechnen, nicht aber die weiteren mit der Leichenschau verbundenen Leistungen. Untersuchungen zur Todesursache oder Todeszeit sowie die Ausstellung des Totenscheines müssen nach den Bestimmungen der GOÄ Nr. 100 abgerechnet werden. Nach dem jeweiligen Bestattungsgesetz hat die Kosten der Leichenschau nämlich der sogenannte ‚Veranlasser' der Leichenschau (Angehörige, Verwandte, ggf. Polizei) zu tragen.

Verweilen beim Patienten außerhalb der Praxis

Wenn ein Verweilen bei dem Patienten erforderlich ist und wenn während dieser Zeit keine ärztliche Tätigkeit erfolgt, kann eine Verweilgebühr nach EBM-Nr. 01440 berechnet werden.

Wegepauschale

Neben jedem Hausbesuch – bis auf Nr. 01413 – ist eine Wegepauschale abrechenbar.

Siehe auch die Kommentierungen von Abschnitt 1.4 und Kommentare zu den EBM-Nummern 01411, 01412 und 01415.

01411	Dringender Besuch wegen der Erkrankung, unverzüglich nach Bestellung ausgeführt	**469**
	• zwischen 19:00 und 22:00 Uhr, oder an Samstagen, Sonntagen und gesetzlichen Feiertagen, am 24.12. und 31.12. zwischen 07:00 und 19:00 Uhr	59,75

Anmerkung: Die Berechnung der Gebührenordnungsposition 01411 im Zusammenhang mit der Versorgung gemäß den Leistungen des Abschnitts 37.5 (KSVPsych-RL) oder des Abschnitts 37.6 (KJ-KSVPsych-RL) ist durch Angabe einer bundeseinheitlich kodierten Zusatzkennzeichnung zu dokumentieren.

Abrechnungsausschluss in derselben Sitzung 01100, 01101, 01102, 01210, 01212, 01214, 01216, 01218, 01410, 01412, 01413, 01414, 01415, 01721, 05230

Aufwand in Min.   **Kalkulationszeit:** KA   **Prüfzeit:** ./.   **Eignung d. Prüfzeit:** Keine Eignung

GOÄ   entsprechend oder ähnlich: Nr. 50 mit Zuschlägen nach ggf. E, F, G, H, K2*

Kommentar: In der Legende zur EBM-Nr. 01411 sind die Tage und Zeiten für den dringenden Besuch vorgeschrieben.

Der „unverzüglich nach Bestellung" ausgeführte Besuch setzt nicht voraus, dass der Arzt sofort alles stehen und liegen lässt, um zum Patienten zu eilen. Unverzüglich bedeutet, ohne schuldhaftes Zögern, so dass der Arzt seinen bereits bei ihm im Sprechzimmer anwesenden Patienten zu Ende behandeln kann. Die EBM-Nr. 01411 kann allerdings nicht angesetzt werden, wenn der Arzt nach einer gewissen Zeit der Behandlung von mehren Patienten in seiner Praxis eine ‚Besuchstour' fährt.

Wird ein Vertragsarzt in dringenden Fällen (z.B. zu einem Verkehrsunfall) gerufen und wird der Patient nicht angetroffen, so kann der Vertragsarzt unter Angabe von Gründen die Nrn. 01411 oder 01412 berechnen.

Wenn ein Verweilen bei dem ggf. Patienten erforderlich ist und während dieser Zeit keine ärztliche Tätigkeit erfolgt, kann eine Verweilgebühr nach EBM-Nr. 01440 berechnet werden. Siehe Präambel Ihrer Fachgruppe, ob 01440 abgerechnet werden darf. Werden Besuche zwischen 19 und 7 Uhr (z.B. um 20 Uhr nach oder um 6.45 Uhr vor der Sprechstunde) vereinbart, so gelten diese nicht als dringende Besuche und müssen mit der Nummer für den normalen Hausbesuch EBM-Nr. 01410 abgerechnet werden.

Neben dem Hausbesuch können alle erforderlichen Leistungen abgerechnet werden, auch ein Versicherten- oder Grundpauschalen. Neben jedem Hausbesuch – bis auf Nr. 01413 – ist eine Wegpauschale abrechenbar. Siehe Kommentar zu Nr. 01410.

Der dringende Besuch im Altenheim auf besondere Anforderungen wird mit der EBM-Nr. 01415 abgerechnet.

01412 Dringender Besuch / dringende Visite auf der Belegstation wegen der Erkrankung, **626**
unverzüglich nach Bestellung ausgeführt **79,75**
- Dringender Besuch zwischen 22:00 und 07:00 Uhr

oder
- Dringender Besuch an Samstagen, Sonntagen und gesetzlichen Feiertagen, am 24.12. und 31.12. zwischen 19:00 und 07:00 Uhr

oder
- Dringender Besuch bei Unterbrechen der Sprechstundentätigkeit mit Verlassen der Praxisräume

oder
- Dringende Visite auf der Belegstation bei Unterbrechen der Sprechstundentätigkeit mit Verlassen der Praxisräume

Anmerkung Die Gebührenordnungsposition 01412 ist für Besuche im Rahmen des organisierten Not(-fall)dienstes bzw. für Besuche im Rahmen der Notfallversorgung durch nicht an der vertragsärztlichen Versorgung teilnehmende Ärzte, Institute und Krankenhäuser nicht berechnungsfähig.

Sofern die Partner der Gesamtverträge eigene Regelungen zur Vergütung der dringenden Visite auf der Belegstation bei Unterbrechen der Sprechstundentätigkeit mit Verlassen der Praxisräume getroffen haben, ist die Gebührenordnungsposition 01412 für die dringende Visite auf der Belegstation bei Unterbrechen der Sprechstundentätigkeit mit Verlassen der Praxisräume nicht berechnungsfähig.

Die Berechnung der Gebührenordnungsposition 01412 im Zusammenhang mit der Versorgung gemäß den Leistungen des Abschnitts 37.5 (KSVPsych-RL) oder des Abschnitts 37.6 (KJ-KSVPsych-RL) ist durch Angabe einer bundeseinheitlich kodierten Zusatzkennzeichnung zu dokumentieren.

Abrechnungsausschluss in derselben Sitzung 01100, 01101, 01102, 01210, 01214, 01216, 01218, 01410, 01411, 01413, 01414, 01415, 01721, 05230

Aufwand in Min. **Kalkulationszeit:** KA   **Prüfzeit:** ./.   **Eignung d. Prüfzeit:** Keine Eignung

GOÄ entsprechend oder ähnlich: Nr. 50 mit Zuschlägen nach ggf. F, G, H, K2

Kommentar: In der Legende zur EBM-Nr. 01412 sind die Tage und Zeiten für den dringenden Besuch oder die Visite auf Belagstation vorgeschrieben.

Dringende Besuche/Visiten sind immer Besuche/Visiten, die sofort ausgeführt werden. In der Regel spiegelt sich diese Notwendigkeit auch in der angegebenen Diagnose wieder. Wenn der Arzt zum dringenden Besuch/Visite gerufen wird, ist dieser auch abrechenbar und es ist für die Abrechnungsfähigkeit ohne Bedeutung, wenn es sich beim Hausbesuch/der Visite selbst erst herausstellt, dass ein dringender Besuch/eine Visite nicht erforderlich gewesen wäre.

Ansetzen des Wegegeldes nicht vergessen.

Der dringende Besuch im Altenheim wird nach der Nr. 01415, der im organisierten Notfalldienst nach der Nr. 01418 abgerechnet.

Wenn ein Verweilen bei dem Patienten erforderlich ist und während dieser Zeit keine ärztliche Tätigkeit erfolgt, kann eine Verweilgebühr nach EBM-Nr. 01440 berechnet werden. Neben dem Hausbesuch können alle erforderlichen Leistungen abgerechnet werden, auch ein Ordinations- oder Konsultationskomplex. Allerdings können die beiden Komplexe nicht bei ein und demselben Arzt-Patienten-Kontakt nebeneinander berechnet werden.

Neben jedem Hausbesuch – bis auf Nr. 01413 – ist eine Wegpauschale abrechenbar.

01413 Besuch eines weiteren Kranken in derselben sozialen Gemeinschaft (z.B. Familie) **106**
und/oder in beschützenden Wohnheimen bzw. Einrichtungen bzw. Pflege- oder **13,50**
Altenheimen mit Pflegepersonal

Obligater Leistungsinhalt

* Besuch eines weiteren Kranken in derselben sozialen Gemeinschaft (z.B. Familie) und/ oder in beschützenden Wohnheimen bzw. Einrichtungen bzw. Pflege- oder Altenheimen mit Pflegepersonal in unmittelbarem zeitlichen Zusammenhang mit einem Besuch nach den Nrn. 01410, 01411, 01412, 01415 oder 01418.

Anmerkung Die Gebührenordnungsposition 01413 ist nur dann neben der Gebührenordnungsposition 01102 berechnungsfähig, wenn die Inanspruchnahme nach der Nr. 01413 in beschützenden Wohnheimen bzw. Einrichtungen bzw. Pflege- oder Altenheimen mit Pflegepersonal auf besondere Anforderung erfolgt.

Die Gebührenordnungsposition 01413 ist entgegen der Leistungslegende auch im Zusammenhang mit der Durchführung von probatorischen Sitzungen im Krankenhaus gemäß § 12 Abs. 6 der Psychotherapie-Richtlinie berechnungsfähig.

Die Berechnung der Gebührenordnungsposition 01413 im Zusammenhang mit der Versorgung gemäß den Leistungen des Abschnitts 37.5 (KSVPsych-RL) oder des Abschnitts 37.6 (KJ-KSVPsych-RL) ist durch Angabe einer bundeseinheitlich kodierten Zusatzkennzeichnung zu dokumentieren.

Abrechnungsausschluss in derselben Sitzung 01100, 01101, 01410, 01411, 01412, 01414, 01415, 01418, 01721, 05230

Aufwand in Min. **Kalkulationszeit:** KA   **Prüfzeit:** 6   **Eignung d. Prüfzeit:** Tages- und Quartalsprofil

GOÄ   entsprechend oder ähnlich: Nr. 51, ggf. Zuschläge für „Unzeiten". Bei Kleinkindern ferner Zuschlag nach K2

Kommentar: Für Mit-Besuche nach Ansatz der Nrn. 01410, 01411 oder 01412 kann nur die reduzierte Gebühr nach Nr. 01413 angesetzt werden. Die EBM Nr. 01102 kann zusätzlich zur EBM Nr. 01413 abgerechnet werden, wenn eine Pflegekraft anmerkt, der Arzt solle bitte noch jemanden anderes auch ansehen.

‚Dieselbe soziale Gemeinschaft' liegt nicht vor, wenn ein Patient beispielsweise in Seniorenresidenz, Schwesternheim oder Studentenheim in seiner abgeschlossenen, eigenen Wohnung besucht wird.

Zu den EBM-Nrn. 01410, 01411, 01412, 01415, 01418 und 01721 und auch für die erste Visite je Tag nach EBM-Nr. 01414 ist die Abrechnung einer Wegepauschale möglich. Eine Wegepauschale kann aber nicht neben der Nummer 01413 berechnet werden.

Merke: eigener Schlüssel, eigener Briefkasten, eigener Eingang = nicht dieselbe soziale Gemeinschaft.

Gemeinsamer Eingang, gemeinsame Post, gemeinsames Essen, kein eigener Haushalt = dieselbe soziale Gemeinschaft.

Ein „eigener Hausstand" liegt auch dann vor, wenn der Altenheimbewohner sein Essen über eine Zentralküche erhält, die zuvor genannten Kriterien aber erfüllt sind.

Ordinations- und Konsultationskomplexe (nur nicht nebeneinander bei demselben Arzt-Patienten-Kontakt) können abgerechnet werden. Die Wegepauschale kann nur für den ersten Patienten in der sozialen Gemeinschaft berechnet werden. Beim zweiten ggf. dritten Patienten ist diese Pauschale nicht mehr ansetzbar.

Wenn ein Verweilen bei dem Patienten erforderlich ist und wenn während dieser Zeit keine ärztliche Tätigkeit erfolgt, kann eine Verweilgebühr nach EBM-Nr. 01440 berechnet werden.

Auch wenn die besuchten Patienten Mitglieder unterschiedlicher Krankenkassen sind, ist die ermäßigte Besuchsgebühr abzurechnen. Bei Patienten, die nach GOÄ versichert sind, ist dies nicht erforderlich.

Palliativmedizinische Betreuung

Wird der Hausbesuch bei einem der Kranken im Rahmen einer palliativmedizinischen Betreuung erbracht, kann bei diesem Patienten zusätzlich die Nr. 03372 oder 03373 berechnet werden.

01414*   Visite auf der Belegstation, je Patient   **87**
               Abrechnungsbestimmung je Patient   **11,08**

Abrechnungsausschluss in derselben Sitzung 01210, 01212, 01214, 01216, 01218, 01410, 01411, 01412, 01413, 01415, 01418, 01721

Aufwand in Min. **Kalkulationszeit:** KA **Prüfzeit:** ./. **Eignung d. Prüfzeit:** Keine Eignung

GOÄ entsprechend oder ähnlich: Visiten im Krankenhaus Nrn. 45, 46 ggf. mit Zuschlag E.-In Pflegeheimen: Nr. 50 ggf. mit Zuschlägen nach ggf. E, F, G, H. Bei Kleinkindern ist zusätzlich ein Zuschlag nach K2 ansetzbar.

Kommentar: Neben der Visite können auch Versicherten- und Grundpauschalen abgerechnet werden. Die Behandlung des Patienten in einem Belegkrankenhaus ist ein eigener Behandlungsfall unabhängig davon, ob vorher eine ambulante kurative Behandlung durchgeführt wurde. Dies bedeutet, dass ein Gynäkologe, der eine Patientin zu einem stationären Eingriff ins Belegkrankenhaus bestellt und im Rahmen seiner ambulanten Behandlung die Grundpauschale schon abgerechnet hat, innerhalb seiner belegärztlichen Tätigkeit noch einmal die Grundpauschale abrechnen kann.

Neben der Visite nach der EBM-Nr. 01414 sind die „Unzeitziffern" EBM-Nrn. 01100 bis 01102 abrechenbar.

01415 Dringender Besuch eines Patienten in beschützenden Wohnheimen bzw. Einrich- **546** tungen bzw. Pflege- oder Altenheimen mit Pflegepersonal wegen der Erkrankung, **69,56** noch am Tag der Bestellung ausgeführt

Anmerkung Die Gebührenordnungsposition 01415 ist im Rahmen des organisierten Not(-fall)dienstes nicht berechnungsfähig.
Die Berechnung der Gebührenordnungsposition 01415 im Zusammenhang mit der Versorgung gemäß den Leistungen des Abschnitts 37.5 (KSVPsych-RL) oder des Abschnitts 37.6 (KJ-KSVPsych-RL) ist durch Angabe einer bundeseinheitlich kodierten Zusatzkennzeichnung zu dokumentieren.

Abrechnungsausschluss in derselben Sitzung 01100, 01101, 01102, 01210, 01212, 01214, 01216, 01218, 01410, 01411, 01412, 01413, 01414, 01721, 05230

Aufwand in Min. **Kalkulationszeit:** KA **Prüfzeit:** ./. **Eignung d. Prüfzeit:** Keine Eignung

GOÄ: entsprechend oder ähnlich: Ansatz der Nr. 50 mit entsprechenden Zuschlägen E oder ggf. F, G, H. Bei Kleinkindern ist zusätzlich ein Zuschlag nach K2 ansetzbar.

Kommentar: Ein Besuch nach 01415 ist nur dann möglich, wenn der Patient eine Dringlichkeit schildert oder das Pflegepersonal auf die Dringlichkeit hinweist. Nach einer Empfehlung von **Wezel/Liebold** sollte zur Begründung die ärztliche Dokumentation folgende Angaben enthalten:
• Zeitpunkt der Bestellung des Besuches
• geschildertes Krankheitsbild, aus denen diese Dringlichkeit abgeleitet wurde
• beim Patienten erhobenen Befunde sowie
• veranlasste therapeutischen Maßnahmen.

Palliativmedizinische Betreuung

Wird der dringende Heimbesuch bei einem der Kranken im Rahmen einer palliativmedizinischen Betreuung erbracht, kann bei diesem Patienten zusatzlich die Nr. 03372 oder 03373 berechnet werden.

01416 Begleitung eines Kranken durch den behandelnden Arzt beim Transport zur **117** unmittelbar notwendigen stationären Behandlung, **14,91**

Abrechnungsbestimmung je vollendete 10 Minuten

Abrechnungsausschluss in derselben Sitzung 01440

Aufwand in Min. **Kalkulationszeit:** 10 **Prüfzeit:** 10 **Eignung d. Prüfzeit:** Tages- und Quartalsprofil

GOÄ entsprechend oder ähnlich: Nr. 55

Kommentar: Nach 01416 ist die Begleitung eines Kranken zur stationären Versorgung im Krankenhaus ansetzbar. Die Aufwendung von Zeit zur Organisation der Krankenhausauflage, Anforderung eines Rettungswagens, etc. ist nicht abrechenbar, da durch die Leistung 01416 abgegolten. Allerdings wären erforderliche Telefonkosten berechnungsfähig.

Für die Rückfahrt vom Krankenhaus zurück zur Praxis kann der Arzt die Kosten z.B. eines Taxis mit entsprechender Quittung in Rechnung stellen.

Werden vom Arzt während der Begleitung im Krankenwagen Versorgungsleistungen erforderlich (Injektionen, Infusionen, Anlage-EKG und Deutung), so sind diese Leistungen auch berechnungsfähig.

Nach einem Urteil des Bundessozialgerichtes (BSG, B 6 KA 35/05 R vom 11. Okt. 2006) sind Verweilgebühren für die Transportzeit nicht ansetzbar. Die Leistung nach 01416 kann auch nur dann berechnet werden, wenn z.B. der Arzt mit einem eigenen Fahrzeug direkt hinter dem Krankentransporter hinterherfährt, so dass ein ständiger Kontakt bei Verschlechterung des Patienten möglich ist. Fährt der Arzt auf einem vom Krankentransport unabhängigem Weg ins Krankenhaus, so ist die Legende nach 01416 nicht erfüllt und kann auch die Leistung nicht berechnet werden. Auch durch einen Eigentransport des Patienten durch einen Arzt in seinem PKW wird die Leistung nach 01416 nicht erfüllt, da nicht jederzeit eine Notfallversorgung gewährleistet ist. In diesen Fällen dürfte der Arzt aber für die Fahrten im eigenen PKW Wegegebühr ansetzen.

01418   Besuch im organisierten Not(-fall)dienst   **778**
99,12

Abrechnungsausschlus in derselben Sitzung 01100 bis 01102, 01410 bis 01415, 01721, 01950, 01955 und 05230

Aufwand in Min.   **Kalkulationszeit:** KA   **Prüfzeit:** ./.   **Eignung d. Prüfzeit:** Keine Eignung

01420   Überprüfung der Notwendigkeit und Koordination der verordneten häuslichen   **94**
Krankenpflege gemäß den Richtlinien des Gemeinsamen Bundesausschusses   **11,98**
Obligater Leistungsinhalt
* Anleitung der Bezugs- und Betreuungsperson(en),
* Überprüfung von Maßnahmen der häuslichen Krankenpflege,

Fakultativer Leistungsinhalt
* Koordinierende Gespräche mit einbezogenen Pflegefachkräften bzw. Pflegekräften,

Abrechnungsbestimmung einmal im Behandlungsfall

Anmerkung Die Gebührenordnungsposition 01420 ist bei Vorliegen der Voraussetzungen gemäß § 3 Absatz 1a der Häusliche Krankenpflege-Richtlinie bei einer Folgeverordnung häuslicher Krankenpflege auch in einem Behandlungsfall berechnungsfähig, in dem kein persönlicher Arzt-Patienten-Kontakt, aber ein Arzt-Patienten-Kontakt im Rahmen einer Videosprechstunde stattgefunden hat. Dies ist durch Angabe einer bundeseinheitlich kodierten Zusatzkennzeichnung zu dokumentieren. Für die Abrechnung gelten die Anforderungen gemäß Anlage 31b zum BMVÄ entsprechend.
Die Berechnung der Gebührenordnungsposition 01420 setzt die Verordnung häuslicher Krankenpflege nach Muster 12 der Vordruckvereinbarung und die Genehmigung durch die zuständigen Krankenkassen voraus.

Aufwand in Min.   **Kalkulationszeit:** KA   **Prüfzeit:** 2   **Eignung d. Prüfzeit:** Nur Quartalsprofil
GOÄ   entsprechend oder ähnlich: Leistungskomplex in der GOÄ nicht vorhanden. Abrechnung der einzelnen erbrachten GOÄ-Leistung(en).

Kommentar: Die Verordnung häuslicher Krankenpflege kann erfolgen
* zur Vermeidung oder Abkürzung eines stationären Krankenhausaufenthaltes
* zur Sicherung der ärztlichen Behandlung.

Während die häusliche Krankenpflege zur Vermeidung oder Abkürzung eines Krankenhausaufenthaltes nur für einen Zeitraum von 2 Wochen (mit medizinischer Begründung ist eine Ausnahme und damit ein längerer Zeitraum möglich) verordnet werden darf, ist bei der häuslichen Krankenpflege zur Sicherung der ärztlichen Behandlung keine Zeitgrenze vorgeschrieben. Sie ist also unbegrenzt abhängig von der Notwendigkeit verordnungsfähig.

Die Leistung nach der EBM-Nr. 01420 kann nur einmal im Quartal abgerechnet werden. Dies gilt auch für den Fall, dass am Anfang eines Quartals eine Verordnung erforderlich ist und dann nach einer gewissen Zeit keine Notwendigkeit mehr dafür besteht, aber z. B. gegen Ende des Quartals wieder eine Verordnung erforderlich ist.

Tipp: Prüfen Sie in der Präambel zum Kapitel Ihrer Fachgruppe, ob diese Leistung, die auch im Anhang 1 (Verzeichnis der nicht gesondert berechnungsfähigen Leistungen) aufgelistet ist, von Ihrer Fachgruppe abgerechnet werden kann.

01422   Erstverordnung von Behandlungsmaßnahmen zur psychiatrischen häuslichen **149**
Krankenpflege gemäß der Richtlinie des Gemeinsamen Bundesausschusses über   **18,98**
die Verordnung von häuslicher Krankenpflege

Obligater Leistungsinhalt

- Erstverordnung über einen Zeitraum von bis zu 14 Tagen zur Erarbeitung der Pflegeakzeptanz und zum Beziehungsaufbau,
- Behandlungsplan mit Angaben zur Indikation, zu den Fähigkeitsstörungen, zur Zielsetzung der Behandlung und zu den Behandlungsschritten,
- Anwendung der GAF-Skala (Global Assessment of Functioning Scale) und Angabe des GAF-Werts auf der Verordnung,
- Überprüfung von Maßnahmen der psychiatrischen häuslichen Krankenpflege,

Fakultativer Leistungsinhalt

- Anleitung der relevanten Bezugspersonen des Patienten im Umgang mit dessen Erkrankung,
- Koordinierende Gespräche mit den einbezogenen Pflegefachkräften bzw. Pflegekräften,

Abrechnungsbestimmung einmal im Behandlungsfall

Anmerkung Die Erstverordnung von Behandlungsmaßnahmen zur psychiatrischen häuslichen Krankenpflege ist nur verordnungs- und berechnungsfähig für Indikationen und bei Vorliegen von Störungen und Einbußen nach Maßgabe des § 4 Abs. 8 bis 10 der Richtlinie über die Verordnung von häuslicher Krankenpflege.
Die Berechnung der Gebührenordnungsposition 01422 setzt die Erstverordnung von Behandlungsmaßnahmen zur psychiatrischen häuslichen Krankenpflege nach Muster 12 P der Vordruckvereinbarung und die Genehmigung durch die zuständige Krankenkasse voraus. Steht bereits zum Zeitpunkt der Erstverordnung die Behandlungsfähigkeit des Patienten fest, kann der Zeitraum der Erstverordnung länger als 14 Tage betragen. Die Begründung ist in der Verordnung anzugeben.

Abrechnungsausschluss am Behandlungstag 01424

Berichtspflicht Nein

Aufwand in Min.   **Kalkulationszeit:** KA   **Prüfzeit:** ./.   **Eignung d. Prüfzeit:** Keine Eignung

GOÄ   entsprechend oder ähnlich: Leistungskomplex in der GOÄ nicht vorhanden. Abrechnung der einzelnen erbrachten GOÄ-Leistung(en).

Kommentar: Siehe Kommentar zu EBM Nr. 04124.

01424   Folgeverordnung von Behandlungsmaßnahmen zur psychiatrischen häuslichen **154**
Krankenpflege gemäß der Richtlinie des Gemeinsamen Bundesausschusses über   **19,62**
die Verordnung von häuslicher Krankenpflege

Obligater Leistungsinhalt

- Folgeverordnung von Behandlungsmaßnahmen zur psychiatrischen häuslichen Krankenpflege,
- Behandlungsplan mit Angaben zur Indikation, zu den Fähigkeitsstörungen, zur Zielsetzung der Behandlung und zu den Behandlungsschritten,
- Anwendung der GAF-Skala (Global Assessment of Functioning Scale) und Angabe des GAF-Werts auf der Verordnung,
- Überprüfung von Maßnahmen der psychiatrischen häuslichen Krankenpflege,
- Begründung bei einem Verordnungszeitraum von insgesamt mehr als 4 Monaten gemäß Nr. 27 a des Verzeichnisses verordnungsfähiger Maßnahmen der häuslichen Krankenpflege,

Fakultativer Leistungsinhalt

- Anleitung der relevanten Bezugspersonen des Patienten im Umgang mit dessen Erkrankung,
- Koordinierende Gespräche mit den einbezogenen Pflegefachkräften bzw. Pflegekräften,

Abrechnungsbestimmung zweimal im Behandlungsfall

Anmerkung Die Gebührenordnungsposition 01424 ist bei Vorliegen der Voraussetzungen gemäß § 3 Absatz 1a der Häusliche Krankenpflege-Richtlinie auch in einem Behandlungsfall berechnungsfähig, in dem kein persönlicher Arzt-Patienten-Kontakt, aber ein Arzt-

Patienten-Kontakt im Rahmen einer Videosprechstunde stattgefunden hat. Dies ist durch Angabe einer bundeseinheitlich kodierten Zusatzkennzeichnung zu dokumentieren. Für die Abrechnung gelten die Anforderungen gemäß Anlage 31b zum BMVÄ entsprechend. Die Folgeverordnung von Behandlungsmaßnahmen zur psychiatrischen häuslichen Krankenpflege ist nur verordnungs- und berechnungsfähig für Indikationen und bei Vorliegen von Störungen und Einbußen nach Maßgabe des § 4 Abs. 8 bis 10 der Richtlinie über die Verordnung von häuslicher Krankenpflege.

Die Berechnung der Gebührenordnungsposition 01424 setzt die Folgeverordnung von Behandlungsmaßnahmen zur psychiatrischen häuslichen Krankenpflege nach Muster 12 P der Vordruckvereinbarung und die Genehmigung durch die zuständige Krankenkasse voraus. Sofern eine Einschätzung der Voraussetzungen gemäß § 4 Abs. 3 der Richtlinie über die Verordnung von häuslicher Krankenpflege in dem 14-tägigen Zeitraum der Erstverordnung nicht möglich ist, kann eine Folgeverordnung für weitere 14 Tage ausgestellt werden.

Abrechnungsausschluss am Behandlungstag 01422

Berichtspflicht Nein

Aufwand in Min.   **Kalkulationszeit:** KA   **Prüfzeit:** ./.   **Eignung d. Prüfzeit:** Keine Eignung

GOÄ   entsprechend oder ähnlich: Leistungskomplex in der GOÄ nicht vorhanden. Abrechnung der einzelnen erbrachten GOÄ-Leistung(en).

Kommentar: Psychiatrische Krankenpflege kann nur durch Ärzte für Nervenheilkunde, Neurologie, Psychiatrie, psychotherapeutische Medizin oder Ärzte mit der Zusatzbezeichnung Psychotherapie verordnet werden. Auch Hausärzte können dies verordnen, wenn vorher eine Diagnosesicherung durch einen Arzt der genannten Fachgebiete durchgeführt wurde.

Voraussetzung zur Verordnung der psychiatrischen häuslichen Krankenpflege ist eine ausreichende Behandlungsfähigkeit des Patienten, um bei Beeinträchtigungen der Aktivitäten (Fähigkeitsstörungen) positiv beeinflussen zu können. Das verfolgte Therapieziel sollte mit der Behandlung auch umgesetzt werden können, wenn sie vom verordnenden Arzt eingeschätzt werden, können.

Die psychiatrische häusliche Krankenpflege kann für einen Zeitraum von mehr als 14 Tagen verordnet werden Ist in diesem Zeitraum eine abschließend noch nicht möglich, kann eine weitere Verordnung für 14 Tage verordnet werden.

Der Gemeinsame Bundesausschuss eine Änderung der Richtlinien-Inhalte zu den Besonderheiten der psychiatrischen häuslichen Krankenpflege im Oktober 2018 beschlossen. Diese beinhalten für die Verordnung von Leistungen nach Nr. 27a des Verzeichnisses verordnungsfähiger Leistungen (psychiatrische häusliche Krankenpflege)

Siehe: Beschluss Häusliche Krankenpflege-Richtlinie: Psychiatrische häusliche Krankenpflege unter: https://www.g-ba.de/beschluesse/3411/ (12.1.2021)

Weitere Informationen:
- Richtlinie über die Konkretisierung des Anspruchs auf eine unabhängige ärztliche Zweitmeinung gemäß § 27b Absatz 2 SGB V – Zm-RL
https://www.g-ba.de/richtlinien/107/
- Patientenmerkblatt Zweitmeinungsverfahren bei geplanten Eingriffen (Dez. 2018)
https://www.g-ba.de/downloads/17-98-4765/2019-10-28_G-BA_Patientenmerkblatt_Zweitmeinungsverfahren_bf.pdf

01425   Erstverordnung der spezialisierten ambulanten Palliativversorgung gemäß der Richtlinie des Gemeinsamen Bundesausschusses nach § 37 b SGB V   **253**
32,23

Aufwand in Min.   **Kalkulationszeit:** KA   **Prüfzeit:** 15   **Eignung d. Prüfzeit:** Tages- und Quartalsprofil

Kommentar: Der § 37b SGB V lautet wie folgt:

> **§ 37b Spezialisierte ambulante Palliativversorgung**
>
> (1) Versicherte mit einer nicht heilbaren, fortschreitenden und weit fortgeschrittenen Erkrankung bei einer zugleich begrenzten Lebenserwartung, die eine besonders aufwändige Versorgung benötigen, haben Anspruch auf spezialisierte ambulante Palliativversorgung. Die Leistung ist von einem Vertragsarzt oder Krankenhausarzt zu verordnen. Die spezialisierte ambulante Palliativversorgung umfasst ärztliche und pflegerische Leistungen einschließlich ihrer Koordination insbesondere zur Schmerztherapie

und Symptomkontrolle und zielt darauf ab, die Betreuung der Versicherten nach Satz 1 in der vertrauten Umgebung des häuslichen oder familiären Bereichs zu ermöglichen; hierzu zählen beispielsweise Einrichtungen der Eingliederungshilfe für behinderte Menschen und der Kinder- und Jugendhilfe. Versicherte in stationären Hospizen haben einen Anspruch auf die Teilleistung der erforderlichen ärztlichen Versorgung im Rahmen der spezialisierten ambulanten Palliativversorgung. Dies gilt nur, wenn und soweit nicht andere Leistungsträger zur Leistung verpflichtet sind. Dabei sind die besonderen Belange von Kindern zu berücksichtigen.

(2) Versicherte in stationären Pflegeeinrichtungen im Sinne von § 72 Abs. 1 des Elften Buches haben in entsprechender Anwendung des Absatzes 1 einen Anspruch auf spezialisierte Palliativversorgung. Die Verträge nach § 132d Abs. 1 regeln, ob die Leistung nach Absatz 1 durch Vertragspartner der Krankenkassen in der Pflegeeinrichtung oder durch Personal der Pflegeeinrichtung erbracht wird; § 132d Abs. 2 gilt entsprechend.

(3) Der Gemeinsame Bundesausschuss bestimmt in den Richtlinien nach § 92 das Nähere über die Leistungen, insbesondere

- die Anforderungen an die Erkrankungen nach Absatz 1 Satz 1 sowie an den besonderen Versorgungsbedarf der Versicherten,
- Inhalt und Umfang der spezialisierten ambulanten Palliativversorgung einschließlich von deren Verhältnis zur ambulanten Versorgung und der Zusammenarbeit der Leistungserbringer mit den bestehenden ambulanten Hospizdiensten und stationären Hospizen (integrativer Ansatz); die gewachsenen Versorgungsstrukturen sind zu berücksichtigen,
- Inhalt und Umfang der Zusammenarbeit des verordnenden Arztes mit dem Leistungserbringer.

01426

Folgeverordnung zur Fortführung der spezialisierten ambulanten Palliativversorgung gemäß der Richtlinie des Gemeinsamen Bundesausschusses nach § 37 b SGB V **152** 19,37

Abrechnungsbestimmung höchstens zweimal im Behandlungsfall

Aufwand in Min. **Kalkulationszeit:** KA **Prüfzeit:** 9 **Eignung d. Prüfzeit:** Tages- und Quartalsprofil

Kommentar: Siehe § 37b SGB V Spezialisierte ambulante Palliativversorgung – siehe in Kommentar zu EBM Nummer 01425.

01430

Verwaltungskomplex **12** 1,53

Obligater Leistungsinhalt
- Ausstellung von Wiederholungsrezepten ohne persönlichen Arzt-Patienten-Kontakt und/oder
- Ausstellung von Überweisungsscheinen ohne persönlichen Arzt-Patienten-Kontakt und/oder
- Übermittlung von Befunden oder ärztlichen Anordnungen an den Patienten im Auftrag des Arztes durch das Praxispersonal

Fakultativer Leistungsinhalt
- Übermittlung mittels technischer Kommunikationseinrichtungen

Anmerkung Die Gebührenordnungsposition 01430 ist – **mit Ausnahme der Gebührenordnungsposition 01431** – im Arztfall nicht neben anderen Gebührenordnungspositionen und nicht mehrfach an demselben Tag berechnungsfähig.
Kommt in demselben Arztfall eine Versicherten-, Grund- und/oder Konsiliarpauschale zur Abrechnung, ist die Gebührenordnungsposition 01430 nicht berechnungsfähig.

Aufwand in Min. **Kalkulationszeit:** KA **Prüfzeit:** ./. **Eignung d. Prüfzeit:** Keine Eignung

GOÄ entsprechend oder ähnlich: Nr. 2*

Kommentar: Die Leistung nach EBM Nr. 01430 kann nicht neben anderen Leistungen -Ausnahme sind Pauschalkosten für Porto nach Nr. 40110 ff. –, sondern nur alleine angesetzt werden.

Werden gleichartige Leistungen im Rahmen der Empfängnisregelung, einer Sterilisation oder eines Schwangerschaftsabbruches erbracht, ist die EBM-Nr. 01820 abzurechnen.

Werden ärztliche Anordnungen, Überweisungsscheine und Befunde nicht persönlich dem Patienten oder seinem Angehörigen übergeben, sondern per Post oder per E-mail geschickt, so kann die Leistung nach EBM-Nr. 01430 berechnet werden, aber Portokosten sind nicht berechnungsfähig.

Trotz dieser umfangreichen Reglementierungen ist die Verwendung der EBM-Ziffer 01430 sinnvoll, weil fallzahlrelevant und damit RLV erhöhend.

Für die alleinige Übermittlung von Laborwerten auf Vordrucken des Arztes oder einer Laborgemeinschaft ohne weitere Erklärungen kann die Leistung nach EBM-Nr. 01430 nicht angesetzt werden. Nur wenn von der Arzthelferin auf Anweisung des Arztes dem Patienten ein Ergebnis einer Laboruntersuchung erläutert wird, kann die Nr. 01430 berechnet werden.

Wir halten den Vorschlag von **Wezel/Liebold** in seinem Kommentar, z. B. den Buchstaben „A" zur Dokumentation bei Auskunftserteilung in die Patientenakte aufzunehmen, für sinnvoll.

01431 Zusatzpauschale zu den Gebührenordnungspositionen 01430, 01435 und 01820 für   **3**
ärztliche Tätigkeiten im Zusammenhang mit der elektronischen Patientenakte   **0,38**

Obligater Leistungsinhalt
- Erfassung und/oder Verarbeitung und/oder Speicherung von Daten nach § 341 Absatz 2 Nrn. 1 bis 5 und 10 bis 13 SGB V aus dem aktuellen Behandlungskontext für eine einrichtungs-, fach- und sektorenübergreifende Dokumentation über den Patienten in der elektronischen Patientenakte ohne persönlichen Arzt-Patienten-Kontakt,
- Prüfung, ob erhebliche therapeutische Gründe oder sonstige erhebliche Rechte Dritter einer Übermittlung in die elektronische Patientenakte entgegenstehen,
- Prüfung und ggf. Ergänzung der zu den Dokumenten gehörenden Metadaten

Anmerkung Die Gebührenordnungsposition 01431 ist höchstens 4-mal im Arztfall berechnungsfähig.

Die Gebührenordnungsposition 01431 ist – mit Ausnahme der Gebührenordnungspositionen 01430, 01435 und 01820 – im Arztfall nicht neben anderen Gebührenordnungspositionen und nicht mehrfach an demselben Tag berechnungsfähig.

Kommt in demselben Arztfall eine Versicherten-, Grund- und/oder Konsiliarpauschale zur Abrechnung, ist die Gebührenordnungsposition 01431 nicht berechnungsfähig.

Berichtspflicht Nein

Aufwand in Min. **Kalkulationszeit:** KA   **Prüfzeit:** ./.   **Eignung d. Prüfzeit:** Keine Eignung

Kommentar: Die Nr. 01431 ist eine Zusatzpauschale zu den Nrn. 01430 (Verwaltungskomplex), 01435 (Haus-/Fachärztliche Bereitschaftspauschale) und 01820 (Rezepte, Überweisungen, Befundübermittlung) und umfasst ärztliche Tätigkeiten im Zusammenhang mit der ePA, ohne Berechnung von Versicherten-, Grund- oder Konsiliarpauschale. Außerdem wird die Nr. 01431 bei einer weiteren Befüllung der ePA ohne persönlichen Arzt-Patienten-Kontakt oder Arzt-Patienten-Kontakt per Video angesetzt.

01435 Haus-/Fachärztliche Bereitschaftspauschale   **88**
11,21

Obligater Leistungsinhalt
- Telefonische Beratung des Patienten im Zusammenhang mit einer Erkrankung durch den Arzt bei Kontaktaufnahme durch den Patienten

und/oder

- Anderer mittelbarer Arzt-Patienten-Kontakt gemäß I-4.3.1 der Allgemeinen Bestimmungen

Abrechnungsbestimmung einmal im Behandlungsfall

Anmerkung Die Gebührenordnungsposition 01435 ist im organisierten Not(-fall)dienst nicht berechnungsfähig.

Kommt in demselben Arztfall eine Versicherten-, Grund- und/oder Konsilarpauschale zur Abrechnung, ist die Gebührenordnungsposition 01435 nicht berechnungsfähig.

Die Gebührenordnungsposition 01435 ist – **mit Ausnahme der Gebührenordnungspositionen 01431, 40128 und 40129** – nicht neben anderen Gebührenordnungspositionen berechnungsfähig.

Die Gebührenordnungsposition 01435 ist bei Neugeborenen, Säuglingen, Kleinkindern und Kindern bis zum vollendeten 12. Lebensjahr zweimal im Behandlungsfall berechnungsfähig.

1 Allgemeine Gebührenordnungspositionen

EBM-Nr.   EBM-Punkte/Euro

Aufwand in Min.   **Kalkulationszeit:** KA   **Prüfzeit:** ./.   **Eignung d. Prüfzeit:** Keine Eignung

GOÄ   entsprechend oder ähnlich: Nrn. 1 oder 3 (mind. 10 Minuten)

Kommentar: Die Leistung gilt nicht nur für tel. Inanspruchnahme, sondern auch für andere mittelbare Arzt-Patienten-Kontakte wie z. B. Kontakte ausschließlich über die Eltern oder über Pflegepersonal im Quartal.

Bei Kindern bis zum vollendeten 12. Lebensjahr kann diese Leistung bis zu 2x im Behandlungsfall (Quartal) berechnet werden.

Da die Bezugnahme auf den Behandlungsfall die Behandlung aller Ärzte in einer Berufsausübungsgemeinschaft einschließt, kann auch bei Verfügbarkeit mehrerer LANR (mehreren Arztsitzen) die EBM-Ziffer 01435 bis zum 12. Geburtstag höchstens 2x, danach höchsten 1x berechnet werden.

Die Interpretation, ob im Arztfall bei weiteren Arzt-Patientenkontakten kurative oder präventive Leistungen möglich sind, unterscheidet sich von KV zu KV. Beispielsweise ist in Bayern und Baden-Württemberg die Abrechnung weiterer Ziffern neben der Ziffer 01435 nicht gestattet, in den KV-Bezirken Westfalen-Lippe und Nordrhein ist dies möglich. Bitte erkundigen Sie sich bei der Abrechnungsberatung Ihrer Kassenärztlichen Vereinigung, welche Regel gilt.

Nr. 01435 auf einen Blick:
- **Haus- bzw. fachärztliche Bereitschaftspauschale.**
- **Ausschließlich für eine telefonische Beratung** des Patienten im Zusammenhang mit einer Erkrankung bei Kontaktaufnahme durch den Patienten oder andere mittelbare Arzt-Patienten-Kontakte.
- **Nicht neben einer Versicherten-, Grund- oder Konsiliarpauschale in demselben Arztfall berechnungsfähig.**
- Einmal mit Behandlungsfall berechnungsfähig. **Ausnahme:** Bei Kindern bis zum vollendeten 12. Lebensjahr zweimal im Behandlungsfall berechnungsfähig. Dies gilt auch in Berufsausübungsgemeinschaften mit mehreren Arztsitzen.
- **Abrechnung im organisierten Notfall nicht möglich. Tipp:** In diesem Falle wären die Nrn. 01214, 01216 oder 01218 zzgl. Zuschlag berechenbar.

01436   Konsultationspauschale   **18**

Obligater Leistungsinhalt   **2,29**

- Persönlicher Arzt-Patienten-Kontakt,
- Diagnostik und/oder Behandlung einer/von Erkrankung(en) eines Patienten im Rahmen einer Überweisung zur Durchführung von Auftragsleistungen (Indikations- oder Definitionsauftrag gemäß § 24 Abs. 7 Nr. 1 Bundesmantelvertrag-Ärzte (BMV-Ä) bzw. § 27 Abs. 7 Nr. 1 Bundesmantelvertrag-Ärzte (BMV-Ä)) an nicht ausschließlich auf Überweisung tätige Ärzte gemäß § 13 Abs. 4 Bundesmantelvertrag-Ärzte (BMV-Ä) und/oder
- Diagnostik einer/von Erkrankungen eines Patienten im Rahmen einer Überweisung zur Konsiliaruntersuchung, Mitbehandlung oder Weiterbehandlung gemäß § 24 Abs. 7 Nrn. 2, 3 oder 4 Bundesmantelvertrag-Ärzte (BMV-Ä) zur Erbringung von Leistungen entsprechend der Gebührenordnungspositionen des Abschnitts 31.1, ggf. in mehreren Sitzungen und/oder
- Diagnostik und/oder Behandlung einer/von Erkrankung(en) eines Patienten im Rahmen einer Überweisung zur Konsiliaruntersuchung, Mitbehandlung oder Weiterbehandlung gemäß § 24 Abs. 7 Nrn. 2, 3 oder 4 Bundesmantelvertrag-Ärzte (BMV-Ä) innerhalb derselben Arztgruppe gemäß § 24 Abs. 4 Bundesmantelvertrag-Ärzte (BMV-Ä), zur Durchführung von Leistungen entsprechend der Gebührenordnungspositionen der Abschnitte 31.2 und/oder 31.5, ggf in mehreren Sitzungen und/oder
- Diagnostik und/oder Behandlung einer/von Erkrankung(en) eines Patienten im Rahmen einer Überweisung zur Konsiliaruntersuchung, Mitbehandlung oder Weiterbehandlung gemäß § 24 Abs. 7 Nrn. 2, 3 oder 4 Bundesmantelvertrag-Ärzte (BMV-Ä) innerhalb derselben Arztgruppe gemäß § 24 Abs. 4 Bundesmantelvertrag-Ärzte (BMV-Ä), zur Durchführung von Leistungen entsprechend der Gebührenordnungspositionen des Abschnitts 31.4

Anmerkung Die Gebührenordnungsposition 01436 kann nicht neben Versicherten-, Grund- und/oder Konsiliarpauschalen berechnet werden.
Neben der Gebührenordnungsposition 01436 ist für die Berechnung der jeweiligen arztgruppenspezifischen Versicherten-, Grund- und/oder Konsiliarpauschale in demselben Behandlungsfall mindestens ein weiterer persönlicher Arzt-Patienten-Kontakt oder Arzt-Patienten-Kontakt im Rahmen einer Videosprechstunde gemäß Anlage 31b zum BMV-Ä notwendig.

Abrechnungsausschluss in derselben Sitzung 03000, 03010, 03030, 04000, 04010, 04030, 30700 und 33706

Aufwand in Min. **Kalkulationszeit:** KA   **Prüfzeit:** ./.   **Eignung d. Prüfzeit:** Keine Eignung

GOÄ entsprechend oder ähnlich: Die GOÄ kennt keine entsprechende Pauschalleistung. Es sind die einzelnen erbrachten Leistungen abzurechnen.

Kommentar: Versicherten- oder Grundpauschalen dürfen nach § 13 Abs. 4 des Bundesmantelvertrages Ärzte nicht von Ärzten für Laboratoriumsmedizin, Mikrobiologie und Infektionsepidemiologie, Nuklearmedizin, Pathologie, Radiologische Diagnostik bzw. Radiologie, Strahlentherapie und Transfusionsmedizin abgerechnet werden.

Diese Arztgruppen dürfen nur auf Überweisung Patienten behandeln und neben den erbrachten angeforderten Leistungen ggf. die für ihre Arztgruppe ausgewiesenen Konsiliarpauschalen berechnen.

01437* Grundpauschale für Vertragsärzte, die zur Versorgung gemäß Kapitel 3 bis 11 oder 13 bis 27 zugelassen sind, für Auftragsleistungen nach den XY Euro Gebührenordnungspositionen 01840 und 01915 und Gebührenordnungspositionen der Abschnitte 32.2 und 32.3,   **5**   0,64

Abrechnungsbestimmung einmal im Behandlungsfall

Anmerkung Die Gebührenordnungsposition 01437 wird ab dem 14001. Behandlungsfall mit 1 Punkt je Behandlungsfall bewertet.
Die Abstaffelungsgrenzen der Gebührenordnungsposition 01437 sind für die in Gebührenordnungsposition 01437 genannten Ärzte einer Arztpraxis unter Berücksichtigung des Tätigkeitsumfangs laut Zulassungs- bzw. Genehmigungsbescheid durch Summation gesamthaft zu ermitteln.
Sofern ein Vertragsarzt im Quartal als Versicherten-, Grund- oder Konsiliarpauschale ausschließlich die Gebührenordnungsposition 01437 abrechnet und in einer Arztpraxis gemeinsam mit den in der Präambel 12.1 Nummer 1 genannten Vertragsärzten tätig ist, ist für die Höhe der Leistungsbewertung und Abstaffelung die Regelung nach den Gebührenordnungspositionen 12222 und 12223 anzuwenden. Die Gebührenordnungsposition 01437 ist nach Maßgabe der Kassenärztlichen Vereinigung zu kennzeichnen.
Die Gebührenordnungsposition 01437 ist im Arztfall nicht neben den Versichertenpauschalen der Kapitel 3 und 4, den Grundpauschalen der Kapitel 5 bis 10, 13 bis 16, 18, 20 bis 23, 26, 27, 30 und 37, der Abschnitte 1.3 und 11.2 sowie den Konsiliarpauschalen 12210, 17210, 19210, 24210, 24211, 24212, 25210, 25211 und 25214 berechnungsfähig.

Ausschluss im Behandlungsfall 01700, 01701, 12210 und 12222 bis 12224

Aufwand in Min. **Kalkulationszeit:** KA   **Prüfzeit:** ./.   **Eignung der Prüfzeit:** Keine Eignung

GOÄ entsprechend oder ähnlich: Leistungen nicht vergleichbar.

Berichtspflicht Nein

01438 Telefonische Kontaktaufnahme im Zusammenhang mit der Gebührenordnungsposition 04414, 04416, 13574 oder 13576   **88**   11,21

Obligater Leistungsinhalt
- Telefonische Kontaktaufnahme mit dem Patienten im Zusammenhang mit der telemedizinischen Funktionsanalyse,

Abrechnungsbestimmung höchstens dreimal im Krankheitsfall

Anmerkung Die Gebührenordnungsposition 01438 ist nur in Behandlungsfällen berechnungsfähig, in denen die Gebührenordnungsposition 04414, 04416, 13574 oder 13576 berechnet wurde.

Entgegen Nr. 4.3.1 der Allgemeinen Bestimmungen ist die Gebührenordnungsposition 01438 im Behandlungsfall auch neben den Versicherten- und Grundpauschalen berecnungsfähig.

Abrechnungsausschluss
am Behandlungstag 01439
im Behandlungsfall 01435

Berichtspflicht Nein

Aufwand in Min. **Kalkulationszeit:** KA   **Prüfzeit:** ./.   **Eignung der Prüfzeit:** Keine Eignung

Kommentar: Diese Leistung ist für den Kontakt des Arztes mit seinem Patienten zu der telemedizinischen Funktionsprüfung definierter kardiologisch rhythmonologischer Implantate anrechenbar. Auch die Funktionsanalyse eines implantierten Kardioverters bzw. Defibrillators oder eines implantierten Systems zur kardialen Resynchronisationstherapie (CRT-P, CRT-D) kann telemedizinisch durchgeführt und abgerechnet werden.

01440 Verweilen außerhalb der Praxis ohne Erbringung weiterer berechnungsfähiger   **352**
Gebührenordnungspositionen, wegen der Erkrankung erforderlich,   **44,85**

Abrechnungsbestimmung je vollendete 30 Minuten

Anmerkung Die Gebührenordnungsposition 01440 ist im Zusammenhang mit der Erbringung von Leistungen in der Praxis nicht berechnungsfähig.

Abrechnungsausschluss in derselben Sitzung 01416, 01500, 01501, 01852, 01903, 05210, 05211, 05212, 05230, 05310, 05311, 05320, 05330, 05331, 05340, 05341, 05350, 05372, 08410, 30708, 31820, 31821, 31822, 31823, 31824, 31825, 31826, 31827, 31828, 36820, 36821, 36822, 36823, 36824, 36825, 36826, 36827, 36828, 36840, 36841

Aufwand in Min. **Kalkulationszeit:** 30   **Prüfzeit:** 30   **Eignung d. Prüfzeit:** Tages- und Quartalsprofil

GOÄ entsprechend oder ähnlich: Nr. 56*

Kommentar: Die Verweildauer ist gestaffelt und kann nur für je vollendete 30 Minuten berechnet werden. Der Ansatz der Verweilgebühr nach Nr.01440 setzt voraus, dass der Arzt im Wesentlichen untätig beim Patienten verweilt.

EBM Nr. 01440 ist eine GOP insbesondere für den Notdienst. Muss der Arzt auf das Eintreffen des **Krankentransportwagens** warten, weil eine stationäre **Notfalleinweisung** erforderlich ist, kann je vollendete 30 Minuten die EBM Nr. 01440 berechnet werden (Verweilen außerhalb der Praxis ohne Erbringung weiterer berechnungsfähiger Gebührenordnungspositionen, wegen der Erkrankung erforderlich).

Wird dem Patienten eine **Infusion** verabreicht, die mindestens zehn Minuten läuft, kommt die EBM Nr. 02100 (Infusion intravenös und/oder in das Knochenmark und/oder mittels Portsystem und/oder intraarteriell) zum Ansatz. **In einem solchen Fall kann allerdings die Verweilgebühr nicht berechnet werden.**

Sie hat keinen Ausschluss mit 01223, 01224 und 01226.

Tipp: **Prüfen Sie in der Präambel zum Kapitel Ihrer Fachgruppe, ob diese Leistung, die auch im Anhang 1 (Verzeichnis der nicht gesondert berechnungsfähigen Leistungen) aufgelistet ist, von Ihrer Fachgruppe gesondert abgerechnet werden kann.**

Finden Sie diese Leistung **nicht** in einem der Präambel-Absätze als abrechenbar aufgeführt, ist sie nicht berechnungsfähig. Die Leistung ist in der Regel dann bei Ihrer Fachgruppe Bestandteil der Versicherten- oder Grundpauschale und damit nicht gesondert berechnungsfähig.

01442 Videofallkonferenz mit der / den an der Versorgung des Patienten beteiligten   **86**
Pflege(fach)kraft / Pflege(fach)kräften gemäß Anlage 31b zum Bundesmantelver-   **10,96**
trag-Ärzte (BMV-Ä)

Obligater Leistungsinhalt
• Patientenorientierte Videofallbesprechung zwischen dem behandelnden Vertragsarzt, der die Koordination von diagnostischen und/oder therapeutischen und/oder rehabilitativen Maßnahmen und/oder der pflegerischen Versorgung für den Patienten durchführt und der Pflege(fach)kraft /den Pflege(fach)kräften, die an der Versorgung des Patienten in der Häuslichkeit des Patienten oder einer Pflegeeinrichtung oder einer beschützenden Einrichtung beteiligt ist/sind in Bezug auf den chronisch pflegebedürftigen Patienten

Anmerkung Die Gebührenordnungsposition 01442 ist höchstens dreimal im Krankheitsfall berechnungsfähig.

Die Gebührenordnungsposition 01442 ist nur berechnungsfähig, wenn im Zeitraum der letzten drei Quartale unter Einschluss des aktuellen Quartals ein persönlicher Arzt-Patienten-Kontakt in derselben Arztpraxis stattgefunden hat.

Für die Abrechnung der Gebührenordnungsposition 01442 gelten die Anforderungen gemäß Anlage 31b zum BMV-Ä entsprechend.

Abrechnungsausschluss in derselben Sitzung 01443, 01758, 30210, 30706, 30948, 37120, 37320, 37400, 37720, 37804

Aufwand in Min. **Kalkulationszeit:** KA   **Prüfzeit:** ./.   **Eignung d. Prüfzeit:** Keine Eignung

Kommentar: Seit 1. Januar 2025 werden die Leistungen nach der Gebührenordnungsposition 01442 innerhalb der morbiditätsbedingten Gesamtvergütung vergütet.

01443   Videofallkonferenz mit den an der Versorgung des Patienten beteiligten Pflegefach-   **86**
            kräften bzw. Pflegekräften   **10,96**

Obligater Leistungsinhalt
- Patientenorientierte Videofallbesprechung zwischen einem Vertragsarzt, der einen Patienten mitbehandelt und der Pflege(fach)kraft/den Pflege(fach)kräften, die an der Versorgung des Patienten in der Häuslichkeit des Patienten oder einer Pflegeeinrichtung oder einer beschützenden Einrichtung beteiligt ist/sind in Bezug auf den chronisch pflegebedürftigen Patienten

Abrechnungsbestimmung höchstens dreimal im Krankheitsfall.

Anmerkung Die Gebührenordnungsposition 01443 ist nur berechnungsfähig, wenn im Zeitraum der letzten drei Quartale unter Einschluss des aktuellen Quartals ein persönlicher Arzt-Patienten-Kontakt in derselben Arztpraxis stattgefunden hat.

Für die Abrechnung der Gebührenordnungsposition 01443 gelten die Anforderungen gemäß Anlage 31b zum BMVÄ entsprechend.

Abrechnungsausschluss in derselben Sitzung 01442, 01758, 30210, 30706, 30948, 37120, 37320, 37400, 37720 und 37804

Aufwand in Min. **Kalkulationszeit:** KA   **Prüfzeit:** ./.   **Eignung d. Prüfzeit:** Keine Eignung

Berichtspflicht Nein

Kommentar: Bisher konnten nur koordinierende Vertragsärzte die Nr. 01442 für eine Videofallkonferenz mit Pflegekräften oder Pflegefachkräften bei chronisch pflegebedürftigen Patienten abrechnen. Die neue Nr. 01443 kann dagegen von jedem Vertragsarzt berechnet werden, der einen chronisch pflegebedürftigen Patienten mitbehandelt und mindestens ein persönlicher Arzt-Patienten-Kontakt innerhalb der letzten drei Quartale einschließlich des aktuellen Quartals stattgefunden hat.

01444   Zuschlag zu den Versichertenpauschalen nach den Gebührenordnungspositionen   **10**
            03000 und 04000, zu den Grundpauschalen der Kapitel 5 bis 11, 13 bis 16, 18,   **1,27**
            20 bis 23, 26 und 27 und zu den Gebührenordnungspositionen 01210, 01212,
            01320, 01321, 17210, 25214, 30700 und 37706 für die Authentifizierung eines
            unbekannten Patienten gemäß Anlage 4b zum Bundesmantelvertrag-Ärzte (BMV-Ä)
            im Rahmen einer Videosprechstunde gemäß Anlage 31b zum BMV-Ä durch das
            Praxispersonal

Obligater Leistungsinhalt
- Praxispersonal-Patienten-Kontakt im Rahmen einer Videosprechstunde oder Videofall-besprechung gemäß Anlage 31b zum BMV-Ä bei Kontaktaufnahme durch den Patienten,
- Überprüfung der vorgelegten eGK gemäß Anlage 4b zum BMV-Ä,
- Erhebung der Stammdaten,

Abrechnungsbestimmung einmal im Behandlungsfall

Anmerkung Die Gebührenordnungsposition 01444 ist nur für die Authentifizierung eines unbekannten Patienten berechnungsfähig, sofern im Behandlungsfall ausschließlich Arzt-Patienten-Kontakte im Rahmen einer Videosprechstunde gemäß Anlage 31b zum BMV-Ä stattfinden oder im Behandlungsfall ein Arzt-Patienten-Kontakt im Rahmen einer Videosprechstunde gemäß Anlage 31b zum BMV-Ä vor einem persönlichen Arzt-Patienten-Kontakt stattfindet.

Aufwand in Min.   **Kalkulationszeit:** KA   **Prüfzeit:** ./.   **Eignung d. Prüfzeit:** Keine Eignung

Kommentar: Als „unbekannt" gilt im Rahmen dieser Regelungen ein Patient, der noch nie in der Praxis war, oder ein Bestandspatient, der weder im laufenden Quartal noch in den drei Vorquartalen in der Praxis behandelt wurde. Dabei ist der neu eingeführte Begriff „unbekannter Patient" nicht zu verwechseln mit dem im TSVG früher angewandten Begriff des „Neupatienten": Ein Patient galt bis 1.1.2023 als Neupatient, wenn er erstmalig oder nach einer Behandlungspause von acht Quartalen (zwei Jahren) nicht mehr in derselben Arztpraxis behandelt wurde. Die Überprüfung des Versicherungsstatus und Verifizierung der Identität rechtfertigt den Ansatz der GOP 01444. Die GOP 01444 wird extrabudgetär vergütet.

Seit 1. April 2025 dürfen auch Nuklearmediziner Videosprechstunden durchführen und den Technikzuschlag (EBM-Nr. 01450) sowie diesen Authentifizierungszuschlag abrechnen.

01450   Zuschlag im Zusammenhang mit den Versichertenpauschalen nach den Gebühren-   **40**
ordnungspositionen 03000 und 04000, den Grundpauschalen der Kapitel 5 bis 11,   **5,10**
13 bis 16, 18, 20, bis 23, 26 und 27 und den Gebührenordnungspositionen 01210,
01212, 01214, 01216, 01218, 01320, 01321, 01442, 01443, 01682, 17210, 25214,
30210, 30700, 30706, 30932, 30933, 30948, 34371, 35110 bis 35113, 35141, 35142,
35152, 35173 bis 35178, 35401, 35402, 35405, 35411, 35412, 35415, 35421,
35422, 35425, 35431, 35432, 35435, 35503 bis 35508, 35513 bis 35518, 35523
bis 35528, 35533 bis 35538, 35543 bis 35548, 35553 bis 35558, 35703 bis 35708,
35713 bis 35718, 35600, 35601, 37120, 37320, 37400, 37550, 37650, 37655, 37700,
37706, 37720, 37804 und 37806 für die Betreuung eines Patienten im Rahmen
einer Videosprechstunde oder für eine Videofallkonferenz gemäß Anlage 31b zum
Bundesmantelvertrag-Ärzte (BMV-Ä) oder für ein Videokonsilium gemäß § 1 Absatz 5
der Telekonsilien-Vereinbarung

Obligater Leistungsinhalt
- Arzt-Patienten-Kontakt im Rahmen einer Videosprechstunde gemäß Anlage 31b zum BMV-Ä bei Kontaktaufnahme durch den Patienten

oder
- Videofallkonferenz gemäß Anlage 31b zum BMV-Ä durch den initiierenden Vertragsarzt,

Fakultativer Leistungsinhalt
- Dokumentation,
- Erneute Einbestellung des Patienten,

Abrechnungsbestimmung je Arzt-Patienten-Kontakt im Rahmen einer Videosprech-stunde

Anmerkung Für die Gebührenordnungsposition 01450 wird ein Punktzahlvolumen je Vertragsarzt gebildet, aus dem alle gemäß der Gebührenordnungsposition 01450 durch-geführten Leistungen im Quartal zu vergüten sind. Der Höchstwert für das Punktzahlvo-lumen für die Gebührenordnungsposition 01450 beträgt 700 Punkte je abrechnendem Vertragsarzt.
Die Gebührenordnungsposition 01450 ist als Zuschlag im Zusammenhang mit den Gebührenordnungspositionen 01442, 01443, 30210, 30706, 30948, 34371, 37120, 37320, 37400, 37550, 37650, 37655, 37720 und 37804 ausschließlich berechnungsfähig, sofern die Fallkonferenz bzw. Fallbesprechung als Videofallkonferenz durchgeführt wird, die die Anforderungen gemäß Anlage 31b zum BMV-Ä erfüllt. Die Gebührenordnungsposition 01450 ist nur vom Vertragsarzt, der die Videofallkonferenz initiiert, berechnungsfähig. Dabei gilt ein Höchstwert von 40 Punkten je Vertragsarzt und je Videofallkonferenz.
Für die Gebührenordnungsposition 01450 gilt ein Höchstwert von 40 Punkten je Gruppen-behandlung nach den Gebührenordnungspositionen 14221, 21221, 22222, 30933, 35112, 35113, 35173 bis 35178, 35503 bis 35508, 35513 bis 35518, 35523 bis 35528, 35533 bis 35538, 35543 bis 35548, 35553 bis 35558, 35703 bis 35708 und 35713 bis 35718, aus dem alle gemäß der Gebührenordnungsposition 01450 durchgeführten Leistungen je Gruppenbehandlung zu vergüten sind.
Die Gebührenordnungsposition 01450 ist als Zuschlag im Zusammenhang mit den Gebührenordnungspositionen 01670, 01671 und 01672 nur berechnungsfähig, sofern

die Leistungen im Rahmen eines Videokonsiliums durchgeführt werden, das die Anforderungen gemäß Anlage 31b zum BMV-Ä erfüllt. Die Gebührenordnungsposition 01450 ist nur vom Vertragsarzt, der das Videokonsilium initiiert, berechnungsfähig.

Die Gebührenordnungsposition 01450 ist auch von im Krankenhaus tätigen, nicht ermächtigten Ärzten oder Psychotherapeuten berechnungsfähig, sofern diese das Videokonsilium mit einem das Telekonsilium einholenden Vertragsarzt initiieren.

Die Gebührenordnungsposition 01450 ist im Zusammenhang mit einer Videofallkonferenz nach der Gebührenordnungsposition 01682 nur berechnungsfähig, sofern der Videodienstanbieter des Vertragsarztes genutzt wird.

Aufwand in Min. **Kalkulationszeit:** KA **Prüfzeit:** ./. **Eignung d. Prüfzeit:** Keine Eignung

Kommentar: Die EBM-Nr. 01450 wurde für Kosten eingeführt, die durch die Nutzung eines Videodienstanbieters gemäß Anlage 31b Bundesmantelvertrag-Ärzte entstehen.

Der Zuschlag für die Videosprechstunde ist auch gemäß den EBM-Nrn. 35431, 35432 und 35435 bei Systemischer Therapie einer Einzelbehandlung berechnungsfähig.

Die Anlage 31b zum Bundesmantelvertrag-Ärzte (BMV-Ärzte) wurde zum 4. Dezember 2024 angepasst.

Weitere Informationen und Inhalte der entsprechenden Anlage zum Bundesmantelvertrag finden sich unter: https://www.kbv.de/media/sp/Anlage_31b_Videosprechstunde.pdf.

Hinweis:

Das Kontingent von 700 Pkt pro Quartal gilt für jede LANR einer Praxis, unabhängig ob es sich um volle oder hälftige Arztsitze handelt.

Beispiel Einzelpraxis: 47 Videokontakte werden vergütet

Beispiel Gemeinschaftspraxis: 47 Videokontakte je LANR werden vergütet

Bitte beachten Sie, dass Sie die durchgeführten Videosprechstunden LANR-spezifisch zuordnen, um das Kontingent ausschöpfen zu können.

01452 Zuschlag zu den Versichertenpauschalen nach den Gebührenordnungspositionen 03000 oder 04000, den Grundpauschalen der Kapitel 5 bis 11, 13 bis 16, 18, 20 bis 23, 26 und 27 oder den Gebührenordnungspositionen 01210, 01212, 01320, 01321, 17210, 25214 und 30700 für die Gewährleistung einer strukturierten Versorgung gemäß § 10 der Anlage 31c zum BMV-Ä **30** **3,82**

Abrechnungsbestimmung einmal im Behandlungsfall

Anmerkung Die Gebührenordnungsposition 01452 ist nur bei bekannten Patienten berechnungsfähig. Bekannte Patienten sind Versicherte, bei denen in mindestens einem der letzten drei Vorquartale ein persönlicher Arzt-Patienten-Kontakt gemäß Nr. 4.3.1 der Allgemeinen Bestimmungen in der Praxis des behandelnden Vertragsarztes stattgefunden hat.

Die Gebührenordnungsposition 01452 ist nur im Behandlungsfall berechnungsfähig, sofern mindestens ein Arzt-Patienten-Kontakt im Rahmen einer Videosprechstunde, jedoch kein persönlicher Arzt-Patienten-Kontakt stattgefunden hat.

Die Gebührenordnungsposition 01452 wird von der zuständigen Vereinigung zugesetzt.

Berichtspflicht Nein

Aufwand in Min. **Kalkulationszeit:** KA **Prüfzeit:** ./. **Eignung d. Prüfzeit:** Keine Eignung

Kommentar: Die Nr. 01452 ist als Qualitätszuschlag für die Versorgung von bekannten Patienten in Videosprechstunden für die Vorhaltung einer strukturierten Anschlussversorgung gedacht (Vorgaben nach § 10 der Vereinbarung zur Versorgungsqualität von Videosprechstunden, Anlage 31c zum BMV-Ä). Der Zuschlag wird von der Kassenärztlichen Vereinigung automatisiert bei „bekannten Patienten" zugesetzt, wenn mindestens ein Arzt-Patientenkontakt im Rahmen einer Videosprechstunde erfolgt ist, jedoch kein persönlicher APK zustande kam.

Die Vergütung der Nr. 01452 erfolgt in der morbiditätsbedingten Gesamtvergütung mit den zweckgebunden bereitgestellten Mitteln für telemedizinische Zwecke.

Hinweis: Die Versicherten-, Grund- und Konsiliarpauschale nebst Zuschlägen wird nur in voller Höhe gezahlt, wenn im selben Quartal noch ein persönlicher Kontakt erfolgt. Anderenfalls wird sie gekürzt: Der Abschlag beträgt 20, 25 bzw. 30 Prozent je nach Fachgruppe bei ausschließlichem Videokontakt; die Praxen müssen dies in der Abrechnung mit der Pseudo-GOP 88220 kennzeichnen. Dieser Abzug muss gegen die zusätzliche Vergütung des Qualitätszuschlags nach Nr. 01452 gerechnet werden, so dass im Endeffekt ein Nullsummenspiel resultiert.

01476   Zusatzpauschale für die Auswahl und/oder Individualisierung von Inhalten der   **64** digitalen Gesundheitsanwendung (DiGA) Mawendo gemäß dem Verzeichnis für   8,15 digitalen Gesundheitsanwendungen gemäß § 139e SGB V,

Abrechnungsbestimmung einmal im Krankheitsfall

Anmerkung Die Gebührenordnungsposition 01476 ist ausschließlich bei Versicherten ab Vollendung des 12. Lebensjahres berechnungsfähig.

Abrechnungsausschluss im Behandlungsfall 01477

Aufwand in Min.   **Kalkulationszeit:** KA   **Prüfzeit:** ./.   **Eignung d. Prüfzeit:** keine Eignung

Berichtspflicht Nein

Kommentar: Die Nr. 01476 wurde zum 01.10.2023 zur Abbildung der im Zusammenhang mit der digitalen Gesundheitsanwendung „Mawendo" notwendigen Auswahl und/oder Individualisierung von Inhalten in den EBM aufgenommen. Hierbei handelt es sich um Trainingsprogramme mit Übungsvideos, Gesundheitsinformationen und Dokumentationsmöglichkeiten bei Krankheiten der Patella. Sie kann nur bei Versicherten ab dem 12. Lebensjahr berechnet werden.

Durch die Aufnahme der Nr. 01476 in die Nr. 5 der Präambel 4.1 am 1.April 2024 wurde sichergestellt, dass auch Fachärzte für Kinder- und Jugendmedizin die Leistung berechnen können.

Siehe auch Kommentar zu Nr. 01475.

01477   Zusatzpauschale für die Verlaufskontrolle und die Auswertung der digitalen   **64** Gesundheitsanwendung (DiGA) companion patella gemäß dem Verzeichnis für   8,15 digitale Gesundheitsanwendungen gemäß § 139e SGB V,

Abrechnungsbestimmung einmal im Behandlungsfall

Anmerkung Die Gebührenordnungsposition 01477 ist ausschließlich bei Versicherten ab der Vollendung des 14. Lebensjahres bis zur Vollendung des 66. Lebensjahres berechnungsfähig.

Abrechnungsausschluss im Behandlungsfall 01476

Aufwand in Min.   **Kalkulationszeit:** KA   **Prüfzeit:** ./.   **Eignung d. Prüfzeit:** keine Eignung

Berichtspflicht Nein

Kommentar: Die Vergütung der Nr. 01477 erfolgt außerhalb der morbiditätsbedingten Gesamtvergütungen. Diese extrabudgetäre Vergütung wird grundsätzlich auf zwei Jahre befristet. Am Ende dieser Frist werden die Leistungen in die morbiditätsbedingte Gesamtvergütung überführt, sofern die Mengenentwicklung eine weitere extrabudgetäre Vergütung nicht erfordert.

Wie bei vielen digitalen Gesundheitsanwendungen ist ein Missverhältnis der aufzuwendenden Kosten zwischen Herstellerpreis (DIGA companion patella 345,10 EUR für 90 Tage Nutzungsdauer) und daran geknüpfter ärztlicher Betreuungsleistung (64 Pkt. = 7,64 EUR) festzustellen.

Durch die Aufnahme der Nr. 01477 in die Nr. 5 der Präambel 4.1 am 1.April 2024 wurde sichergestellt, dass auch Fachärzte für Kinder- und Jugendmedizin die Leistung berechnen können.

01479*   Zusatzpauschale für die Verlaufskontrolle und die Auswertung der digitalen   **64** Gesundheitsanwendung (DiGA) elona therapy Depression gemäß dem Verzeichnis   8,15 für digitale Gesundheitsanwendungen gemäß § 139e SGB V

Fakultativer Leistungsinhalt
- Individualisierung von Inhalten,

Abrechnungsbestimmung einmal im Behandlungsfall

Anmerkung Die Gebührenordnungsposition 01479 ist im Krankheitsfall höchstens zweimal berechnungsfähig.

Die Gebührenordnungsposition 01479 ist auch bei Durchführung der Leistung im Rahmen einer Videosprechstunde berechnungsfähig und dies durch Angabe einer bundeseinheitlich kodierten Zusatzkennzeichnung zu dokumentieren. Für die Abrechnung gelten die Anforderungen gemäß Anlage 31b zum BMV-Ä entsprechend.

Die Gebührenordnungsposition 01479 ist ausschließlich bei Patienten ab Beginn des 19. bis zum vollendeten 66. Lebensjahr berechnungsfähig.

Berichtspflicht Nein

Aufwand in Min. **Kalkulationszeit:** KA   **Prüfzeit:** ./. Eignung d. Prüfzeit: keine Eignung

Kommentar: Die DiGA „elona therapy Depression" wurde für Patientinnen und Patienten mit psychischen Erkrankungen wie Angsterkrankungen, Depressionen oder hypochondrischen Störungen in den EBM aufgenommen. Ärzte und/oder Psychotherapeuten mit einer Genehmigung zur Ausführung und Abrechnung von Verhaltenstherapie nach der Psychotherapie-Vereinbarung können diese App ergänzend zur ambulanten Psychotherapie einsetzen. Mit der Nr. 01479 können Verhaltenstherapeuten die erforderliche Verlaufskontrolle und Auswertung bei Patienten abrechnen, die die App nutzen.

Die Vergütung der Nr. 01479 erfolgt zunächst befristet auf zwei Jahre außerhalb der morbiditätsbedingten Gesamtvergütungen und führt nicht zu Einsparungen bei anderen GOPs (keine Substitution).

Bei einem Vergütungsniveau der DIGA in Höhe 535,49,– EUR je Quartal, können Verordnungskosten von 2141,96,– im Krankheitsfall entstehen. Demgegenüber entspricht die Vergütung der ärztlichen Leistung zur Individualisierung der Inhalte der DIGA (15,86,– EUR) einem Anteil von lediglich 0,73% der Gesamtkosten

01480 Beratung über Organ- und Gewebespenden gemäß § 2 Abs. 1a TPG   **65**
8,28

Obligater Leistungsinhalt
- Persönlicher Arzt-Patienten-Kontakt,
- Beratung über Organ- und Gewebespenden gemäß § 2 Abs. 1a TP

Fakultativer Leistungsinhalt
- Aushändigung von Aufklärungsunterlagen,
- Aushändigung eines Organspendeausweises,
- Übertragung der Information, dass ein Organspendeausweis vorhanden ist, auf die elektronische Gesundheitskarte (eGK) des Patienten

Anmerkung Die Gebührenordnungsposition 01480 ist nur alle zwei Kalenderjahre berechnungsfähig.

Die Gebührenordnungsposition 01480 ist bei Versicherten ab dem vollendeten 14. Lebensjahr berechnungsfähig.

Bei der Nebeneinanderberechnung diagnostischer bzw. therapeutischer Gebührenordnungspositionen und der Gebührenordnungsposition 01480 ist eine mindestens 5 Minuten längere Arzt-Patienten-Kontaktzeit als in den entsprechenden Gebührenordnungspositionen angegeben Voraussetzung für die Berechnung der Gebührenordnungsposition 01480.

Kommentar: Hausärzte dürfen ab 1. März 2022 ihre Patienten bei Bedarf alle zwei Jahre zur Organ- und Gewebespende beraten – entsprechend dem aktualisierte Transplantationsgesetz. Mit dem Gesetz wurde eine Beratung als zusätzliche hausärztliche Leistung verankert.

Außerdem sollen sie unter anderem über die Möglichkeit, eine Erklärung zur Organ- und Gewebespende im Organspende-Register abzugeben, informieren. Die Vergütung der Beratung erfolgt extrabudgetär.

Zur Abrechnung der Leistungen wird ab 1. März 2022 die EBM-Nr. 01480 in den EBM aufgenommen. Haus- sowie Kinder- und Jugendärzte können die Gebührenordnungsposition alle zwei Jahre pro Patient ab dem vollendeten 14. Lebensjahr abrechnen.

Die Bundeszentrale für gesundheitliche Aufklärung (BZgA) hat mit der KBV, der Bundesärztekammer und dem Deutschen Hausärzteverband Informationsmaterialien für Ärzte und Patienten entwickelt. Alle Hausärzte erhalten ein Starterpaket der Infomaterialien mit

Hinweis auf die kostenfreie Bestellmöglichkeit weiterer Unterlagen. Das Paket enthält Material zur Aufklärung von zehn Patientinnen und Patienten sowie 100 Organspendeausweise. Ein Manual für das Arzt-Patienten-Gespräch zur Organ- und Gewebespende sowie weitere Aufklärungsmaterialien können zusätzlich kostenfrei bei der BZgA unter folgendem Link bestellt werden: https://shop.bzga.de/alle-kategorien/organspende/.

Aufwand in Min. **Kalkulationszeit:** 5 **Prüfzeit:**5. **Eignung d. Prüfzeit:** Tages- und Quartalsprofil

Berichtspflicht Nein

01481 Zusatzpauschale für die Verlaufskontrolle und die Auswertung der digitalen **64**
Gesundheitsanwendung (DiGA) ProHerz gemäß dem Verzeichnis für digitale 8,15
Gesundheitsanwendungen gemäß § 139e SGB V

Fakultativer Leistungsinhalt
* Individualisierung von Inhalten,

Abrechnungsbestimmung einmal im Behandlungsfall

Anmerkung Die Gebührenordnungsposition 01481 ist ausschließlich bei Patienten ab Vollendung des 18. Lebensjahres berechnungsfähig.
Die Gebührenordnungsposition 01481 ist im Krankheitsfall höchstens zweimal berechnungsfähig.

Abrechnungsausschluss im Behandlungsfall 03325, 03326, 04325, 04326, 13578, 13579 und 13583 bis 13587

Aufwand in Min. **Kalkulationszeit:** KA **Prüfzeit:** ./. Eignung der Prüfzeit: keine Eignung

Berichtspflicht Nein

Kommentar: Seit Oktober 2025 können Patientinnen und Patienten ab 18 Jahren mit Herzinsuffizienz die DiGA „ProHerz" nutzen. Die App erfasst Vitalwerte wie Gewicht, Blutdruck, Herzfrequenz, Sauerstoffsättigung und Temperatur und analysiert sie automatisiert.
Fachärzte, die die Indikationsstellung zur Überwachung eines Patienten mit Herzinsuffizienz per Telemonitoring (GOPs 03325, 04325 oder 13578) abrechnen dürfen, können für die Verlaufskontrolle und die Auswertung dieser App die GOP 01481 berechnen. Die gleichzeitige Abrechnung der DiGA „ProHerz" und des Telemonitorings bei Herzinsuffizienz im selben Quartal ist ausgeschlossen.
Fachärztinnen und Fachärzte für Kinder- und Jugendmedizin können die GOP 01481 nur bei heranwachsenden Patienten bis zum vollendeten 21. Lebensjahr berechnen.
Die Vergütung erfolgt zunächst außerhalb der morbiditätsbedingten Gesamtvergütungen.

1.5 Ambulante praxisklinische Betreuung und Nachsorge

1. Haben an der Erbringung von Leistungen entsprechend den Gebührenordnungspositionen dieses Abschnitts mehrere Ärzte mitgewirkt, hat der die Gebührenordnungspositionen dieses Abschnitts abrechnende Vertragsarzt in einer der Quartalsabrechnung beizufügenden und von ihm zu unterzeichnenden Erklärung zu bestätigen, dass er mit den anderen Ärzten eine Vereinbarung darüber getroffen hat, wonach nur er allein in den jeweiligen Fällen diese Gebührenordnungspositionen abrechnet.

2. Die Gebührenordnungspositionen des Abschnitts II-1.5 sind bei kurativ-stationärer (belegärztlicher) Behandlung nicht berechnungsfähig.

3. Die Gebührenordnungspositionen 01500 und 01501 sind ausschließlich im Zusammenhang mit den Leistungen nach den Gebührenordnungspositionen der Spalte 1 des Anhangs 8 EBM berechnungsfähig. Sofern in einer Leistung nach einer Gebührenordnungsposition der Spalte 1 des Anhangs 8 EBM bereits eine Nachbeobachtung enthalten ist, ist gemäß der jeweiligen Vorgabe in Spalte 3 des Anhangs 8 EBM lediglich die Gebührenordnungsposition 01502 oder 01503 berechnungsfähig.

4. Die Gebührenordnungspositionen 01500 und 01502, 01500 und 01503, 01501 und 01502 und 01501 und 01503 unterliegen einem gemeinsamen Höchstwert der Abrechnungshäufigkeit je Leistung entsprechend der Gebührenordnungsposition aus Spalte 1 des Anhangs 8 EBM. Bei mehreren Indikationen zur Nachbeobachtung oder Überwachung in einer Sitzung ist der Höchstwert mit der größten Stundenzahl für die Berechnungsfähigkeit maßgeblich.

5. Für die im Anhang 8 in Spalte 1 mit # gekennzeichneten Gebührenordnungspositionen sind die Leistungen für die Nachbeobachtung und/oder Überwachung nach den Gebührenordnungspositionen 01500, 01501, 01502 und/oder 01503 nur berechnungsfähig, sofern die entsprechende Prozedur im Abschnitt 2 der Anlage 1 zum Vertrag nach § 115b SGB V genannt und in Spalte 6 des Abschnitts 2 der Anlage 1 zum Vertrag nach § 115b SGB V ein Hinweis auf eine Nachbeobachtung und/oder Überwachung aufgeführt wird.

Kommentar:

Durch diese Regelung soll gewährleistet werden, dass die gleichzeitige Abrechnung von Beobachtungs- und Betreuungsmaßnahmen durch mehrere Ärzte, die tatsächlich beteiligt waren, ausgeschlossen ist.

Sinnvoll wird diese Regelung jedoch nur dann, wenn die vorgeschriebene schriftliche Erklärung auch die Namen der „anderen Ärzte" enthält, da sonst eine Prüfung z. B. im Rahmen einer Plausibilitätsprüfung nicht möglich wäre.

01500   Beobachtung eines Patienten in unmittelbarem Anschluss an eine Leistung aus   **101**
              Spalte 1 des Anhangs 8   **12,87**

Obligater Leistungsinhalt
* Beobachtung,
* Dauer 30 Minuten,

Fakultativer Leistungsinhalt
* Überwachung der Vitalparameter,

Abrechnungsbestimmung einmal am Behandlungstag

Abrechnungsausschluss in derselben Sitzung 01220 bis 01222, 01440, 01510 bis 01512, 01520, 01521, 01530, 01531, 01540 bis 01546, 01857, 01910, 01911, 02100 bis 02102, 02340, 02342, 04564 bis 04566, 04572, 04573, 05350, 05360, 05361, 05370, 05371, 13610 bis 13612, 30708, 32247 und 36884 sowie Abschnitte 31.3, 31.5, 36.3 und 36.5

Aufwand in Min.   **Kalkulationszeit: 2   Prüfzeit: 2   Eignung der Prüfzeit:** Tages- und Quartalsprofil
Berichtspflicht Nein

Kommentar: Die Vergütung der Leistungen nach den Gebührenordnungspositionen 01500 bis 01503 erfolgt außerhalb der morbiditätsbedingten Gesamtvergütungen.

01501   Beobachtung und Betreuung eines Patienten in unmittelbarem Anschluss an eine   **141**
              Leistung aus Spalte 1 des Anhangs 8   **17,96**

Obligater Leistungsinhalt
* Beobachtung und Betreuung,
* Überwachung der Vitalparameter,
* Dauer 30 Minuten,

Fakultativer Leistungsinhalt
* Infusion(en),

Abrechnungsbestimmung einmal am Behandlungstag

Abrechnungsausschluss in derselben Sitzung 01220 bis 01222, 01440, 01510 bis 01512, 01520, 01521, 01530, 01531, 01540 bis 01546, 01857, 01910, 01911, 02100 bis 02102, 02340, 02342, 04564 bis 04566, 04572, 04573, 05350, 05360, 05361, 05370, 05371, 13256, 13610 bis 13612, 30708, 32247 und 36884 sowie die Abschnitte 31.3, 31.5, 36.3 und 36.5 berechnungsfähig.

Aufwand in Min.   **Kalkulationszeit: 5   Prüfzeit:5   Eignung der Prüfzeit:** Tages- und Quartalsprofil
Berichtspflicht Nein

Kommentar: s. Nr. 01500.

01502   Zuschlag zu der Gebührenordnungsposition 01500 oder 01501 bei Fortsetzung   **70**
              der Beobachtung und/oder Zusatzpauschale für die weitere Beobachtung gemäß   **8,92**
              Anhang 8

Abrechnungsbestimmung je vollendete 30 Minuten

Abrechnungsausschluss in derselben Sitzung 01910, 01911, 02101, 02102, 04564, 04565, 04566, 04572, 04573, 13610, 13611, 13612, 30320, 30321, 30322, 30323, 30326

Aufwand in Min.   **Kalkulationszeit:** 0   **Prüfzeit:** 0   **Eignung der Prüfzeit:** Tages- und Quartalsprofil

Berichtspflicht Nein

Kommentar: s. Nr. 01500.

01503   Zuschlag zu der Gebührenordnungsposition 01500 oder 01501 bei Fortsetzung   **107**
der Beobachtung und Betreuung und/oder Zusatzpauschale für die weitere   **13,63**
Beobachtung und Betreuung gemäß Anhang 8

Abrechnungsbestimmung je vollendete 30 Minuten

Abrechnungsausschluss in derselben Sitzung 01910, 01911, 02101, 02102, 04564, 04565, 04566, 04572, 04573, 13610, 13611, 13612, 30320, 30321, 30322, 30323, 30326

Aufwand in Min.   **Kalkulationszeit:** 1   **Prüfzeit:** 1   **Eignung der Prüfzeit:** Tages- und Quartalsprofil

Berichtspflicht Nein

Kommentar: s. Nr. 01500.

Zusatzpauschalen für Beobachtung und Betreuung

Obligater Leistungsinhalt
- Beobachtung und Betreuung eines Kranken mit konsumierender Erkrankung (fortgeschrittenes Malignom, HIV-Erkrankung im Stadium AIDS) in einer Arztpraxis oder praxisklinischen Einrichtung gemäß § 115 Abs. 2 SGB V unter parenteraler intravasaler Behandlung mittels Kathetersystem

und/oder
- Beobachtung und Betreuung eines Kranken in einer Arztpraxis oder praxisklinischen Einrichtung gemäß § 115 Abs. 2 SGB V, in ermächtigten Einrichtungen oder durch einen ermächtigten Arzt gemäß §§ 31, 31a Arzte-ZV unter parenteraler intravasaler Behandlung mit Zytostatika und/oder monoklonalen Antikörpern und/oder einer Enzymersatztherapie bei Morbus Pompe gemäß der jeweils aktuell gültigen Fachinformation

und/oder
- Beobachtung und Betreuung eines kachektischen Patienten mit konsumierender Erkrankung während enteraler Ernährung über eine Magensonde oder Gastrostomie (PEG) in einer Praxis oder praxisklinischen Einrichtung gemäß § 115 Abs. 2 SGB V

und/oder
- Beobachtung und Betreuung einer Patientin, bei der ein i.v.-Zugang angelegt ist, am Tag der Follikelpunktion zur intendierten Eizellentnahme, entsprechend der Gebührenordnungsposition 08537 oder 08637

und/oder
- Beobachtung und Betreuung eines Patienten nach einer Punktion an Niere, Leber, Milz oder Pankreas

Fakultativer Leistungsinhalt
- Infusion(en)

Anmerkung Für die Behandlung mit monoklonalen Antikörpern ist nur die Gebührenordnungsposition 01510 berechnungsfähig, in begründeten Ausnahmefällen unter Angabe des Präparates und der Infusionsdauer sind die Gebührenordnungspositionen 01511 oder 01512 berechnungsfähig.

Für die Behandlung mit Alglucosidase alfa bei Morbus Pompe sind nur die Gebührenordnungspositionen 01510 und 01511 berechnungsfähig.

Die Gebührenordnungspositionen 01510 bis 01512 sind zur Behandlung von Patienten mit neurologischen Autoimmunerkrankungen (multifokale motorische Neuropathie und chronisch inflammatorische Polyneuropathie) nur berechnungsfähig, sofern aufgrund der hohen Einzeldosierung eine Infusionsdauer von über 2 Stunden erreicht wird. Die Berechnung der Gebührenordnungspositionen bei diesen Indikationen setzt die Angabe der Einzeldosierung, des Körpergewichts des Patienten und der Infusions- und Überwachungsdauer voraus.

EBM-Nr.   EBM-Punkte / Euro

01510*   Dauer mehr als 2 Stunden   **443**
56,44

Abrechnungsausschluss in derselben Sitzung 01500, 01501, 01511, 01512, 01520, 01521, 01522, 01530, 01531, 01540, 01541, 01542, 01543, 01544, 01545, 01546, 01549, 01857, 01910, 01911, 02100, 02101, 02102, 04564, 04565, 04566, 04572, 04573, 05311, 13610, 13611, 13612, 13620, 13621, 13622, 30708, 32247, 34502, 34503 und Kapitel 31.5.3, 5

Aufwand in Min.   **Kalkulationszeit:** 4   **Prüfzeit:** 4   **Eignung d. Prüfzeit:** Tages- und Quartalsprofil

GOÄ   entsprechend oder ähnlich: Leistungskomplex in der GOÄ nicht vorhanden. Abrechnung der einzelnen erbrachten GOÄ-Leistung(en).

Kommentar: Seit 1.10.2019 wird diese Behandlung bei den EBM Nrn. 01510 bis 01511 berechnungsfähig.

Nach einem BSG-Urteil vom 25. Januar 2017 sind die EBM Nrn. 01510 bis 01512 der Betreuungs- und Beobachtungsleistungen auch von ermächtigten stationären Einrichtungen abrechenbar.

Die Leistungen der EBM Nrn. 01510 bis 01512 können berechnet werden:

a) wenn der Kranke mehr als 2 Stunden (die reine Betreuungszeit muss mehr als zwei Stunden, also mindestens 121 Minuten gedauert haben) in der Praxis oder praxisklinischen Einrichtung, nicht jedoch im Rahmen einer belegärztlichen Behandlung beobachtet und betreut wurde und

b) wenn es sich um eine der in der Leistungslegende definierten Gruppen von Behandlungsmaßnahmen gehandelt hat.

EBM Nr. 01511 setzt mindestens eine Betreuungszeit von 241 Minuten,

EBM Nr. 01512 setzt 361 Minuten voraus.

Der Arzt darf sich während der Betreuungszeit auch um andere Patienten kümmern und ggf. eine Betreuung und Beobachtung durch eine ausgebildete Hilfskraft sicherstellen.

Die EBM Nrn. 01510 bis 01512 sind je Patient auch dann berechnungsfähig, wenn der Arzt mehrere Patienten gleichzeitig betreut. Der Arzt muss sich aber immer wieder vom Zustand seines speziellen Patienten vergewissern. Infusionen sind Bestandteil der Betreuungsleistung und nicht zusätzlich berechnungsfähig.

Leistungen, die eine nach dem EBM vergütete Beobachtung und/oder Betreuung eines Patienten erfordern, sind an demselben Behandlungstag nicht neben den EBM Nrn. 01510–01512 abrechenbar.

Rechtsprechung: Der Leistungsinhalt des 1. Spiegelstrichs der GOP 01510 EBM ist auch erfüllt, wenn vom Vertragsarzt mittels Kathetersystem Infusionen von Opiaten oder Benzodiazepin zur Analogiesedierung sowie Infusionen zur Kreislaufstabilisierung verabreicht werden. Dem Wortlaut ist nicht zu entnehmen, dass die parenterale intravasale Behandlung der (unmittelbaren) Behandlung der Krebserkrankung dienen muss. Raum für eine systematische Interpretation besteht nicht (LSG Baden-Württemberg, Urt. v. 28.04.2021, Az.: L 5 KA 1986/18 – Leitsatz).

01511*   Dauer mehr als 4 Stunden   **872**
111,10

Abrechnungsausschluss in derselben Sitzung 01500, 01501, 01510, 01512, 01520, 01521, 01522, 01530, 01531, 01540, 01541, 01542, 01543, 01544, 01545, 01546, 01549, 01857, 01910, 01911, 02100, 02101, 02102, 04564, 04565, 04566, 04572, 04573, 05311, 13610, 13611, 13612, 13620, 13621, 13622, 30708, 32247, 34502, 34503 und Kapitel 5, 31.5.3

Aufwand in Min.   **Kalkulationszeit:** 6   **Prüfzeit:** 6   **Eignung d. Prüfzeit:** Tages- und Quartalsprofil

GOÄ   entsprechend oder ähnlich: Leistungskomplex in der GOÄ nicht vorhanden. Abrechnung der einzelnen erbrachten GOÄ-Leistung(en).

Kommentar: Siehe Kommentar zu EBM Nr. 01510

01512*   Dauer mehr als 6 Stunden   **1299**
    165,50

    Abrechnungsausschluss in derselben Sitzung 01500, 01501, 01510, 01511, 01520, 01521, 01522, 01530, 01531, 01540, 01541, 01542, 01543, 01544, 01545, 01546, 01549, 01857, 01910, 01911, 02100, 02101, 02102, 04564, 04565, 04566, 04572, 04573, 05311, 13610, 13611, 13612, 13620, 13621, 13622, 30708, 32247, 34502, 34503 und Kapitel 5, 31.5.3

Aufwand in Min.   **Kalkulationszeit:** 8   **Prüfzeit:** 10   **Eignung d. Prüfzeit:** Tages- und Quartalsprofil

GOÄ   entsprechend oder ähnlich: Leistungskomplex in der GOÄ nicht vorhanden. Abrechnung der einzelnen erbrachten GOÄ-Leistung(en).

Kommentar: Siehe Kommentar zu EBM Nr. 01510

Zusatzpauschale für die Beobachtung und Betreuung eines Kranken unter Behandlung mit Arzneimitteln, einschließlich Infusionen

Obligater Leistungsinhalt
- Beobachtung und Betreuung eines Kranken unter parenteraler intravasaler Behandlung mit Sebelipase alfa und/oder Velmanase alfa und/oder Olipudase alfa und/oder Patisiran und/oder einer Enzymersatztherapie bei Morbus Fabry gemäß der jeweils aktuell gültigen Fachinformation

Fakultativer Leistungsinhalt
- Überwachung der Vitalparameter

Anmerkung Die Berechnung der Gebührenordnungspositionen 01540, 01541 und 01542 setzt die Angabe des Präparates, der Begründung der erforderlichen Überwachung gemäß der jeweils aktuell gültigen Fachinformation (z.B. Dosierung, Dosisanpassung, Erstgabe, Körpergewicht) und der Überwachungsdauer voraus.
Für die Behandlung mit Patisiran ist nur die Gebührenordnungsposition 01540 berechnungsfähig.

Kommentar: Die Infusionsziffern 01540-01542 beziehen sich auf eine Fettstoffwechselstörung, die zu einem Mangel an lysosomaler saurer Lipase führt. Hier ist die intravenöse Gabe der dafür zugelassenen Arzneimittel Sebelipase alfa und/oder Velmanase alfa, bzw. Fingolimod, Ponesimod, Siponimod, Ozanimod oder Pegunigalsidase alfa obligat. Die Beobachtung und Betreuung eines Kranken unter Behandlung eines dieser Arzneimittel wird für die Dauer von mehr als zwei Stunden über die Zusatzpauschale 01540, für die Dauer von mehr als vier Stunden über die Zusatzpauschale 01541 und für die Dauer von mehr als sechs Stunden über die Zusatzpauschale 01542 abgerechnet. Sie sind durch Fachärzte für Innere Medizin, für Kinder- und Jugendmedizin (Schwerpunktpädiater), für Neurologie, für Nervenheilkunde sowie für Neurologie und Psychiatrie berechnungsfähig.

01540*   Dauer mehr als 2 Stunden   **386**
    49,18

    Abrechnungsausschluss in derselben Sitzung 01500, 01501, 01510 bis 01512, 01520, 01521, 01522, 01530, 01531, 01541 bis 01545, 01857, 01910, 01911, 02100 bis 02102, 04564 bis 04566, 04572, 04573, 05311, 13610 bis 13612, 13620 bis 13622, 30708, 32247 und 34503 bis 34505 sowie Abschnitt 31.5.3 und Kapitel 5

Aufwand in Min.   **Kalkulationszeit:** 3   **Prüfzeit:** 3   **Eignung d. Prüfzeit:** Tages- und Quartalsprofil
    Berichtspflicht Nein

01541*   Dauer mehr als 4 Stunden   **625**
    79,63

Aufwand in Min.   **Kalkulationszeit:** 4   **Prüfzeit:** 4   **Eignung d. Prüfzeit:** Tages- und Quartalsprofil
    Berichtspflicht Nein

01542*   Dauer mehr als 6 Stunden   **961**
    122,44

    Abrechnungsausschluss in derselben Sitzung 01500, 01501, 01510 bis 01512, 01520, 01521, 01522, 01530, 01531, 01540, 01541, 01543 bis 01545, 01857, 01910, 01911,

02100 bis 02102, 04564 bis 04566, 04572, 04573, 05311, 13610 bis 13612, 13620 bis 13622, 30708, 32247 und 34503 bis 34505 sowie Abschnitt 31.5.3 und Kapitel 5

Aufwand in Min. **Kalkulationszeit:** 5   **Prüfzeit:** 5   **Eignung d. Prüfzeit:** Tages- und Quartalsprofil

Berichtspflicht Nein

Zusatzpauschale für die Beobachtung und Betreuung eines Kranken unmittelbar nach der Gabe eines Arzneimittels

Obligater Leistungsinhalt
- Beobachtung und Betreuung eines Kranken nach der oralen Gabe von Fingolimod oder Ozanimod oder Ponesimod oder Siponimod oder Etrasimod

Fakultativer Leistungsinhalt
- Überwachung der Vitalparameter

Anmerkung Die Berechnung der Gebührenordnungspositionen 01543, 01544 und 01545 setzt die Angabe des Präparates, der Begründung der erforderlichen Überwachung gemäß der jeweils aktuell gültigen Fachinformation (z.B. Dosierung, Dosisanpassung, Erstgabe, Körpergewicht) und der Überwachungsdauer (z.B. bei kardialen Vorerkrankungen) voraus.

Kommentar: Die Infusionsziffern 01543–01545 beziehen sich auf die Behandlung der Multiplen Sklerose. Hier ist die intravenöse Gabe der Arzneimittel Sebelipase alfa und/oder Velmanase alfa, bzw. Fingolimod, Ponesimod, Siponimod oder Ozanimod Voraussetzung für die Abrechnung. Zusätzlich wurde der Inhalt der mehrstündigen Beobachtungsleistungen nach der Gabe von Ponesimod oder Ozanimod in die Nrn. 01543 bis 01545 aufgenommen. Die Beobachtung des Patienten nach der Gabe dieser Medikamente kann unter bestimmten Bedingungen gemäß den Fachinformationen medizinisch geboten sein. Wenn die Beobachtung und Betreuung eines Kranken unmittelbar nach der Gabe eines dieser Arzneimittel erfolgt, können die Zusatzpauschalen 01543 für die Dauer von mehr als zwei Stunden, 01544 für die Dauer von mehr als vier Stunden oder 01545 für die Dauer von mehr als sechs Stunden berechnet werden. Sie sind **durch Fachärzte für Innere Medizin, für Kinder- und Jugendmedizin (Schwerpunktpädiater), für Neurologie, für Nervenheilkunde sowie für Neurologie und Psychiatrie** berechnungsfähig.

01543* Dauer mehr als 2 Stunden   **311**
39,62

Abrechnungsausschluss in derselben Sitzung 01500, 01501, 01510 bis 01512, 01520, 01521, 01522, 01530, 01531, 01540 bis 01542, 01544, 01545, 01857, 01910, 01911, 02100 bis 02102, 04564 bis 04566, 04572, 04573, 05311, 13610 bis 13612, 13620 bis 13622, 30708, 32247 und 34503 bis 34505 sowie Abschnitt 31.5.3 und Kapitel 5

Aufwand in Min. **Kalkulationszeit:** 1   **Prüfzeit:** 1   **Eignung d. Prüfzeit:** Tages- und Quartalsprofil

Berichtspflicht Nein

01544* Dauer mehr als 4 Stunden   **550**
70,07

Abrechnungsausschluss in derselben Sitzung 01500, 01501, 01510 bis 01512, 01520, 01521, 01522, 01530, 01531, 01540 bis 01543, 01545, 01857, 01910, 01911, 02100 bis 02102, 04564 bis 04566, 04572, 04573, 05311, 13610 bis 13612, 13620 bis 13622, 30708, 32247 und 34503 bis 34505 sowie Abschnitt 31.5.3 und Kapitel 5

Aufwand in Min. **Kalkulationszeit:** 2   **Prüfzeit:** 2   **Eignung d. Prüfzeit:** Tages- und Quartalsprofil

Berichtspflicht Nein

01545* Dauer mehr als 6 Stunden   **885**
112,75

Abrechnungsausschluss in derselben Sitzung 01500, 01501, 01510 bis 01512, 01520, 01521, 01522, 01530, 01531, 01540 bis 01544, 01857, 01910, 01911, 02100 bis 02102, 04564 bis 04566, 04572, 04573, 05311, 13610 bis 13612, 13620 bis 13622, 30708, 32247 und 34503 bis 34505 sowie Abschnitt 31.5.3 und Kapitel 5

Aufwand in Min. **Kalkulationszeit:** 3   **Prüfzeit:** 3   **Eignung d. Prüfzeit:** Tages- und Quartalsprofil

Berichtspflicht Nein

01546   Beobachtung und Betreuung eines Patienten unter Behandlung mit monoklonalen **491**
Antikörpern gegen SARS-CoV-2   **62,56**

Obligater Leistungsinhalt

- Beobachtung und Betreuung eines Patienten mit bestätigter COVID-19-Erkrankung unter intravenöser Infusionstherapie mit Sotrovimab gemäß aktuell gültiger Fachinformation,
- Unterbringung des Patienten in einem separaten Bereich,
- Dauer mindestens 90 Minuten

Anmerkung Erfolgt über denselben liegenden Zugang (z.B. Kanüle, Katheter) mehr als eine Infusion nach den Gebührenordnungspositionen 01546, 02100 bis 02102 und/oder 30710, so sind die Gebührenordnungspositionen 01546, 02100 bis 02102 und/oder 30710 je Behandlungstag nur einmal berechnungsfähig.

Abrechnungsausschluss in derselben Sitzung 01500, 01501, 01510, 01511, 01512, 01910, 01911, 02100, 02101, 02102, 04564, 04565, 04566, 04572, 04573, 13610, 13611, 13612

Aufwand in Min.   **Kalkulationszeit:** 6   **Prüfzeit:** 4   **Eignung der Prüfzeit:** Tages- und Quartalsprofil

Berichtspflicht Nein

1.6 Schriftliche Mitteilungen, Gutachten

1. Für das Ausstellen von Auskünften, Bescheinigungen, Zeugnissen, Berichten und Gutachten auf besonderes Verlangen der Krankenkassen bzw. des Medizinischen Dienstes gelten die Regelungen gemäß § 36 Bundesmantelvertrag-Ärzte (BMV-Ä).

2. Zweitschriften und alle weiteren als der erste Ausdruck EDV-gespeicherter Dokumentationen von Berichten und Arztbriefen mit Ausnahme der Gebührenordnungsposition 01602 sind nicht nach den Gebührenordnungspositionen dieses Abschnitts berechnungsfähig.

3. Die für Reproduktion und Versendung entstandenen Kosten können nach den vertraglichen Regelungen zu den Pauschalerstattungen geltend gemacht werden.

4. Bei Probenuntersuchungen ohne Arzt-Patienten-Kontakt sind die Gebührenordnungspositionen 01600 und 01601 nicht berechnungsfähig.

5. Die Gebührenordnungsposition 01640 ist von Vertragsärzten berechnungsfähig, die durch Diagnostik und/oder Therapie ein umfassendes Bild zu Befunden, Diagnosen und Therapiemaßnahmen des Patienten haben bzw. infolge einer krankheitsspezifischen Diagnostik und/oder Therapie über notfallrelevante Informationen zum Patienten verfügen.

6. Die Gebührenordnungsposition 01650 kann ausschließlich von

- Fachärzten im Gebiet Chirurgie,
- Fachärzten für Orthopädie,
- Fachärzten für Frauenheilkunde und Geburtshilfe,
- Fachärzten für Urologie

berechnet werden.

Kommentar:

Die Bundesmantelverträge regeln in den genannten Vorschriften, wann und unter welchen Voraussetzungen der Vertragsarzt verpflichtet ist, Auskünfte und sonstige Informationen an die Krankenkasse zu geben. Beispielhaft wird hier § 36 BMV-Ä:

„§ 36 Schriftliche Informationen

(1) Der Vertragsarzt ist befugt und verpflichtet, die zur Durchführung der Aufgaben der Krankenkassen erforderlichen schriftlichen Informationen (Auskünfte, Bescheinigungen, Zeugnisse, Berichte und Gutachten) auf Verlangen an die Krankenkasse zu übermitteln. Wird kein vereinbarter Vordruck verwendet, gibt die Krankenkasse an, gemäß welcher Bestimmungen des Sozialgesetzbuches oder anderer Rechtsvorschriften die Übermittlung der Information zulässig ist.

(2) Für schriftliche Informationen werden Vordrucke vereinbart. Vereinbarte Vordrucke, kurz. B.scheinigungen und Auskünfte sind vom Vertragsarzt ohne besonderes Honorar gegen Erstattung von Auslagen auszustellen, es sei denn, dass eine andere Vergütungsregelung vereinbart wurde. Der Vordruck enthält einen Hinweis darüber, ob die Abgabe der Information gesondert vergütet wird oder

nicht. Gutachten und Bescheinigungen mit gutachtlichen Fragestellungen, für die keine Vordrucke vereinbart wurden, sind nach den Leistungspositionen des BMÄ zu vergüten.

(3) Soweit Krankenkassen Versicherte bei der Verfolgung von Schadensersatzansprüchen, die bei der Inanspruchnahme von Versicherungsleistungen aus Behandlungsfehlern entstanden sind, unterstützen, sind die Vertragsärzte bei Vorliegen einer aktuellen Schweigepflichtsentbindung berechtigt, die erforderlichen Auskünfte zu erteilen."

Da die Übermittlungsart der schriftlichen Mitteilung nicht vorgeschrieben ist, kann diese per normaler Post, aber auch per Fax oder per E-Mail erfolgen. Bei den beiden letztgenannten Übermittlungsarten sind aber hohe Anforderungen an die datenschutzrechtlichen Belange zu stellen. So muss der Arzt sicherstellen, dass Fax bzw. E-Mail nur an den befugten Empfänger gelangen. Kann er das nicht hundertprozentig, sollte er auf diese Art der Übermittlung verzichten. Aus dem Wortlaut der Präambel, insbesondere der Nr. 1.4, ist zu schließen, dass Anlass des Berichts eine vorausgegangene Patientenuntersuchung gewesen sein muss. Entsprechend können reine Befundmitteilungen oder die Mitteilung über das Ergebnis von Probenuntersuchungen keine nach Nrn. 01600 und 01601 abrechnungsfähige Leistung darstellen. Allerdings können in solchen Fällen u. U. Versand- oder Kostenpauschalen nach Kapitel 40 anfallen.

01600　　Ärztlicher Bericht über das Ergebnis einer Patientenuntersuchung　　**55**
7,01

Anmerkung Der Höchstwert für die Gebührenordnungsposition 01600 und 01601 beträgt 180 Punkte je Behandlungsfall. Der Höchstwert ist auch auf den Arztfall anzuwenden.

Die Gebührenordnungsposition 01600 ist in den berechnungsfähigen Gebührenordnungspositionen der Abschnitte III.b-8.5, IV-31.2, IV-32.2, IV-32.3, IV-36.2 und der Kapitel III.b-11, III.b-12, III.b-17, III.b-19, III.b-24, III.b-25 und IV-34 enthalten.

Die Gebührenordnungsposition 01600 ist im Behandlungsfall nicht neben den Versicherten-, Grund- oder Konsiliarpauschalen berechnungsfähig.

Abrechnungsausschluss
im Krankheitsfall 01838
am Behandlungstag 31010, 31011, 31012, 31013
im Behandlungsfall 01790, 01791, 01792, 01793, 01835, 01836, 01837, 03000, 03010, 03030, 04000, 04010, 04030, 25213, 30700, 33706

Aufwand in Min.　**Kalkulationszeit:** KA　　**Prüfzeit:** ./.　　**Eignung d. Prüfzeit:** Keine Eignung

GOÄ　　entsprechend oder ähnlich: Nr. 70

Kommentar:　Die Vergütung der Leistung nach 01600 ist nach der Präambel des pädiatrischen Kapitels 04 möglich, jedoch nicht, wenn im Behandlungsfall („Quartal") die Versichertenpauschale 04000 angesetzt wird. Sie erfolgt außerhalb der morbiditätsbedingten Gesamtvergütung. Operationsberichte können nicht mit der EBM Nr. 01600 berechnet werden, da sie mit den OP-Gebühren abgegolten sind.

Wenn ein Patient, bei dem eine berichtspflichtige Leistung erbracht wurde, nicht die Weitergabe eines Befundes an den Hausarzt wünscht oder wenn er gar keinen hat, so ist nach den Allgemeinen Bestimmungen 2.1.4 die berichtspflichtige Leistung trotzdem vollständig erfüllt und damit auch abrechnungsfähig.

Gemäß den Allgemeinen Bestimmungen 2.1.4 muss der Bericht immer schriftlich abgefasst werden und kann nicht – auch nicht im Rahmen einer Praxisgemeinschaft – mündlich, d. h. telefonisch übermittelt werden.

Nach den allgemeinen Bestimmungen 7.1 können Versand- bzw. Kostenpauschale nach den EBM-Nrn. 40110 ff. abgerechnet werden. Nicht abrechnungsfähig sind Schreibgebühren. Bei Übermittlung des ärztlichen Berichtes per Fax kann die EBM-Nr. 40111 zusätzlich berechnet werden.

Hinweis:

Bei der GOP 01660 handelt es sich um eine Strukturförderpauschale (GOP 01660) von einem EBM-Punkt (10,99 Cent) je elektronisch versendetem Brief.

Tipp:　　Prüfen Sie in der Präambel zum Kapitel Ihrer Fachgruppe, ob diese Leistung, die auch im Anhang 1 (Verzeichnis der nicht gesondert berechnungsfähigen Leistungen) aufgelistet ist, von Ihrer Fachgruppe gesondert abgerechnet werden kann.

Finden Sie diese Leistung nicht in einem der Präambel-Absätze als abrechenbar aufgeführt, ist sie nicht berechnungsfähig. Die Leistung ist in der Regel dann bei Ihrer Fachgruppe Bestandteil der Versicherten- oder Grundpauschale und damit nicht gesondert berechnungsfähig.

01601 **Ärztlicher Brief in Form einer individuellen schriftlichen Information des Arztes an** **108** **einen anderen Arzt über den Gesundheits- bzw. Krankheitszustand des Patienten** **13,76**

Obligater Leistungsinhalt
* Schriftliche Informationen zu
  – Anamnese,
  – Befund(e),
  – Epikritische Bewertung,
  – Schriftliche Informationen zur Therapieempfehlung

Anmerkung Der Höchstwert für die Gebührenordnungspositionen 01600 und 01601 beträgt 180 Punkte je Behandlungsfall. Der Höchstwert ist auch auf den Arztfall anzuwenden.

Die Gebührenordnungsposition 01601 ist in den berechnungsfähigen Gebührenordnungspositionen der Abschnitte III.b-8.5, IV-31.2, IV-32.2, IV-32.3, IV-36.2 und der Kapitel III.b-11, III.b-12, III.b-17, III.b-19, III.b-24, III.b-25 und IV-34 enthalten.

Die Gebührenordnungsposition 01601 ist im Behandlungsfall nicht neben den Versicherten-, Grund- oder Konsiliarpauschalen berechnungsfähig.

Abrechnungsausschluss
im Krankheitsfall 01838
am Behandlungstag 31010, 31011, 31012, 31013
im Behandlungsfall 01790, 01791, 01792, 01793, 01835, 01836, 01837, 03000, 03030, 04000, 04010, 04030, 25213, 25214, 30700, 33706

Aufwand in Min. **Kalkulationszeit:** 8 **Prüfzeit:** 2 **Eignung d. Prüfzeit:** Tages- und Quartalsprofil

GOÄ entsprechend oder ähnlich: Nrn. 75, 80 (Gutachten)

Kommentar: Nach der Leistungslegende wird eine abschließende Beurteilung (epikritische Bewertung) gefordert, so dass ein allgemeiner Bericht über die Patientenuntersuchung und die entsprechenden Befunde nicht dieser Leistungslegende entspricht, sondern nur der EBM-Nr. 01600.

Alle Kopien für den Hausarzt sind nach der festgelegten EBM-Nr. 01602 berechnungsfähig.
Wezel/Liebold weist in seinem Kommentar nochmals darauf hin, dass die zum Zeitpunkt der Untersuchung festgestellten Symptome und Befunde relativ zeitnah am Untersuchungstermin versendet werden sollten, und gibt ein Urteil des Sozialgerichtes Stuttgart AZ.: S11Ka2267/02 vom 14. Mai 2003 an, dass nur in Ausnahmefällen der Zeitraum von 4 Wochen tolerabel ist.

01602 Gebührenordnungsposition für die Mehrfertigung (z.B. Kopie) eines Berichtes oder **12** Briefes nach den Gebührenordnungspositionen 01600, 01601, 01794, 01841 oder **1,53** 08575 an den Hausarzt gemäß § 73 Abs. 1b SGB V

Anmerkung Bei der Berechnung der Gebührenordnungsposition 01602 ist auf dem Behandlungsausweis die Arztabrechnungsnummer oder der Name des Hausarztes gemäß § 73 Abs. 1b SGB V anzugeben.
Die Gebührenordnungsposition 01602 für die Kopie eines Berichtes oder Briefes an den Hausarzt ist nur berechnungsfähig, wenn bereits ein Bericht oder Brief an einen anderen Arzt erfolgt ist.

Abrechnungsausschluss im Behandlungsfall 17210, 19210, 24210, 24211, 24212, 25210, 25211, 25213, 25214

Aufwand in Min. **Kalkulationszeit:** KA **Prüfzeit:** ./. **Eignung d. Prüfzeit:** Keine Eignung

GOÄ entsprechend oder ähnlich: Berechnung entstandener Kopie-Kosten nach § 10 Abs.1 GOÄ

Kommentar: Seit dem neuen EBM2000plus wird fast für jeden „Spezialisten", der diagnostische Leistungen an Patienten vollbringt, der Brief an den Hausarzt bzw. an einen anderen überweisenden Spezialisten zur Grundvoraussetzung für die Abrechnung. Erst mit Versendung dieses Briefes ist die Leistung abgeschlossen.

Erfolgt eine Überweisung von einem Spezialisten zu einem anderen, so ist sowohl ein Arztbrief an den überweisenden Spezialisten und eine Befundkopie an den Hausarzt zu senden.

Hausärzte sollten bei Überweisung ihre Patienten darauf hinweisen, dass der Gebietsarzt unverzüglich eine Befundkopie zusenden muss.

01610	Bescheinigung zur Feststellung der Belastungsgrenze (Muster 55)	**14**
Aufwand in Min.	**Kalkulationszeit:** KA **Prüfzeit:** ./. **Eignung d. Prüfzeit:** Keine Eignung	**1,78**

GOÄ   entsprechend oder ähnlich: Nr. 70

Kommentar: Erwachsene müssen nicht mehr als 2 % ihrer jährlichen Bruttoeinnahmen aus eigener Tasche für Heil- und Hilfsmittel, Fahrtkosten, Vorsorge- und Rehabilitationsleistungen hinzuzahlen. Für chronisch Kranke, die wegen derselben schwerwiegenden Krankheit in Dauerbehandlung sind, liegt die Belastungsgrenze bei 1 % der jährlichen Bruttoeinnahmen.

Eine „Dauerbehandlung" liegt vor, wenn der Versicherte mindestens ein Jahr lang vor Ausstellung dieser Bescheinigung jeweils wenigstens einmal im Quartal wegen derselben Krankheit in ärztlicher Behandlung war.

Der Begriff der „schwerwiegenden chronischen Krankheit" wurde vom gemeinsamen Bundesausschuss in der „Richtlinie zur Definition schwerwiegender chronischer Krankheiten" im Sinne des § 62 SGB V" wie folgt definiert (§ 2 der Richtlinie):

Schwerwiegende chronische Krankheit

Eine Krankheit i. S. d. § 62 Abs. 1 Satz 2 SGB V ist ein regelwidriger körperlicher oder geistiger Zustand, der Behandlungsbedürftigkeit zur Folge hat. Gleiches gilt für die Erkrankung nach § 62 Abs. 1 Satz 4 SGB V.

Eine Krankheit ist schwerwiegend chronisch, wenn sie wenigstens ein Jahr lang, mindestens einmal pro Quartal ärztlich behandelt wurde (Dauerbehandlung) und eines der folgenden Merkmale vorhanden ist:

a) Es liegt eine Pflegebedürftigkeit der Pflegestufe 2 oder 3 nach dem zweiten Kapitel SGB XI vor.

b) Es liegt ein Grad der Behinderung (GdB) von mindestens 60 oder eine Minderung der Erwerbsfähigkeit (MdE) von mindestens 60 % vor, wobei der GdB oder die MdE nach den Maßstäben des § 30 Abs. 1 BVG oder des § 56 Abs. 2 SGB VII festgestellt und zumindest auch durch die Krankheit nach Satz 1 begründet sein muss.

c) Es ist eine kontinuierliche medizinische Versorgung (ärztliche oder psychotherapeutische Behandlung, Arzneimitteltherapie, Behandlungspflege, Versorgung mit Heil- und Hilfsmitteln) erforderlich, ohne die nach ärztlicher Einschätzung eine lebensbedrohliche Verschlimmerung, eine Verminderung der Lebenserwartung oder eine dauerhafte Beeinträchtigung der Lebensqualität durch die aufgrund der Krankheit nach Satz 1 verursachte Gesundheitsstörung zu erwarten ist.

Ist eine Person nach zumindest einem dieser Kriterien chronisch erkrankt, beträgt die Belastungsgrenze 1 % des maßgeblichen Jahreseinkommens.

Den betroffenen Patienten ist auf jeden Fall zu empfehlen, alle Quittungen von Zuzahlungen und auch die Quittungen der Praxisgebühr zu sammeln. Wenn im Laufe des Jahres die Belastungsgrenze erreicht wird, dann sollten diese Patienten ihre Einkommensnachweise mit den aufgebrachten Aufwendungen für Zuzahlungen und Praxisgebühren bei der Krankenkasse einreichen. Sie werden dann für den Rest des Jahres von den Zuzahlungen befreit.

Zur Abrechnung der Leistung nach Nr. 01610 muss das Muster 55 ausgefüllt sein.

Tipp: **Auf der u. a. KBV-Seite finden Sie die aktuelle Vordruckvereinbarung: https://www. kbv.de/media/sp/02_Vordruckvereinbarung.pdf**

Prüfen Sie in der Präambel zum Kapitel Ihrer Fachgruppe, ob diese Leistung, die auch im Anhang 1 (Verzeichnis der nicht gesondert berechnungsfähigen Leistungen) aufgelistet ist, von Ihrer Fachgruppe gesondert abgerechnet werden kann.

Finden Sie diese Leistung **nicht** in einem der Präambel-Absätze als abrechenbar aufgeführt, ist sie nicht berechnungsfähig. Die Leistung ist in der Regel dann bei Ihrer Fachgruppe Bestandteil der Versicherten- oder Grundpauschale und damit nicht gesondert berechnungsfähig.

01611 Verordnung von medizinischer Rehabilitation unter Verwendung des Vordrucks **302**
Muster 61 gemäß Anlage 2 der Richtlinie des Gemeinsamen Bundesausschusses 38,48
über Leistungen zur medizinischen Rehabilitation (Rehabilitations-Richtlinie) nach
§ 92 Abs. 1 SGB V

Anmerkung Die Gebührenordnungsposition 01611 ist bei Vorliegen der Voraussetzungen gemäß § 1b der Rehabilitations-Richtlinie auch in einem Behandlungsfall berechnungsfähig, in dem kein persönlicher Arzt-Patienten-Kontakt, aber ein Arzt-Patienten-Kontakt im Rahmen einer Videosprechstunde stattgefunden hat. Dies ist durch Angabe einer bundeseinheitlich kodierten Zusatzkennzeichnung zu dokumentieren. Für die Abrechnung gelten die Anforderungen gemäß Anlage 31b zum BMVÄ entsprechend.

Aufwand in Min. **Kalkulationszeit:** KA   **Prüfzeit:** 20   **Eignung d. Prüfzeit:** Tages- und Quartalsprofil

GOÄ entsprechend oder ähnlich: Nrn. 80, 85 (aufwendiges Gutachten)

Kommentar: Die aktualisierten Rehabilitations-Richtlinien finden Sie unter: https://www.g-ba.de/downloads/62-492-3862/Reha-RL_2025-05-15_iK-2025-07-26.pdf – in Kraft getreten am: 26.07.2025.

Krankenkassen sollen bei der Verordnung einer geriatrischen Reha nicht mehr prüfen, ob die Maßnahme medizinisch erforderlich ist, sofern ärztlicherseits im Antrag alle erforderlichen Angaben gemacht sind. Die Einwilligung der Versicherten, ob sie einer Übersendung der gutachterlichen Stellungnahme des Medizinischen Dienstes an die verordnende Praxis zustimmen und dass die Krankenkassenentscheidung an Dritte, zum Beispiel Angehörige, übermittelt wird, ist auf dem Reha-Formular zu dokumentieren.

01612 Konsiliarbericht eines Vertragsarztes vor Aufnahme einer Psychotherapie durch **37**
den Psychologischen Psychotherapeuten, Fachpsychotherapeuten für Erwachsene, 4,71
Kinder- und Jugendlichenpsychotherapeuten oder Fachpsychotherapeuten für
Kinder und Jugendliche (Muster 22) gemäß der Psychotherapie-Richtlinie

Aufwand in Min. **Kalkulationszeit:** KA   **Prüfzeit:** 1   **Eignung d. Prüfzeit:** Tages- und Quartalsprofil

GOÄ entsprechend oder ähnlich: Nr. 75

Kommentar: Patienten können psychologische Psychotherapeuten und Kinder- und Jugendlichenpsychotherapeuten, die an der vertragsärztlichen Versorgung teilnehmen, unmittelbar aufsuchen, doch ist der Aufgesuchte verpflichtet, den Patienten zur Einholung des Konsiliarberichtes spätestens nach Beendigung der probatorischen Sitzungen und vor Beginn der Psychotherapie den Patienten an einen Konsiliararzt zu überweisen.

Auf der Überweisung hat er dem Konsiliararzt eine kurze Information über die von ihm erhobenen Befunde und die Indikation zur Durchführung einer Psychotherapie zukommen zu lassen.

Der Konsiliararzt hat den Konsiliarbericht nach persönlicher Untersuchung des Patienten zu erstellen. Der Bericht ist dem Psychologischen Psychotherapeuten oder Kinder- und Jugendlichenpsychotherapeuten möglichst zeitnah, spätestens aber drei Wochen nach der Untersuchung zu übermitteln.

Der Konsiliarbericht ist vom Konsiliararzt insbesondere zum Ausschluss somatischer Ursachen und gegebenenfalls psychiatrischer oder kinder- und jugendpsychiatrischer Ursachen abzugeben.

Die Angaben sind nur zur Einsicht für den Therapeuten (Muster 22a), den Konsiliararzt (Muster 22c) und gegebenenfalls den Gutachter oder Obergutachter (Muster 22b) selbst bestimmt, die Krankenkasse (Muster 22d) erhält keine Einsicht.

Ist eine psychotherapeutische Behandlung nach Ansicht des Arztes kontraindiziert und wird trotzdem ein Antrag auf therapeutische Behandlung bei der Vertragskasse gestellt, so veranlasst die Krankenkasse eine Begutachtung durch den Medizinischen Dienst der Krankenkassen.

Da die EBM-Ziffer 01612 in der Präambel zum Kapitel 04 (Kinderheilkunde) nicht als „zusätzlich zu berechnende EBM-Ziffer" aufgezählt ist, wird sie für Kinder- und Jugendärzte nicht extra vergütet.

01615   Feststellung der medizinischen Notwendigkeit einer Mitaufnahme einer Begleit-   **30**
person im Vorfeld einer nicht geplanten Krankenhausbehandlung und formlose   **3,82**
Bescheinigung gemäß § 3 Abs. 2 der Krankenhausbegleitungs-Richtlinie des
Gemeinsamen Bundesausschusses,

Abrechnungsbestimmung einmal im Krankheitsfall

Berichtspflicht Nein

Aufwand in Min.   **Kalkulationszeit:** KA   **Prüfzeit:** ./.   **Eignung d. Prüfzeit:** keine Eignung

Kommentar: Menschen mit Behinderung können aus medizinischen Gründen bei einer stationären Behandlung eine Begleitperson benötigen. Ärzte und Psychotherapeuten können ihnen dazu eine formlose Bescheinigung ausstellen, die bis zu zwei Jahre gültig ist. Die Gebührenordnungsposition (GOP) 01615 ist mit 30 Punkten/3,45 Euro bewertet und kann einmal im Krankheitsfall (= 4 Quartale) abgerechnet werden. Das hat der Bewertungsausschuss beschlossen.

Hintergrund ist die Krankenhausbegleitungs-Richtlinie des Gemeinsamen Bundesausschusses. Begleitpersonen können in bestimmten Fällen Anspruch auf Krankengeld geltend machen.

Die abschließende Feststellung und Entscheidung über die Mitaufnahme trifft der Krankenhausarzt. Im Krankenhaus werden auch die erforderlichen Bescheinigungen für die Begleitperson ausgestellt, die für den Arbeitgeber beziehungsweise die Krankenkasse notwendig sind.

Die medizinische Notwendigkeit für eine Begleitperson kann sich beispielsweise dadurch ergeben, dass ein Mensch mit Behinderung nur mit ihrer Hilfe den Anweisungen des Krankenhauspersonals folgen kann. Die Behinderung allein genügt laut Krankenhausbegleitungs-Richtlinie nicht als Kriterium.

01620   Kurze Bescheinigung oder kurzes Zeugnis, nur auf besonderes Verlangen der   **30**
Krankenkasse oder Ausstellung des vereinbarten Vordrucks nach dem Muster 50   **3,82**

Abrechnungsausschluss in derselben Sitzung 01735

Aufwand in Min.   **Kalkulationszeit:** KA   **Prüfzeit:** ./.   **Eignung d. Prüfzeit:** Keine Eignung

GOÄ   entsprechend oder ähnlich: Nr. 70

Kommentar: Unter dieser Leistungsziffer sind folgende Anfragen der Krankenkasssen abzurechnen:
Muster 41 – Bericht des behandelnden Arztes – Arztanfrage
Muster 50 – Anfrage zur Zuständigkeit einer anderen Krankenkasse
Muster 58 – Bescheinigung zur Folgevereinbarung von Rehabilitationssport oder Funktionstraining

01621   Krankheitsbericht, nur auf besonderes Verlangen der Krankenkasse oder   **44**
Ausstellung der vereinbarten Vordrucke nach den Mustern 11, 53 oder 56   **5,61**

Abrechnungsausschluss in derselben Sitzung 01735

Aufwand in Min.   **Kalkulationszeit:** KA   **Prüfzeit:** ./.   **Eignung d. Prüfzeit:** Keine Eignung

GOÄ   entsprechend oder ähnlich: Nr. 75

Kommentar: Unter dieser Leistungsziffer sind folgende Anfragen der Krankenkasssen abzurechnen:
Muster 11 – Bericht für den Medizinischen Dienst
Muster 53 – Anfrage Arbeitsunfähigkeitszeiten
Muster 56 – Antrag auf Kostenübernahme für Rehabilitationssport
Muster 57 – Antrag auf Kostenübernahme für Funktionstraining

1 Allgemeine Gebührenordnungspositionen

EBM-Nr.   EBM-Punkte / Euro

01622   Ausführlicher schriftlicher Kurplan oder begründetes schriftliches Gutachten oder   **83**
schriftliche gutachterliche Stellungnahme, nur auf besonderes Verlangen der   **10,57**
Krankenkasse oder Ausstellung der vereinbarten Vordrucke nach den Mustern 20
a-d, 51, 52 oder 65

Aufwand in Min.   **Kalkulationszeit:** KA   **Prüfzeit:** ./.   **Eignung d. Prüfzeit:** Keine Eignung

GOÄ   entsprechend oder ähnlich: Nr. 77

Kommentar: Wegen der Wahrung des Datenschutzes ist es in jeden Fall zweckmäßig, das Einverständnis des Patienten (schrftl.) einzuholen.
Siehe Kommentar zu Nr. 01624. Formular 65 siehe bei KBV unter: http://www.kbv.de/
media/sp/Muster_65.pdf.
Vereinbarung über alle Vordrucke für die vertragsärztliche Versorgung - Stand: Juli 2022
siehe unter https://www.kbv.de/media/sp/02_Vordruckvereinbarung.pdf
Die EBM Nr. 01622 kann für einen ausführlichen schriftlichen Kurplan, ein begründetes
schriftliches Gutachten oder eine schriftliche gutachterliche Stellungnahme auf besonderes
Verlangen der Krankenkasse berechnet werden.
Die EBM-Nr. 01622 kann für die folgende Ausstellung angesetzt werden:

Vordruck	Leistungsbeschreibung
20a–d	Maßnahmen zur stufenweisen Wiedereingliederung in das Erwerbsleben
51	Anfrage zur Zuständigkeit eines sonstigen Kostenträgers (bei Arbeits- oder sonstigem Unfall und Drittschädigung oder zum ursächlichen Zusammenhang mit einem Versorgungsleiden)
52	Anfrage bei Fortbestehen der Arbeitsunfähigkeit
65	Ärztliches Attest für/über Kind

Tipp: Kostenpauschale Nr. 40142 für Leistung Nr.01622 bei Abfassung in freier Form, wenn
keine vereinbarten Vordrucke verwendbar sind.

01623   Kurvorschlag des Arztes zum Antrag auf ambulante Kur, Ausstellung des verein-   **53**
barten Vordrucks nach Muster 25   **6,75**

Aufwand in Min.   **Kalkulationszeit:** KA   **Prüfzeit:** ./.   **Eignung d. Prüfzeit:** Keine Eignung

GOÄ   entsprechend oder ähnlich: Nr. 77

Kommentar: Der Vordruck Muster 25 (Kurantrag zu Lasten der GKV) besteht aus drei Teilen:
- Selbstauskunftsbogen, in dem der Patient die persönlichen Daten einträgt und ggf.
  seine Wunschklinik
- Bogen für die Krankenkasse
- Bogen für den Arzt

Den Unterlagen sollten noch weitere Schriftstücke beigefügt werden:
- Kopien der vorausgegangenen Operationen
- Kopien der pathologischen Befunde
- sofern vorhanden – eine Kopie des Schwerbehindertenausweises.

Neben der Leistung nach Nr. 01623 kann der Arzt für den Versand Porto nach Nrn. 40110 f.
berechnen.

Vom Patienten erwartete Befundberichte, Anträge und Empfehlungen zu Heilverfahren
an die Kostenträger der Rentenversicherung, der Unfallversicherung oder der privaten
Versicherungen sind keine GKV-Leistungen und nicht mit der EBM-Nr. 01623 berechnungsfähig. Diese Leistungen müssen nach GOÄ-Nr. 77 (Planung und Leitung einer Kur)
berechnet werden.

Siehe auch Abrechnungstipp zu Nr. 01610.

01624 Verordnung medizinischer Vorsorge für Mütter oder Väter gemäß **210**
§ 24 SGB V unter Verwendung des Vordrucks Muster 64   26,75

Berichtspflicht Nein

Aufwand in Min. **Kalkulationszeit:** KA   **Prüfzeit:** 14   **Eignung d. Prüfzeit:** Tages- und Quartalsprofil

Kommentar: Die Verordnung medizinischer Vorsorge für Mütter oder Väter nach § 24 SGB V (früher
inkorrekt als „Mutter-Kind-Kur bezeichnet) benutzt das Muster 64. Das Formular sehen
Sie bei der KBV unter http://www.kbv.de/media/sp/Muster_64.pdf, Erläuterungen zum
Formular unter https://www.kbv.de/html/34806.php

Unter dem Punkt V. Zuweisungsempfehlungen sind Angaben zu den mitreisenden Kindern
zu machen. Wichtig für den Hausarzt: Nur wenn bei den Kindern eine eigenständige
Behandlungsbedürftigkeit vorliegt, ist es notwendig das Muster 65 „Ärztliche Verordnung
Kind zur Verordnung einer Medizinischen Vorsorge/Rehabilitation beim Kinder- und
Jugendarzt ausfüllen zu lassen. Handelt es sich lediglich um begleitende Kinder ohne
eigenständige medizinische Indikation („Kind altersbedingt nicht von den Eltern zu
trennen"), genügt es die Personendaten der Kinder unter dem Punkt V. B. im Muster 64
einzutragen.

01626 Ärztliche Stellungnahme für die Krankenkasse bei der Beantragung einer **143**
Genehmigung gemäß § 31 Absatz 6 SGB V zur Verordnung von   18,22
• Cannabis in Form von getrockneten Blüten
oder
• Cannabis in Form von Extrakten
oder
• Arzneimitteln mit dem Wirkstoff Dronabinol
oder
• Arzneimitteln mit dem Wirkstoff Nabilon,

Abrechnungsbestimmung einmal je Erstverordnung

Anmerkung
Die Gebührenordnungsposition 01626 ist höchstens viermal im Krankheitsfall berechnungsfähig.

Abrechnungsausschluss am Behandlungstag 1.2

Berichtspflicht Nein

Aufwand in Min. **Kalkulationszeit:** KA   **Prüfzeit:** 8   **Eignung d. Prüfzeit:** Tages- und Quartalsprofil

Kommentar: Die Ärzte Zeitung informiert: „… Zudem weist die KBV darauf hin, dass ein Wechsel
innerhalb der verschiedenen Cannabis-Darreichungen – von Blüten und Extrakten auf
Dronabinol- oder Nabilon-Fertigarzneimittel oder umgekehrt –, als neue Therapie gilt.
„Daher kann eine Berechnung je durch die Krankenkasse genehmigter Leistung erfolgen",
heißt es…"

Bitte beachten Sie, dass Sie verpflichtet sind, Ihre Patienten vor der ersten Verordnung
einmalig über die verpflichtende Begleiterhebung zu informieren. Bei dieser Aufklärung
händigen Sie den Patienten das Informationsblatt des BfArM aus
https://www.bfarm.de/SharedDocs/Downloads/DE/Bundesopiumstelle/Cannabis/
Infoblatt_Patienten.pdf?__blob=publicationFile&v=3.

Hinweise zur Verordnung: http://www.kbv.de/html/cannabis-verordnen.php

01630 Zuschlag zu den Gebührenordnungspositionen 03000, 04000, 07345, 08345, **39**
09345, 10345, 13435, 13437, 13561, 13601, 13675, 13677, 15345, 26315 und   4,97
30700 für die Erstellung eines Medikationsplans gemäß § 29a Bundesmantelvertrag-Ärzte (BMV-Ä)

Obligater Leistungsinhalt
• Erstellen eines Medikationsplans,
• Aushändigung des Medikationsplans in Papierform an den Patienten oder dessen
Bezugsperson,

Fakultativer Leistungsinhalt
- Übertragung des elektronischen Medikationsplas auf die elektronische Gesundheitskarte (eGK) des Patienten

Anmerkung Die Gebührenordnungsposition 01630 kann im Laufe von vier Quartalen nur von einem Vertragsarzt abgerechnet werden.
Die Gebührenordnungspositionen 03222, 03362, 04222, 05227, 06227, 07227, 08227, 09227, 10227, 13227, 13297, 13347, 13397, 13497, 13547, 13597, 13647, 13697, 14217, 16218, 18227, 20227, 21227, 21228, 22219, 26227, 27227 und 30701 sind in den drei Quartalen, die der Berechnung der Gebührenordnungsposition 01630 unmittelbar folgen, nicht berechnungsfähig.

Abrechnungsausschluss im Behandlungsfall 03220, 03221, 03222, 03362, 04220, 04221, 04222, 05227, 06227, 07227, 08227, 09227, 10227, 13227, 13297, 13347, 13397, 13497, 13547, 13597, 13647, 13697, 14217, 16218, 18227, 20227, 21227, 21228, 22219, 26227, 27227, 30701

Berichtspflicht Nein

Aufwand in Min.   **Kalkulationszeit:** 2   **Prüfzeit:** 2   **Eignung d. Prüfzeit:** Nur Quartalsprofil

Kommentar: 1) Nicht chronisch kranke Patienten, die dauerhaft (Zeitraum > 28 Tage) mindestens 3 systemisch wirkende Medikamente bekommen, können einen Medikationsplan erhalten. **CAVE:** Bei Übergang in eine chronische Erkrankung „blockiert" die GOP 01630 drei Quartale lang die Chronikervergütung nach 03220 und 03221.

Voraussetzung: 03220 noch nicht abgerechnet, Versichertenpauschale abgerechnet

Abzurechnen: 01630 einmal im Krankheitsfall – gleichgültig wie oft der Plan geändert wird

2) Chronisch kranke Patienten bei denen die Chronikerziffer 03220 bereits abgerechnet wird, wird von Seiten der KV automatisch die Ziffer 03222 hinzugesetzt.

Chroniker (03220)	Nicht Chroniker
Zuschlag zur 03220	Einzelleistung als Zuschlag zur Versicher-tenpauschale
Berechnet auch ohne Erstellen des Medikationsplanes	Bedingung: Erstellen eines Medikations-planes
03222/04222 (f. Kinderärzte)	01630
Wert: 1,11 € aktuell	Wert: 4,34 €
1x im Behandlungsfall (1 Quartal)	1x im Krankheitsfall (1 Jahr)
Automatische Zusetzung durch die KV	Muss vom Praxispersonal hinzugesetzt werden
Ausschluss: 03362 und 01630 im selben Behandlungsfall, für 03362 ist in demsel-ben Behandlungsfall mind. ein weiterer persönlicher APK notwendig	

01640   Zuschlag zu den Versichertenpauschalen der Kapitel 3 und 4, den Grundpauschalen der Kapitel 5 bis 11, 13 bis 16, 18, 20 bis 23, 26 und 27, den Konsiliarpauschalen der Kapitel 12, 17, 19, 24 und 25 und der Gebührenordnungsposition 30700 für die Anlage eines Notfalldatensatzes gemäß Anhang 2 der Anlage 4a zum Bundesmantelvertrag-Ärzte (BMV-Ä)   **80**
10,19

Obligater Leistungsinhalt
- Persönlicher Arzt-Patienten-Kontakt,
- Überprüfung der Notwendigkeit zur Anlage eines Notfalldatensatzes,
- Einholung der Einwilligung des Patienten zur Anlage eines Notfalldatensatzes und Anlage eines Notfalldatensatzes mit Eintragungen zu medizinisch notfallrelevanten Informationen über den Patienten,
- Übertragung des Notfalldatensatzes auf die elektronische Gesundheitskarte (eGK) des Patienten,

Fakultativer Leistungsinhalt
- Aufklärung über die Hintergründe, Ziele, Inhalte und Vorgehensweise zur Erstellung von Notfalldatensätzen gemäß § 334 Absatz 1 Satz 2 Nummer 5 SGB V,
- Erläuterung des Notfalldatensatzes gegenüber dem Patienten und/oder einer Bezugsperson,

Abrechnungsbestimmung einmal im Krankheitsfall

Anmerkung Sofern die Vertragsarztpraxis noch nicht an die Telematikinfrastruktur angeschlossen ist und nach Kenntnis der zuständigen Kassenärztlichen Vereinigung die technischen Voraussetzungen zur Nutzung der Anwendung gemäß § 334 Absatz 1 Satz 2 Nummer 5 SGB V i. V. m. Anlage 4a zum BMV-Ä noch nicht vorliegen, ist die Gebührenordnungsposition 01640 nicht berechnungsfähig.

Die Gebührenordnungsposition 01640 ist nur berechnungsfähig, sofern die Anlage des Notfalldatensatzes auf der eGK medizinisch notwendig ist und erstmalig zur Erfassung medizinisch notfallrelevanter Informationen über den Patienten (Befunddaten (z. B. zu Diagnosen oder Allergien/Unverträglichkeiten oder besonderen Hinweisen) und/oder der Medikation) erfolgt.

Die Gebührenordnungsposition 01640 ist nicht berechnungsfähig, sofern die Anlage des Notfalldatensatzes auf der eGK ausschließlich zur Erfassung von Kommunikationsdaten (Versichertendaten, Angaben zu behandelnden Ärzten, Eintragungen zu im Notfall zu kontaktierenden Personen) und/oder freiwilligen Zusatzinformationen gemäß der Spezifikation der gematik zum Informationsmodell Notfalldaten-Management auf Wunsch des Patienten erfolgt.

Die Gebührenordnungsposition 01640 ist nicht berechnungsfähig, sofern auf der eGK des Patienten bereits ein Notfalldatensatz mit Eintragungen zu medizinisch notfallrelevanten Informationen über den Patienten (Befunddaten (z. B. zu Diagnosen oder Allergien/Unverträglichkeiten oder besonderen Hinweisen) und/oder Angaben der Medikation) vorhanden ist.

Sofern für den Patienten bereits ein Notfalldatensatz mit Eintragungen zu medizinisch notfallrelevanten Informationen über den Patienten (Befunddaten (z. B. zu Diagnosen oder Allergien/Unverträglichkeiten oder besonderen Hinweisen) auf einer eGK angelegt wurde, die z. B. ausgetauscht oder verloren wurde, ist die Gebührenordnungsposition 01640 für die Übertragung des in der Vertragsarztpraxis bestehenden Notfalldatensatzes auf die neue eGK des Patienten nicht berechnungsfähig.

Die Gebührenordnungsposition 01640 ist in den drei Quartalen, die der Berechnung der Gebührenordnungsposition 01642 zur Löschung eines Notfalldatensatzes unmittelbar folgen, nicht berechnungsfähig.

Abrechnungsausschluss im Behandlungsfall 01642, 01643

Berichtspflicht Nein

Aufwand in Min.   **Kalkulationszeit:** KA   **Prüfzeit:** ./.   **Eignung d. Prüfzeit:** Keine Eignung

Kommentar: Die Leistung ist nur von Ärzten berechnungsfähig, die durch Diagnostik und/oder Therapie ein umfassendes Bild zu Befunden, Diagnosen und Therapiemaßnahmen des Patienten haben bzw. infolge einer krankheitsspezifischen Diagnostik und/oder Therapie über notfallrelevante Informationen zum Patienten verfügen, vgl. Nr. 5 der Präambel zu Abschnitt 1.6.

01642   Löschen eines Notfalldatensatzes gemäß Anlage 4a zum Bundesmantelvertrag-Ärzte (BMV-Ä)   **1**   0,13

Abrechnungsbestimmung einmal im Behandlungsfall

Anmerkung Sofern die Vertragsarztpraxis noch nicht an die Telematikinfrastruktur angeschlossen ist und nach Kenntnis der zuständigen Kassenärztlichen Vereinigung die technischen Voraussetzungen zur Nutzung der Anwendung gemäß § 334 Absatz 1 Satz 2 Nummer 5 SGB V i. V. m. Anlage 4a zum Bundesmantelvertrag-Ärzte (BMV-Ä) noch nicht vorliegen, ist die Gebührenordnungsposition 01642 nicht berechnungsfähig.

Die Gebührenordnungsposition 01642 ist nur berechnungsfähig, sofern ein Notfalldatensatz mit medizinisch notfallrelevanten Informationen auf der eGK vorhanden ist und der Patient die Löschung sämtlicher Einträge ausdrücklich wünscht.

Die Gebührenordnungsposition 01640 ist in den drei Quartalen, die der Berechnung der Gebührenordnungsposition 01642 unmittelbar folgen, nicht berechnungsfähig.

Abrechnungsausschluss im Behandlungsfall 01640, 01643

Berichtspflicht Nein

Aufwand in Min. **Kalkulationszeit:** KA   **Prüfzeit:** ./.   **Eignung d. Prüfzeit:** Keine Eignungl

Kommentar   Siehe ausführliche Anmerkungen im Kommentar zu EBM Nr. 01640.

01643   Aktualisierung eines Notfalldatensatzes gemäß Anlage 4a zum Bundesmantelvertrag   **39**
Ärzte (BMV-Ä)   **4,97**

Obligater Leistungsinhalt
- Persönlicher Arzt-Patienten-Kontakt,
- Aktualisierung medizinisch relevanter Informationen im Notfalldatensatz auf der elektronischen Gesundheitskarte (eGK) einschließlich des Auslesens des gespeicherten Notfalldatensatzes und der Übertragung des aktualisierten Notfalldatensatzes auf die eGK des Patienten und/oder
- erstmalige Anlage eines Notfalldatensatzes mit ausschließlichen Eintragungen von Kommunikationsdaten (Versichertendaten, Angaben zu Eintragungen behandelnden Ärzten zu im Notfall zu kontaktierenden Personen) und Übertragung auf die eGK des Patienten und/oder
- Übertragung des in der Vertragsarztpraxis bestehenden Notfalldatensatzes, z.B. bei einem Austausch oder Verlust der eGK des Patienten,

Fakultativer Leistungsinhalt
- Erläuterung der Aktualisierung des Notfalldatensatzes gegenüber dem Patienten und/oder der betreuenden Person,

Abrechnungsbestimmung einmal im Krankheitsfall

Anmerkung Sofern die Vertragsarztpraxis noch nicht an die Telematikinfrastruktur angeschlossen ist und nach Kenntnis der zuständigen Kassenärztlichen Vereinigung die technischen Voraussetzungen zur Nutzung der Anwendung gemäß § 334 Absatz 1 Satz 2 Nummer 5 SGB V i.V.m. Anlage 4a zum BMV-Ä noch nicht vorliegen, ist die Gebührenordnungsposition 01643 nicht berechnungsfähig.

Abrechnungsausschluss im Behandlungsfall 01640 und 01642

Aufwand in Min. **Kalkulationszeit:** KA   **Prüfzeit:** ./.   **Eignung d. Prüfzeit:** Keine Eignung

Berichtspflicht Nein

Kommentar: Für die Aktualisierung eines Notfalldatensatzes auf der elektronischen Gesundheitskarte gibt es ab 1. Januar 2026 die neue Gebührenordnungsposition 01643. Ärzte können sie abrechnen, wenn sie Notfalldaten wie Allergien und eingenommene Medikamente aktualisieren. Die GOP 01643 ersetzt die GOP 01641, die Ärztinnen und Ärzte seit 2018 als Zuschlag zur Versicherten-, Grund- und Konsiliarpauschale (von der jeweiligen Kassenärztlichen Vereinigung) erhalten haben. Diese Änderung hat keine Auswirkung auf die GOP für das Anlegen eines Notfalldatensatzes (GOP 01640/80 Punkte) und für das Löschen eines Notfalldatensatzes (GOP 01642/1 Punkt).)

Hinweis: Die Nr. 01643 muss, im Gegensatz zur abgeschafften Ziffer 01641, aktiv angesetzt werden.

01645   Aufklärung und Beratung im Zusammenhang mit einem ärztlichen Zweitmei-   **75**
nungsverfahren sowie die Zusammenstellung, Mehrfertigung und Aushändigung   **9,56**
von Befundmitteilungen, Berichten, Arztbriefen und anderen patientenbezogenen Unterlagen an den Patienten gemäß § 6 Abs. 4 der Richtlinie des Gemeinsamen Bundesausschusses zum Zweitmeinungsverfahren

Obligater Leistungsinhalt
- Aufklärung über den Anspruch auf eine ärztliche Zweitmeinung gemäß § 27b Abs. 2 SGB V,
- Beratung im Zusammenhang mit einer ärztlichen Zweitmeinung gemäß § 27b Abs. 2 SGB V,
- Aushändigung des Informationsblattes des Gemeinsamen Bundesausschusses zum Zweitmeinungsverfahren,

- Zusammenstellung, Mehrfertigung und Aushändigung von Befundmitteilungen, Berichten, Arztbriefen und anderen patientenbezogenen Unterlagen an den Patienten,
- Information zu geeigneten Zweitmeinungsärzten,

Fakultativer Leistungsinhalt
- Zusammenführung und ggf. Aufbereitung der patientenbezogenen Unterlagen,
- Beratung nach ärztlicher Zweitmeinung,

Abrechnungsbestimmung je dokumentierter Indikation einmal im Krankheitsfall

Anmerkung Die Gebührenordnungsposition 01645 ist nur durch den indikationsstellenden Arzt gemäß § 6 der Richtlinie des Gemeinsamen Bundesausschusses zum Zweitmeinungsverfahren berechnungsfähig.

Die Berechnung der Gebührenordnungsposition 01645 setzt die eingriffsspezifische Dokumentation gemäß der bundeseinheitlich kodierten Zusatzkennzeichnung voraus.

Aufwand in Min. **Kalkulationszeit:** KA   **Prüfzeit:** ./.   **Eignung d. Prüfzeit:** Keine Eignungl

Kommentar **Die KV Hessen informierte ihre Vertragsärzte sehr detailliert zur ärztlichen Zweitmeinung u.a.:**

... „Der Beschluss zur Aufnahme der ärztlichen Zweitmeinung in den EBM tritt zum 1. Januar 2019 in Kraft und wird in den Abschnitt 1.6 EBM aufgenommen. Für die ärztliche Zweitmeinung wird der neue Abschnitt 4.3.9 in den Allgemeinen Bestimmungen des EBM aufgenommen.

Durch eine zweite ärztliche Meinung soll das Risiko einer zu weiten Indikationsstellung und damit zu hohen Zahlen bestimmter planbarer „mengenanfälliger" Eingriffe, die nicht immer medizinisch geboten sind, verringert werden. **Ein rechtlicher Zweitmeinungsanspruch besteht bei einer Mandeloperation** (Tonsillotomie oder Tonsillektomie) **sowie bei einer Gebärmutterentfernung** (Hysterektomie). Weitere Indikationen sollen folgen.

In der Praxis heißt das: Rät ein HNO-Arzt einem Patienten zu einer Tonsillektomie, Tonsillotomie oder ein Gynäkologe zu einer Hysterektomie, muss er den Patienten darauf hinweisen, dass er sich vor dem Eingriff eine Zweitmeinung einholen kann. Er händigt ihm dazu alle für die Zweitmeinungsberatung nötigen Befunde sowie ein Merkblatt des G-BA aus. Der indikationsstellende Arzt muss den Patienten auf die Liste der zweitmeinungsgebenden Ärzte hinweisen.

Der indikationsstellende Arzt rechnet für die Aufklärung zur Zweitmeinung mit den oben aufgeführten Bestandteilen die neue GOP 01645 ab. Die Leistung ist mit 8,95 Euro bewertet (75 Punkte, bundeseinheitlicher Orientierungspunktwert 2024 von 11,9339 Cent) und soll zunächst extrabudgetär vergütet werden. Die GOP 01645 kann einmal im Krankheitsfall abgerechnet werden. Die Aufklärung zur Zweit-meinung soll vom indikationsstellenden Arzt mindestens zehn Tage vor dem geplanten Eingriff erfolgen.

GOP 01645 benötigt ein Suffix: Bei der Aufklärung zur Zweitmeinung bei einer bevorstehenden Mandeloperation setzt der HNO-Arzt das Suffix „A" an. Er rechnet also die EBM Nr. 01645A ab. Bei der Aufklärung zur Zweitmeinung bei einer bevorstehenden Gebärmutterentfernung setzt der Gynäkologe das Suffix „B" an. Er rechnet also die EBM Nr. 01645B ab.

Zweitmeinung. Im neuen Abschnitt 4.3.9 der Allgemeinen Bestimmungen EBM wird festgelegt, dass der zweitmeinungsgebende Arzt die arztgruppen-spezifischen Versicherten-, Grund- oder Konsiliarpauschalen seiner Arztgruppe beim ersten Arzt-Patienten-Kontakt abrechnet.

Die Zweitmeinung umfasst die Durchsicht vorliegender Befunde des indikationsstellenden Arztes und ein Anamnesegespräch. Hinzu kommen ärztliche Untersuchungen, sofern sie zur Befunderhebung und Überprüfung der Indikationsstellung erforderlich sind. Die medizinische Notwendigkeit der Untersuchungen muss im freien Begründungsfeld (Feldkennung 5009) angegeben werden.

Leistungen müssen gekennzeichnet werden: Der Zweitmeiner kennzeichnet alle Leistungen zum Zweitmeinungsverfahren. Die Kennzeichnung erfolgt als Begründung im freien Text. Der Beschluss zur Aufnahme der ärztlichen Zweitmeinung in den Einheitlichen Bewertungsmaß-stab (EBM) tritt zum 1. Januar 2019 in Kraft. Für den indikationsstellenden Arzt wird die neue Gebührenordnungsposition (GOP) 01645 in den Abschnitt 1.6 EBM aufgenommen. Für die ärztliche Zweitmeinung wird der neue Abschnitt 4.3.9 in den Allgemeinen Bestimmungen des EBM aufgenommen. Durch eine zweite ärztliche Meinung soll das Risiko einer zu weiten Indikationsstellung und damit zu hohen Zahlen bestimmter planbarer „mengenanfälliger" Eingriffe, die nicht immer medizinisch geboten sind, verringert werden. Ein rechtlicher Zweitmeinungsanspruch besteht bei einer Mandeloperation (Tonsillotomie oder Tonsillektomie) sowie bei einer Gebärmutter-entfernung (Hysterektomie). Weitere Indikationen sollen folgen.

01645 für indikationsstellenden Arzt

Ärzte müssen nach der Zweitmeinungsrichtlinie des Gemeinsamen Bundesausschusses (G-BA) Patienten über ihren Rechtsanspruch informieren, wenn Begründungsfeld (Feldkennung 5009).Bei der bevorstehenden Mandeloperation wird die Kennzeichnung 88200A in das freie Begründungsfeld gesetzt. Bei der bevorstehenden Gebärmutterentfernung die Kennzeichnung 88200B.

Zweitmeinungsgebende Ärzte benötigen Genehmigung

Ab Januar 2019 kann eine Zweitmeinung zu den planbaren Eingriffen (Mandeloperationen oder Gebärmutterentfernung) von HNO-Ärzten oder Gynäkologen durchgeführt werden.Für die Teilnahme am Zweitmeinungsverfahren benötigen Ärzte eine Genehmigung der KVH.

Überweisung vom zweitmeinungsgebenden Arzt

Im Rahmen des Zweitmeinungsverfahrens können (wenn med. zwingend notwendig) Aufträge an weitere Vertragsärzte erfolgen. Der Arzt, der beauftragt wird, muss seine Leistungen kennzeichnen (88200A bei einer bevorstehenden Mandeloperation oder 88200B bei einer bevorstehenden Gebärmutterentfernung). Der zweitmeinungsgebende Arzt gibt hierfür auf der Überweisung bei dem Auftrag „Zweitmeinung" an. Alle Leistungen im Rahmen der Zweitmeinung sollen zunächst extrabudgetär vergütet werden.

Siehe:

Merkblatt des Gemeinsamen Bundesausschusses zum Zweitmeinungsverfahren bei geplanten Eingriffen: https://www.g-ba.de/richtlinien/107/

01647	Zusatzpauschale zu den Versichertenpauschalen der Kapitel 3 und 4, den Grund-pauschalen der Kapitel 5 bis 11, 13 bis 16, 18, 20 bis 23, 26 und 27, zu den Konsiliarpauschalen der Kapitel 12,17, 19, 24 und 25, den Gebührenordnungspositionen 01320, 01321, 01436 und 30700 und den Leistungen des Abschnitts 1.7 (ausgenommen in-vitrodiagnostische Leistungen) im Zusammenhang mit der elektronischen Patientenakte	**15** 1,91

Obligater Leistungsinhalt

- Erfassung und/oder Verarbeitung und/oder Speicherung von Daten nach § 341 Absatz 2 Nrn. 1 bis 5 und 10 bis 13 SGB V aus dem aktuellen Behandlungskontext für eine einrichtungs-, fach- und sektorenübergreifende Dokumentation über den Patienten in der elektronischen Patientenakte,
- Prüfung, ob erhebliche therapeutische Gründe oder sonstige erhebliche Rechte Dritter einer Übermittlung in die elektronische Patientenakte entgegenstehen,
- Prüfung und ggf. Ergänzung der zu den Dokumenten gehörenden Metadaten,
- Fakultativer Leistungsinhalt
- Einholung der Zugriffsberechtigung vom Patienten zur Datenverarbeitung in dessen elektronischer Patientenakte,

Abrechnungsbestimmung einmal im Behandlungsfall

Abrechnungsausschluss im Behandlungsfall 01648

Berichtspflicht Nein

Aufwand in Min.   **Kalkulationszeit:** 1   **Prüfzeit:** 1   **Eignung d. Prüfzeit:** Nur Quartalsprofil

Kommentar: Formal betrachtet, stellt die EBM-Nr. 01647 eine Zusatzpauschale zu den Versicherten-, Grund- und Konsiliarpauschalen sowie den Leistungen des Abschnitts 1.7 (ausgenommen in-vitro-diagnostische Leistungen) dar.

Diese Leistung soll die ärztliche Arbeit für das kontinuierliche Führen der elektronischen Patientenakte (ePA) abbilden. Sie kann für die weitere Befüllung der ePA abgerechnet werden, sofern im Behandlungsfall ein Arzt-Patienten-Kontakt (persönlich oder per Video) bestand. Der quartalsgleiche Ausschluss mit der EBM-Ziffer 01648 (Erstbefüllung der ePA) und die Abrechnungsbeschränkung auf den Behandlungsfall lässt die Vergütung der EBM-Ziffer 01647 noch absurder erscheinen, als es die absolute Höhe von 15 Pkt (= 1,91 EUR) darstellt.

01648 Sektorenübergreifende Erstbefüllung einer elektronischen Patientenakte **89**
11,34

Obligater Leistungsinhalt
- Speicherung von Daten gemäß der ePA-Erstbefüllungsvereinbarung nach § 346 Absatz 5 SGB V in der elektronischen Patientenakte,
- Prüfung, ob erhebliche therapeutische Gründe oder sonstige erhebliche Rechte Dritter einer Übermittlung in die elektronische Patientenakte entgegenstehen,
- Prüfung und ggf. Ergänzung der zu den Dokumenten gehörenden Metadaten,

Fakultativer Leistungsinhalt
- Einholung der Zugriffsberechtigung vom Patienten zur Datenverarbeitung in dessen elektronischer Patientenakte,
- Erfassung und/oder Verarbeitung und/oder Speicherung von (weiteren) Daten nach § 341 Absatz 2 Nrn. 1 bis 5 und 10 bis 13 SGB V aus dem aktuellen Behandlungskontext für eine einrichtungs-, fach- und sektorenübergreifende Dokumentation über den Patienten in der elektronischen Patientenakte im selben Behandlungsfall,

Abrechnungsbestimmung einmalig je Versicherten

Abrechnungsausschluss im Behandlungsfall 01647

Aufwand in Min. **Kalkulationszeit:** KA   **Prüfzeit:** ./.   **Eignung d. Prüfzeit:** Keine Eignung

Kommentar: Die ePA ist eine potenziell lebenslange und versichertengeführte Akte. Die Entscheidungshoheit darüber, welche Daten und Dokumente von wem in der ePA gespeichert werden und wer diese letztlich einsehen darf, liegt beim Patienten. Die ePA ersetzt nicht die herkömmlichen Patientenakten, in denen Ärztinnen und Ärzte gemäß gesetzlicher Vorgabe und Berufsordnung verpflichtend alle behandlungs-relevanten Informationen festhalten müssen (Primär- bzw. Behandlungsdokumentation). Dieser gegenüber ist die ePA lediglich eine Sekundärdokumentation, die ausschließlich Kopien aus den verschiedenen Primärdokumentationen enthält.

Der Ansatz der Ziffer 01648 gilt sektorenübergreifend – d.h. nur derjenige Leistungserbringer, der zuerst medizinische Daten in die Akte einträgt, darf das Honorar beanspruchen. Weitere Befüllungen der ePA werden mit GOP 01647, die „Zusatzpauschale ePA-Unterstützungsleistung" (15 Punkte) abgegolten. Die Krankenkasse kann einen Rückforderungsanspruch geltend machen, wenn die Akte bereits von anderen Leistungserbringern erstbefüllt wurde oder wenn der Patient diesen Ersteintrag wieder gelöscht hat.

Zur ePA für Kinder und Jugendliche:

Mit Schreiben vom 17.4.2025 informierte die Kassenärztliche Bundesvereinigung, dass offene Punkte bezüglich der ePA für Kinder und Jugendliche geklärt werden konnten: Ärzte und Psychotherapeuten sind demnach nicht verpflichtet, bei unter 15-Jährigen Daten in die ePA zu übermitteln, sofern dem erhebliche therapeutische Gründe entgegenstehen. Gleiches gilt, soweit gewichtige Anhaltspunkte für die Gefährdung des Wohles eines Kindes oder eines Jugendlichen vorliegen und die Befüllung der ePA den wirksamen Schutz des Kindes oder Jugendlichen in Frage stellen würde. Ärzte und Psychotherapeuten, die von diesem Recht Gebrauch machen, halten dies in ihrer Behandlungsdokumentation fest. Im Begründungsteil des Gesetzentwurfes wurde die Erwartung geäußert, dass wegen der Dokumentationspflicht bei ePA-Nichtbefüllung „von der Ausnahmeklausel nur in gut begründeten Einzelfällen Gebrauch gemacht wird". Bitte achten Sie auf eine sorgfältige Dokumentation.

Die Arztinformationssysteme übernehmen in die ePA E-Rezepte und Abrechnungsdaten (Ziffern und Diagnosen) automatisch.

Eine Verpflichtung zur Einstellung besteht ferner für Laborbefunde, Befundberichte aus bildgebender Diagnostik, Befundberichte aus invasiven oder chirurgischen sowie aus nicht-invasiven oder konservativen Maßnahmen, elektronische Arztbriefe, und Entlassbriefe (in Krankenhäusern).

Bitte stellen Sie nur Daten und Dokumente, in die ePA ein, die für Kolleginnen und Kollegen bei der Mit- und Weiterbehandlung von Interesse sein könnten. Die KBV rät dazu weder Verdachtsdiagnosen noch differenzialdiagnostischen Abklärungen einzustellen. Ebenso unterliegen Ihre persönlichen Notizen, die der persönlichen ärztlichen oder psychotherapeutischen Bewertung, als Gedächtnisstütze oder einer Verlaufsdokumentation dienen, nicht der ePA-Befüllungspflicht.

01650*   Zuschlag zu den Gebührenordnungspositionen 31112, 31114, 31121 bis 31126,   **47**
31131 bis 31135, 31142 bis 31146, 31152 bis 31155, 31162 bis 31164, 31202   5,99
bis 31205, 31212 bis 31215, 31271 bis 31275, 31284, 31302, 31303, 31312 bis
31314, 36112, 36114, 36121 bis 36126, 36131 bis 36135, 36142 bis 36146, 36152
bis 36155, 36162 bis 36164, 36202 bis 36205, 36212 bis 36215, 36271 bis 36275,
36284, 36302, 36303 und 36312 bis 36314

Fakultativer Leistungsinhalt
- Einrichtungsbefragung gemäß der Richtlinie zur einrichtungs- und sektorenübergreifenden Qualitätssicherung (Qesü-RL), Verfahren 2, Anlage II Buchstabe e

Anmerkung Der Höchstwert für die Gebührenordnungsposition 01650 beträgt je Praxis 704 Punkte im Quartal.

Die Gebührenordnungsposition 01650 wird durch die zuständige Kassenärztliche Vereinigung zugesetzt.

Berichtspflicht Nein

Aufwand in Min.   **Kalkulationszeit:** KA   **Prüfzeit:** ./.   **Eignung d. Prüfzeit:** Keine Eignungl

Kommentar   Zum 1. Januar 2018 rückwirkend wurde die GOP 01650 zur Vergütung des Aufwandes für die Erfüllung der Verpflichtungen zur „Vermeidung nosokomialer Infektionen – postoperative Wundinfektion" erfordert,aufgenommen.

Hier geht es um ein Honorar für das einfache Ausfüllen eines vielseitigen Fragebogens, den jeder Arzt der definierte Operationen erbringt, ausfüllen und bei der entsprechenden Datenannahmestelle einreichen muss.

Es ergibt sich Vergütung von ca. 300 Euro im Jahr für die korrekteTeilnahme an dieser Qualitätssicherungsmaßnahme.

Sanktionsmaßnahmen sollen in der nächsten Zeit veröffentlicht werden.

01660   Zuschlag zur eArztbrief-Versandpauschale gemäß Anlage 8 § 2 Absatz 3 der   **1**
Vereinbarung zur Finanzierung und Erstattung der bei den Vertragsärzten   0,13
entstehenden Kosten im Rahmen der Einführung und des Betriebes der Telematikinfrastruktur zur Förderung der Versendung elektronischer Briefe

Aufwand in Min.   **Kalkulationszeit:** KA   **Prüfzeit:** ./.   **Eignung d. Prüfzeit:** Keine Eignung

GOÄ   Keine vergleichbare GOÄ Leistung vorhanden.

Kommentar: Diese Leistung ist für die Versendung eines eArztbriefes abrechenbar und soll nach KBV: ... „im Rahmen der Einführung und des Betriebes der Telematikinfrastruktur zur Förderung der Versendung elektronischer Briefe... „dienen.

Die Vergütung der Leistungen nach der Gebührenordnungsposition 01660 erfolgt außerhalb der morbiditätsbedingten Gesamtvergütungen.

01670*   Zuschlag im Zusammenhang mit den Versicherten-, Grund- oder Konsiliarpauschalen für die Einholung eines Telekonsiliums   **110**
   14,01

Obligater Leistungsinhalt
- Beschreibung der medizinischen Fragestellung,
- Zusammenstellung und elektronische Übermittlung aller für die telekonsiliarische Beurteilung der patientenbezogenen, medizinischen Fragestellung relevanten Informationen,
- Einholung der Einwilligung des Patienten bzw. Überprüfung des Vorliegens einer Einwilligung,

Fakultativer Leistungsinhalt
- Abstimmung mit dem konsiliarisch tätigen Arzt, Zahnarzt bzw. Psychotherapeuten, Abrechnungsbestimmung zweimal im Behandlungsfall

Anmerkung Die Beauftragung nach Nr. 7 des Abschnitts 1.6 ist gemäß der Vereinbarung nach § 367 SGB V über technische Verfahren zu telemedizinischen Konsilien (Telekonsilien-Vereinbarung) vorzunehmen.

Abrechnungsausschluss in derselben Sitzung 34371
am Behandlungstag 34.8
im Behandlungsfall 01671, 01672

EBM-Nr.   EBM-Punkte / Euro

Berichtspflicht Nein

Aufwand in Min.   **Kalkulationszeit:** 7   **Prüfzeit:** 6   **Eignung d. Prüfzeit:** Tages- und Quartalsprofil

Kommentar: Am 1.10.2020 hat der ergänzende Bewertungsausschuss mit dem Ziel einer Ausweitung und Etablierung von Telekonsilien kurzfristig die Aufnahme der GOP 01670, 01671 und 01672 in den EBM beschlossen.

Bei zeitaufwändigeren telekonsiliarischen Beurteilungen kann die Nr. 01672 als Zuschlag zur Nr. 01671 je vollendete fünf Minuten maximal dreimal im Behandlungsfall berechnet werden. Definiert ist ein Telekonsil als zeitgleiche beziehungsweise zeitversetzte Kommunikation zwischen einem anfragenden Arzt/Zahnarzt und einem antwortenden Konsiliararzt/Konsiliarzahnarzt mittels elektronischen Austausches der patientenbezogenen, medizinischen Fragestellung sowie der sonstigen, für die telekonsiliarische Beurteilung dieser medizinischen Fragestellung relevanten Patienteninformationen. Es besteht eine Bindung an die definierten gesicherten Kommunikationswege KIM. (KIM-Dienste nach § 291b Abs. 1e SGB V für elektronische Arztbriefe, Dienste für die Übertragung von Bildformaten gemäß dem DICOM-Standard, die die Anforderungen gemäß der Anlage 31a zum BMV-Ä erfüllen und Videodienste für Videokonsile, die die Anforderungen gemäß der Anlage 31b zum BMV-Ä erfüllen).

Voraussetzungen für den anfragenden Arzt:
Eine patientenbezogene, interdisziplinäre medizinische Fragestellung, die außerhalb des Fachgebietes des behandelnden Vertragsarztes liegt und das Telekonsilium bei einem Konsiliararzt, Konsiliarzahnarzt oder Konsiliarpsychotherapeuten eingeholt wird, innerhalb dessen Fachgebiet die medizinische Fragestellung liegt
oder
Eine besonders komplexe medizinische Fragestellung, die innerhalb des Fachgebietes des behandelnden Vertragsarztes liegt und das Telekonsilium bei einem Konsiliararzt oder Konsiliarpsychotherapeuten desselben Fachgebietes eingeholt wird.
Im Übrigen können Pädiater auf das besser vergütete und leitlinienbasierte Expertenkonsil Paedexpert (Selektivvertragslösung mit vielen Kassen) zurückgreifen.

01671*   Telekonsiliarische Beurteilung einer medizinischen Fragestellung   **128**
16,31

Obligater Leistungsinhalt
- Konsiliarische Beurteilung der medizinischen Fragestellung gemäß der Gebührenordnungsposition 01670 bzw. der entsprechenden Leistung nach dem Bewertungsmaßstab zahnärztlicher Leistungen,
- Erstellung eines schriftlichen Konsiliarberichtes und elektronische Übermittlung an den das Telekonsilium einholenden Vertragsarzt oder Vertragszahnarzt,
- Dauer mindestens 10 Minuten,

Fakultativer Leistungsinhalt
- Abstimmung mit dem das Telekonsilium einholenden Vertragsarzt oder Vertragszahnarzt,

Abrechnungsbestimmung einmal im Arztgruppenfall

Abrechnungsausschluss in derselben Sitzung 34371
am Behandlungstag 37714 und 34.8
im Behandlungsfall 01670

Anmerkung Die Durchführung des Telekonsiliums ist gemäß der Vereinbarung nach § 367 SGB V über technische Verfahren zu telemedizinischen Konsilien (Telekonsilien-Vereinbarung) vorzunehmen.

Berichtspflicht Nein

Kommentar: Siehe Kommentar zu EBM-Nr. 01670

Aufwand in Min.   **Kalkulationszeit:** 10   **Prüfzeit:** 10   **Eignung d. Prüfzeit:** Tages- und Quartalsprofil

01672   Zuschlag zur Gebührenordnungsposition 01671 für die Fortsetzung der telekonsiliarischen Beurteilung   **65**
8,28

Abrechnungsbestimmung je weitere vollendete 5 Minuten, bis zu dreimal im Arztgruppenfall

Abrechnungsausschluss in derselben Sitzung 34371

am Behandlungstag 34.8
im Behandlungsfall 01670
Berichtspflicht Nein

Kommentar: Siehe Kommentar zu EBM-Nr. 01670

Aufwand in Min. **Kalkulationszeit:** 5   **Prüfzeit:** 5   **Eignung d. Prüfzeit:** Tages- und Quartalsprofil

01681   Meldung von Anhaltspunkten einer möglichen Kindeswohlgefährdung an das **102**
Jugendamt im Rahmen von Kooperationsvereinbarungen zum Kinder- und **13,00**
Jugendschutz

Obligater Leistungsinhalt
- Erstellung und Übermittlung der Anhaltspunkte einer möglichen Kindeswohlgefährdung
an das Jugendamt anhand des Meldebogens gemäß der in der jeweiligen KV geschlos-
senen Kooperationsvereinbarung nach § 73c SGB V mit mindestens
- Beschreibung der Anhaltspunkte und Darstellung der Beobachtungen,
- Beschreibung ggf. bereits erfolgter Maßnahmen zur Abwendung der Kindeswohlge-
fährdung,
- Angaben zum ggf. bereits erfolgten Einbezug weiterer Stellen,

Fakultativer Leistungsinhalt
- Anonyme Besprechung der Anhaltspunkte mit zuständigen Stellen,
- Übergabe von Kontaktinformationen forensischer Stellen zur Durchführung einer foren-
sischen Dokumentation,
- Empfang und Verarbeitung einer Rückmeldung des Jugendamtes gemäß der in der
jeweiligen KV geschlossenen Kooperationsvereinbarung nach § 73c SGB V zum
weiteren Fortgang des Verfahrens der Gefährdungseinschätzung,

Abrechnungsbestimmungveinmal im Behandlungsfall

Aufwand in Min. **Kalkulationszeit:** KA Prüfzeit: ./. Eignung d. Prüfzeit: keine Eignung

Berichtspflicht Nein

Kommentar: Die Vergütung der Leistungen nach den Gebührenordnungspositionen 01681 und 01682
erfolgt außerhalb der morbiditätsbedingten Gesamtvergütungen. Diese extrabudgetäre
Vergütung wird grundsätzlich auf zwei Jahre befristet. Am Ende dieser Frist werden die
Leistungen in die morbiditätsbedingte Gesamtvergütung überführt, sofern die Mengenentwicklung eine weitere extrabudgetäre Vergütung nicht erfordert.

Wichtig: Zum Zeitpunkt des Redaktionsschlusses sind Kooperationsvereinbarungen nur
in 4 Bundesländern umgesetzt worden. Bitte warten Sie auf eine entsprechende Mitteilung
Ihrer kassenärztlichen Vereinigung, ehe Sie die Abrechnungsziffern zum Kinderschutz
nutzen.

01682   Fallbesprechung mit dem Jugendamt im Rahmen von Kooperationsvereinbarungen **128**
zum Kinder- und Jugendschutz **16,31**

Obligater Leistungsinhalt
- Patientenorientierte Fallbesprechung zur Gefährdungseinschätzung im Rahmen von
Kooperationsvereinbarungen zum Kinderund Jugendschutz nach § 73c SGB V,

Abrechnungsbestimmung je vollendete 10 Minuten

Anmerkung Die Gebührenordnungsposition 01682 ist höchstens achtmal im Krankheitsfall berechnungsfähig.
Die Fallbesprechung nach der Gebührenordnungsposition 01682 kann persönlich,
telefonisch oder im Rahmen einer Videofallkonferenz durchgeführt werden. Bei Durchführung der Leistung als Videofallkonferenz ist dies durch Angabe einer bundeseinheitlich
kodierten Zusatzkennzeichnung zu dokumentieren. Für die Abrechnung gelten die Anforderungen gemäß Anlage 31b zum BMV-Ä entsprechend.
Die Fallbesprechung nach der Gebührenordnungsposition 01682 kann nur berechnet
werden, wenn diese vom Jugendamt initiiert worden ist.

Aufwand in Min. **Kalkulationszeit:** 10 Prüfzeit: 10 Eignung d. Prüfzeit: Tages- u. Quartalprofil

Berichtspflicht Nein

Kommentar: s. Nr. 01681

1.7 Gesundheits- und Früherkennungsuntersuchungen, Mutterschaftsvorsorge, Empfängnisregelung, Schwangerschaftsabbruch, HIV-Präexpositionsprophylaxe und RSV-Prophylaxe

1. Für die Berechnung der in diesem Abschnitt genannten Gebührenordnungspositionen sindmit Ausnahme der Gebührenordnungspositionen der Abschnitte 1.7.8 und 1.7.10 – die entsprechenden Richtlinien des Gemeinsamen Bundesausschusses maßgeblich.

2. Die gemäß diesen Richtlinien vorgeschriebenen (Bild-) Dokumentationen, notwendigen Bescheinigungen und Ultraschalluntersuchungen sind – soweit sie nicht gesondert in diesem Abschnitt aufgeführt sind – Bestandteil der Gebührenordnungspositionen.

3. Die Gebührenordnungspositionen der Abschnitte 1.7.4, 1.7.5 und 1.7.7 – mit Ausnahme der Gebührenordnungspositionen 01776, 01777, 01783, 01788 bis 01790, 01793 bis 01796, 01799, 01800, 01802 bis 01812, 01816, 01820 bis 01824, 01826, 01828, 01833, 01840 bis 01842, 01869, 01870, 01900, 01903, 01913, 01915 – sind vorbehaltlich der Regelung in Nummer 4 nur von Fachärzten für Frauenheilkunde berechnungsfähig. Die Gebühren-ordnungspositionen 01852, 01856, 01869, 01870, 01903 und 01913 sind nicht von Fachärzten für Frauenheilkunde berechnungsfähig. Die Gebührenordnungspositionen 01910 und 01911 können von allen Vertragsärzten – soweit dies berufsrechtlich zulässig ist – berechnet werden. Haben an der Erbringung der Gebührenordnungspositionen 01910 und 01911 mehrere Ärzte mitgewirkt, so hat der die Gebührenordnungsposition 01910 oder 01911 abrechnende Arzt in einer der Quartalsabrechnung beizufügenden und von ihm zu unterzeichnenden Erklärung zu bestätigen, dass er mit den anderen Ärzten eine Vereinbarung darüber getroffen hat, wonach nur er allein in den jeweiligen Fällen diese Gebührenordnungsposition abrechnet.

4. Die Gebührenordnungspositionen 01793 bis 01796, 01841 und 01842 sind nur von Ärzten berechnungsfähig, die berechtigt sind, Gebührenordnungspositionen des Kapitels III.b-11 abzurechnen.

5. Die Berechnung der Gebührenordnungspositionen 01738, 01763, 01767, 01769, 01783, 01800, 01802 bis 01811, 01816, 01833, 01840, 01865 bis 01867, 01869, 01915 und 01931 bis 01936 setzt eine Genehmigung der Kassenärztlichen Vereinigung nach der Qualitätssicherungsvereinbarung Spezial-Labor gemäß § 135 Abs. 2 SGB V voraus.

6. Für die Berechnung der Gebührenordnungspositionen 01852, 01856, 01857, 01903 und 01913 sind die Bestimmungen des Kapitels III.b-5 maßgeblich.

7. Sind neben den Gebührenordnungspositionen dieses Abschnitts weitere ärztliche Leistungen gemäß den Richtlinien des Gemeinsamen Bundesausschusses notwendig, so sind diese nach den übrigen Gebührenord-nungspositionen anzusetzen.

8. In einem ausschließlich präventiv-ambulanten Behandlungsfall sind die Versicherten-, Grund- oder Konsiliar-pauschalen von den in der Präambel der entsprechenden arztgruppenspezifischen oder arztgruppenübergrei-fenden Kapitel genannten Vertragsärzten nicht berechnungsfähig.

Kommentar:

Maßgeblich für die Abrechnung von Leistungen aus diesem Abschnitt sind die jeweiligen Richtlinien des Gemeinsamen Bundesausschusses, in denen Näheres zu Art, Umfang, Häufigkeit der Leistung bzw. Berechtigung zur Erbringung der Leistung usw. geregelt ist. Das gilt auch für die (Bild-)Dokumentationen, die Bescheinigungen sowie Ultraschalluntersuchungen, die nach Maßgabe der Richtlinien Bestandteil der Leistungen sind, auch wenn sie in diesem Abschnitt nicht gesondert aufgeführt werden.

Die Abrechnung bestimmter Leistungen ist zusätzlich an eine Fachgebietsbezeichnung geknüpft oder – umgekehrt – von bestimmten Fachärzten nicht berechnungsfähig. Siehe aber hierzu auch die in der Kommentierung zu Kapitel I, Abschnitt 1.3 und 1.5 beschriebenen Ausnahmemöglichkeiten. Anderer Leistungen können nur unter zusätzlichen – an anderen Stellen des EBM definierten – Voraussetzungen abgerechnet werden.

Sind an der Erbringung der Gebührenordnungsposition 01910 oder 01911 (Beobachtung und Betreuung nach Durchführung eines Schwangerschaftsabbruchs – Dauer mehr als 2 bzw. 4 Stunden) mehrere Ärzte beteiligt, so kann die Nr. nur von einem Arzt abgerechnet werden, der der Quartalsabrechnung eine Erklärung über eine Vereinbarung über seine exklusive Abrechnung mit aller beteiligten Ärzten beifügen muss.

Weitere hier nicht genannte Leistungen, die nach den Richtlinien des Gemeinsamen Bundesausschusses notwendig sind, können nach den für sie geltenden übrigen Bestimmungen des EBM abgerechnet werden.

Es empfiehlt sich, für den einzelnen Arzt anhand dieser Bestimmungen ein persönliches Abrechnungsprofil zu erstellen.

1.7.1 Früherkennung von Krankheiten bei Kindern

Kommentar:

Maßgeblich für diesen Abschnitt ist die Richtlinie des Gemeinsamen Bundesauschusses über die Früherkennung von Krankheiten bei Kindern bis zur Vollendung des 6. Lebensjahres („Kinder-Richtlinie") in der jeweiligen Fassung.

Die Kinder-Richtlinie legt fest: Die Früherkennungsmaßnahmen bei Kindern in den ersten sechs Lebensjahren umfassen insgesamt neun Untersuchungen gemäß den im Untersuchungsheft für Kinder gegebenen Hinweisen. Die Untersuchungen können nur in den jeweils angegebenen Zeiträumen unter Berücksichtigung folgender Toleranzgrenzen in Anspruch genommen werden:

Untersuchungsstufe		Toleranzgrenze	
U 1	unmittelbar nach der Geburt		
U 2	3. – 10. Lebenstag	U 2	3. – 14. Lebenstag
U 3	5. Lebenswoche	U 3	3. – 8. Lebenswoche
U 4	3. – 4. Lebensmonat	U 4	2. – 4 ½. Lebensmonat
U 5	6. – 7. Lebensmonat	U 5	5. – 8. Lebensmonat
U 6	10. – 12. Lebensmonat	U 6	4. – 9. Lebensmonat
U 7	21. – 24. Lebensmonat	U 7	20. – 27. Lebensmonat
U 7a	34. – 36. Lebensmonat	U 7a	33. – 38. Lebensmonat
U 8	46. – 48. Lebensmonat	U 8	43. – 50. Lebensmonat
U 9	60. – 64. Lebensmonat	U 9	58. – 66. Lebensmonat

Neugeborene haben zusätzlich Anspruch auf ein erweitertes Neugeborenen-Screening nach Anlage 2 der Richtlinien.

Auf einen Blick: Früherkennungsuntersuchungen bei Kindern nach G-BA

Richtlinien über die Früherkennung von Krankheiten bei Kindern bis zur Vollendung des 6. Lebensjahres (Kinder-Richtlinien) mit Hinweisen zu den Untersuchungen und Informationen für die Eltern (zuletzt geändert am 18. Mai 2017)
https://www.g-ba.de/informationen/richtlinien/15/
Rat der Autoren: Diese Richtlinie sollte ausgedruckt in den Praxen vorliegen, die diese Früherkennungsuntersuchungen durchführen.

01702 Beratung im Rahmen des Pulsoxymetrie-Screenings gemäß Abschnitt C Kapitel V der Kinder-Richtlinie des Gemeinsamen Bundesausschusses **28**
3,57

Obligater Leistungsinhalt
* Aufklärung der Eltern (mindestens eines Personensorgeberechtigten) des Neugeborenen zu Sinn, Zweck und Ziel des Pulsoxymetrie-Screenings,
* Aushändigung des Informationsblattes gemäß Anlage 6 der Kinder-Richtlinie (Elterninformation zum Pulsoxymetrie-Screening)

Anmerkung Die Gebührenordnungsposition 01702 kann bis zur U2, sofern noch kein Pulsoxymetrie-Screening im Untersuchungsheft für Kinder dokumentiert ist, berechnet werden.
Die Gebührenordnungspositionen 01702 und 01703 sind nicht bei demselben Neugeborenen berechnungsfähig.

Berichtspflicht Nein

Aufwand in Min. **Kalkulationszeit:** KA   **Prüfzeit:** 2   **Eignung d. Prüfzeit:** Tages- und Quartalsprofil

Kommentar: Mit der neuen Methode können Herzfehler bei Neugeborenen besser entdeckt und somit frühzeitiger behandelt werden.
Die KV Hessen informiert:
... „Die EBM Nr. 01702 ist für die eingehende Aufklärung der Eltern zu Sinn, Zweck und Ziel des Screenings auf kritische angeborene Herzfehler mittels Pulsoxymetrie berechnungsfähig, wenn auf die eingehende Aufklärung <u>keine</u> funktionelle Pulsoxymetrie folgt. Damit kommt diese EBM Nr. in der Behandlungsrealität höchst selten zum Ansatz.
Die Durchführung der funktionellen Pulsoxymetrie wird mit der EBM Nr 01703 (157 Punkte) abgerechnet und beinhaltet u.a. die Aufklärung der Eltern und die Wiederholung der Pulsoxymetrie innerhalb von zwei Stunden nach einem kontrollbedürftigen Messergebnis der Erstmessung.

Abrechnungsvorgaben
Beide GOP können nur bis zur U2 (Toleranzgrenze bis zum vollendeten 14. Lebenstag) abgerechnet werden,sofern noch kein Pulsoxymetrie-Screening im Untersuchungsheft für Kinder dokumentiert ist.
Bei demselben Neugeborenen kann jeweils eine der neuen GOP – entweder die GOP 01702 oder die 01703 – abgerechnet werden.

Wer darf abrechnen?
Die Leistungen sind von Hausärzten, Kinder- und Jugendärzten und Gynäkologen berechnungsfähig. Sie werden daher in Präambel der EBM-Kapitel 3,4 und 8 aufgenommen ...“

01703   Pulsoxymetrie-Screening gemäß Abschnitt C Kapitel V der Kinder-Richtlinie des   **157**
Gemeinsamen Bundesausschusses   **20,00**

Obligater Leistungsinhalt
- Persönlicher Arzt-Patienten-Kontakt,
- Funktionelle Pulsoxymetrie am Fuß,
- Dokumentation des Pulsoxymetrie-Screenings im Untersuchungsheft für Kinder

Fakultativer Leistungsinhalt
- Aufklärung und Beratung der Eltern (mindestens eines Personensorgeberechtigten) des Neugeborenen zu Sinn, Zweck und Ziel des Pulsoxymetrie-Screenings,
- Aushändigung des Informationsblattes gemäß Anlage 6 der Kinder-Richtlinie (Elterninformation zum Pulsoxymetrie-Screening),
- Funktionelle Pulsoxymetrie am Fuß innerhalb von 2 Stunden nach einem kontrollbedürftigen Messergebnis der Erstmessung,
- Bei positivem Screeningergebnis Veranlassung der Abklärungsdiagnostik bei einem Facharzt für Kinder- und Jugendmedizin möglichst mit der Schwerpunktbezeichnung Kinderkardiologie oder Neonatologie,
- Dokumentation der Kontrollmessung im Untersuchungsheft für Kinder

Anmerkung Die Gebührenordnungsposition 01703 kann bis zur U2, sofern noch kein Pulsoxymetrie-Screening im Untersuchungsheft für Kinder dokumentiert ist, berechnet werden. Die Gebührenordnungspositionen 01702 und 01703 sind nicht bei demselben Neugeborenen berechnungsfähig. Die GOP enthält die Kosten für die mehrfach verwendbaren Sensoren.

Berichtspflicht Nein

Aufwand in Min.   **Kalkulationszeit:** KA   **Prüfzeit:** 2   **Eignung d. Prüfzeit:** Tages- und Quartalsprofil

Kommentar: Siehe zu EBM Nr. 01702

01704   Zuschlag für die Beratung im Rahmen des Neugeborenen-Hörscreenings gemäß   **28**
Abschnitt C Kapitel IV der Kinder-Richtlinie des Gemeinsamen Bundesausschusses   **3,57**
im Zusammenhang mit der Erbringung der Gebührenordnungsposition 01711

Obligater Leistungsinhalt
- Aufklärung der Eltern (mindestens eines Personensorgeberechtigten) des Neugeborenen zu Sinn, Zweck und Ziel des Neugeborenen-Hörscreenings,
- Aushändigung des Informationsblattes gemäß Anlage 5 der Kinder-Richtlinie (Merkblatt des G-BA zum Neugeborenen-Hörscreening)

Anmerkung Die Beratung zum Neugeborenen-Hörscreening soll möglichst vor dem 2. Lebenstag des Neugeborenen erfolgen.

Abrechnungsausschluss im Krankheitsfall 01705, 01706

Aufwand in Min.   **Kalkulationszeit:** KA   **Prüfzeit:** 2   **Eignung d. Prüfzeit:** Tages- und Quartalsprofil

GOÄ   entsprechend oder ähnlich: Die Leistung fehlt in der GOÄ, abrechenbar wäre ggf. die GOÄ-Nr. 1

Kommentar: Weitere Informationen s. Kinder-Richtlinien bei G-BA im Internet:

https://www.g-ba.de/institution/themenschwerpunkte/frueherkennung/kinder/ ,

www.g-ba.de/informationen/richtlinien/15

01705   Neugeborenen-Hörscreening gemäß Abschnitt C Kapitel IV der Kinder-Richtlinie   **157**   des Gemeinsamen Bundesausschusses   **20,00**

Obligater Leistungsinhalt
- Durchführung der Erstuntersuchung des Neugeborenen mittels TEOAE (transitorisch evozierte otoakustische Emissionen) oder AABR (auditorisch evozierte Hirnstammpotenziale),
- Dokumentation zur Früherkennungsuntersuchung von Hörstörungen bei Neugeborenen im (gelben) Kinder-Untersuchungsheft,
- Veranlassung der Kontroll-AABR bei auffälliger Erstuntersuchung,
- Persönlicher Arzt-Patienten-Kontakt,
- beidseitig

Fakultativer Leistungsinhalt
- Aufklärung und Beratung der Eltern (mindestens eines Personensorgeberechtigten) des Neugeborenen zu Sinn, Zweck und Ziel des Neugeborenen-Hörscreenings,
- Aushändigung des Informationsblattes gemäß Anlage 5 der Kinder-Richtlinie (Merkblatt des G-BA zum Neugeborenen-Hörscreening)

Abrechnungsbestimmung einmal im Krankheitsfall

Abrechnungsausschluss
im Krankheitsfall 01704
in derselben Sitzung 01706
am Behandlungstag 04436, 09324, 14331, 16321, 20324

Aufwand in Min.   **Kalkulationszeit:** KA   **Prüfzeit:** 2   **Eignung d. Prüfzeit:** Tages- und Quartalsprofil

Kommentar: Weitere Informationen s. Kinder-Richtlinien bei G-BA im Internet:

https://www.g-ba.de/institution/themenschwerpunkte/frueherkennung/kinder/ ,

www.g-ba.de/informationen/richtlinien/15

01706   Kontroll-AABR gemäß Abschnitt C Kapitel IV der Kinder-Richtlinie des Gemein-   **249**   samen Bundesausschusses nach auffälliger Erstuntersuchung entsprechend der   **31,72**   Leistung nach der Gebührenordnungsposition

Obligater Leistungsinhalt
- Durchführung einer Kontroll-AABR nach auffälligem Testergebnis der Erstuntersuchung mittels TEOAE oder AABR möglichst am selben Tag,
- Dokumentation der Kontroll-AABR im Kinder-Untersuchungsheft,
- Persönlicher Arzt-Patienten-Kontakt,
- beidseitig,

Fakultativer Leistungsinhalt
- Aufklärung und Beratung der Eltern (mindestens eines Personensorgeberechtigten),
- Organisation und Einleitung einer pädaudiologischen Konfirmationsdiagnostik bis zur zwölften Lebenswoche bei auffälligem Befund in der Kontroll-AABR,

Abrechnungsbestimmung einmal im Krankheitsfall

Abrechnungsausschluss
in derselben Sitzung 01705
im Krankheitsfall 01704
am Behandlungstag 04436, 09324, 14331, 16321, 20324

Aufwand in Min. **Kalkulationszeit:** KA   **Prüfzeit:** 4   **Eignung d. Prüfzeit:** Tages- und Quartalsprofil
GOÄ   entsprechend oder ähnlich: GOÄ- Nummer 1408

01707 Erweitertes Neugeborenen-Screening gemäß Abschnitt C Kapitel I und II der   **184**
           Kinder-Richtlinie des Gemeinsamen Bundesausschusses   23,44

Obligater Leistungsinhalt
- Eingehende Aufklärung der Eltern bzw. der (des) Personensorgeberechtigten des Neuge-
  borenen zu Sinn, Zweck und Ziel des erweiterten Neugeborenen-Screenings gemäß
  Abschnitt C Kapitel I und des Screenings auf Mukoviszidose gemäß Abschnitt C Kapitel II,
- Aushändigung des Informationsblattes gemäß Anlage 3 der Kinder-Richtlinie (Elternin-
  formation zum erweiterten Neugeborenen-Screening),
- Aushändigung des Informationsblattes gemäß Anlage 2 der Kinder-Richtlinie (Elternin-
  formation zum Screening auf Mukoviszidose)

Fakultativer Leistungsinhalt
- Probenentnahme(n) von nativem Venen- oder Fersenblut als erste Blutprobe oder
  Kontrollblutprobe mit Probenaufbereitung im Rahmen des erweiterten Neugeborenen-
  Screenings und im Rahmen des Screenings auf Mukoviszidose gemäß Abschnitt C
  Kapitel I und II der Kinder-Richtlinie, ggf. in einer anderen Sitzung,
- Screeningdokumentation gemäß Anlage 4 der Kinder-Richtlinie,
- Versendung an das Screening-Labor

Anmerkung Die Gebührenordnungsposition 01707 kann zur U3, sofern noch kein
Erweitertes Neugeborenen-Screening im Untersuchungsheft für Kinder dokumentiert ist,
berechnet werden.
Neben der Gebührenordnungsposition 01707 können für die Versendung des Untersuchungsmaterials an das Screening-Labor die Kostenpauschale 40110 sowie der Zuschlag
40102 des Kapitels 40 berechnet werden.

Abrechnungsausschlüsse
im Behandlungsfall 01709

Aufwand in Min. **Kalkulationszeit:** 10   **Prüfzeit:** 8   **Eignung d. Prüfzeit:** Tages- und Quartalsprofil
GOÄ   entsprechend oder ähnlich: Leistungskomplex in der GOÄ nicht vorhanden. Abrechnung
                 der einzelnen erbrachten GOÄ-Leistung(en) z.B. analoger Ansatz der Nr. 26
Kommentar: Zum 1.1.2025 wurde das Erweiterte Neugeborenen-Screening in mehreren Punkten
                 angepasst und deswegen die Vergütung der Laborärzte für die Diagnostik im EBM
                 angehoben.

1. Der G-BA hat festgelegt, dass der für das Neugeborenen-Screening verantwort-
liche Arzt die Blutprobe des Kindes innerhalb von 24 Stunden nach der Entnahme per
Einschreiben an das Screening-Labor schicken muss. Um die entstehenden Porto-Mehr-
kosten aufzufangen wurde die neue Kostenpauschale 40102 in den EBM aufgenommen.
Anscheinend wurde nicht bedacht, dass nach den Beförderungsregeln der Deutschen
Post AG Vorfrankierungen ihre Gültigkeit verlieren, wenn aus einem vorfrankierten Brief-
umschlag eine Sonderleistung, wie z.B. ein Einschreiben gemacht wird. Dann muss die
Gesamtbeförderungsgebühr vom Versender (Arzt/Praxis) zusammen mit der Einschreibe-
gebühr bezahlt werden und es entstehen Kosten in Höhe 3,60.-EUR.

Die Portogebühr 40102 erstattet dem veranlassenden Arzt die Kosten für ein Einschreiben
mit der Deutschen Post (2,65.- EUR). Der damit verbundene personelle und organisatorische Mehraufwand der Praxen wurde ignoriert und ist in der Bewertung der Kostenpauschale 40102 nicht abgebildet.

2. Die Abklärungsdiagnostik für die Zielerkrankung Adrenogenitales Syndrom wurde in die
Richtlinie aufgenommen und deswegen die laborärztliche Vergütung angehoben.

3. Das Trackingverfahren wurde geändert: Ab 1.1.2025 müssen Laborärzte die Eltern innerhalb von 72 Stunden telefonisch direkt über auffällige Befunde mit hochgradigem Krankheitsverdacht informieren und weiterhin die Überleitung des Neugeborenen in eine spezialisierte Einrichtung organisatorisch begleiten. Hierfür wurde die neue GOP 01728 im EBM geschaffen. Sie kann im Krankheitsfall höchstens viermal abgerechnet werden und ist je vollendete 10 Minuten mit 20,57 Euro (166 Punkte) bewertet. Hierbei handelt es sich um einen Zuschlag auf die bestehenden Laboruntersuchungen des erweiterten Neugeborenen-Screenings nach der Kinder-Richtlinie (GOP 01724 bis 01727). Die GOP 01724 bis 01728 sind der laborärztlichen Abrechnung vorbehalten.

Die Durchführung und Abrechnung des Erweiterten Neugeborenen-Screening ist, sofern diese noch nicht im Kinderuntersuchungsheft dokumentiert ist, bis zur U3 möglich. Aus den Richtlinien des Bundesausschusses der Ärzte und Krankenkassen über die Früherkennung von Krankheiten bei Kindern bis zur Vollendung des 6. Lebensjahres („Kinder-Richtlinien") mit Hinweisen zu den Untersuchungen und Informationen für die Eltern (zuletzt geändert am 18. Mai 2017)
https://www.g-ba.de/informationen/richtlinien/15/

Der Gemeinsame Bundesausschuss hatte das Neugeborenen-Screening Ende 2020 zunächst um die Sichelzellkrankheit und dann um die 5q-assoziierte spinale Muskelatrophie (SMA) erweitert. Um dem erhöhten Beratungsaufwand Rechnung zu tragen, ist die Vergütung der EBM-Nr. 01707 um 49 Punkte (5,77.-EUR) und die Vergütung der EBM-Nr. 01724 um 76 Punkte (8,94.-EUR) angehoben worden.

Elterninformation des Gemeinsamen Bundesausschusses zur Früherkennung von Krankheiten bei Kindern

In der **Richtlinie des Gemeinsamen Bundesausschusses über die Früherkennung von Krankheiten bei Kindern (Kinder-Richtlinie)** finden sich in den Anlagen ausformulierte Elterninformationen u.a. zum Erweiterten Neugeborenen-Screening (und weiteren Screenings): **https://www.g-ba.de/richtlinien/15/**

Erweitertes Neugeborenen-Screening

§ 17 Zielkrankheiten und deren Untersuchung

(1) Im erweiterten Neugeborenen-Screening wird ausschließlich auf die nachfolgenden Zielkrankheiten gescreent:

1. Hypothyreose
2. Adrenogenitales Syndrom (AGS)
3. Biotinidasemangel
4. Galaktosämie
5. Phenylketonurie (PKU) und Hyperphenylalaninämie (HPA)
6. Ahornsirupkrankheit (MSUD)
7. Medium-Chain-Acyl-CoA-Dehydrogenase-Mangel (MCAD)
8. Long-Chain-3-OH-Acyl-CoA-Dehydrogenase-Mangel (LCHAD)
9. Very-Long-Chain-Acyl-CoA-Dehydrogenase-Mangel (VLCAD)
10. Carnitinzyklusdefekte

   a) Carnitin-Palmitoyl-Transferase-I-Mangel (CPT-I)

   b) Carnitin-Palmitoyl-Transferase-II-Mangel (CPT-II)

   c) Carnitin-Acylcarnitin-Translocase-Mangel

11. Glutaracidurie Typ I (GA I)
12. Isovalerianacidämie (IVA)
13. Tyrosinämie Typ I
14. Schwere kombinierte Immundefekte (SCID)

15. Sichelzellkrankheit

16. 5q-assoziierte spinale Muskelatrophie (SMA)

(2) Das Screening auf die Zielkrankheiten Nummern 1 – 4 erfolgt mit konventionellen Laboruntersuchungsverfahren (Nr. 1 und Nr. 2 mittels immunometrischer Teste [Radioimmunoassays/Fluoroimmunoassays], Nr. 3 mittels eines photometrischen Tests, Nr. 4 mittels eines photometrischen und fluorometrischen Tests). Das Screening auf die Zielkrankheiten Nummern 5 – 13 wird mittels der Tandemmassenspektrometrie und auf die Zielerkrankung Nummer 14 mittels quantitativer oder semi-quantitativer Polymerase Chain Reaction (PCR) durchgeführt. Das Screening auf die Zielerkrankung Nummer 15 wird mit den Messmethoden Tandemmassenspektrometrie, Hochleistungsflüssigkeitschromatographie oder Kapillarelektrophorese durchgeführt. Das Screening auf die Zielerkrankung Nummer 16 erfolgt mittels PCR zum Nachweis einer homozygoten SMN 1-Gen-Deletion.

Für das SCID- und SMA-Screening können sowohl Testverfahren in Form von CEzertifizierten Medizinprodukten als auch sogenannte hausinterne Standardprozeduren („Inhouse SOPs") zur Anwendung kommen. Die Anwendung von hausinternen Standardprozeduren als Messverfahren setzt voraus, dass diese einer Qualitätssicherung in Form von Ringversuchen unterliegen.

(3) Die Untersuchung weiterer, nicht in Absatz 1 genannter Krankheiten ist nicht Teil des Screenings. Daten zu solchen Krankheiten sind, soweit technisch ihre Erhebung nicht unterdrückt werden kann, unverzüglich zu vernichten. Deren Nutzung, Speicherung oder Weitergabe ist nicht zulässig. Die im Rahmen des Screenings erhobenen Daten dürfen ausschließlich zu dem Zweck verwendet werden, die vorgenannten Zielkrankheiten zu erkennen und zu behandeln.

01709	Screening auf Mukoviszidose gemäß Abschnitt C Kapitel II der Kinder-Richtlinie des Gemeinsamen Bundesausschusses **50** 6,37

Obligater Leistungsinhalt
- Eingehende Aufklärung der Eltern bzw. der (des) Personensorgeberechtigten des Neugeborenen zu Sinn, Zweck und Ziel des Screenings auf Mukoviszidose,
- Aushändigung des Informationsblattes gemäß Anlage 2 der Kinder-Richtlinie (Elterninformation zum Screening auf Mukoviszidose)

Fakultativer Leistungsinhalt
- Probenentnahme von nativem Venen- oder Fersenblut mit Probenaufbereitung im Rahmen des Screenings auf Mukoviszidose, ggf. in einer anderen Sitzung,
- Screeningdokumentation gemäß Anlage 4 der Kinder-Richtlinie,
- Versendung an das Screening-Labor

Anmerkung Die Gebührenordnungsposition 01709 kann bis zum vollendeten 28. Lebenstag, sofern noch kein Screening auf Mukoviszidose im Untersuchungsheft für Kinder dokumentiert ist, berechnet werden.
Neben der Gebührenordnungsposition 01709 können für die Versendung des Untersuchungsmaterials an das Screening-Labor die Kostenpauschale 40110 sowie der Zuschlag 40102 des Kapitels 40 berechnet werden.

Abrechnungsausschluss
im Behandlungsfall 01707

Berichtspflicht Nein

Aufwand in Min.   **Kalkulationszeit:** 3   **Prüfzeit:** 2   **Eignung d. Prüfzeit:** Tages- und Quartalsprofil

Kommentar: Die EBM Nr. 01709 ist für die Aufklärung der Eltern zu Sinn, Zweck und Ziel des Screenings auf Mukoviscidose berechnungsfähig. Sie wird nur dann angestezt, wenn hierauf kein Mucovis-cidosescreening im Rahmen der Fersenblutentnahme zum Neugeborenenscreening erfolgt. Damit kommt diese EBM-Nr. in der Behandlungsrealität höchst selten zum Ansatz.

In den Kinder-Richtlinie (https://www.g-ba.de/informationen/richtlinien/15/) ist das Screening der Früherkennung der Mukoviszidose bei Neugeborenen beschrieben. Mit dem Screening soll eine unverzügliche Therapieeinleitung im Krankheitsfall ermöglicht sein.

Das Mukoviszidose-Screening wird in der Regel zum selben Zeitpunkt wie das erweiterte Neugeborenen-Screening (aus derselben Blutprobe) erfolgen.

Die Tests im Einzelnen (zwei biochemischen Tests und eine DNA-Mutationsanalyse)

- **IRT (= Immun Reaktives Trypsin):** Trypsin wird in der Bauchspeicheldrüse (Pankreas) gebildet und in den Darm abgegeben, wo es in seiner aktiven Form Nahrungsbestandteile spaltet. Ein Teil des Trypsins gelangt von der Bauchspeicheldrüse auch direkt in die Blutbahn. Bei Mukoviszidose ist die Bauchspeicheldrüse durch den zähen Schleim verstopft und es kommt zu einem Rückstau von Trypsin, wodurch vermehrt Trypsin in das Blut gelangt und dort gemessen werden kann.
- **PAP (= Pankreatitis Assoziiertes Protein):** das PAP ist ein Stressprotein, das von der erkrankten Bauchspeicheldrüse gebildet wird und im Blut von Neugeborenen mit Mukoviszidose erhöht ist.
- **DNA-Mutationsanalyse**

Die Eltern (Personensorgeberechtigten) des Neugeborenen sind vor der Durchführung des Screenings eingehend und mit Unterstützung eines Informationsblatts (https://www.g-ba.de/downloads/83-691-422/2016-07-01_Merkblatt_Screening_Mukoviszidose_BF.pdf) durch veranwortlichen Arzt/Ärztin entsprechen aufzuklären.

Die Eltern sind auch bei geleiteten Geburten durch Hebamme oder Entbindungspfleger über den Anspruch des Neugeborenen auf ein Mukoviszidose-Screening zu informieren. Aufklärung und Untersuchung muss von Arzt /Ärztin bis zu einem Alter des Kindes von vier Wochen (z.B. U2 oder U3) vorgenommen werden.

01710 Zusatzpauschale für die Durchführung von Früherkennungsuntersuchungen bei Kindern aufgrund einer TSS-Vermittlung gemäß Allgemeiner Bestimmung 4.3.10.1,

Wenn eine kurative Diagnose neben der Kindervorsorgeuntersuchung zum Ansatz kommt (z.B. Paukenerguss, V.a. Entwicklungsstörung, Genu valgum), kann neben der entsprechenden Kindervorsorgeuntersuchung auch die Ver-sichertenpauschale angesetzt werden. Dann sind auch die gängigen TSS-Zusätze möglich und es bedarf nicht der EBM-Ziffer 01710.

Abrechnungsbestimmung einmal im Arztgruppenfall

Anmerkung Die Gebührenordnungsposition 01710 kann durch die zuständige Kassenärztliche Vereinigung zugesetzt werden.

Die Gebührenordnungsposition 01710 ist nicht berechnungsfähig, wenn der vermittelte Patient bei der die Früherkennungsuntersuchung duchführenden Arztgruppe derselben Praxis in demselben Quartal bereits behandelt wurde.

Die Gebührenordnungsposition 01710 ist am Behandlungstag nicht neben einer Versicherten- oder Grundpauschale berechnungsfähig.

Abrechnungsausschluss im Arztgruppenfall 01322, 01323, 03010, 04010, 05228, 06228, 07228, 08228, 09228, 10228, 11228, 13228, 13298, 13348, 13398, 13498, 13548, 13598, 13648, 13698, 14218, 15228, 16228, 17228, 18228, 20228, 21236, 21237, 22228, 23228, 23229, 24228, 25228, 25229, 25230, 26228, 27228 und 30705

Aufwand in Min. **Kalkulationszeit:** KA   **Prüfzeit:** ./.   **Eignung d. Prüfzeit:** Keine Eignungl

Kommentar: Ab 2020 kann eine Zusatzpauschale abgerechnet werden, wenn am Behandlungstag ausschließlich eine U-Untersuchung erfolgt.

Dazu wurde die EBM Nr. 01710 aufgenommen.

Die Höhe der Bewertung der Nr. 01710 ist wie bei den TSS-Zuschlägen abhängig von der Wartezeit auf einen Termin

Siehe auch Kommentar EBM Nr. 04010.

Der BVKJ Bayern informiert seine Facharztgruppe u.a.:

Kinder- und Jugendärzte rechnen die Zusatzpauschale anstatt der zeitgestaffelten Zuschläge zur Versicherten- beziehungsweise Grundpauschale ab.

Die GOP kann nur in Fällen abgerechnet werden, in denen der Termin zur Früherkennungsuntersuchung über eine Terminservicestelle vermittelt wurde und keine weitere kurative Leistung erbracht wurde (d.h. auch keine Versichertenpauschale!).

Die GOP ist einmal im Arztgruppenfall berechnungsfähig. Das heißt: Sie ist nicht berechnungsfähig, wenn das Kind in demselben Quartal in derselben Praxis bereits von einem Arzt der Arztgruppe, die die Früherkennungsuntersuchung durchführt, behandelt wurde.

Kennzeichnung als TSS-Terminfall und nach Zeitraum ab Kontaktaufnahme mit den Buchstaben B (50 Prozent), C (30 Prozent) und D (20 Prozent).

50 Prozent: Termin innerhalb von acht Tagen = 114 Punkte
30 Prozent: Termin innerhalb von neun bis 14 Tagen = 68 Punkte
20 Prozent: Termin innerhalb von 15 bis 35 Tagen = 45 Punkte

Komplexe für ärztliche Maßnahmen bei Kindern zur Früherkennung von Krankheiten, die ihre körperliche oder geistige Entwicklung in nicht geringfügigem Maße gefährden, entsprechend der Richtlinie des Gemeinsamen Bundesausschusses über die Früherkennung von Krankheiten bei Kindern (Kinder-Richtlinie) bzw. Jugendlichen (Richtlinien zur Jugendgesundheitsuntersuchung)

Anmerkung Die Gebührenordnungspositionen 01711 bis 01717 und 01719 sind nicht neben den Gebührenordnungspositionen 03350, 03351, 04350 bis 04353, 22230, 27310 und 27311 berechnungsfähig.

Kommentar: Für die EBM Nr. 03335 (Orientierende audiometrische Untersuchung nach vorausgegangener, dokumentierter, auffälliger Hörprüfung) wird der Nebeneinanderberechnungsausschluss zu den EBM Nrn. der Früherkennungsuntersuchungen 01711 bis 01717, 01719 und 01723 aufgehoben, da nur im Leistungsumfang der U8 (EBM Nr. 01718) eine audiometrische Untersuchung enthalten ist. Der Nebeneinanderberechnungsausschluss der EBM Nr. 03335 zur GOP 01718 bleibt bestehen.

01711 Neugeborenen-Erstuntersuchung (U1) **126**
16,05

Abrechnungsausschluss
im Behandlungsfall 04431
in derselben Sitzung ~~03335,~~ 03350, 03351, 04350, 04351, 04352, 04353, 22230, 27310, 27311

Aufwand in Min. **Kalkulationszeit:** 8 **Prüfzeit:** 6 **Eignung d. Prüfzeit:** Tages- und Quartalsprofil

GOÄ entsprechend oder ähnlich: Nr. 25

Kommentar: Die Neugeborenen-Erstuntersuchung erfolgt direkt nach der Geburt. Die Beurteilung des AGPAR-Tests

A	Atmung
B	Plus (Herzschlag)
G	Grundhaltung
A	Aussehen (Hautkolorit)
R	Reflexe

erfolgt nach 1 Minute, nach 5 Minuten und 10 Minuten. Desweiteren wird überprüft, ob es irgendeinen Anhalt für Ödeme, Gelbsucht oder eine äußerlich sichtbare Fehlbildung gibt. Wird diese Untersuchung im Krankenhaus ausgeführt, ist sie Bestandteil der stationären Behandlung und kann nicht im Rahmen der vertragsärztlichen Leistungen abgerechnet werden.

Siehe **Richtlinien des Bundesausschusses der Ärzte und Krankenkassen über die Früherkennung von Krankheiten bei Kindern bis zur Vollendung des 6. Lebensjahres („Kinder-Richtlinie")** mit Hinweisen zu den Untersuchungen und Informationen für die Eltern (zuletzt geändert am 21.04.2022)
https://www.g-ba.de/informationen/richtlinien/15/

Früherkennungsuntersuchungen nach den Nrn. 01711 bis 01719 können nur abgerechnet werden, wenn sie in dem vorgeschriebenen Zeitraum (einschl. der in den Richtlinien angegebenen Toleranzgrenzen – siehe unter 1.7.1 Früherkennung von Krankheiten bei Kindern) erbracht werden.

Die einzelnen Untersuchungen (U1 bis U9) können im Verlauf der Zeit von verschiedenen Ärzten erbracht werden.

01712 Neugeborenen-Basisuntersuchung am 3. bis 10. Lebenstag (U2), einschließlich der Überprüfung der erfolgten Blutentnahme zum erweiterten Neugeborenen-Screening **401**
51,09

Abrechnungsausschluss
im Behandlungsfall 04431
in derselben Sitzung 03335, 03350, 03351, 04350, 04351, 04352, 04353, 22230, 27310, 27311

Aufwand in Min. **Kalkulationszeit:** 22   **Prüfzeit:** 16   **Eignung d. Prüfzeit:** Tages- und Quartalsprofil
GOÄ entsprechend oder ähnlich: Nr. 26
Kommentar: Siehe **Richtlinien des Bundesausschusses der Ärzte und Krankenkassen über die Früherkennung von Krankheiten bei Kindern bis zur Vollendung des 6. Lebensjahres („Kinder-Richtlinien")** mit Hinweisen zu den Untersuchungen und Informationen für die Eltern (zuletzt geändert am 21.04.2022)
https://www.g-ba.de/informationen/richtlinien/15/

Früherkennungsuntersuchungen nach den Nrn. 01711 bis 01719 können nur abgerechnet werden, wenn sie in dem vorgeschriebenen Zeitraum (einschl. der in den Richtlinien angegebenen Toleranzgrenzen – siehe unter 1.7.1 Früherkennung von Krankheiten bei Kindern) erbracht werden.

Die einzelnen Untersuchungen (U1 bis U9) können im Verlauf der Zeit von verschiedenen Ärzten erbracht werden.

01713 Untersuchung in der 4. bis 5. Lebenswoche (U3) **402**
51,22
Abrechnungsausschluss
im Behandlungsfall 04431
in derselben Sitzung 03335, 03350, 03351, 04350, 04351, 04352, 04353, 22230, 27310, 27311

Aufwand in Min. **Kalkulationszeit:** 22   **Prüfzeit:** 16   **Eignung d. Prüfzeit:** Tages- und Quartalsprofil
GOÄ entsprechend oder ähnlich: Nr. 26
Kommentar: Siehe **Richtlinien des Bundesausschusses der Ärzte und Krankenkassen über die Früherkennung von Krankheiten bei Kindern bis zur Vollendung des 6. Lebensjahres („Kinder-Richtlinien")** mit Hinweisen zu den Untersuchungen und Informationen für die Eltern (zuletzt geändert am 21.04.2022)
https://www.g-ba.de/informationen/richtlinien/15/

Screening auf Hüftgelenksdysplasie und -luxation (Sonographische Untersuchung der Hüftgelenke nach Maßgabe der in der Anlage 3 dieser Richtlinien angegebenen Durchführungsempfehlungen)

Ernährungshinweise im Hinblick auf Mundgesundheit

Früherkennungsuntersuchungen nach den Nrn. 01711 bis 01719 können nur abgerechnet werden, wenn sie in dem vorgeschriebenen Zeitraum (einschl. der in den Richtlinien angegebenen Toleranzgrenzen – siehe unter 1.7.1 Früherkennung von Krankheiten bei Kindern) erbracht werden.

Die einzelnen Untersuchungen (U1 bis U9) können im Verlauf der Zeit von verschiedenen Ärzten erbracht werden.

01714 Untersuchung im 3. bis 4. Lebensmonat (U4) **402**
51,22
Abrechnungsausschluss
im Behandlungsfall 04431
in derselben Sitzung 03335, 03350, 03351, 04350, 04351, 04352, 04353, 22230, 27310, 27311

Aufwand in Min. **Kalkulationszeit:** 22   **Prüfzeit:** 16   **Eignung d. Prüfzeit:** Tages- und Quartalsprofil
GOÄ entsprechend oder ähnlich: Nr. 26

Kommentar: Siehe **Richtlinien des Bundesausschusses der Ärzte und Krankenkassen über die Früherkennung von Krankheiten bei Kindern bis zur Vollendung des 6. Lebensjahres („Kinder-Richtlinien")** mit Hinweisen zu den Untersuchungen und Informationen für die Eltern (zuletzt geändert am 21.04.2022)
https://www.g-ba.de/informationen/richtlinien/15/

Früherkennungsuntersuchungen nach den Nrn. 01711 bis 01719 können nur abgerechnet werden, wenn sie in dem vorgeschriebenen Zeitraum (einschl. der in den Richtlinien angegebenen Toleranzgrenzen – siehe unter 1.7.1 Früherkennung von Krankheiten bei Kindern) erbracht werden.

Die einzelnen Untersuchungen (U1 bis U9) können im Verlauf der Zeit von verschiedenen Ärzten erbracht werden.

01715 Untersuchung im 6. bis 7. Lebensmonat (U5) **402**
51,22

Abrechnungsausschluss
in derselben Sitzung 03335, 03350, 03351, 04350, 04351, 04352, 04353, 22230, 27310, 27311
im Behandlungsfall 04431

Aufwand in Min. **Kalkulationszeit:** 22 **Prüfzeit:** 16 **Eignung d. Prüfzeit:** Tages- und Quartalsprofil

GOÄ entsprechend oder ähnlich: Nr. 26

Kommentar: Siehe **Richtlinien des Bundesausschusses der Ärzte und Krankenkassen über die Früherkennung von Krankheiten bei Kindern bis zur Vollendung des 6. Lebensjahres („Kinder-Richtlinien")** mit Hinweisen zu den Untersuchungen und Informationen für die Eltern (zuletzt geändert am 21.04.2022)
https://www.g-ba.de/informationen/richtlinien/15/

01716 Untersuchung im 10. bis 12. Lebensmonat (U6) **402**
51,22

Abrechnungsausschluss
im Behandlungsfall 04431
in derselben Sitzung 03335, 03350, 03351, 04350, 04351, 04352, 04353, 22230, 27310, 27311

Aufwand in Min. **Kalkulationszeit:** 22 **Prüfzeit:** 16 **Eignung d. Prüfzeit:** Tages- und Quartalsprofil

GOÄ entsprechend oder ähnlich: Nr. 26

Kommentar: Siehe **Richtlinien des Bundesausschusses der Ärzte und Krankenkassen über die Früherkennung von Krankheiten bei Kindern bis zur Vollendung des 6. Lebensjahres („Kinder-Richtlinien")** mit Hinweisen zu den Untersuchungen und Informationen für die Eltern (zuletzt geändert am 21.04.2022)
https://www.g-ba.de/informationen/richtlinien/15/

01717 Untersuchung im 21. bis 24. Lebensmonat (U7) **402**
51,22

Abrechnungsausschluss
im Behandlungsfall 04431
in derselben Sitzung 03335, 03350, 03351, 04350, 04351, 04352, 04353, 22230, 27310, 27311

Aufwand in Min. **Kalkulationszeit:** 22 **Prüfzeit:** 16 **Eignung d. Prüfzeit:** Tages- und Quartalsprofil

GOÄ entsprechend oder ähnlich: Nr. 26

Kommentar: Siehe **Richtlinien des Bundesausschusses der Ärzte und Krankenkassen über die Früherkennung von Krankheiten bei Kindern bis zur Vollendung des 6. Lebensjahres („Kinder-Richtlinien")** mit Hinweisen zu den Untersuchungen und Informationen für die Eltern (zuletzt geändert am 21.04.2022)
https://www.g-ba.de/informationen/richtlinien/15/

01718 Untersuchung im 46. bis 48. Lebensmonat (U8) **402**
51,22

Abrechnungsausschluss
im Behandlungsfall 04431

in derselben Sitzung 03335, 03350, 03351, 04335, 04350, 04351, 04352, 04353, 22230, 27310, 27311

Aufwand in Min. **Kalkulationszeit:** 22   **Prüfzeit:** 16   **Eignung d. Prüfzeit:** Tages- und Quartalsprofil

GOÄ entsprechend oder ähnlich: Nr. 26

Kommentar: Ausschluss der Audiometrieziffer 04335, da die Hörtestung obligater Leistungsbaustein der Vorsorge U8 ist.

Siehe **Richtlinien des Bundesausschusses der Ärzte und Krankenkassen über die Früherkennung von Krankheiten bei Kindern bis zur Vollendung des 6. Lebensjahres („Kinder-Richtlinien")** mit Hinweisen zu den Untersuchungen und Informationen für die Eltern (zuletzt geändert am 21.04.2022)
https://www.g-ba.de/informationen/richtlinien/15/

01719   Untersuchung im 60. bis 64. Lebensmonat (U9)   **402**
                                                                                               51,22
Abrechnungsausschluss
im Behandlungsfall 04431
in derselben Sitzung 03335, 03350, 03351, 04335, 04350, 04351, 04352, 04353, 22230, 27310, 27311

Aufwand in Min. **Kalkulationszeit:** 22   **Prüfzeit:** 16   **Eignung d. Prüfzeit:** Tages- und Quartalsprofil

GOÄ entsprechend oder ähnlich: Nr. 26

Kommentar: Seit 1.4.2020 ist die Audiometrie nur noch bei der Vorsorge U8 ausgeschlossen. Neben der Vorsorgeuntersuchung U9 ist die Abrechnung der Audiometrie möglich, sofern ein anamnesti-scher oder klinischer Verdacht auf eine Hörstörung vorliegt und die Unter-suchung kurativ recht-fertigt. Es ist dann allerdings der Abrechnungsausschluss mit der Vorsorgenzuschlagsziffer 04354 (orientierende Audiometrie als fakultativer Leistungsinhalt inkludiert) zu beachten.

Siehe **Richtlinien des Bundesausschusses der Ärzte und Krankenkassen über die Früherkennung von Krankheiten bei Kindern bis zur Vollendung des 6. Lebensjahres („Kinder-Richtlinien")** mit Hinweisen zu den Untersuchungen und Informationen für die Eltern (zuletzt geändert am 21.04.2022)
https://www.g-ba.de/informationen/richtlinien/15/

01720   Jugendgesundheitsuntersuchung (J1)   **356**
                                                                                               45,36
Abrechnungsausschluss
in derselben Sitzung 03351, 04352, 04353, 27310; im Behandlungsfall 04431

Aufwand in Min. **Kalkulationszeit:** 22   **Prüfzeit:** 15   **Eignung d. Prüfzeit:** Tages- und Quartalsprofil

GOÄ entsprechend oder ähnlich: Analoger Ansatz der Nr. 26

Kommentar: Seit 1.4.2020 ist die Audiometrie nur noch bei der Vorsorge U8 ausgeschlossen. Neben der Vorsorgeuntersuchung J1 ist die Abrechnung der Audiometrie möglich, sofern ein anamnes-tischer oder klinischer Verdacht auf eine Hörstörung vorliegt und die Untersuchung kurativ rechtfertigt. Es ist dann allerdings der Abrechnungsausschluss mit der Vorsorgenzuschlags-ziffer 04354 (orientie-rende Audiometrie als fakultativer Leistungsinhalt inkludiert) zu beachten.

Siehe **Richtlinien des Gemeinsamen Bundesausschusses zur Jugendgesundheits-untersuchung**
http://www.kbv.de/media/sp/2016_07_21_Jugend_RL.pdf

01721   Besuch im Rahmen einer Kinderfrüherkennungsuntersuchung nach den Gebühren-   **198**
ordnungspositionen 01711 und 01712   25,23

Anmerkung: Die Gebührenordnunsposition 01721 kann im Rahmen einer Kinderfrüher-kennungsuntersuchung nach der Gebührenordnungsposition 01712 im Belegkrankenhaus durch einen Facharzt für Kinder- und Jugendmedizin an demselben Tag nur einmal berechnet werden, auch wenn bei mehreren Kindern eine Früherkennungsuntersuchung durchgeführt wird.

Abrechnungsausschluss in derselben Sitzung 01410, 01411, 01412, 01413, 01414, 01415 und 01421.

Aufwand in Min.	**Kalkulationszeit:** KA **Prüfzeit:** 12 **Eignung d. Prüfzeit:** Tages- und Quartalsprofil
GOÄ	entsprechend oder ähnlich: Nr. 50
Kommentar:	Der Besuch im Rahmen der Kinderfrüherkennung kann nur für die Neugeborenen-Erstuntersuchung nach EBM-Nr. 01711 (U1) oder die Neugeborenen-Basisuntersuchung nach EBM-Nr. 01712 (U2) abgerechnet werden. Auch wenn die Untersuchung nach EBM-Nr. 01711 oder EBM-Nr. 01712 per Hausbesuch am Samstag oder an Sonn- oder Feiertagen erfolgt, ist nur die EBM-Nr. 01721 abrechenbar.

Wenn die Untersuchung der U1 oder U2 von einem Arzt in einem Belegkrankenhaus durchgeführt wird, so kann auch nur die EBM-Nr. 01721 abgerechnet werden.

01722 Sonographische Untersuchung der Säuglingshüften entsprechend der Durchführungsempfehlung nach Abschnitt C Kapitel III der Kinder-Richtlinie **170** **21,66**

Anmerkung Die Berechnung der Gebührenordnungsposition 01722 setzt eine Genehmigung der Kassenärztlichen Vereinigung nach der Ultraschall-Vereinbarung gemäß § 135 Abs. 2 SGB V voraus.

Abrechnungsausschluss in derselben Sitzung 33050, 33051

Berichtspflicht Ja

Aufwand in Min.	**Kalkulationszeit:** 9 **Prüfzeit:** 7 **Eignung d. Prüfzeit:** Tages- und Quartalsprofil
GOÄ	entsprechend oder ähnlich: Nr. 413
Kommentar:	Die sonographische Untersuchung der Säuglingshüfte soll nach den Kinder-Richtlinien im zeitlichen Zusammenhang mit der 3. Früherkennungsuntersuchung, also im Zeitraum zwischen der 4. und 6. Lebenswoche (Toleranzgrenze 3. – 8. Lebenswoche) durchgeführt werden. Ergeben sich bei dieser Untersuchung Anhaltspunkte, dass weitere Kontrolluntersuchungen erforderlich sind, so können diese nur nach der EBM-Nr. 33051 abgerechnet werden. Für die Untersuchung beider Säuglingshüften sind sowohl die EBM-Nrn. 01722 als auch 33051 nur 1x berechnungsfähig. Muss für die Untersuchung ein anderer Arzt beauftragt werden, so kann dies im Rahmen der Überweisung erfolgen; auf dem Überweisungsschein sind Präventiv und Zielauftrag zu markieren.

Für Ärzte mit Genehmigung zur Sonographie von Säuglingshüften sind die geänderten Bestimmungen der Anlage V der Ultraschallvereinbarung wichtig:

https://www.kvberlin.de/fileadmin/user_upload/qs_leistungen/ultraschall/ultraschall_anlv_saeugl.pdf

01723 Komplexe für ärztliche Maßnahmen bei Kindern zur Früherkennung von Krankheiten, die ihre körperliche oder geistige Entwicklung in nicht geringfügigem Maße gefährden, entsprechend der Richtlinien des Gemeinsamen Bundesausschusses über die Früherkennung von Krankheiten bei Kindern (Kinder-Richtlinien) bzw. Jugendlichen (Richtlinien zur Jugendgesundheitsuntersuchung) **402** **51,22**

Untersuchung im 34. bis 36. Lebensmonat (U7a)

Abrechnungsausschluss
im Behandlungsfall 04431
in derselben Sitzung 03335, 03350, 03351, 04350, 04351, 04353, 22230, 27310, 27311

Aufwand in Min.	**Kalkulationszeit:** 22 **Prüfzeit:** 16 **Eignung d. Prüfzeit:** Tages- und Quartalsprofil
GOÄ	entsprechend oder ähnlich: Nr. 26
Kommentar:	Seit 1.4.2020 ist die Audiometrie nur noch bei der Vorsorge U8 ausgeschlossen. Neben der Vorsorgeuntersuchung U7a ist die Abrechnung der Audiometrie möglich, sofern ein anamnestischer oder klinischer Verdacht auf eine Hörstörung vorliegt und die Untersuchung kurativ rechtfertigt. Es ist dann allerdings der Abrechnungsausschluss mit der Vorsorgenzuschlagsziffer 04354 (orientierende Audiometrie als fakultativer Leistungsinhalt inkludiert) zu beachten.

Die **Richtlinien des Bundesausschusses der Ärzte und Krankenkassen über die Früherkennung von Krankheiten bei Kindern bis zur Vollendung des 6. Lebens-**

jahres („**Kinder-Richtlinien**" https://www.g-ba.de/downloads/62-492-2848/Kinder-RL_2022-04-21_iK-2022-06-23.pdf)
informieren zu den Untersuchungsleistungen der U7a.

01724 bis 01727 Laboruntersuchungen gemäß Abschnitt C Kapitel I und II der Kinder-Richtlinie, einschließlich der Befundübermittlung an den verantwortlichen Einsender, gilt für die Gebührenordnungspositionen 01724 bis 01727

Abrechnungsbestimmung je Untersuchung

Anmerkung Die Berechnung der Gebührenordnungspositionen 01724 bis 01727 setzt eine Genehmigung der Kassenärztlichen Vereinigung gemäß der §§ 23 bzw. 38 der Kinder-Richtlinie voraus. Die Berechnung der Gebührenordnungspositionen 01724 bis 01727 setzt den Nachweis einer vorliegenden Einwilligung der Personensorgeberechtigten (z. B. Eltern) des Neugeborenen gemäß § 16 bzw. § 32 der Kinder-Richtlinie voraus.

Kommentar: Seit 1. Januar 2017 sind gemäß der Kinder-Richtlinien die EBM Nrn. 01724 bis 01727 aufgenommen.
- EBM Nr. 01724 bisherige Neugeborenen-Screeninguntersuchung der Zielkrankheiten
- EBM Nrn. 01725 bis 01727 dreistufige Diagnostik (serielle Kombination von zwei biochemischen Tests auf immunreaktives Trypsin [IRT] und Pankreatitis-assoziiertes Protein [PAP] und einer DNA-Mutationsanalyse) auf Mukoviszidose. Entsprechend der Kinder-Richtlinie haben Neugeborene Anspruch auf Teilnahme am erweiterten Neugeborenen-Screening bzw. am Screening auf Mukoviszidose.

Das Mukoviszidose-Screening (s. Nrn. 01725 bis 01727) kann in den ersten vier Lebenswochen des Kindes nachgeholt werden – im Gegensatz zum erweiterten Neugeborenen-Screening (s. Nr. 01724), dass 36 Stunden nach der Geburt erfolgt.

Die bei einem auffälligen Befund indizierte Zweituntersuchung sollte vom selben Screeninglabor durchgeführt werden um riskante Informationslücken zu vermeiden

Eine Wiederholung des Screenings ist in folgenden Fällen erforderlich:
- bei Entlassung vor der 36. Lebensstunde
- bei Frühgeborenen < 32. Schwangerschaftswoche
- nicht durchgeführtes Neugeborenenscreening
- Zweifel an der Durchführung des Neugeborenenscreenings

Das Ergebnis des Neugeborenenscreenings ist niemals eine definitive Diagnose. Es ergibt nur den Verdacht auf das Vorliegen einer Erkrankung. Es folgen daher in der Regel weitere Untersuchungen, um das Ergebnis durch weitere Methoden zu bestätigen.

01725

Immunologische Bestimmung des immunreaktiven Trypsins (IRT)   **23**
                                                                                     2,93

Aufwand in Min. **Kalkulationszeit:** KA   **Prüfzeit:** ./.   **Eignung d. Prüfzeit:** Keine Eignungl

Kommentar: Siehe dazu auch weiterführende Erläuterungen vom Labor **Becker & Kollegen** unter https://www.labor-becker.de/leistungsverzeichnis/stichwort/neugeborenen-screening.html

01726

Immunologische Bestimmung Pankreatitisassoziiertes Protein (PAP)   **399**
                                                                                    50,83

Aufwand in Min. **Kalkulationszeit:** KA   **Prüfzeit:** ./.   **Eignung d. Prüfzeit:** Keine Eignungl

Kommentar: Siehe dazu auch weiterführende Erläuterungen vom Labor **Becker & Kollegen** unter https://www.labor-becker.de/leistungsverzeichnis/stichwort/neugeborenen-screening.html

01727

Gezielte molekulargenetische Untersuchung des Cystic Fibrosis Transmembran   **3746**
Regulator-Gens (CFTR-Gens) gemäß Anlage 4a „DNA-Mutationsanalyse" der   477,26
Kinder-Richtlinie

Aufwand in Min. **Kalkulationszeit:** KA   **Prüfzeit:** ./.   **Eignung d. Prüfzeit:** Keine Eignungl

Abrechnungsausschluss im Krankheitsfall 11301, 11351

01728* Zuschlag zu den Gebührenordnungspositionen 01724 bis 01727 für die **166**
Befundübermittlung an die Eltern (mindestens eines Personensorgeberechtigten) **21,15**
einschließlich Beratung bei auffälligem Befund mit hochgradigem Krankheitsverdacht auf das Vorliegen einer Zielerkrankung einschließlich Mukoviszidose oder bei
positivem Screeningbefund gemäß Abschnitt C Kapitel I und II Kinder-Richtlinie

Obligater Leistungsinhalt
• Befundweitergabe an die spezialisierte Einrichtung,

Abrechnungsbestimmung je vollendete 10 Minuten

Anmerkung Die Gebührenordnungsposition 01728 ist höchstens viermal im Krankheitsfall
berechnungsfähig.

Aufwand in Min. **Kalkulationszeit:** KA   **Prüfzeit:** 10   **Eignung d. Prüfzeit:** Tages- und Quartalsprofil
Berichtspflicht Nein
GOÄ Leistung fehlt, analog Nr. 26 abrechenbar.

1.7.4 Mutterschaftsvorsorge

01799 Beratung durch einen Facharzt für Kinder- und Jugendmedizin oder einen Facharzt **65**
für Kinderchirurgie gemäß Anlage Ic II.2 der Mutterschafts-Richtlinie in Verbindung **8,28**
mit § 2a Absatz 1 Schwangerschaftskonfliktgesetz (SchKG)

Obligater Leistungsinhalt
• Aufklärung und Beratung einer Schwangeren,

Abrechnungsbestimmung je vollendete 5 Minuten

Anmerkung Die Gebührenordnungsposition 01799 ist nur durch den hinzugezogenen
Arzt mit indikationsspezifischer Expertise für den Bereich der Diagnose gemäß § 2a Absatz
1 SchKG berechnungsfähig.
Die Gebührenordnungsposition 01799 ist höchstens viermal im Behandlungsfall berechnungsfähig.

Berichtspflicht Nein

Aufwand in Min. **Kalkulationszeit:** 5   **Prüfzeit:** 5   **Eignung d. Prüfzeit:** Nur Quartalsprofil
GOÄ entsprechend oder ähnlich: GOÄ-Nrn. 7, 22, 90.
Kommentar: Nach § 2a Abs. 1 Schwangerschaftskonfliktgesetz (SchKG) haben Patientinnen nach
einer pränatalen Untersuchung mit pathologischem Befund einen Anspruch auf ärztliche
Erläuterung, Aufklärung und Beratung durch einen weiteren hinzugezogenen Arzt, der
Erfahrungen mit Gesundheitschädigung bei geborenen Kindern hat.

**Gesetz zur Vermeidung und Bewältigung von Schwangerschaftskonflikten
(Schwangerschaftskonfliktgesetz – SchKG)**
§ 2a Aufklärung und Beratung in besonderen Fällen

(1) Sprechen nach den Ergebnissen von pränataldiagnostischen Maßnahmen dringende
Gründe für die Annahme, dass die körperliche oder geistige Gesundheit des Kindes
geschädigt ist, so hat die Ärztin oder der Arzt, die oder der der Schwangeren die Diagnose
mitteilt, über die medizinischen und psychosozialen Aspekte, die sich aus dem Befund
ergeben, unter Hinzuziehung von Ärztinnen oder Ärzten, die mit dieser Gesundheits-
schädigung bei geborenen Kindern Erfahrung haben, zu beraten. Die Beratung erfolgt in
allgemein verständlicher Form und ergebnisoffen. Sie umfasst die eingehende Erörterung
der möglichen medizinischen, psychischen und sozialen Fragen sowie der Möglichkeiten
zur Unterstützung bei physischen und psychischen Belastungen. Die Ärztin oder der Arzt
hat über den Anspruch auf weitere und vertiefende psychosoziale Beratung nach § 2 zu
informieren und im Einvernehmen mit der Schwangeren Kontakte zu Beratungsstellen
nach § 3 und zu Selbsthilfegruppen oder Behindertenverbänden zu vermitteln.

(2) Die Ärztin oder der Arzt, die oder der gemäß § 218b Absatz 1 des Strafgesetzbuchs
die schriftliche Feststellung über die Voraussetzungen des § 218a Absatz 2 des Strafgesetzbuchs zu treffen hat, hat vor der schriftlichen Feststellung gemäß § 218b Absatz
1 des Strafgesetzbuchs die Schwangere über die medizinischen und psychischen

Aspekte eines Schwangerschaftsabbruchs zu beraten, über den Anspruch auf weitere und vertiefende psychosoziale Beratung nach § 2 zu informieren und im Einvernehmen mit der Schwangeren Kontakte zu Beratungsstellen nach § 3 zu vermitteln, soweit dies nicht auf Grund des Absatzes 1 bereits geschehen ist. Die schriftliche Feststellung darf nicht vor Ablauf von drei Tagen nach der Mitteilung der Diagnose gemäß Absatz 1 Satz 1 oder nach der Beratung gemäß Satz 1 vorgenommen werden. Dies gilt nicht, wenn die Schwangerschaft abgebrochen werden muss, um eine gegenwärtige erhebliche Gefahr für Leib oder Leben der Schwangeren abzuwenden.

(3) Die Ärztin oder der Arzt, die oder der die schriftliche Feststellung der Indikation zu treffen hat, hat bei der schriftlichen Feststellung eine schriftliche Bestätigung der Schwangeren über die Beratung und Vermittlung nach den Absätzen 1 und 2 oder über den Verzicht darauf einzuholen, nicht aber vor Ablauf der Bedenkzeit nach Absatz 2 Satz 2.

Siehe auch Mutterschafts-Richtlinie:

https://www.g-ba.de/richtlinien/19/

1.7.10 Prophylaxe gegen Respiratorische Synzytial Viren

1. Die Gebührenordnungspositionen dieses Abschnitts können nur von
- Ärzten gemäß Präambel 3.1 Nr. 1,
- Fachärzten für Kinder- und Jugendmedizin berechnet werden.

Kommentar:

Wichtige Vorbemerkungen zur arzneimittelrechtlichen Zulassung von Nirsevimab:
Die Verordnung des Bundesministeriums für Gesundheit zum Anspruch auf Maßnahmen der spezifischen Prophylaxe gegen Respiratorische Synzytial Viren (RSV-Prophylaxeverordnung) trat mit Veröffentlichung im Bundesanzeiger am 13.09.2024 in Kraft.
Auf Grund des § 20i Absatz 3 Satz 1 des Fünften Buches Sozialgesetzbuch, der durch Artikel 4 Nummer 4 Buchstabe b des Gesetzes vom 19. Mai 2020 (BGBl. I S. 1018) neu gefasst worden ist, verordnet das Bundesministerium für Gesundheit nach Anhörung der Ständigen Impfkommission und des Spitzenverbandes Bund der Krankenkassen:
§ 1 Prophylaxe gegen Respiratorische Synzytial Viren
(1) Versicherte, die das erste Lebensjahr noch nicht vollendet haben, haben Anspruch auf eine einmalige Versorgung mit Arzneimitteln, die den monoklonalen Antikörper Nirsevimab enthalten, zur Prophylaxe gegen Respiratorische Synzytial Viren.
(2) Der Anspruch nach Absatz 1 umfasst nur die Versorgung mit Arzneimitteln, die durch die zuständige Bundesoberbehörde zugelassen sind oder für die von der Europäischen Union eine Genehmigung für das Inverkehrbringen nach Artikel 3 Absatz 1 oder Absatz 2 der Verordnung (EG) Nr. 726/2004 des Europäischen Parlaments und des Rates vom 31. März 2004 zur Festlegung der Verfahren der Union für die Genehmigung und Überwachung von Humanarzneimitteln und zur Errichtung einer Europäischen Arzneimittel-Agentur (ABl. L 136 vom 30.4.2004, S. 1), die zuletzt durch die Verordnung (EU) 2019/5 (ABl. L 4 vom 7.1.2019, S. 24) geändert worden ist, erteilt wurde.

Die Rechtsverordnung des Bundes legt einen generellen Anspruch auf Versorgung mit dem monoklonalen Antikörper Nirsevimab für das gesamte erste Lebensjahr fest.

Die STIKO empfiehlt die RSV-Prophylaxe mit Beyfortus für alle Neugeborenen und Säuglinge zur Verhinderung schwerer RSV-bedingter Erkrankungen nur in ihrer 1. RSV-Saison. Mit dieser Formulierung ist die jeweils individuell erlebte 1. RSV-Saison gemeint. Der Beginn und das Ende einer RSV-Saison wird nach der Definition des Robert Koch-Instituts festgelegt und endete in 2024 mit der 10. KW (am 11.3.2024).

Auch die arzneimittelrechtliche Zulassung von Nirsevimab beschränkt den Einsatz des Medikaments auf die erste RSV-Saison; ein späterer Einsatz führt zum „off-label-use". Eine Ausnahme besteht nur für Kinder mit einem erhöhten Risiko für schwer verlaufende RSV-Infektionen (z.B. beim Vorliegen einer bronchopulmonalen Dysplasie oder eines schweren kongenitalen Herzfehlers).

Hinweise zur Abrechnung:
Seit dem 1.10.2024 können Ärzte die Prophylaxe mit Nirsevimab bei Säuglingen (Ziffer 01941) auch dann berechnen, wenn sie die Beratung selbst (Ziffer 01943) zu einem früheren Zeitpunkt durchgeführt und abgerechnet haben. Da es nicht selten vorkommt, dass Kinder- und Jugendärzte sowie Hausärzte die

Eltern zur RSV-Prophylaxe beraten, die Injektion aber erst im nächsten Quartal durchführen, korrigierte der Bewertungausschuss die ursprüngliche Beschlussfassung.

Beispiel: Die Beratung zu Nirsevimab ohne Gabe des Medikaments hat bereits im Vorquartal stattgefunden; Sie haben hierfür die Ziffer 01943 abgerechnet. Da ihnen die Beratung mit 32 Punkten bereits vergütet wurde, wird bei einer nachgelagerten Nirsevimabgabe (Ziffer 01941) entsprechend gekürzt. Der Abschlag in Höhe von 32 Punkten wird durch die Kassenärztliche Vereinigung vorgenommen.

Die Ziffern 01941-43 sind einmalig und ausschließlich während des ersten Lebensjahres berechnungsfähig. Weiter indizierte Immunisierungen bei Risikokindern im zweiten Lebensjahr berechtigen nicht zum Ansatz der Ziffern. In diesem Fall ist die Nirsevimabgabe Teil der Versichertenpauschale und bleibt de facto unvergütet.

Die arzneimittelrechtliche Zulassung von Nirsevimab beschränkt den Einsatz auf die erste RSV-Saison eines Kindes. Für Säuglinge, die kurz vor dem offiziellen Ende der RSV-Saison (in 2024 am 11. März) geboren sind müssen Sie sorgfältig abwägen, ob eine „funktionell erste RSV-Saison" vorliegt, die den Einsatz des Medikaments rechtfertigt. Dies kann bei Erstgebärenden, die in den ersten Wochen nach Geburt kaum außerhäusliche Kontakte pflegten, vorliegen. Wir raten zu einer sorgfältigen Dokumentation. Bitte bedenken Sie: Ein „off-label-use" von Nirsevimab durch Anwendung in der zweiten RSV-Saison berechtigt Krankenkassen generell dazu Prüfanträge zu stellen.

Informationen zur RSV Prophylaxe erhalten Sie hier: https://shop.bzga.de/pdf/62200654.pdf [http://www.impfen-info.de/impfempfehlungen/fuer-kinder-0-12-jahre/rsv-prophylaxe/]https://www. impfen-info.de/impfempfehlungen/fuer-kinder-0-12-jahre/rsv-prophylaxe/https://www.rki.de/Shared Docs/FAQ/Impfen/RSV-Prophylaxe/FAQ_Liste_gesamt.html

Wichtige Hinweise zur Beschaffung, Lagerung und Haftung:

- Der Bezug des Medikaments ist zum Redaktionsschluss dieser Ausgabe je nach Kassenärztlicher Vereinigung unterschiedlich: Nur teilweise ist der Bezug als Praxisbedarf möglich. In den Regionen mit Individualverordnung, setzen die Kassenärztlichen Vereinigungen die GOP 01942 (34Pkt, 4,21.-EUR) für den Beschaffungsaufwand automatisiert zu.

- Nirsevimab ist ein teures Medikament (Kosten ca. 453.-EUR) das vom Vertragsarzt treuhänderisch und zu seinem eigenen Risiko für Fehllagerung und Verwurf im Praxiskühlschrank gelagert werden muss. Die Gabe des Medikaments ist mit 5,13.-EUR so bemessen, dass ein einziger Verwurf einer Fertigspritze einen wirtschaftlichen Schaden in Höhe von 88 ärztlichen Nirsevimabverabreichungen bedeutet. Von der Bevorratung größerer Mengen des Medikaments im Praxiskühlschrank ist aus haftungsrechtlichen Gründen abzuraten.

- Nirsevimab (Beyfortus®) ist ein erschütterungs-, temperatur- und lichtsensibles Medizinprodukt. Es darf für maximal 8 Stunden bei Raumtemperatur (20 °C – 25 °C) gelagert werden und muss vor Licht geschützt aufbewahrt werden. Nirsevimab darf nicht mehr angewendet werden, wenn die Fertigspritze geschüttelt wurde oder heruntergefallen ist. Eine Besorgung von Nirsevimab durch Patienteneltern mit anschließendem Transport in die Praxis sollte aus Gründen der Arzneimittelsicherheit kritisch geprüft werden.

01941   Prophylaxe gegen Respiratorische Synzytial Viren (RSV) gemäß § 1 RSV-   **75**
            Prophylaxeverordnung   **9,56**

Obligater Leistungsinhalt
- Persönlicher Arzt-Patienten-Kontakt,
- Aufklärung und Beratung der Eltern bzw. der (des) Personensorgeberechtigten des Neugeborenen oder Säuglings zu Sinn, Zweck und Ziel der RSV-Prophylaxe,
- Intramuskuläre Injektion von Nirsevimab,

Fakultativer Leistungsinhalt
- In mehreren Sitzungen,

Abrechnungsbestimmung einmal im Krankheitsfall

Anmerkung Die Gebührenordnungsposition 01941 kann nur bei Versicherten bis zum vollendeten ersten Lebensjahr, sofern noch keine RSV-Prophylaxe mit Nirsevimab in der RSV-Saison durchgeführt wurde, berechnet werden.

Die Gebührenordnungsposition 01943 ist bei einem Versicherten am Behandlungstag nicht neben der Gebührenordnungsposition 01941 und zeitlich nicht nach der Durchführung der Leistung nach der Gebührenordnungsposition 01941 berechnungsfähig. Sofern die Gebührenordnungsposition 01941 bei einem Versicherten zeitlich nach der Gebührenordnungsposition 01943 berechnet wird, ist durch die Kassenärztliche Vereinigung ein Abschlag von 32 Punkten auf die Gebührenordnungsposition 01941 vorzunehmen und die Prüfzeit um 2 Minuten zu reduzieren.

Aufwand in Min. **Kalkulationszeit:** KA **Prüfzeit:** 4 **Eignung d. Prüfzeit:** Nur Quartalsprofil
Berichtspflicht Nein

Kommentar: Die Nr. 01941 beinhaltet auch die Dokumentation der erfolgten RSV-Prophylaxe in den Unterlagen des Neugeborenen bzw. Säuglings, zum Beispiel im Impfausweis auf der Seite „Passive Immunisierung".

Hinweis: Wurde die Beratung bei einem Versicherten im Krankheitsfall bereits mit der Nr. 01943 vergütet, wird die Nr. 01941 entsprechend um 32 Punkte auf 43 Punkte gekürzt. Der Abschlag für die bereits honorierte Beratung wird durch die Kassenärztliche Vereinigung vorgenommen.

Siehe auch Kommentar zu Abschnitt 1.7.10.

01942 Zuschlag zu der Gebührenordnungsposition 01941 für zusätzliche Aufgaben im **34**
Rahmen der Injektion der RSV-Prophylaxe gemäß § 1 RSV-Prophylaxeverordnung, **4,33**

Abrechnungsbestimmung einmal im Krankheitsfall

Anmerkung Die Gebührenordnungsposition 01942 ist als Zuschlag zu der Gebührenordnungsposition 01941 nicht berechnungsfähig, wenn der monoklonale Antikörper Nirsevimab über den regional vereinbarten Sprechstundenbedarf bezogen werden kann. Die Gebührenordnungsposition 01942 wird durch die zuständige Kassenärztliche Vereinigung zugesetzt.

Aufwand in Min. **Kalkulationszeit:** KA **Prüfzeit:** ./. **Eignung d. Prüfzeit:** Keine Eignung
Berichtspflicht Nein

Kommentar: Siehe Kommentar zu Abschnitt 1.7.10.

01943 Aufklärung und Beratung zur Prophylaxe gegen Respiratorische Synzytial Viren **32**
(RSV) gemäß § 1 RSV-Prophylaxeverordnung ohne nachfolgende intramuskuläre **4,08**
Injektion,

Abrechnungsbestimmung einmal im Krankheitsfall

Anmerkung Die Gebührenordnungsposition 01943 kann nur bei Versicherten bis zum vollendeten ersten Lebensjahr, sofern noch keine RSV-Prophylaxe mit Nirsevimab in der RSV-Saison durchgeführt wurde, berechnet werden.
Die Gebührenordnungsposition 01943 ist bei einem Versicherten am Behandlungstag nicht neben der Gebührenordnungsposition 01941 und zeitlich nicht nach der Durchführung der Leistung nach der Gebührenordnungsposition 01941 berechnungsfähig. Sofern die Gebührenordnungsposition 01941 bei einem Versicherten zeitlich nach der Gebührenordnungsposition 01943 berechnet wird, ist durch die Kassenärztliche Vereinigung ein Abschlag von 32 Punkten auf die Gebührenordnungsposition 01941 vorzunehmen und die Prüfzeit um 2 Minuten zu reduzieren.
Die Gebührenordnungsposition 01943 kann im Laufe von vier Quartalen unter Einschluss des aktuellen Quartals nur von einem Vertragsarzt einmalig abgerechnet werden.

Aufwand in Min. **Kalkulationszeit:** KA **Prüfzeit:** 2 **Eignung d. Prüfzeit:** Nur Quartalsprofil
Berichtspflicht Nein

Kommentar: Am gleichen Behandlungstag ist die Beratung zur RSV-Prophylaxe bei einem Versicherten weiterhin nicht neben der RSV-Prophylaxe und zeitlich nicht nach einer bereits durchgeführten RSV-Prophylaxe berechnungsfähig.

Die Nr. 01943 ist zunächst auf zwei Jahre befristet und kann bis 15. September 2026 abgerechnet werden.

Siehe auch Kommentar zu Abschnitt 1.7.10.

2 Allgemeine diagnostische und therapeutische Gebührenordnungspositionen

2.1 Infusionen, Transfusionen, Reinfusionen, Programmierung von Medikamentenpumpen

02100 Infusion **67**
8,54

Obligater Leistungsinhalt
- Infusion
  - intravenös und/oder
  - in das Knochenmark und/oder
  - mittels Portsystem und/oder
  - intraarteriell
- Dauer mindestens 10 Minuten

Anmerkung Erfolgt über denselben liegenden Zugang (z.B. Kanüle, Katheter) mehr als eine Infusion nach den Gebührenordnungspositionen 01546, 02100 bis 02102 und/oder 30710, so sind die Gebührenordnungspositionen 01546, 02100 bis 02102 und/oder 30710 je Behandlungstag nur einmal berechnungsfähig.

Abrechnungsausschluss
am Behandlungstag 31800, 31801, 36800, 36801
im Behandlungsfall 04410, 13545, 13550, 26330, 34291
in derselben Sitzung 01220, 01221, 01222, 01500, 01501, 01510, 01511, 01512, 01520, 01521, 01522, 01530, 01531, 01540, 01541, 01542, 01543, 01544, 01545, 01546, 01549, 01856, 01857, 01910, 01911, 01913, 02120, 02330, 02331, 05311, 06331, 06332, 08313, 13310, 13311, 26317, 30320, 30321, 30322, 30323, 30326, 30708, 30710, 31501, 31502, 31503, 31504, 31505, 31506, 31507, 31540, 31820, 31821, 31822, 31823, 31824, 31825, 31826, 31827, 31828, 31840, 31841, 34370, 34720, 34721, 36501, 36502, 36503, 36504, 36505, 36506, 36507, 36820, 36821, 36822, 36823, 36824, 36825, 36826, 36827, 36828, 36829, 36840, 36841, 36882 und Kapitel 5, 34

Aufwand in Min. **Kalkulationszeit: 1**   **Prüfzeit: 1**   **Eignung d. Prüfzeit:** Tages- und Quartalsprofil

GOÄ entsprechend oder ähnlich: Nrn. 271, 272, 273, 274, 277, 278, 279

Kommentar: Werden im Rahmen des organisierten Notfalldienstes Reanimationen durchgeführt, so sind Infusionen nicht gesondert abrechenbar. Sie befinden sich im Leistungskomplex der Reanimation.

Da die EBM-Ziffern 02100 bis 02200 in der Präambel zum Kapitel 03 und 04 (Kinderheilkunde) nicht als „zusätzlich zu berechnende EBM-Ziffern" aufgezählt sind, werden sie für Haus-, Kinder- und Jugendärzte nicht extra vergütet. Diese Leistungen werden mit der Versichertenpauschale pauschal vergütet.

02101 Infusionstherapie **165**
21,02

Obligater Leistungsinhalt
- Intravasale Infusionstherapie mit Zytostatika, Virustatika, Antimykotika und/oder Antibiotika bei einem Kranken mit konsumierender Erkrankung (fortgeschrittenes Malignom, HIV-Erkrankung im Stadium AIDS)
und/oder
- Intraperitoneale bzw. intrapleurale Infusionstherapie bei einem Kranken mit konsumierender Erkrankung (z.B. fortgeschrittenes Malignom)
und/oder
- Intravasale Infusionstherapie mit monoklonalen Antikörperpräparaten,
und/oder
- Intravasale Infusionstherapie mit Immunglobulinen
- Dauer mind. 60 Minuten

Anmerkung Erfolgt über denselben liegenden Zugang (z.B. Kanüle, Katheter) mehr als eine Infusion nach den Gebührenordnungspositionen 01546, 02100 bis 02102 und/oder 30710, so sind die Gebührenordnungspositionen 01546, 02100 bis 02102 und/oder 30710 je Behandlungstag nur einmal berechnungsfähig.

Abrechnungsausschluss
im Behandlungsfall 13545, 26330, 34291

am Behandlungstag 31800, 31801, 31802, 36800, 36801
in derselben Sitzung 01220, 01221, 01222, 01500, 01501, 01522, 01540, 01541, 01542, 01543, 01544, 01545, 01546, 01549, 01856, 01857, 01910, 01911, 01913, 02120, 02330, 02331, 05311, 06331, 06332, 13310, 13311, 16225, 30320, 30321, 30322, 30323, 30326, 30708, 30712, 30720, 30721, 30722, 30723, 30724, 30730, 30731, 30740, 30750, 30751, 30760, 31540, 34370, 34720, 34721, 36882 und Kapitel 1.5, 5, 31.5.3, 34, 36.5.3

Aufwand in Min.   **Kalkulationszeit:** 2   **Prüfzeit:** 2   **Eignung d. Prüfzeit:** Tages- und Quartalsprofil

GOÄ   entsprechend oder ähnlich: Nrn. 275, 276

Kommentar: Siehe EBM Nr. 02100

02110*   Erste Transfusion   **182**
                                             23,19

Obligater Leistungsinhalt
- Transfusion der ersten Blutkonserve und/oder
- Transfusion der ersten Blutpräparation und/oder
- Transfusion von Frischblut

Fakultativer Leistungsinhalt
- ABO-Identitätstest (Bedside-Test)

Anmerkung Die Gabe von Humanalbumin ist nicht nach der Gebührenordnungsposition 02110 berechnungsfähig.

Abrechnungsausschluss im Behandlungsfall 34291

Aufwand in Min.   **Kalkulationszeit:** 4   **Prüfzeit:** 4   **Eignung d. Prüfzeit:** Tages- und Quartalsprofil

GOÄ   entsprechend oder ähnlich: Nr. 280

Kommentar: Die erforderliche Kreuzprobe ist für jede einzelne Blutkonserve o.ä. nach Nr. 32531 abzurechnen. Die Konserven können über Rezept zu Lasten des Patienten bezogen werden oder es werden die Kosten auf dem Behandlungsschein aufgeführt.

02111*   Jede weitere Transfusion im Anschluss an die Gebührenordnungsposition 02110   **149**
                                             18,98

Obligater Leistungsinhalt
- Weitere Transfusion im Anschluss an die Gebührenordnungsposition 02110,

Fakultativer Leistungsinhalt
- ABO-Identitätstest (Bedside-Test),

Abrechnungsbestimmung je Konserve bzw. Blutpräparation (auch Frischblut)

Anmerkung Die Gabe von Humanalbumin ist nicht nach der Gebührenordnungsposition 02111 berechnungsfähig.

Abrechnungsausschluss im Behandlungsfall 34291

Aufwand in Min.   **Kalkulationszeit:** 3   **Prüfzeit:** 3   **Eignung d. Prüfzeit:** Tages- und Quartalsprofil

GOÄ   entsprechend oder ähnlich: Nr. 282

Kommentar: Die Leistung bezieht sich auf die zeitlich fortlaufenden Transfusion : eine erste Transfusion (nach Nr. 02110) und unmittelbar danach über liegendes System eine oder mehrere weitere Transfusionen. Bei längerem Zeitraum zwischen den Transfusionen (z.B. morgens und dann abends) und dem Legen eines **neuen** Zuganges kann die Nr. 2110 erneut berechnet werden. Auf dem Behandlungsschein sollten – um Nachfragen zu vermeiden – die verschiedenen Uhrzeiten aufgeführt werden.

02112*   Reinfusion   **141**
                                             17,96

Obligater Leistungsinhalt
- Mindestens 200 ml Eigenblut oder Eigenplasma,
- ABO-Identitätstest (Bedside-Test)

Abrechnungsausschluss im Behandlungsfall 34291

Aufwand in Min.   **Kalkulationszeit:** 2   **Prüfzeit:** 2   **Eignung d. Prüfzeit:** Tages- und Quartalsprofil

GOÄ   entsprechend oder ähnlich: Nrn. 286, 286a

Tipp: Prüfen Sie in der Präambel zum Kapitel Ihrer Fachgruppe, ob diese Leistung, die auch im Anhang 1 (Verzeichnis der nicht gesondert berechnungsfähigen Leistungen) aufgelistet ist, von Ihrer Fachgruppe gesondert abgerechnet werden kann.

Finden Sie diese Leistung **nicht** in einem der Präambel-Absätze als abrechenbar aufgeführt, ist sie nicht berechnungsfähig. Die Leistung ist in der Regel dann bei Ihrer Fachgruppe Bestandteil der Versicherten- oder Grundpauschale und damit nicht gesondert berechnungsfähig.

02120* Erstprogrammierung einer externen elektronisch programmierbaren Medikamen- **101**
tenpumpe zur Applikation von Zytostatika   **12,87**

Abrechnungsausschluss
in derselben Sitzung 02100, 02101, 30750
im Behandlungsfall 34291

Aufwand in Min. **Kalkulationszeit:** 7   **Prüfzeit:** 7   **Eignung d. Prüfzeit:** Tages- und Quartalsprofil
GOÄ   entsprechend oder ähnlich: Nr. 784

2.2 Tuberkulintestung

02200   Tuberkulintestung   **9**
Obligater Leistungsinhalt   **1,15**
• Intrakutane Testung nach Mendel-Mantoux oder
• Intrakutaner TINE-Test oder
• Testung
   – kutan nach von Pirquet
• oder
   – perkutan nach Moro
• oder
   – mittels Pflaster (Hamburger-Test),
Abrechnungsbestimmung je Test

Aufwand in Min. **Kalkulationszeit:** 1   **Prüfzeit:** 0   **Eignung d. Prüfzeit:** Tages- und Quartalsprofil
GOÄ   entsprechend oder ähnlich: Nrn. 383, 384
Kommentar: Entsprechende Testsubstanzen können auf Rezept zu Lasten des Patienten oder eventuell über Sprechstundenbedarf verordnet werden.

Sind mehrere der in der Legende aufgeführten Tests medizinisch erforderlich, so können diese auch abgerechnet werden.

2.3 Kleinchirurgische Eingriffe, Allgemeine therapeutische Leistungen

1. Die Voraussetzungen gemäß § 115b SGB V müssen für Leistungen dieses Abschnitts nicht erfüllt sein, sofern die Eingriffe nicht im Katalog zum Vertrag nach § 115b SGB V genannt sind.

2. Operative Eingriffe setzen die Eröffnung von Haut und/oder Schleimhaut bzw. eine primäre Wundversorgung voraus.

3. Lokalanästhesien und Leitungsanästhesien sind, soweit erforderlich, Bestandteil der berechnungsfähigen Gebührenordnungspositionen.

4. Die Gebührenordnungspositionen 02300 bis 02302 sind bei Patienten mit den Diagnosen Nävuszellnävus-syndrom (ICD-10-GM: D22.-) und/oder mehreren offenen Wunden (ICD-10-GM: T01.-) mehrfach in einer Sitzung – auch nebeneinander, jedoch insgesamt höchstens fünfmal am Behandlungstag – berechnungsfähig.

5. Die Berechnung der Gebührenordnungspositionen 02325 bis 02328 setzt die metrische und fotografische Dokumentation vor Beginn und nach Abschluss der Therapie voraus. Sofern die Therapie nicht abgeschlossen werden kann, ist die Fotodokumentation zu Beginn der Therapie ausreichend.

Kommentar:

Die Vereinbarung zwischen den Spitzenverbänden der Krankenkassen, der Deutschen Krankenhausgesellschaft und der Kassenärztlichen Bundesvereinigung ist für die Leistungen dieses Abschnitts nicht anwendbar. Inhalt dieser Vereinbarung ist die Qualitätssicherung für ambulante Operationen und stationsersetzende Eingriffe einschließlich der notwendigen Anästhesien. Sie regelt insbesondere die erforderliche fachliche Befähigung sowie die organisatorischen, baulichen, apparativ-technischen und hygienischen Anforderungen.

Die hier genannten Eingriffe der sog. „Kleinen Chirurgie" setzen die Eröffnung von Haut und/oder Schleimhaut bzw. eine primäre Wundversorgung voraus. Eventuell erforderliche Lokal- und Leitungsanästhesien sind Bestandteil der Leistungen und somit nicht gesondert berechnungsfähig.

In den Kapiteln des Fachärztlichen Versorgungsbereiches finden sich bei einzelnen Fachgruppen auch Leistungen der „Kleinen Chirurgie". Dies ist auch der Grund dafür, dass die Liste der Leistungsausschlüsse für die EBM Nrn. 02300 und 02301 so ausgedehnt ist.

Wenn z. B. ein Allgemeinarzt oder ein Internist eine Wundversorgung am Auge vornimmt, so kann er diese Leistung nur nach den Nrn. 02300 oder 02301 abrechnen, da die Leistungen nach den Nrn. 06350 bis 06352 entsprechend Nr. 1 der Präambel zu Kapitel 6 nur von Fachärzten für Augenheilkunde berechnet werden dürfen.

02300	Kleinchirurgischer Eingriff I und/oder primäre Wundversorgung und/oder Epilation	**68**
		8,66

Obligater Leistungsinhalt
- Operativer Eingriff mit einer Dauer von bis zu 5 Minuten und/oder
- Primäre Wundversorgung und/oder
- Epilation durch Elektrokoagulation im Gesicht und/oder an den Händen bei krankhaftem und entstellendem Haarwuchs,

Abrechnungsbestimmung einmal am Behandlungstag

Anmerkung Die Gebührenordnungsposition 02300 ist bei Neugeborenen, Säuglingen, Kleinkindern und Kindern bis zum vollendeten 12. Lebensjahr nach der Gebührenordnungsposition 31101 oder nach der Gebührenordnungsposition 36101 berechnungsfähig, sofern der Eingriff in Narkose erfolgt. Die Voraussetzungen gemäß § 115b SGB V müssen dabei nicht erfüllt sein, sofern die Eingriffe nicht im Katalog zum Vertrag nach § 115b SGB V genannt sind. In diesen Fällen ist die postoperative Behandlung nach den Gebührenordnungspositionen des Abschnitts IV-31.4 nicht berechnungsfähig. Die in der Präambel IV-31.2.1 Nr. 8 bzw. Präambel IV-36.2.1 Nr. 4 benannten Einschränkungen entfallen in diesen Fällen, es gelten die Abrechnungsausschlüsse der Gebührenordnungsposition 02300 entsprechend.

Abrechnungsausschluss in derselben Sitzung 01741, 02301, 02302, 02311, 02321 bis 02323, 02330, 02331, 02340 bis 02343, 02350, 02360, 03331, 04331, 04410, 04511 bis 04514, 04516, 04518, 04520, 04521, 05320, 05330, 05331, 05340, 05341, 06331, 06332, 06340, 06350 bis 06352, 07310, 07311, 07330, 07340, 08311, 08320, 08330 bis 08334, 08340, 08341, 09310, 09315 bis 09317, 09350, 09351, 09360 bis 09362, 10320, 10322, 10324, 10340 bis 10342, 13257, 13260, 13400 bis 13402, 13410 bis 13412, 13421 bis 13424, 13430, 13431, 13435, 13545, 13550, 13551, 13662, 13663, 13670, 15310, 15321 bis 15323, 16232, 20334, 26320 bis 26325, 26330, 26340, 26341, 26350 bis 26352, 30601, 30610, 30611, 36882 und die Abschnitte 18.3, 30.5, 31.5.3, 34.5 und 36.5.3
am Behandlungstag 09329, 10343 und 10344
im Behandlungsfall 02310, 02312, 10330 und 34291
im Zeitraum von 21 Tagen nach Erbringung einer Leistung des Abschnitts 31.2 Kapitel 31.4

Aufwand in Min.   **Kalkulationszeit:** 4   **Prüfzeit:** 3   **Eignung d. Prüfzeit:** Tages- und Quartalsprofil

GOÄ   entsprechend oder ähnlich: Leistungskomplex in der GOÄ so nicht vorhanden, aber ggf. Wundversorgung nach Nrn. 2000 – 2006

Kommentar: Der kleinchirurgische Eingriff I ist ohne Altersbegrenzung formuliert. Er wird von Internisten, Hausärzten und in der Pädiatrie vor Allem zur primären Wundversorgung ohne Naht bei Jugendlichen ab dem 12. Geburtstag eingesetzt. Die kleinchirurgischen Eingriffe nach den EBM-Ziffern 02300–02302 sind bei mehreren Wunden bis zu 5x täglich berechenbar. Dann ist ICD-Kodierung T01.x (offene Wunden) oder D22.x (Melanocyten-Nävus) erforderlich und es ist empfehlenswert die Lokalisation anzugeben.

Bei der Versorgung mehrerer Wunden ist eine „Mischung" der EBM-Ziffern 02300 - 02302 zur korrekten Wundabrechnung möglich. Auch hier ist die Angabe der jeweiligen Lokalisation zu empfehlen.

Beachten Sie den Abrechnungsausschluss zur EBM-Ziffer 31600 (postoperative Betreuung): Die EBM-Ziffern 02300-02302 sind im Zeitraum von 21 Tagen nach Erbringung einer Leistung des Abschnitts 31.2 (ambulante OP) nicht neben den EBM-Ziffern des Abschnitts 31.4 (postoperative Betreuung) berechnungsfähig.

Der Berechnungsausschluss im Zeitraum von 21 Tagen nach Erbringung einer Leistung des Abschnitts 31.2 bedeutet, dass nach einer postoperativen Behandlung nach GOP 31600 auch Wundbehandlungen aus jeglichen anderen Gründen gesperrt sind.

Beispiel: Die Wundversorgung einer Verbrühung nach GOP 02300–02302 kann im EBM nicht mehr abgerechnet werden, wenn im Zeitraum von 21 Tagen vorher eine postoperative Kontrolluntersuchung z.B. nach Cirkumcision stattgefunden hat. Hier liegt nach Meinung der Autoren ein Regelungsfehler im EBM vor.

Hinweis: Werden die gleichen Wunden an den Folgetagen erneut versorgt, handelt es sich nicht mehr um eine Erstversorgung.

Die EBM-Ziffern 02300 – 02302 können bei mehreren Wunden bis zu 5x täglich abgerechnet werden. Dann ist ICD-Kodierung T01.x (offene Wunden) oder D22.x (Melanocyten-Nävus) erforderlich und es ist empfehlenswert die Lokalisation anzugeben. Eine „Mischung" der EBM-Ziffern 02300 – 02302 ist zur korrekten Wundabrechnung möglich.

02301 Kleinchirurgischer Eingriff II und/oder primäre Wundversorgung mittels Naht **133**
16,94

Obligater Leistungsinhalt
- Primäre Wundversorgung bei Säuglingen, Kleinkindern und Kindern und/oder
- Primäre Wundversorgung mittels Naht und/oder Gewebekleber und/oder
- Koagulation und/oder Kauterisation krankhafter Haut- und/oder Schleimhautveränderungen und/oder
- Operative Entfernung einer oder mehrerer Geschwülste an der Harnröhrenmündung und/oder
- Operative Entfernung eines unter der Oberfläche von Haut oder Schleimhaut gelegenen Fremdkörpers nach Aufsuchen durch Schnitt und/oder
- Öffnung eines Körperkanalverschlusses an der Körperoberfläche oder Eröffnung eines Abszesses oder Exzision eines Furunkels und/oder
- Verschiebeplastik zur Deckung eines Hautdefektes und/oder
- Eröffnung eines subcutanen Panaritiums oder einer Paronychie,

Abrechnungsbestimmung einmal am Behandlungstag

Anmerkung Die Gebührenordnungsposition 02301 ist bei Neugeborenen, Säuglingen, Kleinkindern und Kindern bis zum vollendeten 12. Lebensjahr nach der Gebührenordnungsposition 31101 oder nach der Gebührenordnungsposition 36101 berechnungsfähig, sofern der Eingriff in Narkose erfolgt. Die Voraussetzungen gemäß § 115b SGB V müssen dabei nicht erfüllt sein, sofern die Eingriffe nicht im Katalog zum Vertrag nach § 115b SGB V genannt sind. In diesen Fällen ist die postoperative Behandlung nach den Gebührenordnungspositionen des Abschnitts IV-31.4 nicht berechnungsfähig. Die in der Präambel IV-31.2.1 Nr. 8 bzw. Präambel IV-36.2.1 Nr. 4 benannten Einschränkungen entfallen in diesen Fällen, es gelten die Abrechnungsausschlüsse der Gebührenordnungsposition 02301 entsprechend.

Abrechnungsausschluss in derselben Sitzung 01741, 02300, 02302, 02311, 02321, 02322, 02331, 02340 bis 02343, 02350, 02360, 03331, 04331, 04410, 04511 bis 04514, 04516, 04518, 04520, 04521, 05320, 05330, 05331, 05340, 05341, 06331, 06332, 06340, 06350 bis 06352, 07310, 07311, 07330, 07340, 08311, 08320, 08330 bis 08334, 08340, 08341, 09310, 09315 bis 09317, 09350, 09351, 09360 bis 09362, 10320, 10322, 10324, 10340 bis 10342, 13257, 13260, 13400 bis 13402, 13410 bis 13412, 13421 bis 13424, 13430, 13431, 13545, 13550, 13551, 13662, 13663, 13670, 15310, 15321 bis 15323, 16232, 18310, 18311, 18320, 18330, 18331, 18340, 18700, 20334, 26320 bis 26325,

26330, 26340, 26341, 26350 bis 26352, 30601, 30610, 30611, 31820 bis 31828, 31840, 31841, 34500, 34501, 34503 bis 34505, 36820 bis 36828, 36840, 36841, 36882 und Abschnitt 30.5
am Behandlungstag 09329, 10343 und 10344
im Behandlungsfall 02310, 02312, 10330 und 34291
im Zeitraum von 21 Tagen nach Erbringung einer Leistung des Abschnitts 31.2 Kapitel 31.4

Aufwand in Min.   **Kalkulationszeit:** 5   **Prüfzeit:** 5   **Eignung d. Prüfzeit:** Tages- und Quartalsprofil

GOÄ   entsprechend oder ähnlich: Leistungskomplex in der GOÄ so nicht vorhanden, aber ggf. Wundversorgung nach Nrn. 2000 – 2006.

Kommentar: Der kleinchirurgische Eingriff II wird von Internisten, Hausärzten und in der Pädiatrie vor Allem zur primären Wundversorgung ohne Naht bis zum 12. Geburtstag und zur primären Wundversorgung mit Naht nach dem 12. Geburtstag eingesetzt.

Die kleinchirurgischen Eingriffe nach den EBM-Ziffern 02300 – 02302 sind bei mehreren Wunden bis zu 5x täglich berechenbar. Dann ist ICD-Kodierung T01.x (offene Wunden) oder D22.x (Mela-nocyten-Nävus) erforderlich und es ist empfehlenswert die Lokalisation anzugeben.

Bei der Versorgung mehrerer Wunden ist eine „Mischung" der EBM-Ziffern 02300 – 02302 zur korrekten Wundabrechnung möglich. Auch hier ist die Angabe der jeweiligen Lokalisation zu empfehlen.

Die mittels Schnitt erfolgende Entfernung eines festsitzenden Zecken-Stechrüssels kann mit der 02301 abgerechnet werden.

Beachten Sie den Abrechnungsausschluss zur EBM-Ziffer 31600 (postoperative Betreuung): Die EBM-Ziffern 02300-02302 sind im Zeitraum von 21 Tagen nach Erbringung einer Leistung des Abschnitts 31.2 (ambulante OP) nicht neben den EBM-Ziffern des Abschnitts 31.4 (postoperative Betreuung) berechnungsfähig.

Der Berechnungsausschluss im Zeitraum von 21 Tagen nach Erbringung einer Leistung des Abschnitts 31.2 bedeutet, dass nach einer postoperativen Behandlung nach GOP 31600 auch Wundbehandlungen aus jeglichen anderen Gründen gesperrt sind.

Beispiel: Die Wundversorgung einer Verbrühung nach GOP 02300–02302 kann im EBM nicht mehr abgerechnet werden, wenn im Zeitraum von 21 Tagen vorher eine postoperative Kontrolluntersuchung z.B. nach Cirkumcision stattgefunden hat. Hier liegt nach Meinung der Autoren ein Regelungsfehler im EBM vor.

Hinweis: Werden die gleichen Wunden an den Folgetagen erneut versorgt, handelt es sich nicht mehr um eine Erstversorgung.

Die EBM-Ziffern 02300 – 02302 können bei mehreren Wunden bis zu 5x täglich abgerechnet werden. Dann ist ICD-Kodierung T01.x (offene Wunden) oder D22.x (Melanocyten-Nävus) erforderlich und es ist empfehlenswert die Lokalisation anzugeben. Eine „Mischung" der EBM-Ziffern 02300 – 02302 ist zur korrekten Wundabrechnung möglich.

02302   **Kleinchirurgischer Eingriff III und/oder primäre Wundversorgung bei Säuglingen, Kleinkindern und Kindern**   **230**
                                                                   29,30

Obligater Leistungsinhalt
* Primäre Wundversorgung mittels Naht bei Säuglingen, Kleinkindern und Kindern
und/oder
* Exzision eines Bezirkes oder einer intradermalen Geschwulst aus der Haut des Gesichts mit Wundverschluss
und/oder
* Hochtouriges Schleifen von Bezirken der Haut bei schweren Entstellungen durch Naevi oder Narben
und/oder
* Exzision eines großen Bezirkes aus Haut und/oder Schleimhaut oder einer kleinen unter der Haut und/oder Schleimhaut gelegenen Geschwulst
und/oder
* Exzision und/oder Probeexzision von tiefliegendem Körpergewebe (z.B. Fettgewebe) und/oder aus einem Organ ohne Eröffnung einer Körperhöhle

und/oder
- Emmert-Plastik

und/oder
- Venae sectio,

und/oder
- Biopsie ohne Inzision am Endometrium: Diagnostische Mikrokürettage (Strichkürettage) oder Aspirationskürettage,

Abrechnungsbestimmung einmal am Behandlungstag

Anmerkung Die Gebührenordnungsposition 02302 ist bei Neugeborenen, Säuglingen, Kleinkindern und Kindern bis zum vollendeten 12. Lebensjahr nach der Gebührenordnungsposition 31101 oder nach der Gebührenordnungsposition 36101 berechnungsfähig, sofern der Eingriff in Narkose erfolgt. Die Voraussetzungen gemäß § 115b SGB V müssen dabei nicht erfüllt sein, sofern die Eingriffe nicht im Katalog zum Vertrag nach § 115b SGB V genannt sind. In diesen Fällen ist die postoperative Behandlung nach den Gebührenordnungspositionen des Abschnitts IV-31.4 nicht berechnungsfähig. Die in der Präambel IV-31.2.1 Nr. 8 bzw. Präambel IV-36.2.1 Nr. 4 benannten Einschränkungen entfallen in diesen Fällen, es gelten die Abrechnungsausschlüsse der Gebührenordnungsposition 02302 entsprechend.

Abrechnungsausschluss in derselben Sitzung 01741, 02300, 02301, 02311, 02321, 02322, 02331, 02340, 02341, 02342, 02343, 02350, 02360, 03331, 03332, 04331, 04332, 04410, 04511, 04512, 04513, 04514, 04516, 04518, 04520, 04521, 05320, 05330, 05331, 05340, 05341, 06331, 06332, 06340, 06350, 06351, 06352, 07310, 07311, 07330, 07340, 08311, 08320, 08330, 08331, 08332, 08333, 08334, 08340, 08341, 09310, 09315, 09316, 09317, 09350, 09351, 09360, 09361, 09362, 10320, 10322, 10324, 10340, 10341, 10342, 13260, 13400, 13401, 13402, 13410, 13411, 13412, 13420, 13421, 13422, 13423, 13424, 13430, 13431, 13545, 13550, 13551, 13662, 13663, 13670, 15310, 15321, 15322, 15323, 16232, 18310, 18311, 18330, 18340, 18700, 20334, 26320, 26321, 26322, 26323, 26324, 26325, 26330, 26340, 26341, 26350, 26351, 26352, 30601, 30610, 30611, 31820, 31821, 31822, 31823, 31824, 31825, 31826, 31827, 31828, 31840, 31841, 34500, 34501, 34502, 34503, 36820, 36821, 36822, 36823, 36824, 36825, 36826, 36827, 36828, 36840, 36841, 36882 und Abschnitt 30.5
am Behandlungstag 09329, 10343 und 10344
im Behandlungsfall 02310, 02312, 10330 und 34291
im Zeitraum von 21 Tagen nach Erbringung einer Leistung des Abschnitts 31.2 Kapitel 31.4

 Kalkulationszeit: 10   **Prüfzeit:** 8   **Eignung d. Prüfzeit:** Tages- und Quartalsprofil

  entsprechend oder ähnlich: Leistungskomplex in der GOÄ nicht vorhanden. Abrechnung der einzelnen erbrachten GOÄ-Leistung(en).

  Die EBM Nrn. 02300 bis 02302 können in der Regel nur 1x am Behandlungstag und nicht neben-einander berechnet werden. Die kleinchirurgischen Eingriffe nach den EBM-Ziffern 02300 – 02302 sind bei mehreren Wunden bis zu 5x täglich berechenbar. Dann ist ICD-Kodierung T01.x (offene Wunden) oder D22.x (Melanocyten-Nävus) erforderlich und es ist empfehlenswert die Lokalisation anzugeben.

Bei der Versorgung mehrerer Wunden ist eine „Mischung" der EBM-Ziffern 02300 – 02302 zur korrekten Wundabrechnung möglich. Auch hier ist die Angabe der jeweiligen Lokalisation zu empfehlen.

Der kleinchirurgische Eingriff III wird von Internisten, Hausärzten und in der Pädiatrie vor Allem zur primären Wundversorgung mit Naht bis zum 12. Geburtstag eingesetzt. Der Wundverschluss mittels Gewebekleber Ist dem gleichgestellt.

Beachten Sie den Abrechnungsausschluss zur EBM-Ziffer 31600 (postoperative Betreuung): Die EBM-Ziffern 02300-02302 sind im Zeitraum von 21 Tagen nach Erbringung einer Leistung des Abschnitts 31.2 (ambulante OP) nicht neben den EBM-Ziffern des Abschnitts 31.4 (postoperative Betreuung) berechnungsfähig.

Der Berechnungsausschluss im Zeitraum von 21 Tagen nach Erbringung einer Leistung des Abschnitts 31.2 bedeutet, dass nach einer postoperativen Behandlung nach GOP 31600 auch Wundbehandlungen aus jeglichen anderen Gründen gesperrt sind.

Beispiel: Die Wundversorgung einer Verbrühung nach GOP 02300–02302 kann im EBM nicht mehr abgerechnet werden, wenn im Zeitraum von 21 Tagen vorher eine postoperative Kontrolluntersuchung z.B. nach Cirkumcision stattgefunden hat. Hier liegt nach Meinung der Autoren ein Regelungsfehler im EBM vor.

Hinweis: Werden die gleichen Wunden an den Folgetagen erneut versorgt, handelt es sich nicht mehr um eine Erstversorgung.

Die EBM-Ziffern 02300 – 02302 können bei mehreren Wunden bis zu 5x täglich abgerechnet werden. Dann ist ICD-Kodierung T01.x (offene Wunden) oder D22.x (Melanocyten-Nävus) erforderlich und es ist empfehlenswert die Lokalisation anzugeben. Eine „Mischung" der EBM-Ziffern 02300 – 02302 ist zur korrekten Wundabrechnung möglich.

02310 Behandlung einer/eines/von sekundär heilenden Wunde(n) und/oder Decubita-lulcus (-ulcera)

212
27,01

Obligater Leistungsinhalt
• Abtragung von Nekrosen und/oder
• Wunddebridement und/oder
• Anlage und/oder Wechsel eines Kompressionsverbandes und/oder
• Einbringung und/oder Wechsel einer Wundtamponade,
• Mindestens 3 persönliche Arzt-Patienten-Kontakte im Behandlungsfall,

Fakultativer Leistungsinhalt
• Einbringung, Wechsel oder Entfernung von Antibiotikaketten,
• Anlage/Wechsel von Schienenverbänden,

Abrechnungsbestimmung einmal im Behandlungsfall

Anmerkung Die Gebührenordnungsposition 02310 kann nicht berechnet werden beim diabetischen Fuß, beim chronisch venösen Ulcus cruris, bei der chronisch venösen Insuffizienz, beim postthrombotischen Syndrom, beim Lymphödem und bei oberflächlichen sowie tiefen Beinvenenthrombosen.

Abrechnungsausschluss
in derselben Sitzung 02312, 02313, 02350, 15323
im Zeitraum von 21 Tagen nach Erbringung einer Leistung des Abschnitts 31.2 und Kapitel 31.4
im Behandlungsfall 02300, 02301, 02302, 02311, 02340, 02341, 02360, 07340, 10330, 10340, 10341, 10342, 18340, 34291

Aufwand in Min. **Kalkulationszeit:** 9   **Prüfzeit:** 7   **Eignung d. Prüfzeit:** Nur Quartalsprofil

GOÄ entsprechend oder ähnlich: Nr. 2006

Kommentar: Es sind mindestens drei Arzt-Patienten-Kontakte im selben Abrechnungsquartal gefordert.

Bei mindestens einem der drei Arzt-Patienten-Kontakte muss eine Wundbehandlung nach EBM-Ziffer 02310 erfolgt sein.

Wichtig: Arzt-Patientenkontakte auch aus anderen Gründen als zur Wundbehandlung und vor dem Unfalltermin zählen mit!

Beachten Sie den Abrechnungsausschluss der EBM-Ziffer 02310 (sekundär heilende Wunde) neben EBM-Ziffer 02300 bis 02302 (primäre Wundbehandlung) im Behandlungsfall.

Unabhängig von der Anzahl der zu behandelnden Wunden kann die EBM-Ziffer 02310 nur einmal im Quartal abgerechnet werden.

02311 Behandlung des diabetischen Fußes

138
17,58

Obligater Leistungsinhalt
• Abtragung ausgedehnter Nekrosen der unteren Extremität beim diabetischen Fuß,
• Überprüfung und/oder Verordnung von geeignetem Schuhwerk,

Fakultativer Leistungsinhalt
• Verband,

Abrechnungsbestimmung je Bein, je Sitzung

Anmerkung Die Gebührenordnungsposition 02311 kann nur dann berechnet werden, wenn der Vertragsarzt – im Durchschnitt der letzten 4 Quartale vor Antragstellung – je Quartal die Behandlung von mindestens 100 Patienten mit Diabetes mellitus durchgeführt hat und die Qualifikation zur Durchführung von programmierten Schulungen für Diabetiker nachweisen kann. Fachärzte für Chirurgie, Orthopädie und Dermatologie können diese Leistung auch dann berechnen, wenn sie die Qualifikation zur Durchführung von programmierten Schulungen für Diabetiker nicht nachweisen können.

Abrechnungsausschluss
in derselben Sitzung 02300, 02301, 02302, 02313, 02350, 02360, 10340, 10341, 10342, 30500, 30501
im Behandlungsfall 02310, 02312, 07310, 07311, 07340, 10330, 18310, 18311, 18340

Berichtspflicht Ja

Aufwand in Min. **Kalkulationszeit:** 6   **Prüfzeit:** 4   **Eignung d. Prüfzeit:** Tages- und Quartalsprofil

GOÄ   entsprechend oder ähnlich: Nr. 2006

Kommentar: Anders als beim Dekubitalulcus, bei dem die Behandlung nur einmal im Behandlungsfall = Quartalsfall abgerechnet werden kann, kann beim Diabetischen Fuß jede Behandlung/ Sitzung – und dies auch je Bein – abgerechnet werden. Zur Abrechnung ist eine Genehmigung der KV erforderlich.

02312   Behandlungskomplex eines oder mehrerer chronisch venösen/r Ulcus/Ulcera cruris   **55**
                                                                                            7,01
Obligater Leistungsinhalt
• Abtragung von Nekrosen,
• Lokaltherapie unter Anwendung von Verbänden,
• Entstauende phlebologische Funktionsverbände,
• Fotodokumentation zu Beginn der Behandlung, danach alle 4 Wochen,

Fakultativer Leistungsinhalt
• Thromboseprophylaxe,
• Teilbäder,

Abrechnungsbestimmung je Bein, je Sitzung

Anmerkung Die Gebührenordnungsposition 02312 unterliegt einer Höchstpunktzahl im Behandlungsfall von 4.224 Punkten. Der Höchstwert ist auch auf den Arztfall anzuwenden.

Abrechnungsausschluss
in derselben Sitzung 02310, 02350, 02360, 07340, 10330, 18340
im Behandlungsfall 02300, 02301, 02302, 02311, 07310, 07311, 10340, 10341, 10342, 18310, 18311

Berichtspflicht Ja

Aufwand in Min. **Kalkulationszeit:** 3   **Prüfzeit:** 2   **Eignung d. Prüfzeit:** Tages- und Quartalsprofil

GOÄ   entsprechend oder ähnlich: Nr. 2006

Kommentar: Werden z.B. an einem Bein mehrere Ulcera behandelt, so kann Nr. 02312 nur 1x abgerechnet werden. Müssen an beiden Beinen Ulcera behandelt werden, kann die Nr. 02312 auch 2x abgerechnet werden. Zur Abrechnung ist eine Fotodokumentation (analog oder digital) vorgeschrieben!
Die Teilung der Höchstpunktzahl (s. Allgemeine Bestimmungen zur Leistung) pro Quartal von 12.000 Punkten durch die Punktzahl 155 der einzelnen Leistung nach 02312 ergibt, dass die Leistung im Quartal maximal 77x erbracht werden darf.
Siehe auch Kommentar zur EBM Nr. 02313.

02313   Kompressionstherapie bei der chronisch venösen Insuffizienz, beim postthrombo-   **50**
            tischen Syndrom, bei oberflächlichen und tiefen Beinvenenthrombosen und/oder   6,37
            beim Lymphödem

Obligater Leistungsinhalt
• Kompressionstherapie,
• Dokumentation des Beinumfangs an mindestens drei Messpunkten zu Beginn der Behandlung, danach alle vier Wochen,

Abrechnungsbestimmung je Bein, je Sitzung

Anmerkung Die Gebührenordnungsposition 02313unterliegt einer Höchstpunktzahl im Behandlungsfall von 4.244 Punkten. Der Höchstwert ist auch auf den Arztfall anzuwenden.

Abrechnungsausschluss in derselben Sitzung 02310, 02311, 02350, 07340, 10330, 18340, 30501

Berichtspflicht Ja

Aufwand in Min. **Kalkulationszeit: 1** **Prüfzeit: 1** **Eignung d. Prüfzeit:** Tages- und Quartalsprofil

GOÄ entsprechend oder ähnlich: Leistungskomplex in der GOÄ so nicht vorhanden. Abrechnung der einzelnen erbrachten GOÄ-Leistung(en).

Kommentar: Die Ärzte Zeitung informiert: ... „Die GOP 02312 ist auf die Behandlung eines oder mehrerer chronisch venöser Ulcera cruris beschränkt und beinhaltet den entstauenden phlebologischen Funktionsverband. Die alleinige Diagnose „Thrombose" schließt die Berechnung dieser GOP aus.

Die Berechnung der GOP 02350 ist nur für den fixierenden Verband mit Einschluss mindestens eines großen Gelenkes unter Verwendung unelastischer, individuell anmodellierbarer, nicht weiter verwendbarer Materialien möglich.

Somit bleibt die GOP 02313 als Kompressionstherapie bei der chronisch venösen Insuffizienz, beim postthrombotischen Syndrom, bei oberflächlichen und tiefen Beinvenenthrombosen und/oder beim Lymphödem berechnungsfähig. Beachten Sie jedoch, dass die Dokumentation des Beinumfangs an mindestens drei Messpunkten zu Beginn der Behandlung und danach alle vier Wochen gefordert ist ...“

Nach Nr. 30401 ist eine intermittierende apparative Kompressionstherapie abzurechnen.

02320* Einführung einer Magenverweilsonde **48**
6,12

Abrechnungsausschluss
im Behandlungsfall 34291
in derselben Sitzung 01220, 01221, 01222, 01856, 01857, 01913, 04513, 04521, 05330, 05331, 05340, 05370, 05371, 13412, 31821, 31822, 31823, 31824, 31825, 31826, 31827, 31828, 36821, 36822, 36823, 36824, 36825, 36826, 36827, 36828

Berichtspflicht Nein

Aufwand in Min. **Kalkulationszeit: 3** **Prüfzeit: 2** **Eignung d. Prüfzeit:** Tages- und Quartalsprofil

GOÄ entsprechend oder ähnlich: Nr. 670

Kommentar: Wird die Verweilsonde aus diagnostischen Gründen sowie im Rahmen einer Anästhesie oder Narkose gelegt, kann dies nicht nach Nr. 02330 berechnet werden.

02321 Legen eines suprapubischen Harnblasenkatheters **125**
15,93

Abrechnungsausschluss
im Behandlungsfall 34291
in derselben Sitzung 01220, 01221, 01222, 01856, 01857, 01913, 02300, 02301, 02302, 02322, 02340, 02341, 05330, 05331, 05340, 05370, 05371, 10340, 10341, 10342, 31821, 31822, 31823, 31824, 31825, 31826, 31827, 31828, 36821, 36822, 36823, 36824, 36825, 36826, 36827, 36828

Berichtspflicht Nein

Aufwand in Min. **Kalkulationszeit: 8** **Prüfzeit: 6** **Eignung d. Prüfzeit:** Tages- und Quartalsprofil

GOÄ entsprechend oder ähnlich: Nr. 1795

Kommentar: Nach unterschiedliche Regelungen in den einzelnen KV-Bezirken kann der Katheter per Rezept auf den Namen des/der Patient(en)in verordnet werden oder über Sprechstundenbedarf. Katheter-Wechsel oder -Entfernung können nach Nr. 02322 berechnet werden.

02322 Wechsel oder Entfernung eines suprapubischen Harnblasenkatheters **53**
6,75

Abrechnungsausschluss
im Behandlungsfall 34291
in derselben Sitzung 01220, 01221, 01222, 01856, 01857, 01913, 02300, 02301, 02302, 02321, 02323, 02340, 02341, 05330, 05331, 05340, 05370, 05371, 10340, 10341, 10342, 31821, 31822, 31823, 31824, 31825, 31826, 31827, 31828, 36821, 36822, 36823, 36824, 36825, 36826, 36827, 36828

Berichtspflicht Nein

Aufwand in Min. **Kalkulationszeit:** 3 **Prüfzeit:** 2 **Eignung d. Prüfzeit:** Tages- und Quartalsprofil

GOÄ entsprechend oder ähnlich: Nr. A 1833

Kommentar: Der suprapubische Katheter wird mit der Symbolnummer 90979 abgerechnet. Er kann nicht über Sprechstundenbedarf bestellt werden, sondern wird in der Apotheke gekauft und über das Ansetzen der Symbolnummer berechnet.
Siehe auch Kommentar zu Nr. 02322.

02323 Legen und/oder Wechsel eines transurethralen Dauerkatheters **68**
8,66

Abrechnungsausschluss
im Behandlungsfall 34291
in derselben Sitzung 01220, 01221, 01222, 01856, 01913, 02300, 02322, 05330, 05331, 05340, 05370, 05371, 10340, 31821, 31822, 31823, 31824, 31825, 31826, 31827, 31828, 36821, 36822, 36823, 36824, 36825, 36826, 36827, 36828 und Kapitel 36.3

Berichtspflicht Nein

Aufwand in Min. **Kalkulationszeit:** 4 **Prüfzeit:** 3 **Eignung d. Prüfzeit:** Tages- und Quartalsprofil

GOÄ entsprechend oder ähnlich: Nrn. 1728, 1730 + Nr. 1732

Kommentar: Die Entfernung eines transurethralen Katheters ist Bestandteil einer Versicherten- oder Grundpauschale und gesondert berechnungsfähig.
Siehe auch Kommentar zu Nr. 02322.

02325 Epilation mittels Lasertechnik bei Mann-zu-Frau-Transsexualismus im Rahmen **88**
geschlechtsangleichender Maßnahmen im Gesicht und/oder am Hals 11,21

Obligater Leistungsinhalt
• Persönlicher Arzt-Patienten-Kontakt,
• Dauer 5 Minuten

Anmerkung Die Berechnung der Gebührenordnungspositionen 02325 und 02326 setzt eine Begutachtung voraus, aus der hervorgeht, dass die medizinische Indikation zur Durchführung geschlechtsangleichender Maßnahmen bei Transsexualismus (ICD-10-GM: F64.0) besteht.
Die Gebührenordnungspositionen 02325 und 02326 sind am Behandlungstag jeweils einmal berechnungsfähig.
Die Gebührenordnungspositionen 02325 und 02327 sind in Summe am Behandlungstag höchstens 4-mal für die Epilation im Gesicht/am Hals berechnungsfähig.
Die Gebührenordnungspositionen 02326 und 02328 sind am Behandlungstag in Summe höchstens 4-mal für die Epilation an einer Hand/den Händen berechnungsfähig.
Die Gebührenordnungspositionen 02325 und 02327 sind in Summe im Krankheitsfall höchstens 32-mal für die Epilation im Gesicht/am Hals berechnungsfähig.
Die Gebührenordnungspositionen 02326 und 02328 sind im Krankheitsfall in Summe höchstens 32-mal für die Epilation an einer Hand/den Händen berechnungsfähig.
Die Gebührenordnungspositionen 02325 und 02326 sind nicht berechnungsfähig bei einer Epilation mittels hochenergetischen Blitzlampen (IPL-Technologie). Lokalanästhesien und Verbände sind, soweit erforderlich, Bestandteil der Gebührenordnungspositionen 02325 und 02326.

Abrechnungsausschluss im Behandlungsfall 02360
in derselben Sitzung 02300 und 10340

Berichtspflicht Nein

Kommentar   Die Epilation mittels Lasertechnik kann seit 1. Oktober 2017 bei Mann-zu-Frau-Transsexualismus im Rahmen geschlechtsangleichender Maßnahmen als vertragsärztliche Leistung über den EBM abgerechnet werden.

Die Berechnung setzt eine Begutachtung voraus, aus der hervorgeht, dass die medizinische Indikation zur Durchführung geschlechtsangleichender Maßnahmen bei Transsexualismus (ICD-10-GM: F64.0) besteht.

Insgesamt werden vier neue EBM Nrn. in den Abschnitt 2.3 (Kleinchirurgische Eingriffe, Allgemeine therapeutische Leistungen) aufgenommen. Sie können von Hautärzten, Chirurgen und Gynäkologen für die Epilation im Gesicht und/oder am Hals sowie die Epilation an einer Hand und/oder den Händen berechnet werden.

Epilation mittels Lasertechnik im Gesicht und/oder am Hals

GOP	Kurzbeschreibung	Erläuterung	Bewertung
02325	Epilation von 5 Minuten Dauer	Die GOP 02325 und 02327 sind in Summe am Behandlungstag höchstens viermal (entsprechend 20 Minuten) und im Krankheitsfall höchstens 32-mal (entsprechend 160 Minuten bzw. ca. 8 Sitzungen/Tage) berechnungsfähig.	88 Punkte
02327	Zuschlag zur GOP 02325 je weitere vollendete 5 Minuten Dauer	Die GOP 02325 und 02327 sind in Summe am Behandlungstag höchstens viermal (entsprechend 20 Minuten) und im Krankheitsfall höchstens 32-mal (entsprechend 160 Minuten bzw. ca. 8 Sitzungen/Tage) berechnungsfähig.	70 Punkte

Epilation mittels Lasertechnik an einer Hand und/oder den Händen

GOP	Kurzbeschreibung	Erläuterung	Bewertung
02326	Epilation von 5 Minuten Dauer	Die GOP 02326 und 02328 sind ebenfalls in Summe am Behandlungstag höchstens viermal und im Krankheitsfall höchstens 32-mal berechnungsfähig.	88 Punkte
02328	Zuschlag zur GOP 02326 je weitere vollendete 5 Minuten Dauer	Die GOP 02326 und 02328 sind ebenfalls in Summe am Behandlungstag höchstens viermal und im Krankheitsfall höchstens 32-mal berechnungsfähig.	70 Punkte

Aufwand in Min.   **Kalkulationszeit:** 3   **Prüfzeit:** 2   **Eignung d Prüfzeit:** Tages- und Quartalsprofil

02330*   Blutentnahme durch Arterienpunktion   **49**
6,24

Abrechnungsausschluss
im Behandlungsfall 04410, 13545, 13550, 34291
in derselben Sitzung 01220, 01221, 01222, 01856, 01857, 01913, 02100, 02101, 02300, 02331, 02340, 02341, 04530, 04536, 05330, 05331, 05340, 05370, 05371, 10340, 13311, 13650, 13661, 31821, 31822, 31823, 31824, 31825, 31826, 31827, 31828, 34283, 34284, 34285, 34286, 34287, 34290, 34291, 34292, 36821, 36822, 36823, 36824, 36825, 36826, 36827, 36828, 36881, 36882 und 37705

Aufwand in Min.   **Kalkulationszeit:** 1   **Prüfzeit:** 1   **Eignung d. Prüfzeit:** Tages- und Quartalsprofil
GOÄ   entsprechend oder ähnlich: Nr. 251

02331*   Intraarterielle Injektion   **62**
7,90

Abrechnungsausschluss
im Behandlungsfall 04410, 13545, 13550, 34291

in derselben Sitzung 01220, 01221, 01222, 01856, 01857, 01913, 02100, 02101, 02300, 02301, 02302, 02330, 02340, 02341, 05330, 05331, 05340, 10340, 10341, 10342, 13311, 31821, 31822, 31823, 31824, 31825, 31826, 31827, 31828, 34283, 34284, 34285, 34286, 34287, 34290, 34291, 34292, 34502, 36821, 36822, 36823, 36824, 36825, 36826, 36827, 36828, 36882

Aufwand in Min.	**Kalkulationszeit: 2** **Prüfzeit: 1** **Eignung d. Prüfzeit:** Tages- und Quartalsprofil
GOÄ	entsprechend oder ähnlich: Nr. 254
Kommentar	Siehe auch Kommentar zu 02330.

02340   Punktion I   **45**
                                                                                  5,73

Obligater Leistungsinhalt
- Punktion der/des
  - Lymphknoten und/oder
  - Schleimbeutel und/oder
  - Ganglien und/oder
  - Serome und/oder
  - Hygrome und/oder
  - Hämatome und/oder
  - Wasserbrüche (Hydrocelen) und/oder
  - Ascites und/oder
  - Harnblase und/oder
  - Pleura-/Lunge und/oder
  - Schilddrüse und/oder
  - Prostata und/oder
  - Speicheldrüse

Abrechnungsausschluss
im Zeitraum von 21 Tagen nach Erbringung einer Leistung des Abschnitts 31.2 und Kapitel 31.4
im Behandlungsfall 02310, 07310, 07311, 07320, 07330, 07340, 10330, 18310, 18311, 18320, 18330, 18340, 34291
in derselben Sitzung 01220, 01221, 01222, 01500, 01501, 01781, 01782, 01787, 02300, 02301, 02302, 02321, 02322, 02330, 02331, 02342, 02343, 02345, 04513, 05330, 05331, 05341, 05350, 05372, 08320, 08331, 09315, 09316, 09317, 10340, 10341, 10342, 13412, 13662, 13663, 13670, 26341, 31821, 31822, 31823, 31824, 31825, 31826, 31827, 31828, 31840, 31841, 34235, 34236, 34500, 34501, 34502, 34503, 36821, 36822, 36823, 36824, 36825, 36826, 36827, 36828, 36840, 36841

Aufwand in Min.	**Kalkulationszeit: 2** **Prüfzeit: 1** **Eignung d. Prüfzeit:** Tages- und Quartalsprofil
GOÄ	entsprechend oder ähnlich: Nrn. 303, 306, 307, 308, 318, 319
Kommentar:	Die Punktion einer Schrittmachertasche ist nach Nr. 02340 zu berechnen. Mehrfache Punktionen eines Organs nach Nr. 02340 oder 02341 sind nur abrechenbar, wenn es sich um 2 unterschiedliche Punktionsarten z.B. Stanzbiopsie und Feinnadelbiopsie handelt. Ist eine Punktion unter Sonographie erforderlich sind zusätzlich die entsprechenden Sonographieleistungen nach den EBM-Nrn. 33012 ff. sowie ggf. die Zuschläge für optische Führungshilfen nach den Nrn. 33091 (zu den Nrn. 33012, 33040, 33041, 33081)oder 33092 (zu den Nrn. 33042, 33043) abrechenbar.

Da die EBM-Ziffern 02340 bis 02343 in der Präambel zum Kapitel 04 (Kinderheilkunde) nicht als „zusätzlich zu berechnende EBM-Ziffer" aufgezählt sind, werden sie für Kinder- und Jugendärzte nicht extra vergütet.

Beachten Sie: Diese Leistungen sind im Notfall und im organisierten ärztlichen Not(-fall) dienst für Pädiater zugänglich (Entfall der Fachgebietsgrenzen).

Auf einen Blick: Punktionen nach den Nrn. 02340 und 02341 von A-Z

Punktion von	EBM-Nr.
Adnextumoren, ggf. einschl. Douglasraum	02341

Punktion von	EBM-Nr.
Ascites	02340
Ascites (Entlastungspunktion)	02341
Ganglien	02340
Gelenke	02341
Hämatome	02340
Harnblase	02340
Hoden	02341
Hydrocelen	02340
Hygrome	02340
Knochenmark	02341
Leber	02341
Lymphknoten	02340
Mammae	02341
Nieren	02341
Pankreas	02341
Pleura-/Lunge	02340
Prostata	02340
Schilddrüse	02340
Schleimbeutel	02340
Serome	02340

02341   Punktion II   **137**
                                17,45

Obligater Leistungsinhalt
* Punktion der/des
  - Mammae und/oder
  - Knochenmarks und/oder
  - Leber und/oder
  - Nieren und/oder
  - Pankreas und/oder
  - Gelenke und/oder
  - Adnextumoren, ggf. einschl. Douglasraum und/oder
  - Hodens und/oder
  - Ascites als Entlastungspunktion unter Gewinnung von mindestens 250 ml Ascites-Flüssigkeit und/oder
  - Milz

Abrechnungsausschluss
im Behandlungsfall 02310, 07310, 07311, 07320, 07330, 07340, 10330, 18310, 18311, 18320, 18330, 18340, 34291
in derselben Sitzung 01220, 01221, 01222, 01781, 01782, 01787, 02300, 02301, 02302, 02321, 02322, 02330, 02331, 02342, 02343, 02345, 04513, 05330, 05331, 05341, 05350, 05372, 08320, 08331, 09315, 09316, 09317, 10340, 10341, 10342, 13412, 13662, 13663, 13670, 17371, 17373, 26341, 31821, 31822, 31823, 31824, 31825, 31826, 31827, 31828, 31840, 31841, 34235, 34236, 34500, 34501, 34502, 34503, 36821, 36822, 36823, 36824, 36825, 36826, 36827, 36828, 36840, 36841
im Zeitraum von 21 Tagen nach Erbringung einer Leistung des Abschnitts 31.2 Kapitel 31.4.

Berichtspflicht Ja

Aufwand in Min.   **Kalkulationszeit:** 8   **Prüfzeit:** 6   **Eignung d. Prüfzeit:** Tages- und Quartalsprofil
GOÄ   entsprechend oder ähnlich: Nrn. 300, 301, 302, 311, 314, 315, 317
Kommentar: Mehrfache Punktionen eines Organs nach Nr. 02340 oder 02341 sind nur abrechenbar, wenn es sich um 2 unterschiedliche Punktionsarten z.B. Stanzbiopsie und Feinnadel-biopsie handelt. Ist eine optische Führungshilfe unter Sonographie erforderlich sind

zusätzlich die entsprechenden Sonographieleistungen nach den EBM-Nrn. 33012 ff. sowie ggf. die Zuschläge für optische Führungshilfen nach den Nrn. 33091 (zu den Nrn. 33012, 33040, 33041, 33081)oder 33092 (zu den Nrn. 33042, 33043) abrechenbar. Siehe auch Tabelle in Kommentar zu Nr. 02340.

02342* Lumbalpunktion **582**
74,15

Obligater Leistungsinhalt
- Abklärung einer Hirn- oder Rückenmarkserkrankung mittels Lumbalpunktion,
- Mindestens zweistündige Nachbetreuung mit ärztlicher Abschlussuntersuchung

Fakultativer Leistungsinhalt
- Lokalanästhesie,
- Messung des Liquordrucks

Anmerkung Die Gebührenordnungsposition 02342 kann nur von Fachärzten für Neurologie, Nervenheilkunde, Neurochirurgie, Psychiatrie und Psychotherapie, Innere Medizin, Fachärzten für Kinder- und Jugendmedizin oder von Fachärzten für Anästhesiologie berechnet werden.

Abrechnungsausschluss
im Behandlungsfall 02345, 34291
in derselben Sitzung 01500, 01501, 01856, 01913, 02300, 02301, 02302, 02340, 02341, 02344, 05311, 10340, 10341, 10342, 31840, 31841, 34223, 34502, 34503, 36820, 36821, 36822, 36823, 36824, 36825, 36826, 36827, 36828, 36840, 36841 und Kapitel 5.3, 5.4

Berichtspflicht Ja

Aufwand in Min. **Kalkulationszeit:** 9   **Prüfzeit:** 7   **Eignung d. Prüfzeit:** Tages- und Quartalsprofil
GOÄ   entsprechend oder ähnlich: Nr. 305

02343* Entlastungspunktion des Pleuraraums und/oder nichtoperative Pleuradrainage **260**
33,13
Obligater Leistungsinhalt
- Entlastungspunktion des Pleuraraums und Gewinnung von mindestens 250 ml Erguß-
flüssigkeit
und/oder
- Nichtoperative Anlage einer Pleuradrainage

Fakultativer Leistungsinhalt
- Lokalanästhesie

Abrechnungsausschluss
im Behandlungsfall 34291
in derselben Sitzung 01781, 01782, 01787, 02300, 02301, 02302, 02340, 02341, 05330, 05331, 09315, 09316, 10340, 10341, 10342, 13662, 13663, 13670, 31821, 31822, 31823, 31824, 31825, 31826, 31827, 31828, 34502, 34503, 36821, 36822, 36823, 36824, 36825, 36826, 36827, 36828

Bericht: mind. Befundkopie (Nr. 01602) an Hausarzt
Aufwand in Min. **Kalkulationszeit:** 10   **Prüfzeit:** 8   **Eignung d. Prüfzeit:** Nur Quartalsprofil
GOÄ   entsprechend oder ähnlich: Nr. 307

02350 Fixierender Verband mit Einschluss mindestens eines großen Gelenkes unter **144**
Verwendung unelastischer, individuell anmodellierbarer, nicht weiter verwendbarer 18,35
Materialien

Abrechnungsausschluss
in derselben Sitzung 02300, 02301, 02302, 02310, 02311, 02312, 02313, 10340, 10341, 10342, 27332
am Behandlungstag 31614, 31615, 31616, 31617, 31618, 31619, 31620, 31621
im Zeitraum von 21 Tagen nach Erbringung einer Leistung des Abschnitts 31.2 31600, 31614, 31615, 31616, 31617, 31618, 31619, 31620, 31621
im Behandlungsfall 07310, 07311, 07330, 07340, 10330, 18310, 18311, 18330, 18340, 34291

| Aufwand in Min. | **Kalkulationszeit:** 5 | **Prüfzeit:** 4 | **Eignung d. Prüfzeit:** Nur Quartalsprofil |

GOÄ entsprechend oder ähnlich: Nrn. 204, 207 (Tape- aber kein Zinkleimverband), 208, 214, 227, 230 ff.

Kommentar: Nach dieser Nr. kann auch die Wiederanlage eines Gipsverbandes – mit Einschluss mind. eines großen Gelenkes – berechnet werden.

02360 Behandlung mit Lokalanästhetika **94**
11,98

Obligater Leistungsinhalt
- Mindestens 3 persönliche Arzt-Patienten-Kontakte im Behandlungsfall,
- Anwendung von Lokalanästhetika
  - zur Behandlung funktioneller Störungen
- und/oder
  - zur Schmerzbehandlung,

Abrechnungsbestimmung einmal im Behandlungsfall

Abrechnungsausschluss
im Behandlungsfall 02310, 07310, 07311, 07320, 07330, 07340, 10330, 16232, 18310, 18311, 18320, 18330, 18331, 18340, 34291
in derselben Sitzung 01832, 02300, 02301, 02302, 02311, 02312, 06350, 06351, 06352, 09315, 09316, 09317, 09351, 09360, 09361, 09362, 10340, 10341, 10342, 15321, 15322, 15323, 26350, 26351, 26352, 34503
im Zeitraum von 21 Tagen nach Erbringung einer Leistung des Abschnitts 31.2 und Kapitel 31.4

| Aufwand in Min. | **Kalkulationszeit:** KA | **Prüfzeit:** 3 | **Eignung d. Prüfzeit:** Nur Quartalsprofil |

GOÄ entsprechend oder ähnlich: Nrn. 483 bis 494

Kommentar: Mit dieser Leistungsziffer kann auch die Neuraltherapie – einmal im Behandlungsfall – berechnet werden.

2.4 Diagnostische Verfahren, Tests, Corona-Abstrich

02400* Durchführung des 13C-Harnstoff-Atemtests ohne Analyse nach der Gebührenord- **23**
nungsposition 32315 **2,93**

Anmerkung Die Gebührenordnungsposition 02400 ist grundsätzlich nur berechnungsfähig zur Erfolgskontrolle nach Eradikationstherapie einer Helicobacter pylori-Infektion (frühestens 4 Wochen nach Ende der Therapie) oder bei Kindern mit begründetem Verdacht auf eine Ulcuserkrankung.

Abrechnungsausschluss in derselben Sitzung 04511, 13400, 32706

| Aufwand in Min. | **Kalkulationszeit:** 1 | **Prüfzeit:** 1 | **Eignung d. Prüfzeit:** Tages- und Quartalsprofil |

GOÄ entsprechend oder ähnlich: Analoger Ansatz der Nr. A 619*

02401* H2-Atemtest, einschl. Kosten **78**
9,94

Obligater Leistungsinhalt
- Mehrere Probenentnahmen,
- Mehrere Messungen der H2-Konzentration,
- Zeitbezogene Dokumentation der Messergebnisse

Abrechnungsausschluss in derselben Sitzung 01741, 04514, 13421

| Aufwand in Min. | **Kalkulationszeit:** 3 | **Prüfzeit:** 1 | **Eignung d. Prüfzeit:** Tages- und Quartalsprofil |

GOÄ entsprechend oder ähnlich: Nr. A 618*

Kommentar: Jedoch ist die Verordnung des 13C-Harnstoffs als Fertigpräparat je nach Ausgestaltung der regionalen Sprechstundenbedarfsverordnung über Sprechstundenbedarf oder auf den Namen des Patienten möglich. Die Kostenpauschale nach EBM-Ziffer 40154 darf nur angesetzt werden, wenn der 13C-Harnstoff nicht über Sprechstundenbedarf bezogen wird.

2.5 Physikalisch-therapeutische Gebührenordnungspositionen

1. In den Gebührenordnungspositionen dieses Abschnitts sind alle Kosten enthalten mit Ausnahme der Arzneimittel und wirksamen Substanzen, die für Inhalationen, für die Thermotherapie, für die Iontophorese sowie für
die Photochemotherapie erforderlich sind.

Kommentar:
Zu den nach dieser Bestimmung nicht in den Leistungsbewertungen enthaltenen Kosten gehören z. B.
die bei der Inhalationsbehandlung benutzten Arzneimittel, aber auch die Kosten für wirksame Substanzen
in der Thermotherapie wie Moor, Fango usw. Die hierbei verwendeten Arzneimittel sind in der Regel auf
den Namen des Patienten zu verordnen, die Kosten der Substanzen für die Thermotherapie können in
der Regel gesondert auf dem Behandlungsausweis geltend gemacht werden. Es ist aber in jedem Fall
bei der zuständigen KV zu erfragen, ob im Rahmen der Sprechstundenbedarfsregelungen oder sonstiger
Abmachungen mit den Kostenträgern abweichende Berechnungsmöglichkeiten vorgesehen sind.

02500 Einzelinhalationstherapie   **12**
                                                                                             1,53
Obligater Leistungsinhalt
• Intermittierende Überdruckbeatmung
und/oder
• Inhalation mittels alveolengängiger Teilchen (z.B. Ultraschallvernebelung),
Abrechnungsbestimmung je Sitzung
Abrechnungsausschluss in derselben Sitzung 02501

Aufwand in Min.   **Kalkulationszeit:** 0   **Prüfzeit:** ./.   **Eignung d. Prüfzeit:** Keine Eignung
GOÄ   entsprechend oder ähnlich: Nr. 501*
Kommentar: Auch Inhalation mit Spacer abrechenbar.

02501 Einzelinhalationstherapie mit speziellem Verneblersystem zur Pneumocystis carinii   **44**
           Prophylaxe   5,61
Obligater Leistungsinhalt
• Einzelinhalationstherapie mit speziellem Verneblersystem zur Pneumocystis carinii
  Prophylaxe
Abrechnungsausschluss in derselben Sitzung 02500

Aufwand in Min.   **Kalkulationszeit:** KA   **Prüfzeit:** ./.   **Eignung d. Prüfzeit:** Keine Eignung
GOÄ   entsprechend oder ähnlich: Nr. 500*
Kommentar: Entsprechende Materialkosten für die zur Inhalation erforderlichen Medikamente können
                  auf Rezept oder eventuell über Sprechstundenbedarf verordnet oder in Rechnung gestellt
                  werden.

02510 Wärmetherapie   **21**
                                                                                             2,68
Obligater Leistungsinhalt
• Mittels Packungen mit Paraffinen und/oder
• Mittels Peloiden und/oder
• Mittels Heißluft und/oder
• Mittels Kurz-, Dezimeterwelle und/oder
• Mittels Mikrowelle und/oder
• Mittels Hochfrequenzstrom und/oder
• Mittels Infrarotbestrahlung und/oder
• Mittels Ultraschall mit einer Leistungsdichte von weniger als 3 Watt pro cm^2,
Abrechnungsbestimmung je Sitzung

Aufwand in Min.   **Kalkulationszeit:** KA   **Prüfzeit:** ./.   **Eignung d. Prüfzeit:** Keine Eignung
GOÄ   entsprechend oder ähnlich: Nrn. 530*, 535*, 536*, 538*, 539*, 548*, 549*, 551*

02511   Elektrotherapie unter Anwendung niederfrequenter und/oder mittelfrequenter **9**
Ströme   **1,15**

Obligater Leistungsinhalt
- Galvanisation und/oder
- Reizstrom und/oder
- Neofaradischer Schwellstrom und/oder
- Iontophorese und/oder
- Amplituden-modulierte Mittelfrequenztherapie und/oder
- Schwellstromtherapie und/oder
- Interferenzstromtherapie,

Abrechnungsbestimmung je Sitzung

Anmerkung Die Gebührenordnungsposition 02511 ist im Behandlungsfall höchstens achtmal berechnungsfähig.

Abrechnungsausschluss in derselben Sitzung 07310, 07311, 16232, 18310, 18311

Aufwand in Min.   **Kalkulationszeit:** KA   **Prüfzeit:** ./.   **Eignung d. Prüfzeit:** Keine Eignung

GOÄ   entsprechend oder ähnlich: Nrn. 551*, 552*

Kommentar: Im Behandlungsfall = Quartalsfall kann die Leistung insgesamt 8x berechnet werden – unabhängig von der Zahl der behandelten Erkrankungen (Diagnosen). Für eine neue Erkrankung (zweite Diagnose) ist die Leistung nicht erneut 8x berechenbar. Die für eine Iontophorese ggf. erforderlichen Medikamente können zu Lasten des Patienten verordnet oder über Sprechstundenbedarf bezogen werden.

02512   Gezielte Elektrostimulation bei spastischen und/oder schlaffen Lähmungen   **18**

Obligater Leistungsinhalt   **2,29**
- Elektrostimulation,
- Festlegung der Reizparameter,

Abrechnungsbestimmung je Sitzung

Aufwand in Min.   **Kalkulationszeit:** KA   **Prüfzeit:** ./.   **Eignung d. Prüfzeit:** Keine Eignung

GOÄ   entsprechend oder ähnlich: Nr. 555*

02520*   Phototherapie eines Neugeborenen,   **96**

Abrechnungsbestimmung je Tag   **12,23**

Aufwand in Min.   **Kalkulationszeit:** KA   **Prüfzeit:** ./.   **Eignung d. Prüfzeit:** Keine Eignung

GOÄ   entsprechend oder ähnlich: Nr. 566*

4 Versorgungsbereich Kinder- und Jugendmedizin

Kommentar:

Die im Anhang 4 aufgelisteten Leistungen wurden durch den Bewertungsausschuss aus dem EBM als abrechnungsfähige Leistungen gestrichen.

4.1 Präambel

1. Die in diesem Kapitel aufgeführten Gebührenordnungspositionen können – unbeschadet der Regelung gemäß 6.2 der Allgemeinen Bestimmungen – ausschließlich von Fachärzten für Kinder- und Jugendmedizin berechnet werden.

2. Fachärzte für Kinder- und Jugendmedizin können – wenn sie im Wesentlichen spezielle Leistungen erbringen – gemäß § 73 Abs. 1a SGB V auf deren Antrag die Genehmigung zur Teilnahme an der fachärztlichen Versorgung erhalten.

3. Die in der Präambel unter 1. aufgeführten Vertragsärzte können zusätzlich die arztgruppenspezifischen Leistungen entsprechend den Gebührenordnungspositionen 01510 bis 01512, 01520, 01521, 01522, 01530, 01531, 01540 bis 01545, 02100, 02101, 02102 sowie die Gebührenordnungspositionen der Abschnitte 4.4, 4.5, 31.2, 31.3, 31.4.3, 31.5, 31.6, 32.3, 33 und 34 berechnen, wenn sie die Voraussetzungen zur Berechnung von Gebührenordnungspositionen gemäß Abschnitt 4.4 und/oder 4.5 erfüllen.

4. Wird ein Facharzt für Kinder- und Jugendmedizin mit Schwerpunkt oder Zusatzweiterbildung im Arztfall ausschließlich im hausärztlichen Versorgungsbereich tätig, sind die pädiatrischen Versichertenpauschalen aus Abschnitt 4.2.1 berechnungsfähig. Wird ein Facharzt für Kinder- und Jugendmedizin mit Schwerpunkt oder Zusatzweiterbildung im Arztfall im fachärztlichen Versorgungsbereich tätig, sind abweichend von 4.1 der Allgemeinen Bestimmungen die Versichertenpauschalen aus Abschnitt 4.2.1 mit einem Aufschlag in Höhe von 60 % der jeweiligen Punktzahl berechnungsfähig. Finden im Behandlungsfall ausschließlich Arzt- Patienten-Kontakte im Rahmen einer Videosprechstunde gemäß Anlage 31b zum Bundesmantelvertrag-Ärzte (BMV-Ä) statt, erfolgt der Aufschlag auf die Versichertenpauschale nach der Gebührenordnungsposition 04000 auf Basis der um die Abschläge gemäß Abs. 5 Nr. 1 der Allgemeinen Bestimmungen 4.3.1 reduzierten Versicherten-, Grund- oder Konsiliarpauschalen. Die Regelungen unter 6.1 der Allgemeinen Bestimmungen bleiben davon unberührt. Erfolgt die Behandlung eines Versicherten auf Überweisung zur Durchführung von Auftragsleistungen (Indikations- bzw. Definitionsauftrag gemäß § 24 Abs. 7 Nr. 1 BMV-Ä bzw. § 27 Abs. 7 Nr. 1) ist für den Facharzt für Kinder- und Jugendmedizin gemäß 4.1 der Allgemeinen Bestimmungen neben den Gebührenordnungspositionen seines Abschnitts die Gebührenordnungsposition 01436 – Konsultationspauschale – berechnungsfähig.

5. Außer den in diesem Kapitel genannten Gebührenordnungspositionen sind von den in der Präambel genannten Vertragsärzten – unbeschadet der Regelungen gemäß I-5 und I-6.2 der Allgemeinen Bestimmungen – zusätzlich nachfolgende Gebührenordnungspositionen berechnungsfähig: 01100 bis 01102, 01205, 01207, 01210, 01212, 01214, 01216, 01218, 01220 bis 01224, 01226, 01320 bis 01323, 01410 bis 01416, 01418, 01425, 01426, 01430, 01431, 01435, 01436, 01437, 01438, 01442, 01443, 01444, 01450, 01452, 01476, 01477, 01480, 01481, 01500 bis 01503, 01546, 01600 bis 01602, 01610, 01611, 01615, 01620 bis 01624, 01626, 01630, 01640 bis 01643, 01645, 01647, 01648, 01660, 01670 bis 01672, 01681, 01682, 01702 bis 01707, 01709 bis 01723, 01799, 01820 bis 01824, 01828, 01940, 01941, 01942, 01943, 01949 bis 01953, 01955, 01956, 01960, 02300 bis 02302, 02310 bis 02313, 02500, 02501, 02510 bis 02512, 02520 und 30706.

6. Die Gebührenordnungspositionen 01816, 01821 bis 01824 und 01828 sind von Fachärzten für Kinder- und Jugendmedizin berechnungsfähig, wenn sie eine mindestens einjährige Weiterbildung im Gebiet Frauenheilkunde und Geburtshilfe nachweisen können oder wenn entsprechende Leistungen bereits vor dem 31.12.2002 durchgeführt und abgerechnet wurden.

7. Außer den in diesem Kapitel genannten Gebührenordnungspositionen sind bei Vorliegen der entsprechenden Qualifikationsvoraussetzungen von den in der Präambel genannten Vertragsärzten – unbeschadet der Regelungen gemäß 5 und 6.2 der Allgemeinen Bestimmungen – zusätzlich nachfolgende Gebührenordnungspositionen berechnungsfähig: 01474, 01452, 01920 bis 01922, 30400 bis 30402, 30410, 30411, 30420, 30421, 30430, 30610, 30611, 30700 bis 30705, 30708, 30780, 30781, 31912, 33000 bis 33002, 33010 bis 33012, 33040 bis 33044, 33046, 33050 bis 33053, 33060 bis 33062, 33076, 33080, 33081, 33090 bis 33092, 33100, 33105, 37700, 37701, 37704, 37705, 37710, 37711, 37714, 37720, 37800 bis 37802 und 37804, Gebührenordnungspositionen der Abschnitte 30.1, 30.2.1, 30.3.1, 30.5, 30.7.2, 30.7.3, 30.8, 30.9, 30.10, 30.11, 30.12, 31.1, 31.4.2, 32.1, 32.2,

© Der/die Autor(en), exklusiv lizenziert an
Springer-Verlag GmbH, DE, ein Teil von Springer Nature 2026
P. M. Hermanns und K. von Pannwitz (Hrsg.), *EBM 2026*
Kommentar Kinderheilkunde, Abrechnung erfolgreich und
optimal, https://doi.org/10.1007/978-3-662-73101-7_3

36.2.2, 36.2.3, 36.2.4, 36.2.5, 36.2.6, 36.2.7, 36.2.8, 36.2.9, 36.2.10, 36.2.11, 36.2.12, 36.2.13, 36.3, 36.6, 37.2, 37.3, 37.4 und 37.6 sowie Gebührenordnungspositionen der Kapitel 35, 38 und 40.

8. Außer den in diesem Kapitel genannten Gebührenordnungspositionen sind bei Vorliegen der entsprechenden Qualifikationsvoraussetzungen von den in der Präambel genannten Vertragsärzten – unbeschadet der Regelungen gemäß 5 und 6.2 der Allgemeinen Bestimmungen – zusätzlich die Gebührenordnungspositionen der Abschnitte 11.3, 11.4.1, 11.4.3, 11.4.4, 19.4.1, 19.4.2, 19.4.3 und 19.4.4 berechnungsfähig, wenn sie die Voraussetzungen zur Berechnung von Gebührenordnungspositionen gemäß Abschnitt 4.4 und/oder 4.5 erfüllen.

9. Bei der Berechnung der zusätzlichen Gebührenordnungspositionen in den Nrn. 3, 5, 6 und 7 sind die Maßnahmen zur Qualitätssicherung gemäß § 135 Abs. 2 SGB V, die berufsrechtliche Verpflichtung zur grundsätzlichen Beschränkung auf das jeweilige Gebiet sowie die Richtlinien des Gemeinsamen Bundesausschusses zu beachten.

10. Werden die in den Versichertenpauschalen enthaltenen Leistungen entsprechend den Gebührenordnungspositionen 01600, 01601, 01610 und 01612 durchgeführt, sind für die Versendung bzw. den Transport die Kostenpauschalen nach den Gebührenordnungspositionen 40110 und 40111 berechnungsfähig. Wird die in den Versichertenpauschalen enthaltene Leistung entsprechend der Gebührenordnungsposition 02400 erbracht, ist für die Erbringung der Leistung die Kostenpauschale nach der Gebührenordnungsposition 40154 berechnungsfähig.

11. Abweichend von 5.1 der Allgemeinen Bestimmungen erfolgt in fachgleichen (Teil-)Berufsausübungsgemeinschaften zwischen Ärzten gemäß Nr. 1 dieser Präambel und in fachgleichen Praxen von Ärzten gemäß Nr. 1 dieser Präambel mit angestelltem/n Arzt/Ärzten gemäß Nr. 1 dieser Präambel ein Aufschlag in Höhe von 22,5 % auf die Versichertenpauschalen nach den Gebührenordnungspositionen 04000 und 04030. Finden im Behandlungsfall ausschließlich Arzt-Patienten-Kontakte im Rahmen einer Videosprechstunde gemäß Anlage 31b zum Bundesmantelvertrag-Ärzte (BMV-Ä) statt, erfolgt der Aufschlag auf die Versichertenpauschale nach der Gebührenordnungsposition 04000 auf Basis der um die Abschläge gemäß Abs. 5 Nr. 1 der Allgemeinen Bestimmungen 4.3.1 reduzierten Versichertenpauschale.

12. Für die Gebührenordnungspositionen 04230 und 04231 wird ein Punktzahlvolumen für die gemäß den Gebührenordnungsposition 04230 erbrachten und berechneten Gespräche gebildet, aus dem alle gemäß den Gebührenordnungspositionen 04230 und 04231 erbrachten Leistungen zu vergüten sind. Das Punktzahlvolumen beträgt 45 Punkte multipliziert mit der Anzahl der Behandlungsfälle gemäß Nr. 12 dieser Präambel. In Berufsausübungsgemeinschaften, Medizinischen Versorgungszentren und Praxen mit angestellten Ärzten beträgt das Punktzahlvolumen 45 Punkte für jeden Behandlungsfall gemäß Nr. 12 dieser Präambel, bei dem ein Arzt gemäß Nr. 1 dieser Präambel vertragsärztliche Leistungen durchführt und berechnet.

13. Relevant für die Fallzählung der Vergütung der Gebührenordnungsposition 04230 sind Behandlungsfälle gemäß § 21 Abs. 1 und Abs. 2 Bundesmantelvertrag-Ärzte (BMV-Ä) bzw. § 25 Abs. 1 und Abs. 2 Arzt-/Ersatzkassenvertrag (EKV), ausgenommen Notfälle im organisierten Not(-fall)dienst (Muster 19 der Vordruck-Vereinbarung) und Überweisungsfälle zur Durchführung ausschließlich von Probenuntersuchungen oder zur Befundung von dokumentierten Untersuchungsergebnissen und Behandlungsfälle, in denen ausschließlich Kostenerstattungen des Kapitels 40 berechnet werden, sowie stationäre (belegärztliche) Behandlungsfälle.

14. Die in der Präambel unter 1. aufgeführten Vertragsärzte können die arztgruppenspezifische Gebührenordnungsposition 08619 berechnen.

15. Die Gebührenordnungspositionen dieses Kapitels sind für Versicherte bis zum vollendeten 21. Lebensjahr berechnungsfähig.

Kommentar:

Alle Gebührenordnungspositionen des Kapitels 4 – das sind die Leistungen nach den Nrn. 04110 bis 04580 – können grundsätzlich (s. Kommentierung zu Kapitel I, Abschnitt 1.5) nur von Fachärzten für Kinder- und Jugendmedizin abgerechnet werden:

Erfüllt ein Kinderarzt die Voraussetzungen nach Abschnitt 4.4 (Gebührenordnungspositionen der schwerpunktorientierten Kinder- und Jugendmedizin) und/oder 4.5 (Pädiatrische Gebührenordnungspositionen mit Zusatzweiterbildung) kann er darüber hinaus folgende Gebührenordnungspositionen abrechnen:

- Nrn. 01520, 01521, 01530, 01531 Zusatzpauschale für Beobachtung und Betreuung eines Kranken, sowie die Gebührenordnungspositionen der folgenden Abschnitte
- 4.4 schwerpunktorientierte Kinder- und Jugendmedizin,
- 4.5 pädiatrische Gebührenordnungspositionen mit Zusatzweiterbildung,
- 11.3 diagnostische Humangenetik,
- 11.3 diagnostische Humangenetik,

- 31.2 ambulante Operationen,
- 31.3 Postoperativer Überwachungskomplex
- 31.4.3 Postoperativer Behandlungskomplex im fachärztlichen Versorgungsbereich,
- 31.5 Anästhesien im Zusammenhang mit ambulanten Operationen,
- 31.6 orthopädisch-chirurgisch konservative Gebührenordnungspositionen
- 32.3 Spezielle Laboruntersuchungen, molekuluargenetische und molekularpathologische Untersuchungen,
- 33 Ultraschalldiagnostik,
- 34 Radiologie, CT, NMR

In diesem Fall können nicht die Qualitäts- und Qualifikationszuschläge des Abschnitts 4.2.2 abgerechnet werden, dafür aber die Gebührenordnungspositionen aus den Bereichen II (Arztgruppenübergreifende allgemeine Gebührenordnungspositionen) und III (Arztgruppenspezifische Gebührenordnungspositionen).

Bei einem Facharzt für Kinder- und Jugendmedizin mit Schwerpunkt oder Zusatzweiterbildung richtet sich die Berechnungsfähigkeit der Versichertenpauschalen danach, wie er im Arztfall tätig wird:

- wird er im Arztfall ausschließlich im hausärztlichen Versorgungsbereich tätig, sind die pädiatrischen Versichertenpauschalen nach Abschnitt 4.2.1 zu 100 % abrechnungsfähig,
- wird er hingegen im fachärztlichen Versorgungsbereich tätig, sind die pädiatrischen Versichertenpauschalen nach Abschnitt 4.2.1 mit einem Aufschlag von 40 % der Punktzahl abrechnungsfähig.

Wird ein Kinderarzt im Rahmen einer Auftragsüberweisung tätig, kann er zusätzlich die Nr. 01436 (Konsultationspauschale) abrechnen.

Zusätzlich sind für Kinderärzte abrechnungsfähig, sofern die übrigen Abrechnungsvoraussetzungen des EBM gegeben sind

- die nachfolgenden Leistungen des Abschnitts II (arztgruppenübergreifende allgemeine Leistungen):
  - Nrn. 01100 bis 01102 Unvorhergesehene Inanspruchnahme,
  - Nrn. 01205, 01207 Notfallpauschale für die Abklärung des Behandlungsnotwendigkeit,
  - Nr. 01210 Notfallpauschale im organisierten Not(fall)dienst,
  - Nr. 01211 Zusatzpauschale für die Besuchsbereitschaft im Notfall bez. organisierten Not(fall)dienst,
  - Nr. 01212 Notfallpauschale im organisierten Not(fall)dienst,
  - Nr. 01214 bis 01222 Notfallkonsultationspauschale im organisierten Not(fall)dienst, Zusatzpauschale für die Besuchsbereitschaft im Notfall bez. organisierten Not(fall)dienst, Reanimationskomplex,
  - Nrn. 01223 bis 01226 Zuschlag zur Notfallpauschale in besonderen Fällen,
  - Nrn. 01320, 01321 Grundpauschale für ermächtigte Ärzte, Krankenhäuser bzw. Institute,
  - Nrn. 01410 bis 01416 Besuche, Visite, Begleitung eines Kranken beim Transport,
  - Nr. 01418 Besuch im organisierten Not(fall)dienst,
  - Nrn. 01425, 01426 Verordnung spezialisierter ambulanter Palliativversorgung,
  - Nr. 01430 Verwaltungskomplex,
  - Nr. 01435 Telefonische Beratung,
  - Nr. 01436 Konsultationspauschale,
  - Nrn. 01600 bis 01602 Ärztlicher Bericht/Brief,
  - Nrn. 01620 bis 01623 Bescheinigung, Krankheitsbericht, Kurplan, Kurvorschlag,
  - Nr. 01630 Meditationsplan,
  - Nr. 01704 Neugeborenen-Hörscreening,
  - Nrn. 01705, 01706 Neugeborenen-Hörscreening,
  - Nr. 01707 Erweitertes Neugeborenen-Screening
  - Nrn. 01711 bis 01723 Neugeborenen-Untersuchungen Jugendgesundheitsuntersuchung, Besuch zur Früherkennung, Sonographie Säuglingshüfte,
  - Nr. 01816 bis 01818 Clamydienscreening,
  - Nrn. 01820 bis 01822 Empfängnisregelung,
  - Nr. 01828 Entnahme von Venenblut,
  - Nrn. 01840, 01842, 01843 Clamydienscreening,
  - Nrn. 01915, 01917, 01918 Clamydienscreening,

- Nrn. 01950 bis 01952 Substitutionsbehandlung,
- Nrn. 01955, 01956 Diamorphingestützte Behandlung Opiatabhängiger,
- Nrn. 02300 bis 02302 Kleinchirurgischer Eingriff,
- Nr. 02310 Behandlung sek. heilender Wunden, Dekubitalulcus,
- Nr. 02311 Diabetischer Fuß
- Nrn. 02500, 02501 Einzelinhalationen,
- Nrn. 02510 bis 02512 Wärme- u. Elektrotherapie, Elektrostimulation und
- Nr. 02520 Phototherapie eines Neugeborenen
- sowie die folgenden Gebührenordnungspositionen des Abschnitts IV (arztgruppenübergreifende spezielle Leistungen):
  - Nrn. 30400 bis 30402 Massage-, Kompressions- oder Unterwassertherapie,
  - Nrn. 30410, 30411 Atemgymnastik,
  - Nrn. 30420, 30421 Krankengymnastik,
  - Nr. 30430 Selektive Phototherapie,
  - Nrn. 30610, 30611 Hämorrhoidenbehandlung
  - Nr. 30800 Soziotherapie – Hinzuziehen eines Leistungserbringers,
  - Nr. 31912 Einrichtung von Fraktur / Luxationen des Ellenbogen- / Kniegelenks
  - Nrn. 33000 bis 33002 – 33010 bis 33012 – 33040 bis 33044 – 33050 bis 33052 – 33060 bis 33062 – 33076 – 33080 – 33081 – 33090 bis 33092 Sonographische Leistungen,
- Gebührenordnungspositionen der Abschnitte
  - 30.1 Allergologie
  - 30.2 Chirotherapie
  - 30.3 Neurophysiologische Übungsbehandlung
  - 30.5 Phlebologie
  - 30.7 Schmerztherapie
  - 30.9 Schlafstörungsdiagnostik
  - 30.12 Diagnostik und Therapie bei MRSA
  - 31.1 Präoperative Gebührenordnungspositionen
  - 31.4.2 Postoperativer Behandlungskomplex im Hausärztlichen Versorgungsbereich
  - 32.1 Labor-Grundleistungen
  - 32.2 Allgemeine Laboruntersuchungen,
  - 36.2 Belegärztliche Operationen
  - 36.3 Postoperativer Überwachungskomplex nach belegärztlichen Operationen
  - 36.6 Belegärztlich konservativer Bereich
  - 36.6.2 Konservativ-belegärztliche Strukturpauschalen
- Gebührenordnungspositionen des Kapitels
  - 35 Psychotherapie

Hat ein Kinderarzt eine mindestens einjährige Weiterbildung im Gebiet der Frauenheilkunde und Geburtshilfe nachgewiesen, kann er ferner aus dem Bereich des Abschnitts II (arztgruppenübergreifende allgemeine Leistungen) die Leistungen nach den Nrn. 01816 bis 01818, 01821, 01822, 01828, 01840, 01842, 01843, 01915, 01917 und 01918 (Beratung und Blutentnahme bei Empfängnisregelung, Clamydienscreening) abrechnen.

Wichtig ist, dass auch für die nach der obigen Regelung zusätzlich abrechnungsfähigen Leistungen immer auch die Abrechnungsvoraussetzungen und -ausschlüsse beachtet werden müssen, die im EBM für die Abrechnung der jeweiligen Leistung genannt sind.

Generell gilt, dass die übrigen Bestimmungen des EBM sowie die Maßnahmen zur Qualitätssicherung sowie die berufsrechtlichen Fachgebietsbeschränkungen zu beachten sind. Insbesondere sollte geprüft werden, ob zur Erbringung und Abrechnung bestimmter Leistungen eine Genehmigung erforderlich ist und welche Voraussetzungen hierfür nachgewiesen werden müssen.

Werden Leistungen nach den Gebührenordnungspositionen 01600, 01601, 01610 und 01612 (Bericht, Brief, Bescheinigung) erbracht, können auch dann, wenn die Leistung nicht gesondert berechnungsfähig sein sollte, da sie in der Versichertenpauschale enthalten ist, für Versendung und Transport die Kostenpauschalen nach den Nrn. 40110 oder 40111 abgerechnet werden. Ähnliches gilt für den 13C-Harnstoff-Atemtest (Nr. 02400). Hier ist für den Bezug des 13C-Harnstoffs die Kostenpauschale nach Nr. 40154 berechnungsfähig.

Rechtsprechung:
Eine Kinder- und Jugendärztin ohne Schwerpunktbezeichnung, welche Leistungen nach Kapitel 4, Abschnitt 4.5.1 EBM-Ä (pädiatrisch-gastroenterologischen GOP) erbringen möchte, bedarf einer Erlaubnis zur partiellen Teilnahme an der fachärztlichen Versorgung nach § 73 Abs. 1a Satz 3 SGB V. Fachärzte für Kinder- und Jugendmedizin ohne Schwerpunktbezeichnung nehmen grundsätzlich an der hausärztlichen Versorgung teil. Anders als Kinder- und Jugendärzte mit Schwerpunktbezeichnung, dürfen sie in der vertragsärztlichen Versorgung keine Leistungen, die nach der vom Bewertungsausschuss vorgenommenen Aufgliederung dem fachärztlichen Versorgungsbereich zuzuordnen sind, erbringen und abrechnen.
Aktenzeichen: BSG, 23.03.2023, B 6 KA 4/22 R
Entscheidungsjahr: 2023

4.2 Gebührenordnungspositionen der allgemeinen Kinder- und Jugendmedizin

4.2.1 Pädiatrische Versichertenpauschalen, Versorgungsbereichsspezifische Vorhaltung

04000   Versichertenpauschale
Obligater Leistungsinhalt
- Persönlicher Arzt-Patienten-Kontakt und/oder Arzt-Patienten-Kontakt im Rahmen einer Videosprechstunde gemäß Anlage 31b zum BMV-Ä,

Fakultativer Leistungsinhalt
- Allgemeine und fortgesetzte ärztliche Betreuung eines Patienten in Diagnostik und Therapie bei Kenntnis seines häuslichen und familiären Umfeldes,
- Koordination diagnostischer, therapeutischer und pflegerischer Maßnahmen, insbesondere auch mit anderen behandelnden Ärzten, nichtärztlichen Hilfen und flankierenden Diensten,
- Einleitung präventiver und rehabilitativer Maßnahmen sowie die Integration nichtärztlicher Hilfen und flankierender Dienste in die Behandlungsmaßnahmen,
- Erhebung von Behandlungsdaten und Befunden bei anderen Leistungserbringern und Übermittlung erforderlicher Behandlungsdaten und Befunde an andere Leistungserbringer, sofern eine schriftliche Einwilligung des Versicherten, die widerrufen werden kann, vorliegt,
- Dokumentation, insbesondere Zusammenführung, Bewertung und Aufbewahrung der wesentlichen Behandlungsdaten,
- Weitere persönliche oder andere Arzt-Patienten-Kontakte gemäß 4.3.1 der Allgemeinen Bestimmungen,
- In Anhang 1 aufgeführte Leistungen,

Abrechnungsbestimmung einmal im Behandlungsfall

Anmerkung Die Dokumentation der ggf. erfolgten schriftlichen, widerrufbaren Einwilligung des Versicherten zur Erhebung, Dokumentation und Übermittlung von Behandlungsdaten und Befunden an andere Leistungserbringer erfolgt nach Maßgabe der zuständigen Kassenärztlichen Vereinigung auf der Grundlage des § 73 SGB V und verbleibt beim Hausarzt.
Bei Behandlung im organisierten Not(-fall)dienst sind anstelle der Versichertenpauschale nach der Gebührenordnungsposition 04000 die Notfallpauschalen nach den Gebührenordnungspositionen 01210, 01214, 01216 und 01218 zu berechnen.
Bei einer Behandlung im Rahmen einer nach Art und Umfang definierten Überweisung (Definitionsauftrag) ist die Versichertenpauschale nach der Gebührenordnungsposition 04000 nicht berechnungsfähig.
Erfolgt im Behandlungsfall lediglich eine Inanspruchnahme durch den Patienten unvorhergesehen im Zusammenhang mit der Erbringung der Leistungen entsprechend den Gebührenordnungspositionen 01100, 01101, 01411, 01412, 01415, 01418 so ist anstelle der Versichertenpauschale 04000 die Versichertenpauschale 04030 zu berechnen.

Abrechnungsausschluss in derselben Sitzung 01436

GOÄ   entsprechend oder ähnlich: Eine vergleichbare Leistung ist in der GOÄ nicht aufgeführt, daher einzelne erbrachte Leistungen ansetzen

Kommentar: Der Arzt setzt die Versichertenpauschale nach 04000 an. Die zuständige KV setzt die entsprechend dem Alter vorgesehene Leistung und Punktzahl an.

Es werden folgende Pseudoziffern (auch in Kommentaren) verwendet:

Auch in diesem Kommentar verwenden wir die Pseudoziffern:

04001   bis zum vollendeten 4. Lebensjahr   **225**

Aufwand in Min. **Kalkulationszeit:** 21   **Prüfzeit:** 16   **Eignung d. Prüfzeit:** Nur Quartalsprofil   28,67

04002   ab Beginn des 5. bis zum vollendeten 18. Lebensjahr   **142**

Aufwand in Min. **Kalkulationszeit:** 14   **Prüfzeit:** 11   **Eignung d. Prüfzeit:** Nur Quartalsprofil   18,09

04003   ab Beginn des 19. bis zum vollendeten 54. Lebensjahr   **114**

Aufwand in Min. **Kalkulationszeit:** 12   **Prüfzeit:** 9   **Eignung d. Prüfzeit:** Nur Quartalsprofil   14,52

04004   ab Beginn des 55. bis zum vollendeten 75. Lebensjahr   **148**

Aufwand in Min. **Kalkulationszeit:** 15   **Prüfzeit:** 11   **Eignung d. Prüfzeit:** Nur Quartalsprofil   18,86

04005   ab Beginn des 76. Lebensjahres   **200**

Aufwand in Min. **Kalkulationszeit:** 21   **Prüfzeit:** 16   **Eignung d. Prüfzeit:** Nur Quartalsprofil   25,48

04008   Zuschlag zu der Versichertenpauschale nach der Gebührenordnungsposition 04000 **131**
für die Vermittlung eines aus medizinischen Gründen dringend erforderlichen   16,69
Behandlungstermins gemäß § 73 Abs. 1 Satz 2 Nr. 2 SGB V

Obligater Leistungsinhalt
* Vermittlung eines Behandlungstermins bei einem an der fachärztlichen Versorgung teilnehmenden Vertragsarzt,
* Überweisung an einen an der fachärztlichen Versorgung teilnehmenden Vertragsarzt

Anmerkung Die Gebührenordnungsposition 04008 ist berechnungsfähig, sofern die Behandlung des Versicherten spätestens am 4. Kalendertag nach Feststellung der Behandlungsnotwendigkeit durch den Hausarzt beginnt.

Die Gebührenordnungsposition 04008 ist auch berechnungsfähig, wenn der Termin der Behandlung des Versicherten spätestens auf dem 35. Kalendertag nach Feststellung der Behandlungsnotwendigkeit durch den Hausarzt beginnt und eine Terminvermittlung durch die Terminservicestellen der Kassenärztlichen Vereinigung oder eine eigenständige Terminvereinbarung durch den Patienten (oder eine Bezugsperson) aufgrund der medizinischen Besonderheit des Einzelfalls nicht angemessen oder nicht zumutbar ist. Die Berechnungsfähigkeit der Gebührenordnungsposition 04008 ab dem 24. Kalendertag nach Feststellung der Behandlungsnotwendigkeit setzt die Angabe einer medizinischen Begründung voraus.

Der Tag nach der Feststellung der Behandlungsnotwendigkeit gilt jeweils als erster Zähltag. Die Gebührenordnungsposition 04008 ist auch bei Durchführung der Leistung im Rahmen einer Videosprechstunde berechnungsfähig und dies durch Angabe einer bundeseinheitlich kodierten Zusatzkennzeichnung zu dokumentieren. Für die Abrechnung gelten die Anforderungen gemäß Anlage 31b zum BMV-Ä entsprechend.

Die Gebührenordnungsposition 04008 ist auch bei Überweisung an einen Facharzt für Kinder- und Jugendmedizin, der die Voraussetzungen zur Berechnung von Gebührenordnungspositionen des Abschnitts 4.4 oder 4.5 erfüllt, berechnungsfähig.

Die Gebührenordnungsposition 04008 ist nur dann mehrfach im Behandlungsfall berechnungsfähig, wenn der Patient in demselben Quartal zu mehreren Fachärzten unterschiedlicher Arztgruppen vermittelt wird.

Die Gebührenordnungsposition 04008 ist nicht berechnungsfähig, wenn der vermittelte Patient nach Kenntnis des vermittelnden Arztes bei der an der fachärztlichen Versorgung teilnehmenden Arztgruppe derselben Praxis in demselben Quartal bereits behandelt wurde. Der Arzt ist verpflichtet, sich zu erkundigen, ob der Patient in demselben Quartal bei dieser Arztgruppe in dieser Praxis bereits behandelt wurde.

Abweichend von Nr. 4.4.2 der Allgemeinen Bestimmungen und der Leistungslegende ist der Zuschlag nach der Gebührenordnungsposition 04008 in selektivvertraglichen Fällen auch ohne Berechnung der Grundleistung nach der Gebührenordnungsposition 04000 berechnungsfähig, sofern die Leistung nach der Gebührenordnungsposition 04008 nicht Gegenstand des Selektivvertrags ist. Der Fall ist gegenüber der Kassenärztlichen Vereinigung anhand der Gebührenordnungsposition 88196 nachzuweisen.

Bei der Abrechnung der Gebührenordnungsposition 04008 ist die (Neben-)Betriebsstättennummer der Praxis, an die der Patient vermittelt wurde, anzugeben.

Kommentar: Die EBM-Nr. 04008 wurde schon zum 1. September 2019 als Zuschlag auf die hausärztliche Versichertenpauschale für die Vermittlung eines aus medizinischen Gründen dringend erforderlichen Behandlungstermins bei einem in einer anderen Praxis fachärztlich tätigen Vertragsarzt eingeführt. Das gilt auch, wenn Kinderärzte Patienten in der Videosprechstunde einen Termin beim Facharzt vermitteln.

Der Termin muss spätestens 4 Kalendertage nach dem Datum des hausärztlichen Kontakts erfolgen.

Die KV informiert u.a.– im Internet: https://www.kbv.de/html/terminvermittlung.php Fachärzte können die Zuschläge (mit Ausnahmen des Zuschlags im Akutfall) auch dann abrechnen, wenn der Termin durch einen Hausarzt oder Pädiater vermittelt wurde. Die Behandlung wird weiterhin extrabudgetär und damit in voller Höhe vergütet.

Wichtig: Sie müssen die BSNR der Facharztpraxis angeben: Zusätzlich geben Sie bei der Abrechnung die Betriebsstättennummer (BSNR) der Praxis an, bei der Sie für den Patienten einen Termin vereinbart haben. Hierfür gibt es das Feld „BSNR des vermittelten Facharztes". Wier finden Sie die BSNR der einzelnen Praxen? Sie können unter dem Stichwort „Kollegensuche" im Sicheren Netz nachsehen – oder einfacher persönlich erfragen."

Aufwand in Min.   **Kalkulationszeit:** KA   **Prüfzeit:** ../.   **Eignung d. Prüfzeit:** Keine Eignung

04010   Zuschlag zu der Gebührenordnungsposition 04000 für die Behandlung aufgrund einer TSS-Vermittlung und/oder Vermittlung durch den Hausarzt gemäß Allgemeiner Bestimmung 4.3.10.1, 4.3.10.2 oder 4.3.10.3

Abrechnungsbestimmung einmal im Arztgruppenfall

Anmerkung Die Gebührenordnungsposition 04010 kann durch die zuständige Kassenärztliche Vereinigung zugesetzt werden.

Kommentar: Die KV informiert u.a.– im Internet:

https://www.kbv.de/html/terminvermittlung.php

Siehe auch 4.3.10 der Allg. Bestimmungen und unter Nr. 03008

04020   Hygienezuschlag zu der Versichertenpauschale nach der Gebührenordnungsposition 04000   **2** 0,25

Abrechnungsbestimmung einmal im Behandlungsfall

Anmerkung Die Gebührenordnungsposition 04020 wird durch die zuständige Kassenärztliche Vereinigung zugesetzt.

Berichtspflicht Nein

Aufwand in Min.   **Kalkulationszeit:** KA   **Prüfzeit:** ./.   **Eignung d. Prüfzeit:** Keine Eignung

04030   Versichertenpauschale bei unvorhergesehener Inanspruchnahme zwischen 19:00 und 7:00 Uhr, an Samstagen, Sonntagen, gesetzlichen Feiertagen, am 24.12. und 31.12. bei persönlichem Arzt-Patienten-Kontakt   **77** 9,81

Obligater Leistungsinhalt

Persönlicher Arzt-Patienten-Kontakt im Zusammenhang mit der Erbringung der Leistungen entsprechend den Gebührenordnungspositionen 01100, 01101, 01411, 01412, 01415 oder 01418

Fakultativer Leistungsinhalt

• In Anhang 1 aufgeführte Leistungen,

Abrechnungsbestimmung höchstens zweimal im Behandlungsfall

Anmerkung Die Versichertenpauschale nach der Nr. 04030 ist im belegärztlich-stationären Behandlungsfall nicht berechnungsfähig.
Erfolgt im Behandlungsfall lediglich eine Inanspruchnahme durch den Patienten unvorhergesehen im Zusammenhang mit der Erbringung der Leistungen entsprechend den Gebührenordnungspositionen 01100, 01101, 01411, 01412, 01415 oder 01418, so ist anstelle der Versichertenpauschale 04000 die Versichertenpauschale 04030 zu berechnen.

Abrechnungsausschluss
in derselben Sitzung 01210, 01214, 01216, 01218, 01436, 30702
im Behandlungsfall 01600, 01601, 04000, 04010

Aufwand in Min. **Kalkulationszeit:** KA   **Prüfzeit:** ./.   **Eignung d. Prüfzeit:** Keine Eignung

GOÄ   entsprechend oder ähnlich: Eine vergleichbare Leistung ist in der GOÄ nicht aufgeführt, daher einzelne erbrachte Leistungen ansetzen.

04040 Zusatzpauschale zu den Gebührenordnungspositionen 04000 und 04030 für die **138** Wahrnehmung des hausärztlichen Versorgungsauftrags gemäß § 73 Abs. 1 SGB V **17,58**

Obligater Leistungsinhalt
* Vorhaltung der zur Erfüllung von Aufgaben der hausärztlichen Grundversorgung notwendigen Strukturen,

Abrechnungsbestimmung einmal im Behandlungsfall

Anmerkung Bei der Nebeneinanderberechnung der Gebührenordnungsposition 04040 und der Gebührenordnungsposition 04030 in demselben Behandlungsfall ist ein Abschlag in Höhe von 50 % auf die Gebührenordnungsposition 04040 vorzunehmen. Bei zweimaliger Berechnung der Gebührenordnungsposition 04030 im Behandlungsfall neben der Gebührenordnungsposition 04040 ist kein Abschlag auf die Gebührenordnungsposition 04040 vorzunehmen.
Neben den Gebührenordnungspositionen des Abschnitts 1.2 ist für die Berechnung der Gebührenordnungsposition 04040 in demselben Behandlungsfall mindestens ein weiterer persönlicher Arzt-Patienten-Kontakt außerhalb des organisierten Not(-fall)dienstes gemäß der Gebührenordnungsposition 04000 notwendig.
Die Gebührenordnungsposition 04040 ist im Behandlungsfall nicht neben den Gebührenordnungspositionen der „Onkologie-Vereinbarung" (Anlage 7 des Bundesmantelvertrags-Ärzte (BMV-Ä)) berechnungsfähig. Diese Ausschlüsse finden in versorgungsbereichsübergreifenden Berufsausübungsgemeinschaften, Medizinischen Versorgungszentren und Praxen mit angestellten Ärzten keine Anwendung, sofern diese Leistungen von Vertragsärzten des fachärztlichen Versorgungsbereiches erbracht werden.
Die Gebührenordnungsposition 04040 ist im Behandlungsfall nicht neben Leistungen gemäß § 6 (Abgrenzungen der fachärztlichen Versorgung) Anlage 5 Bundesmantelvertrag-Ärzte (BMV-Ä) berechnungsfähig. Diese Ausschlüsse finden in versorgungsbereichsübergreifenden Berufsausübungsgemeinschaften, Medizinischen Versorgungszentren und Praxen mit angestellten Ärzten keine Anwendung, sofern diese Leistungen von Vertragsärzten des fachärztlichen Versorgungsbereiches erbracht werden.
Bei Praxen mit weniger als 400 Behandlungsfällen je Arzt gemäß Nr. 12 der Präambel 4.1, an denen ein Arzt gemäß Nr. 1 der Präambel 4.1 vertragsärztliche Leistungen durchführt und berechnet (Behandlungsfälle der Praxis gemäß Nr. 12 der Präambel 4.1, an denen ein Arzt gemäß Nr. 1 der Präambel 4.1 vertragsärztliche Leistungen durchführt und berechnet, dividiert durch Anzahl der Ärzte gemäß Nr. 1 der Präambel 4.1) ist ein Abschlag in Höhe von 14 Punkten auf die Gebührenordnungsposition 04040 vorzunehmen. Bei Praxen mit mehr als 1200 Behandlungsfällen je Arzt gemäß Nr. 12 der Präambel 4.1, an denen ein Arzt gemäß Nr. 1 der Präambel 4.1 vertragsärztliche Leistungen durchführt und berechnet, ist ein Aufschlag in Höhe von 14 Punkten auf die Gebührenordnungsposition 04040 vorzunehmen. Für die Bestimmung der Anzahl der Ärzte gemäß Nr. 1 der Präambel 4.1 ist der Umfang der Tätigkeit laut Zulassungs- bzw. Genehmigungsbescheid zu berücksichtigen.
Die Gebührenordnungsposition 04040 wird durch die zuständige Kassenärztliche Vereinigung zugesetzt.

Die Gebührenordnungsposition 04040 ist im Behandlungsfall nicht neben den Gebührenordnungspositionen 35111 bis 35113, 35120, 35130, 35131, 35140 bis 35142 und 35150
und nicht neben den Gebührenordnungspositionen der Abschnitte 30.5, 30.7, 30.9 und
35.2 berechnungsfähig. Diese Ausschlüsse finden in versorgungsbereichsübergreifenden
Berufsausübungsgemeinschaften, Medizinischen Versorgungszentren und Praxen mit
angestellten Ärzten keine Anwendung, sofern diese Leistungen von Vertragsärzten des
fachärztlichen Versorgungsbereiches erbracht werden.

Abrechnungsausschluss im Behandlungsfall 30902, 30905, 35163 bis 35169, 35173
bis 35179 und 32779

Aufwand in Min. **Kalkulationszeit:** KA   **Prüfzeit:** ./.   **Eignung d. Prüfzeit:** Keine Eignung

GOÄ   entsprechend oder ähnlich: Eine vergleichbare Leistung ist in der GOÄ nicht aufgeführt.

Kommentar: Neben fachärztlichen Leistungen der Kapitel 4.4 + 4.5 (kinderärztliche Schwerpunkte und
Zu-satzbezeichnungen) ist die EBM-Ziffer 04040 grundsätzlich möglich. Nicht zum Ansatz
kommt diese Ziffer bei den sogenannten KO-Leistungen. Zu den KO-Leistungen gehören
unter anderem die Leistungen der antragspflichtigen Psychotherapie und Leistungen
gemäß §6 Anlage 5 BMV-Ä (darunter die Duplex-Sonografie!).

Der Vertrag über die hausärztliche Versorgung (BMV-Ä Anlage 5) regelt die Abgrenzung
der hausärztlichen zur fachärztlichen Versorgung im § 6. Die Zusatzpauschale 04040 für
die Wahrnehmung des hausärztlichen Versorgungsauftrags ist grundsätzlich auch neben
fachärztlichen Leistungen der Kapitel 4.4 + 4.5 (kinderärztliche Schwerpunkte und Zusatzbezeichnungen) möglich.

Eine Reihe von Leistungen, die vorrangig im fachärztlichen Weiterbildungsbereich
angesiedelt sind, überschreiten jedoch den Rahmen der hausärztlichen Versorgung, sind
im sog. „K.o.-Katalog" gelistet und führen zum Ausschluss der Zusatzpauschale nach
Ziffer 04040.

Bitte beachten Sie: Alle K.o.-Leistungen, die schlechter vergütet werden als die Ziffer 04040
(138 Pkt, 17,58 EUR) bedeuten einen betriebswirtschaftlichen Nachteil. Sie müssen also
abwägen, ob auf die Durchführung der Dopplerleistung oder die Abrechnung derselben
verzichtet wird.

Zu den KO-Leistungen gehören:

Antragspflichtige Leistungen der Psychotherapie

35111, 35112, 35113	Übende Verfahren (Muskelrelaxation nach Jacobsen, autogenes Training..)
35120	Hypnose
35130, 35131	Bericht zum Antrag Kurzzeit-/Langzeittherapie Psychotherapie
35140, 35141,35142	Biographische Anamnese
35150, 35151, 35152	Psychotherapeutischen Sprechstunden
35163 ... 35179	Probatorische Sitzungen und gruppenpsychotherapeutische Sitzungen

Dopplersonographische Leistungen

33020	Echokardiographie (M-Mode- und B-Mode-Verfahren)
33021	Doppler-Echokardiographie (PW-/CW-Doppler)
33022	Duplex-Echokardiographie (Farbduplex)
33023	Zuschlag TEE
33030	Echokardiographie mit physikalischer Stufenbelastung
33031	Echokardiographie mit pharmakainduzierter Stufenbelastung
33063	PW-Doppler-Sonographie der intrakraniellen Gefäße
33070	Duplex-Sonographie der extrakraniellen Gefäße
33071	Duplex-Sonographie der intrakraniellen Gefäße

33072	Duplex-Sonographie der extremitätenver- und/oder entsorgender Gefäße
33073	Duplex-Sonographie abdomineller, retroperitonealer, mediastinaler Gefäße
33074	Duplex-Sonographie der gefäße des weiblichen Genitalsystems
33075	Zuschlag Farbduplex

Weitere fachärztliche Leistungen in der Pädiatrie

02401	H2-Atemtest
13650	Zusatzpauschale Pneumologisch-Diagnostischer Komplex
13660	Ergospirometrie
13661	Bestimmung des Säurebasenhaushalts und Blutgasanalyse
13662	Bronchoskopie

Die Zusatzpauschale 04040 wird fallzahlabhängig wie folgt angepasst:

< 400 Fälle	-> minus 13 Pkt	123 Pkt	15,76 EUR
400-1200 Fälle	-> Grundbetrag	138 Pkt	17,58 EUR
>1200 Fälle	-> plus 13 Pkt	151 Pkt	19,24 EUR

Rechtsprechung:
Soweit die GOP 04040 EBM (Anmerkung 5) bezüglich der Bestimmung der Anzahl der Ärzte bei dem Aufschlag bei der Zusatzpauschale auf den Umfang der Tätigkeit laut Zulassungs- bzw Genehmigungsbescheid Rückgriff nimmt, ist bei einer Jobsharing BAG in der Variante einer Jobsharing-Zulassung der Juniorärztin in Verbindung mit einer BAG-Bildung zwischen Seniorarzt und Juniorärztin von einem Arzt auszugehen (Leitsatz)
Aktenzeichen: Hessisches Landessozialgericht, 22.03.2023, L 4 KA 6/20; bestätigend: BSG, 24.08.2024, B 6 KA 8/23 R
Entscheidungsjahr: 2023; 2024

Ob die Ausnahmeregelung in Anmerkung 4 Satz 2 eingreift, hängt nicht davon ab, ob bestimmte ärztliche Leistungen dem haus- oder dem fachärztlichen Versorgungsbereich zuzurechnen sind, sondern davon, ob die Leistungen „von Vertragsärzten des fachärztlichen Versorgungsbereiches erbracht" worden sind. Kinderärzte mit Schwerpunktbezeichnung, die nach § 73 Abs. 1a Satz 4 SGB V berechtigt sind, „auch an der fachärztlichen Versorgung teilzunehmen", sind deshalb noch nicht Vertragsärzte „des fachärztlichen Versorgungsbereiches" im Sinne der Ausnahmeregelung. Sie werden dadurch nicht insgesamt zu „Vertragsärzten des fachärztlichen Versorgungsbereichs".
Aktenzeichen: BSG, 01.03.2023, B 6 KA 22/22 B
Entscheidungsjahr: 2023

4.2.2 Chronikerpauschalen, Gesprächsleistung

Die Gebührenordnungspositionen 04220 bis 04222 sind nur bei Patienten berechnungsfähig, die folgende Kriterien erfüllen:
• Vorliegen mindestens einer lang andauernden, lebensverändernden Erkrankung,
• Notwendigkeit einer kontinuierlichen ärztlichen Behandlung und Betreuung.
Eine kontinuierliche ärztliche Behandlung liegt vor, wenn im Zeitraum der letzten vier Quartale wegen derselben gesicherten chronischen Erkrankung(en) jeweils mindestens ein Arzt-Patienten-Kontakt gemäß I-4.3.1 der Allgemeinen Bestimmungen pro Quartal in mindestens drei Quartalen in derselben Praxis stattgefunden hat. Hierbei müssen in mindestens zwei Quartalen persönliche Arzt-Patienten-Kontakte stattgefunden haben , wobei davon ein persönlicher Arzt-Patienten-Kontakt auch als Arzt-Patienten-Kontakt im Rahmen einer Videosprechstunde gemäß Anlage 31b zum BMV-Ä erfolgen kann. Die Gebührenordnungspositionen 04220 bis 04222 können bei Neugeborenen und Säuglingen auch ohne die Voraussetzung der kontinuierlichen ärztlichen Behandlung berechnet werden. Eine kontinuierliche ärztliche Behandlung liegt auch vor, wenn der Patient mit mindestens einer lebensverändernden chronischen Erkrankung seinen ihn betreuenden Hausarzt gewechselt hat. In diesem Fall

muss der die hausärztliche Betreuung übernehmende Hausarzt die bei einem anderen Hausarzt stattgefundenen Arzt-Patienten-Kontakte dokumentieren. Die Dokumentation ist mit der Abrechnung mittels einer kodierten Zusatznummer nachzuweisen.

Kommentar:
Der sog. „Chroniker-Komplex" wurde dahin geändert, dass der Zuschlag für die Behandlung und Betreuung eines Patienten mit chronischer Erkrankung entsprechend des Aufwandes vergütet wird. Siehe Hinweise im Kommentar zu 3.2.2 Hausärztl. Versorgungsbereich.

04220 Zuschlag zu der Versichertenpauschale nach der Gebührenordnungsposition **130** 04000 für die Behandlung und Betreuung eines Patienten mit mindestens einer **16,56** lebensverändernden chronischen Erkrankung

Obligater Leistungsinhalt
- Persönlicher Arzt-Patienten-Kontakt,

Fakultativer Leistungsinhalt
- Fortlaufende Beratung hinsichtlich Verlauf und Behandlung der chronischen Erkrankung(en),
- Leitliniengestützte Behandlung der chronischen Erkrankung(en),
- Anleitung zum Umgang mit der/den chronischen Erkrankung(en),
- Koordination ärztlicher und/oder pflegerischer Maßnahmen im Zusammenhang mit der Behandlung der chronischen Erkrankung(en),
- Erstellung und ggf. Aktualisierung eines Medikationsplans und ggf. Anpassung der Selbstmedikation und der Arzneimittelhandhabung,
- Überprüfung und fortlaufende Kontrolle der Arzneimitteltherapie mit dem Ziel des wirtschaftlichen und versorgungsgerechten Umgangs mit Arzneimitteln,

Abrechnungsbestimmung einmal im Behandlungsfall

Anmerkung Die Berechnung der Gebührenordnungsposition 04220 setzt die Angabe der gesicherten Diagnose(n) der chronischen Erkrankung(en) gemäß ICD-10-GM voraus. Die Gebührenordnungsposition 04220 ist im Behandlungsfall nicht neben den Gebührenordnungspositionen der „Onkologie-Vereinbarung" (Anlage 7 des Bundesmantelvertrags-Ärzte (BMV-Ä)) berechnungsfähig. Diese Ausschlüsse finden in versorgungsbereichsübergreifenden Berufsausübungsgemeinschaften, Medizinischen Versorgungszentren und Praxen mit angestellten Ärzten keine Anwendung, sofern diese Leistungen von Vertragsärzten des fachärztlichen Versorgungsbereiches erbracht werden.
Die Gebührenordnungsposition 04220 ist im Behandlungsfall nicht neben Leistungen gemäß § 6 (Abgrenzungen der fachärztlichen Versorgung) Anlage 5 Bundesmantelvertrag-Ärzte (BMV-Ä) berechnungsfähig. Diese Ausschlüsse finden in versorgungsbereichs-übergreifenden Berufsausübungsgemeinschaften, Medizinischen Versorgungszentren und Praxen mit angestellten Ärzten keine Anwendung, sofern diese Leistungen von Vertragsärzten des fachärztlichen Versorgungsbereiches erbracht werden.
Die Gebührenordnungsposition 04220 ist im Behandlungsfall nicht neben den Gebühren-ordnungspositionen 35111 bis 35113, 35120, 35130, 35131, 35140 bis 35142 und 35150 und nicht neben den Gebührenordnungspositionen der Abschnitte 4.4, 4.5, 30.5, 30.7, 30.9 und 35.2 berechnungsfähig. Diese Ausschlüsse finden in versorgungsbereichsübergrei-fenden Berufsausübungsgemeinschaften, Medizinischen Versorgungszentren und Praxen mit angestellten Ärzten keine Anwendung, sofern diese Leistungen von Vertragsärzten des fachärztlichen Versorgungsbereiches erbracht werden.

Abrechnungsausschluss in derselben Sitzung 01940, 04370, 04371, 04372, 04373, 37300, 37307, 307305, 307306, 37711, 37800 und 37802
im Behandlungsfall 01630, 30902, 30905, 35163 bis 35169, 35173 bis 35179 und 32779

Aufwand in Min. **Kalkulationszeit:** 10   **Prüfzeit:** 8   **Eignung d. Prüfzeit:** Nur Quartalsprofil

Kommentar: Die Chronikerregel im EBM folgt der sog. **4-3-2-Regel:**

4 Quartale: Die chronische Erkrankung muss in den letzten vier Quartalen bestanden haben. Diese Regel findet bei Kindern im ersten Lebensjahr keine Anwendung, so dass bei chronisch kranken Neugeborenen bereits ab Geburt die Chronikerdefinition als erfüllt gilt.

3 Kontakte: In diesen vier Quartalen müssen insgesamt mindestens drei Arzt-Patienten-Kontakte (APK) stattgefunden haben.

2 persönliche Kontakte: Davon müssen mindestens zwei APK persönlich gewesen sein. Ein persönlicher Kontakt kann auch als Videosprechstunde stattfinden.

Gleiche Erkrankung: Die Kontakte müssen wegen der *einen und derselben* chronischen Erkrankung stattgefunden haben.

Weitere Hinweise:
- Kontinuität: Die Behandlung muss bis in das aktuelle Quartal reichen und kontinuierlich erfolgen.
- Das aktuelle Quartal wird bei der Berechnung der vier Quartale einbezogen.
- Es muss sich um eine lang andauernde, lebensverändernde Erkrankung handeln. Deren Definition obliegt dem einzelnen Arzt in eigenverantwortlicher Entscheidung

04221 Zuschlag zu der Gebührenordnungsposition 04220 für die intensive Behandlung **40** und Betreuung eines Patienten mit mindestens einer lebensverändernden **5,10** chronischen Erkrankung

Obligater Leistungsinhalt
- Mindestens zwei persönliche Arzt-Patienten-Kontakte,

oder
- Mindestens ein persönlicher Arzt-Patienten-Kontakt und ein Arzt-Patienten-Kontakt im Rahmen einer Videosprechstunde gemäß Anlage 31b zum BMV-Ä

oder
- Mindestens ein persönlicher Arzt-Patienten-Kontakt und ein telefonischer Arzt-Patienten-Kontakt,
- Überprüfung und/oder Anpassung und/oder Einleitung von Maßnahmen der leitliniengestützten Behandlung der chronischen Erkrankung(en),

Fakultativer Leistungsinhalt
- Fortlaufende Beratung hinsichtlich Verlauf und Behandlung der chronischen Erkrankung(en),
- Anleitung zum Umgang mit der/den chronischen Erkrankung(en),
- Koordination ärztlicher und/oder pflegerischer Maßnahmen im Zusammenhang mit der Behandlung der chronischen Erkrankung(en),
- Erstellung und ggf. Aktualisierung eines Medikationsplans und ggf. Anpassung der Selbstmedikation und der Arzneimittelhandhabung,
- Überprüfung und fortlaufende Kontrolle der Arzneimitteltherapie mit dem Ziel des wirtschaftlichen und versorgungsgerechten Umgangs mit Arzneimitteln,

Abrechnungsbestimmung einmal im Behandlungsfall

Abrechnungsausschluss im Behandlungsfall 01630, 30902, 30905, 35163 bis 35169, 35173 bis 35179 und 32779

Aufwand in Min. **Kalkulationszeit:** 3   **Prüfzeit:** 2   **Eignung d. Prüfzeit:** Nur Quartalsprofil

Kommentar: siehe Kommentar Nr. 04220

04222 Zuschlag zu der Gebührenordnungsposition 04220, einmal im Behandlungsfall **10**
Die Gebührenordnungsposition 04222 wird durch die zuständige Kassenärztliche **1,27** Vereinigung zugesetzt.

Aufwand in Min. **Kalkulationszeit:** KA   **Prüfzeit:** ./.   **Eignung d. Prüfzeit:** Keine Eignung

Kommentar: Es handelt sich um eine pauschale Abgeltung für die Erstellung von Medikationsplänen chronisch kranker Patienten in der Pädiatrie. Die Ziffer 04222 wird durch die kassenärztliche Vereinigung automatisch als Zuschlag zur Chronikerziffer 04220 zugesetzt.

04230 Problemorientiertes ärztliches Gespräch, das aufgrund von Art und Schwere der **128** Erkrankung erforderlich ist **16,31**

Obligater Leistungsinhalt
- Gespräch von mindestens 10 Minuten Dauer,

- mit einem Patienten und/oder
- einer Bezugsperson,

Fakultativer Leistungsinhalt

- Beratung und Erörterung zu den therapeutischen, familiären, sozialen oder beruflichen Auswirkungen und deren Bewältigung im Zusammenhang mit der/den Erkrankung(en), die aufgrund von Art und Schwere das Gespräch erforderlich macht (machen),

Abrechnungsbestimmung je vollendete 10 Minuten

Anmerkung Die Gebührenordnungsposition 04230 ist auch bei Durchführung der Leistung im Rahmen einer Videosprechstunde berechnungsfähig und dies durch Angabe einer bundeseinheitlich kodierten Zusatzkennzeichnung zu dokumentieren. Für die Abrechnung gelten die Anforderungen gemäß Anlage 31b zum BMV-Ä entsprechend.

Die Gebührenordnungsposition 04230 ist im Notfall und im organisierten Not(-fall)dienst nicht berechnungsfähig.

Bei der Nebeneinanderberechnung diagnostischer bzw. therapeutischer Gebührenordnungspositionen und der Gebührenordnungsposition 04230 ist eine mindestens 10 Minuten längere Arzt-Patienten-Kontaktzeit als in den entsprechenden Gebührenordnungspositionen angegeben Voraussetzung für die Berechnung der Gebührenordnungsposition 04230.

Abrechnungsausschluss

in derselben Sitzung 01940, 04370, 04372, 04373, 35100, 35110, 35150, 35151, 35152, 35163 bis 35169 und 35173 bis 35179, 37300, 37307, 307305, 307306, 37711 und Kapitel 35.2.1, 35.2.2

im Behandlungsfall 30700

Aufwand in Min. **Kalkulationszeit:** 10   **Prüfzeit:** 10   **Eignung d. Prüfzeit:** Tages- und Quartalsprofil

GOÄ   entsprechend oder ähnlich: Nr. 3.

Kommentar: Im Zug der Aufwertung der sprechenden Medizin durch die EBM Reform 2020, erfuhr das problemorientierte ärztliche Gespräch seit dem 1.4.2020 eine Aufwertung von bisher 90 Pkt. auf nunmehr 128 Pkt. Das Vergütungsniveau entspricht dem fachärztlichen pädiatrischen Gesprächsleistungen.

Das mindestens 10 Minuten dauernde Gespräch muss aufgrund von Art und Schwere der Er-krankung notwendig sein. Der früher geforderte Begriff „lebensverändernd" ist nicht mehr nötig. Eine subjektiv empfundene Schwere des Problems oder ein Gespräch über präventivmedizinische Inhalte genügt.

Die EBM-Ziffer 04230 darf für Gespräche mit dem Patienten selbst, den Eltern und weiterer Bezugspersonen (z.B. Großeltern, Erzieher, Lehrer) verwendet werden.

Die in den Versichertenpauschalen beinhaltete Gesprächsdauer von 10 Minuten bezieht sich auf eine unterstellte Gesamtgesprächsleistung im Quartal . Daher darf die EBM-Ziffer 04230 bereits ab einer Gesprächsdauer von 10 Minuten neben der Versichertenpauschale angesetzt werden.

Die EBM-Ziffer 04230 ist neben den psychosomatischen Gesprächsziffern (35100, 35110) nicht berechnungsfähig, darf jedoch neben den Sozialpädiatrieziffern angesetzt werden (04355, 04356), sofern ein weiterer dokumentierter Gesprächsinhalt vorliegt und die Diagnose mit einem ICD-Code abgebildet ist.

Die Gebührenordnungsposition 04230 ist im Notfall und im organisierten Not(-fall)dienst nicht berechnungsfähig.

Es ist ein Gesprächskontingent in Höhe 64 Punkte je Praxis (BSNR) pro Patient vorgegeben. Dies entspricht in etwa der halben Fallzahl im Quartal – darüber hinaus gehende Gesprächsleistungen werden nicht vergütet.

Berufsausübungsgemeinschaften, Praxen mit angestellten Ärzten und MVZ sind unabhängig von der Zahl der Behandler an das Gesprächskontingent von 64 Punkten je Patient gebunden.

Schwerpunktpädiater mit Zugriff auf die Kapitel 4.4 + 4.5 (kinderärztliche Schwerpunkte und Zusatzbezeichnungen) können die EBM-Ziffern 04230 und 04231 abrechnen, Allgemeinpädiater nur die EBM-Ziffer 04230, aber beide Gruppen haben die gleiche Menge Gespräche zur Verfügung (Quotierung 64Pkt./Behandlungsfall)

04231   Gespräch, Beratung und/oder Erörterung (Abschnitte 4.4 und 4.5)   **128**
16,31

Obligater Leistungsinhalt

- Dauer mindestens 10 Minuten,
- mit einem Patienten und/oder
- einer Bezugsperson,

Abrechnungsbestimmungen je vollendete 10 Minuten

Anmerkung Die Gebührenordnungsposition 04231 ist auch bei Durchführung der Leistung im Rahmen einer Videosprechstunde berechnungsfähig und dies durch Angabe einer bundeseinheitlich kodierten Zusatzkennzeichnung zu dokumentieren.

Für die Abrechnung gelten die Anforderungen gemäß Anlage 31b zum BMV-Ä entsprechend.

Die Gebührenordnungsposition 04231 ist nur für Fachärzte für Kinder-und Jugendmedizin, die die Voraussetzungen zur Berechnung von Gebührenordnungspositionen des Abschnitts 4.4 oder 4.5 erfüllen, berechnungsfähig.

Die Gebührenordnungsposition 04231 ist im Notfall und im organisierten Not(-fall)dienst nicht berechnungsfähig.

Bei der Nebeneinanderberechnung diagnostischer bzw. therapeutischer Gebührenordnungspositionen und der Gebührenordnungsposition 04231 ist eine mindestens 10 Minuten längere Arzt-Patienten-Kontaktzeit als in den entsprechenden Gebührenordnungspositionen angegeben Voraussetzung für die Berechnung der Gebührenordnungsposition 04231.

Abrechnungsausschluss in derselben Sitzung 04230, 04370, 04372, 04373, 35100, 35110, 35150, 35151, 35152, 35163 bis 35169 und 35173 bis 35179, 37300, 37302, 37305, 37306, 37711 und Kap. 35.2.1, 35.2.2
im Behandlungsfall 30700

Kommentar: Seit 1.4.2020 ist das problemorientierte fachärztliche Gespräch, im Zug der Aufwertung der sprechenden Medizin durch die EBM Reform 2020 neu aufgenommen worden.

Das Vergütungsniveau entspricht mit 128Pkt. dem der anderen pädiatrischen und fachärztlichen Gesprächsleistungen.

Berechnungsfähig ist die EBM-Ziffer 04231 nur für Fachärzte für Kinder- und Jugendmedizin, die auf Gebührenordnungspositionen der Abschnitte 4.4 oder 4.5 (kinderärztliche Schwerpunkte und Zusatzbezeichnungen) zugreifen können. Diese EBM-Ziffer hat auch Ihre Bedeutung in der Sichtbar-Machung von schwerpunkt-pädiatrischen Fällen.

Eine Parallelabrechnung der EBM-Ziffern 04230 und 04231 ist für Schwerpunktpädiater möglich. Das Gesamtgesprächsbudget (EBM-Ziffern 04230 + 04231) bleibt allerdings den Allgemeinpädiatern gleichgestellt (Quotierung 64Pkt./   Behandlungsfall).

Die Gebührenordnungsposition 04231 ist im Notfall und im organisierten Not(-fall)dienst nicht berechnungsfähig.

Aufwand in Min.   **Kalkulationszeit:** 10   **Prüfzeit:** .10   **Eignung d. Prüfzeit:** Tages- und Quartalsprofil

4.2.3 Besondere Leistungen

1. Die Gebührenordnungspositionen 04325 und 04326 sind nur von Ärzten gemäß Präambel 4.1 Nr. 1 berechnungsfähig, die Patienten im Rahmen des Telemonitoring Herzinsuffizienz gemäß Nr. 37 Anlage I „Anerkannte Untersuchungs- oder Behandlungsmethoden" der Richtlinie Methoden vertragsärztliche Versorgung des Gemeinsamen Bundesausschusses als primär behandelnder Arzt (PBA) behandeln.

04241*   Computergestützte Auswertung eines kontinuierlich aufgezeichneten Langzeit-EKG   **86**
von mindestens 18 Stunden Dauer   10,96

Anmerkung Die Berechnung der Gebührenordnungsposition 04241 setzt eine Genehmigung der Kassenärztlichen Vereinigung nach der Vereinbarung zur Durchführung von Langzeitelektrokardiographischen Untersuchungen gemäß § 135 Abs. 2 SGB V voraus.

Abrechnungsausschluss
im Behandlungsfall 04410, 13250, 13545, 13550
in derselben Sitzung 13253, 27323

Aufwand in Min. **Kalkulationszeit:** 7   **Prüfzeit:** 7   **Eignung d. Prüfzeit:** Tages- und Quartalsprofil

GOÄ   entsprechend oder ähnlich: GOÄ: Nr. 659* (in GOÄ allerdings Untersuchung + Auswertung)

Kommentar: Wer die Genehmigung zur Auswertung von Langzeit-EKGs hat, kann die beiden Nrn. für das EKG-Aufzeichnen nach Nr. 04322 und die Auswertung nach Nr. 04241 abrechnen. Auch längere Zeiträume als 18 Stunden berechtigen nicht zu einem mehrfachen Ansatz der Nrn.

Versandkosten können im Rahmen einer Überweisung vom überweisenden Arzt und vom auswertenden Arzt nach Nr. 40110 oder 40111 abgerechnet werden. In einer Apparategemeinschaft zur Auswertung von Langzeit-EKGs können keine Versandkosten abgerechnet werden. Bitte achten Sie auf die Kontingentierung der Portoziffern. Wird ein Facharzt für Kinder- und Jugendmedizin mit Schwerpunkt oder Zusatzweiterbildung in mindestens 50 Prozent seiner Arztfälle im Quartal im fachärztlichen Versorgungsbereich tätig, so bestimmt sich der arztgruppenspezifische Höchstwert für die Ziffern 40110 und 40111 gemäß dem entsprechenden Schwerpunkt der Inneren Medizin.

04242   Funktionelle Entwicklungstherapie bei Ausfallerscheinungen in bzw. im   **114**
     14,52
- Motorik und/oder
- Sensorik und/oder
- Sprachbereich und/oder
- Sozialverhalten,

Obligater Leistungsinhalt
- Einzelbehandlung,
- Dauer mindestens 15 Minuten,

Abrechnungsbestimmung je vollendete 15 Minuten

Aufwand in Min. **Kalkulationszeit:** 2   **Prüfzeit:** 2   **Eignung d. Prüfzeit:** Tages- und Quartalsprofil

Kommentar: Die Ziffern 04242/04243 sind für therapeutische Leistungen gedacht, die im direkten Kontakt zum Kind erbracht werden. Es handelt sich nicht um eine Gesprächsziffer. Die funktionelle Einzel-Entwicklungstherapie ist an nichtärztliche Mitarbeitende mit entsprechender Qualifikation delegierbar. Die Vergütung fällt gegenüber arztbezogenen Leistungen deutlich reduziert aus.

04243   Funktionelle Entwicklungstherapie bei Ausfallerscheinungen in bzw. im   **54**
     6,88
- Motorik und/oder
- Sensorik und/oder
- Sprachbereich und/oder
- Sozialverhalten

Obligater Leistungsinhalt
- Gruppenbehandlung mit bis zu 4 Teilnehmern,
- Dauer mindestens 15 Minuten,

Abrechnungsbestimmung je Teilnehmer, je vollendete 15 Minuten

Aufwand in Min. **Kalkulationszeit:** 1   **Prüfzeit:** 1   **Eignung d. Prüfzeit:** Tages- und Quartalsprofil

Kommentar: siehe Kommentar Nr. 04242

04321*   Belastungs-Elektrokardiographie (Belastungs-EKG)   **198**
     25,23
Obligater Leistungsinhalt
- Untersuchung in Ruhe und nach Belastung mit mindestens 12 Ableitungen sowie während physikalisch definierter und reproduzierbarer Belastung mit mindestens 3 Ableitungen und fortlaufender Kontrolle des Kurvenverlaufes,
- Wiederholte Blutdruckmessung

Abrechnungsausschluss
in derselben Sitzung 13251, 17330, 17332
im Behandlungsfall 04410, 04434, 13250, 13545, 13550, 27321

Aufwand in Min. **Kalkulationszeit:** 7   **Prüfzeit:** 6   **Eignung d. Prüfzeit:** Tages- und Quartalsprofil
GOÄ   entsprechend oder ähnlich: Nr. 652
Kommentar: Eine kontinuierliche Überwachung des EKG-Kurvenverlaufes ist am Monitor erforderlich.
               Ein kontinuierliches Schreiben eines Papierstreifens allerdings nicht. Diese Leistung darf
               nur in Anwesenheit des Arztes in der Praxis durchgeführt werden.

04322*   Aufzeichnung eines Langzeit-EKG von mindestens 18 Stunden Dauer   **48**
6,12

Anmerkung Die Berechnung der Gebührenordnungsposition 04322 setzt eine Genehmigung der Kassenärztlichen Vereinigung nach der Vereinbarung zur Durchführung von Langzeit-elektrokardiographischen Untersuchungen gemäß § 135 Abs. 2 SGB V voraus.

Abrechnungsausschluss
in derselben Sitzung 13252, 27322
im Behandlungsfall 04410, 04434, 13250, 13545, 13550

Aufwand in Min. **Kalkulationszeit:** 1   **Prüfzeit:** 1   **Eignung d. Prüfzeit:** Tages- und Quartalsprofil
GOÄ   entsprechend oder ähnlich: Nr. 659* (in GOÄ mit Auswertung)
Kommentar: Eine ebenfalls durchgeführte Langzeit-Blutdruckmessung, bei der allerdings der Zeitraum
               zwei Stunden länger sein muss, ist zusätzlich nach Nr. 04324 abrechenbar.

04324*   Langzeit-Blutdruckmessung   **57**
7,26

Obligater Leistungsinhalt
- Automatisierte Aufzeichnung von mindestens 20 Stunden Dauer,
- Computergestützte Auswertung,
- Aufzeichnung der Blutdruckwerte mindestens alle 15 Minuten während der Wach- und mindestens alle 30 Minuten während der Schlafphase mit gleichzeitiger Registrierung der Herzfrequenz,
- Auswertung und Beurteilung des Befundes

Abrechnungsausschluss
im Behandlungsfall 04410, 13250, 13545, 13550
in derselben Sitzung 13254, 27324

Aufwand in Min. **Kalkulationszeit:** 2   **Prüfzeit:** 2   **Eignung d. Prüfzeit:** Tages- und Quartalsprofil
GOÄ   entsprechend oder ähnlich: Nr. 654*
Kommentar: Ein ebenfalls durchgeführtes Langzeit-EKG, bei dem allerdings der Zeitraum nur 18
               Stunden betragen muß, ist zusätzlich nach Nr. 04322 – und ggf. bei Auswertung auch
               noch mit Nr. 04241 – abrechenbar.

04325   Indikationsstellung zur Überwachung eines Patienten im Rahmen des Telemonitoring bei Herzinsuffizienz gemäß Nr. 37 Anlage I „Anerkannte Untersuchungs- oder **Behandlungsmethoden" der Richtlinie Methoden vertragsärztliche Versorgung des Gemeinsamen Bundesausschusses**   **65**
8,28

Obligater Leistungsinhalt
- Persönlicher Arzt-Patienten-Kontakt,
- Aufklärung und Beratung zur Teilnahme am Telemonitoring bei Herzinsuffizienz,

Fakultativer Leistungsinhalt
- Schriftliche Übermittlung medizinisch relevanter Informationen an das Telemedizinische Zentrum (z.B. Medikation, anamnestische Daten, Vorliegen der Indikationsvoraussetzungen),

Abrechnungsbestimmung je vollendete 5 Minuten, höchstens dreimal im Krankheitsfall
Abrechnungsausschluss im Behandlungsfall 01481, 03325, 13578
Berichtspflicht Nein

Aufwand in Min. **Kalkulationszeit:** 5   **Prüfzeit:** 5   **Eignung der Prüfzeit:** Nur Quartalsprofil

04326 Zusatzpauschale für die Betreuung eines Patienten im Rahmen des Telemonitoring bei Herzinsuffizienz gemäß Nr. 37 Anlage I „Anerkannte Untersuchungs- oder Behandlungsmethoden" der Richtlinie Methoden vertragsärztliche Versorgung des Gemeinsamen Bundesausschusses   **128** 16,31

Obligater Leistungsinhalt
- Kommunikation mit dem verantwortlichen Telemedizinischen Zentrum (TMZ),

Fakultativer Leistungsinhalt
- Bestätigung eingehender Warnmeldungen an das TMZ innerhalb von 48 Stunden,
- Information des TMZ über ergriffene Maßnahmen,
- Telefonische Kontaktaufnahme mit dem Patienten,
- Überprüfung der Indikation zur Überwachung eines Patienten im Rahmen des Telemonitoring bei Herzinsuffizienz,

Abrechnungsbestimmung einmal im Behandlungsfall

Abrechnungsausschluss im Behandlungsfall 01481, 03326, 13579

Berichtspflicht Nein

Aufwand in Min. **Kalkulationszeit:** 10 **Prüfzeit:** 8 **Eignung der Prüfzeit:** Nur Quartalsprofil

04330* Spirographische Untersuchung   **53** 6,75

Obligater Leistungsinhalt
- Darstellung der Flussvolumenkurve,
- In- und exspiratorische Messungen,
- Graphische Registrierung

Abrechnungsausschluss
im Behandlungsfall 13250
in derselben Sitzung 13255, 27330
am Behandlungstag 31013

Aufwand in Min. **Kalkulationszeit:** 2 **Prüfzeit:** 2 **Eignung d. Prüfzeit:** Tages- und Quartalsprofil

GOÄ entsprechend oder ähnlich: Nr. 605* und zusätzlich Nr. 605a*

Kommentar: In der Leistungslegende findet sich keine Begrenzung der Häufigkeit zur Anwendung diese Untersuchung, so dass ein mehrmaliger Ansatz im Quartal, wenn medizinisch erforderlich, abrechnungsfähig ist.

Die Ziffer 04330 ist nur einmal je Sitzung ansetzbar, auch wenn mehrere Messvorgänge erforderlich sind, weil der Begriff „Spirographische Untersuchung" in juristischer Lesart als <umfassend> angesehen wird. Dies bedeutet, wenn es notwendig ist, die Ruhespirometrie durch einen Spasmolysetest und/oder eine standardisierte Laufbelastung zu ergänzen, darf die Leistung dennoch nur 1x angesetzt werden, obgleich der Zeitaufwand beim Kind nicht selten 45 Minuten übersteigt. Die Spirographie gehört zu den schlechtesten vergüteten Ziffern im EBM und ist in betriebswirtschaftlicher Sichtweise unwirtschaftlich. Man sollte sich gut überlegen, ob man diese unterfinanzierte Leistung überhaupt anbieten möchte.

04331* Prokto-/Rektoskopischer Untersuchungskomplex   **94** 11,98

Obligater Leistungsinhalt
- Rektale Untersuchung,
- Proktoskopie
und/oder
- Rektoskopie,
- Patientenaufklärung,
- Information zum Ablauf der vorbereitenden Maßnahmen vor dem Eingriff und zu einer möglichen Sedierung und/oder Prämedikation,
- Nachbeobachtung und -betreuung

Fakultativer Leistungsinhalt
- Prämedikation/Sedierung

Abrechnungsausschluss
im Behandlungsfall 13250
in derselben Sitzung 02300, 02301, 02302, 04516, 08333, 13257, 30600

Aufwand in Min.   **Kalkulationszeit:** 4   **Prüfzeit:** 3   **Eignung d. Prüfzeit:** Tages- und Quartalsprofil
GOÄ   entsprechend oder ähnlich: Leistungskomplex in der GOÄ so nicht vorhanden. Erbrachte
                  Einzelleistungen berechnen.

04335   Orientierende audiometrische Untersuchung nach vorausgegangener, dokumen-   **90**
            tierter, auffälliger Hörprüfung   11,47
            Obligater Leistungsinhalt
            • Untersuchung(en) ein- und/oder beidseitig,
            • Binaurikulare Untersuchung,
            • Bestimmung(en) der Hörschwelle in Luftleitung mit mindestens 8 Prüffrequenzen
            Fakultativer Leistungsinhalt
            • Otoskopie,
            • Kontinuierliche Frequenzänderung

            Anmerkung Die Gebührenordnungsposition 04335 ist nur berechnungsfähig bei Verwendung
            eines von der PTB bzw. eines entsprechend der EU-Richtlinie 93/42/EWG zugelassenen
            Audiometers mit mindestens einmal jährlich durchgeführter messtechnischer Kontrolle gemäß
            § 14 der Verordnung über das Errichten, Betreiben und Anwenden von Medizinprodukten
            (MPBetreibV) durch einen zugelassenen Wartungsdienst entsprechend der MPBetreibV. Der
            Vertragsarzt hat in einer der Quartalsabrechnung beizufügenden Erklärung zu bestätigen, dass
            die Wartung durchgeführt wurde.
            Entgegen Nr. I-4.3.2 der Allgemeinen Bestimmungen kann die Gebührenordnungsposi-
            tion 04335 auch dann berechnet werden, wenn durch die Arztpraxis die kontinuierliche
            Frequenzänderung nicht vorgehalten wird.

            Abrechnungsausschluss in derselben Sitzung 01718, 04353, 04354

Aufwand in Min.   **Kalkulationszeit:** 3   **Prüfzeit:** 2   **Eignung d. Prüfzeit:** Tages- und Quartalsprofil
GOÄ   entsprechend oder ähnlich: Nr. 1401*
Kommentar: Die Audiometrie ist seit 1.4.2020 neben Kinderfrüherkennungsuntersuchungen,
                  ausgenommen die Vorsorge U8, berechnungsfähig. Damit ist ein Legendierungsfehler,
                  der aus der Reform der Kinderfrüherkennungsrichtlinie vom 18.6.2015 resultiert, korrigiert
                  worden.

                  Der Hörtest nach EBM Nr. 04335 ist jetzt nur noch neben der U8 ausgeschlossen und damit
                  z.B. neben der U7a oder U9 bei Bedarf abrechenbar. Insofern wurde der frühere Legen-
                  dierungsfehler korrigiert. Da die EBM Nr. 04354 einen Abrechnungsausschluss darstellt,
                  besteht allerdings ein gravierender Nachteil, der sachlich nicht zu rechtfertigen ist: Das
                  pathologische Ergebnis einer Früherkennungsuntersuchung nach EBM 04534 hat mit den
                  Gründen eine Hörtestung durchzuführen (z.B. Mittelohrschwerhörigkeit durch Adenoide)
                  nichts zu tun! Letztlich schmilzt die Vergütung für die Durchführung der Audiometrie in
                  den meisten Fällen auf unbefriedigende 14 Pkt. = ca. 1,50,– EUR (EBM Nr. 04335/90 Pkt.
                  minus EBM Nr. 04354/76 Pkt.) zusammen.

                  Die Leistung kann für eine Untersuchung beider Ohren nur einmal abgerechnet werden.
                  Erläuterung: PTB = Physikalisch-technische Bundesanstalt.

                  Die Bestimmung mit weniger als 8 Prüffrequenzen ist, ebenso wie die in der Pädiatrie
                  häufig durchgeführte Sprachaudiometrie, nicht berechnungsfähig.

                  Die messtechnischen Kontrollen sind jährlich bei der zuständigen Kassenärztlichen
                  Vereinigung nachzuweisen.

04350   Untersuchung und Beurteilung der funktionellen Entwicklung eines Säuglings,   **183**
            Kleinkindes oder Kindes bis zum vollendeten 6. Lebensjahr   23,31
            Obligater Leistungsinhalt
            • Untersuchung von mindestens 4 Funktionsbereichen (Grobmotorik, Handfunktion,
              geistige Entwicklung, Perzeption, Sprache, Sozialverhalten oder Selbstständigkeit) nach
              standardisierten Verfahren,

            Abrechnungsbestimmung je Sitzung

            Anmerkung Die Gebührenordnungsposition 04350 ist im Behandlungsfall höchstens
            zweimal berechnungsfähig.

Abrechnungsausschluss in derselben Sitzung 01711, 01712, 01713, 01714, 01715, 01716, 01717, 01718, 01719, 01723, 04351, 04352, 04354

Aufwand in Min. **Kalkulationszeit:** 13 **Prüfzeit:** 10 **Eignung d. Prüfzeit:** Tages- und Quartalsprofil

GOÄ entsprechend oder ähnlich: Nr. 715

Kommentar: Die Leistung wird innerhalb des Regelleistungsvolumens (RLV) vergütet.

Zur Abrechnung der Leistung müssen mind. 4 der in der Legende aufgezählten Funktionsbereiche untersucht und dies auch dokumentiert werden.

04351 Orientierende entwicklungsneurologische Untersuchung eines Neugeborenen, **123** Säuglings, Kleinkindes oder Kindes **15,67**

Obligater Leistungsinhalt
• Beurteilung der altersgemäßen Haltungs- und Bewegungskontrolle,
• Beurteilung des Muskeltonus, der Eigen- und Fremdreflexe sowie der Hirnnerven

Abrechnungsausschluss in derselben Sitzung 01711, 01712, 01713, 01714, 01715, 01716, 01717, 01718, 01719, 01723, 04350, 04352, 04354, 35142

Aufwand in Min. **Kalkulationszeit:** 9 **Prüfzeit:** 8 **Eignung d. Prüfzeit:** Tages- und Quartalsprofil

GOÄ entsprechend oder ähnlich: Nr. 716

Kommentar: Die Leistung nach Nr. 04351 wird innerhalb des Regelleistungsvolumens (RLV) vergütet.

04352 Erhebung des vollständigen Entwicklungsstatus bei Störungen im Bereich der **316** Koordination, Visuomotorik, der kognitiven Wahrnehmungsfähigkeit unter Berück- **40,26** sichtigung entwicklungsneurologischer, psychologischer und sozialer Aspekte

Obligater Leistungsinhalt
• Erhebung des vollständigen Entwicklungsstatus,
• Berücksichtigung entwicklungsneurologischer, psychologischer und sozialer Aspekte,

Fakultativer Leistungsinhalt
• Entwicklungsneurologische Untersuchungen entsprechend der Gebührenordnungsposition 04351,

Abrechnungsbestimmung einmal im Behandlungsfall

Abrechnungsausschluss in derselben Sitzung 01711, 01712, 01713, 01714, 01715, 01716, 01717, 01718, 01719, 01720, 01723, 04350, 04351, 04354

Aufwand in Min. **Kalkulationszeit:** 23 **Prüfzeit:** 18 **Eignung d. Prüfzeit:** Nur Quartalsprofil

GOÄ entsprechend oder ähnlich: Nrn. 800, 714ff

Kommentar: Die Leistung nach Nr. 04352 wird innerhalb des Regelleistungsvolumens (RLV) vergütet.

04353 Orientierende Untersuchung der Sprachentwicklung **170**
21,66
Obligater Leistungsinhalt
• Standardisiertes Verfahren,
• Prüfung aktiver und passiver Wortschatz,
• Prüfung des Sprachverständnisses,
• Prüfung der Fein- und Grobmotorik,

Fakultativer Leistungsinhalt
• Orientierende audiometrische Untersuchung entsprechend der Gebührenordnungsposition 04335,

Abrechnungsbestimmung einmal im Behandlungsfall

Abrechnungsausschluss in derselben Sitzung 01711, 01712, 01713, 01714, 01715, 01716, 01717, 01718, 01719, 01720, 01723, 04335, 04354

Aufwand in Min. **Kalkulationszeit:** 11 **Prüfzeit:** 10 **Eignung d. Prüfzeit:** Nur Quartalsprofil

GOÄ entsprechend oder ähnlich: Nr. 717

Kommentar: Die Leistung nach Nr. 04353 wird innerhalb des Regelleistungsvolumens (RLV) vergütet.

04354   Zuschlag zu den Gebührenordnungspositionen 01712 bis 01720 und 01723 für die   **76**
Erbringung des Inhalts der Gebührenordnungspositionen 04351 und/oder 04353   **9,68**
bei pathologischem Ergebnis einer Kinderfrüherkennungs- bzw. Jugendgesundheitsuntersuchung

Abrechnungsausschluss in derselben Sitzung 04335, 04350, 04351, 04352, 04353

Aufwand in Min.   **Kalkulationszeit:** 5   **Prüfzeit:** 4   **Eignung d. Prüfzeit:** Tages- und Quartalsprofil

GOÄ   entsprechend oder ähnlich: In der GOÄ findet sich keine ähnliche Leistung, daher ggf.
höheren Steigerungssatz für die einzeln erbrachten Leistungen wählen.

Kommentar: Die Leistung nach Nr. 04354 wird innerhalb des Regelleistungsvolumens (RLV) vergütet.

4.2.4 Sozialpädiatrische Versorgung

1. Die Gebührenordnungsposition 04356 ist nur berechnungsfähig von Vertragsärzten gemäß Präambel 4.1 Nr. 1, die gegenüber der Kassenärztlichen Vereinigung eine sozialpädiatrische Qualifikation im Umfang von mindestens 40 Stunden gemäß dem Curriculum „Entwicklungs- und Sozialpädiatrie für die kinder- und jugendärztliche Praxis" der Bundesärztekammer oder eine ärztliche Tätigkeit von mindestens sechs Monaten – auch im Rahmen der Weiterbildungszeit – in einem Sozialpädiatrischen Zentrum bzw. in einer interdisziplinären Frühförderstelle nachweisen. Bis zum 30. Juni 2016 ist die Gebührenordnungsposition 04356 auch ohne Nachweis der Qualifikation berechnungsfähig, wenn Vertragsärzte gemäß Präambel 4.1 Nr. 1 die Leistung nach der Gebührenordnungsposition 04355 im Vorjahresquartal und in dem auf das Vorjahresquartal folgenden Quartal durchschnittlich in mindestens 50 Behandlungsfällen je Quartal abgerechnet haben.

2. Die Gebührenordnungsposition 04356 ist nur berechnungsfähig, wenn die Praxis mindestens folgende Kooperationen vorhält:

- Logopädie,
- Physiotherapie,
- Ergotherapie,
- Sozialpädiatrisches Zentrum,
- Fachärzte für Kinder- und Jugendpsychiatrie und -psychotherapie.

Kommentar:

Im Zuge der Neuregelung eines „Hausarzt-EBM" wurde zum 1.10.2013 die Sozialpädiatrische Versorgung neu eingeführt, für die Krankenkassen nach einem Beschluss des Bewertungsausschusses vom 22.10.2012 zusätzliche Finanzmittel zur Verfügung stellen.

Zum 1.1.2015 wurde mit der Änderung der Nr. 04355 und der Einführung der Nr. 04356 dieser Abschnitt weiterentwickelt.

04355   Sozialpädiatrisch orientierte eingehende Beratung, Erörterung und/oder Abklärung   **184**
Obligater Leistungsinhalt   **23,44**
- Persönlicher Arzt-Patienten-Kontakt,
- Dauer mindestens 15 Minuten,
- Als Einzelsitzung,
- Berücksichtigung krankheitsspezifischer, teilhabebezogener und prognostischer sowie entwicklungsabhängiger, familiendynamischer Faktoren,

Fakultativer Leistungsinhalt
- Erhebung der bestehenden Befunde und/oder Erkenntnisse,
- Befunderhebung(en) unter sozialpädiatrischen Kriterien zur (drohenden) Störung, körperlichen, psychischen oder psychosomatischen Erkrankung oder (drohenden) Behinderung oder bei Verdacht/Hinweisen auf Vernachlässigung und/oder Kindesmisshandlung::
  - Entwicklungsstand,
  - Intelligenz,
  - Körperlicher und neurologischer Befund,
  - Psychischer Befund,
  - Psychosozialer Hintergrund,
- Prüfung der Anwendung ganzheitlicher Förder- und/oder Therapieverfahren,
- Berücksichtigung der Therapieprinzipien der Sozialpädiatrie,
- Dokumentation unter Anwendung standardisierter Verfahren,

- Anleitung der Bezugsperson(en),
- Einleitung und/oder Koordination störungsspezifischer Maßnahmen,

Abrechnungsbestimmung einmal im Behandlungsfall

Anmerkung Die Gebührenordnungsposition 04355 ist nur bei mindestens einer der im Folgenden genannten Erkrankungen berechnungsfähig: G25 Sonstige extrapyramidale Krankheiten und Bewegungsstörungen, G31 Sonstige degenerative Krankheiten des Nervensystems, anderenorts nicht klassifiziert, G40 Epilepsie, G43 Migräne, G44.2 Spannungskopfschmerz, G80 Infantile Zerebralparese, F45.0 Somatisierungsstörung, F45.1 Undifferenzierte Somatisierungsstörung, F45.2 Hypochondrische Störung, F45.3 Somatoforme autonome Funktionsstörung, F45.4 Anhaltende Schmerzstörung, F45.8 Sonstige somatoforme Störungen, F60-F69 Persönlichkeits- und Verhaltensstörungen, F80-F89 Entwicklungsstörungen, F90-F98 Verhaltens- und emotionale Störungen mit Beginn in der Kindheit und Jugend, R27.8 Sonstige Koordinationsstörungen, T73 Schäden durch sonstigen Mangel sowie T74 Missbrauch von Personen.

Die Gebührenordnungsposition 04355 ist auch bei Durchführung der Leistung im Rahmen einer Videosprechstunde berechnungsfähig und dies durch Angabe einer bundeseinheitlich kodierten Zusatzkennzeichnung zu dokumentieren. Für die Abrechnung gelten die Anforderungen gemäß Anlage 31b zum BMV-Ä entsprechend.

Bei der Nebeneinanderberechnung diagnostischer bzw. therapeutischer Gebührenordnungspositionen und der Gebührenordnungsposition 04355 ist eine mindestens 15 Minuten längere Arzt-Patienten-Kontaktzeit als in den entsprechenden Gebührenordnungspositionen angegeben Voraussetzung für die Berechnung der Gebührenordnungsposition 04355.

Abrechnungsausschluss in derselben Sitzung 01210, 01214, 01216, 01218, 35163 bis 35169 und 35173 bis 35179 und Kapitel 30.3.1, 30.3.2, 30.11, 35.1, 35.2

Aufwand in Min. **Kalkulationszeit:** KA   **Prüfzeit:** 15   **Eignung d. Prüfzeit:** Tages- und Quartalsprofil

04356   Zuschlag im Zusammenhang mit der Gebührenordnungsposition 04355 für die weiterführende sozialpädiatrisch orientierte Versorgung   **193** 24,59

Obligater Leistungsinhalt
- Persönlicher Arzt-Patienten-Kontakt
- und/oder
- Persönlicher Kontakt des Arztes zu einer Bezugsperson,
- Erhebung und/oder Monitoring von lokalisierten oder übergreifenden motorischen, kognitiven, emotionellen und/oder organbedingten Einschränkungen und/oder Auffälligkeiten,
- Beratung zu weiterführenden Maßnahmen,
- Dauer mindestens 15 Minuten,

Fakultativer Leistungsinhalt
- Erstellung eines (interdisziplinären) Therapieplanes,
- Koordination der Heilmittelversorgung und der Schnittstelle zum Sozialpädiatrischen Zentrum,
- Untersuchung und Beratung zur Indikationsstellung einer Überweisung an ein Sozialpädiatrisches Zentrum oder eine vergleichbare Einrichtung,
- Einleitung/Überwachung medikamentöser Therapiemaßnahmen,
- Dokumentation unter Anwendung standardisierter Verfahren,
- Informationen zu entsprechenden helfenden Institutionen und/oder Personen,

Abrechnungsbestimmung höchstens dreimal im Krankheitsfall

Anmerkung Die Gebührenordnungsposition 04356 ist nur bei mindestens einer der im Folgenden genannten Erkrankungen berechnungsfähig: G25 Sonstige extrapyramidale Krankheiten und Bewegungsstörungen, G31 Sonstige degenerative Krankheiten des Nervensystems, anderenorts nicht klassifiziert, G40 Epilepsie, G43 Migräne, G44.2 Spannungskopfschmerz, G80 Infantile Zerebralparese, F45.0 Somatisierungsstörung, F45.1 Undifferenzierte Somatisierungsstörung, F45.2 Hypochondrische Störung, F45.3 Somatoforme autonome Funktionsstörung, F45.4 Anhaltende Schmerzstörung, F45.8 Sonstige somatoforme Störungen, F60-F69 Persönlichkeits- und Verhaltensstörungen,

F80-F89 Entwicklungsstörungen, F90-F98 Verhaltens- und emotionale Störungen mit Beginn in der Kindheit und Jugend, R27.8 Sonstige Koordinationsstörungen, T73 Schäden durch sonstigen Mangel sowie T74 Missbrauch von Personen.

Bei der Nebeneinanderberechnung diagnostischer bzw. therapeutischer Gebührenordnungspositionen und der Gebührenordnungsposition 04356 ist eine mindestens 15 Minuten längere Arzt-Patienten-Kontaktzeit als in den entsprechenden Gebührenordnungspositionen angegeben Voraussetzung für die Berechnung der Gebührenordnungsposition 04356.

Abrechnungsausschluss in derselben Sitzung 01210, 01214, 01216, 01218, 35163 bis 35169 und 35173 bis 35179 und Kapitel 30.3.1, 30.3.2, 30.11, 35.1, 35.2

Aufwand in Min. **Kalkulationszeit:** 15   **Prüfzeit:** 15   **Eignung d. Prüfzeit:** Tages- und Quartalsprofil

Kommentar: Zum 1. Januar 2017 beschloss der Bewertungsausschuss Ausschöpfung des Finanzvolumens, dass 2015 für die haus- und fachärztliche Grundversorgung zur Verfügung gestellt wurde, die bis zu 3x Ansatzmöglichkeit der EBM Nr. 04 356 im Krankheitsfall, statt wie bis 2016 nur 2x .

Kinder- und Jugendärzte dürfen die EBM Nr. 04 356 abrechnen, wenn die Qualifikations- und Kooperationsvoraussetzungen der zum Abschnitt 4.2.4 aufgenommenen Präambel sowie die übrigen geforderten Leistungsinhalte erfüllt werden. Durch die EBM Nr. 04356 ergibt sich eine Erweiterung des Behandlungsspektrums der EBM Nr. 04 355 .

Eine Kooperationen mit den Fachärzten für Kinder- und Jugendpsychiatrie sowie den anderen unter 4.2.4 Sozialpädiatrische Versorgung aufgeführten Partnern sollte eindeutig dokumentieren, dass ein entsprechender Nachweis im Falle einer Plausibilitätsprüfung zu führen ist.

4.2.5 Palliativmedizinische Versorgung

1. Die Gebührenordnungspositionen 04370 bis 04373 sind für die Behandlung von schwerstkranken und sterbenden Patienten in jedem Alter berechnungsfähig, die an einer nicht heilbaren, fortschreitenden und so weit fortgeschrittenen Erkrankung leiden, dass dadurch nach fachlicher Einschätzung des behandelnden Arztes die Lebenserwartung auf Tage, Wochen oder Monate gesunken ist. Eine Erkrankung ist nicht heilbar, wenn nach dem allgemein anerkannten Stand der Medizin Behandlungsmaßnahmen nicht zur Beseitigung dieser Erkrankung führen können. Sie ist fortschreitend, wenn ihrem Verlauf trotz medizinischer Maßnahmen nach dem allgemein anerkannten Stand der Medizin nicht nachhaltig entgegengewirkt werden kann. Der behandelnde Arzt ist verpflichtet, in jedem Einzelfall zu überprüfen, ob eine angemessene ambulante Versorgung in der Häuslichkeit (darunter fallen auch Pflege- und Hospizeinrichtungen) möglich ist.

2. Der grundsätzliche Anspruch eines Patienten auf eine spezialisierte ambulante Palliativversorgung (SAPV) im Sinne des § 37b SGB V wird durch das Erbringen der nachfolgenden Gebührenordnungspositionen nicht berührt.

3. Die Gebührenordnungspositionen 04371, 04372 und 04373 sind nicht bei Patienten berechnungsfähig, die eine Vollversorgung nach § 5 Abs. 2 der Richtlinie zur Verordnung von spezialisierter ambulanter Palliativversorgung (SAPV) des Gemeinsamen Bundesausschusses erhalten.

4. Die Gebührenordnungspositionen 04370 bis 04373 sind nicht berechnungsfähig, wenn der behandelnde Vertragsarzt äquivalente Leistungen bei dem Patienten im Rahmen der spezialisierten ambulanten Palliativversorgung gemäß § 37b SGB V i. V. m. § 132d Abs. 1 SGB V erbringt.

Kommentar:

Die Aufnahme der palliativmedizinischen Versorgung in den EBM ist ausdrücklich als eine Ergänzung neben der spezialisierten ambulanten Palliativversorgung (SAPV) nach den Richtlinien des Gemeinsamen Bundesausschusses konzipiert. Die SAPV beruht auf folgenden Grundlagen:

§ 37b SGB V Spezialisierte ambulante Palliativversorgung

https://www.g-ba.de/themen/veranlasste-leistungen/palliativversorgung/

(1) Versicherte mit einer nicht heilbaren, fortschreitenden und weit fortgeschrittenen Erkrankung bei einer zugleich begrenzten Lebenserwartung, die eine besonders aufwändige Versorgung benötigen, haben Anspruch auf spezialisierte ambulante Palliativversorgung. Die Leistung ist von einem Vertragsarzt oder Krankenhausarzt zu verordnen. Die spezialisierte ambulante Palliativversorgung umfasst

ärztliche und pflegerische Leistungen einschließlich ihrer Koordination insbesondere zur Schmerz-therapie und Symptomkontrolle und zielt darauf ab, die Betreuung der Versicherten nach Satz 1 in der vertrauten Umgebung des häuslichen oder familiären Bereichs zu ermöglichen; hierzu zählen beispielsweise Einrichtungen der Eingliederungshilfe für behinderte Menschen und der Kinder- und Jugendhilfe. Versicherte in stationären Hospizen haben einen Anspruch auf die Teilleistung der erfor-derlichen ärztlichen Versorgung im Rahmen der spezialisierten ambulanten Palliativversorgung. Dies gilt nur, wenn und soweit nicht andere Leistungsträger zur Leistung verpflichtet sind. Dabei sind die besonderen Belange von Kindern zu berücksichtigen.

(2) Versicherte in stationären Pflegeeinrichtungen im Sinne von § 72 Abs. 1 des Elften Buches haben in entsprechender Anwendung des Absatzes 1 einen Anspruch auf spezialisierte Palliativversorgung. Die Verträge nach § 132d Abs. 1 regeln, ob die Leistung nach Absatz 1 durch Vertragspartner der Krankenkassen in der Pflegeeinrichtung oder durch Personal der Pflegeeinrichtung erbracht wird; § 132d Abs. 2 gilt entsprechend.

(3) Der Gemeinsame Bundesausschuss bestimmt in den Richtlinien nach § 92 das Nähere über die Leistungen, insbesondere

1. die Anforderungen an die Erkrankungen nach Absatz 1 Satz 1 sowie an den besonderen Versor-gungsbedarf der Versicherten,
2. Inhalt und Umfang der spezialisierten ambulanten Palliativversorgung einschließlich von deren Verhältnis zur ambulanten Versorgung und der Zusammenarbeit der Leistungserbringer mit den bestehenden ambulanten Hospizdiensten und stationären Hospizen (integrativer Ansatz); die gewachsenen Versorgungsstrukturen sind zu berücksichtigen,
3. Inhalt und Umfang der Zusammenarbeit des verordnenden Arztes mit dem Leistungserbringer.
Im Zuge der Neuregelung des EBM wurde zum 1.10.2013 die Palliativmedizinische Versorgung neu eingeführt, für die Krankenkassen nach einem Beschluss des Bewertungsausschusses vom 22.10.2012 zusätzliche Finanzmittel zur Verfügung stellen.

Angesichts der bereits bestehenden Richtlinie des Gemeinsamen Bundesausschusses zur spezi-alisierten ambulanten Palliativversorgung (SAPV), deren praktische Umsetzung wohl nicht den Erwartungen des Richtliniengebers entsprach, war eine Aufnahme in den EBM, aber auch eine Abgrenzung zu den Leistungen der SAPV notwendig.

04370   Palliativmedizinische Ersterhebung des Patientenstatus inkl. Behandlungsplan   **341**
                                                                                           43,44
Obligater Leistungsinhalt
• Untersuchung des körperlichen und psychischen Zustandes des Patienten,
• Beratung und Aufklärung des Patienten und/oder der betreuenden Person zur Ermittlung des Patientenwillens und ggf. Erfassung des Patientenwillens,
• Erstellung und Dokumentation eines palliativmedizinischen Behandlungsplans unter Berücksichtigung des Patientenwillens,

Abrechnungsbestimmung einmal im Krankheitsfall

Abrechnungsausschluss in derselben Sitzung 04220, 04230 und 37800 im Krankheitsfall 37300

Aufwand in Min.   **Kalkulationszeit:** KA   **Prüfzeit:** ./.   **Eignung d. Prüfzeit:** Keine Eignung

---

04371   Zuschlag zu der Versichertenpauschale 04000 für die palliativmedizinische   **159**
            Betreuung des Patienten in der Arztpraxis   20,26
Obligater Leistungsinhalt
• Persönlicher Arzt-Patienten-Kontakt,
• Dauer mindestens 15 Minuten,
• Palliativmedizinische Betreuung des Patienten (z.B. Schmerztherapie, Symptomkon-trolle),

Fakultativer Leistungsinhalt
• Koordinierung der palliativmedizinischen und -pflegerischen Versorgung in Zusam-menarbeit mit anderen spezialisierten Leistungserbringern wie z.B. Vertragsärz-

ten, Psychotherapeuten, Pflegediensten, psychosozialen Betreuungsdiensten, Hospizen,
- Anleitung und Beratung der Betreuungs- und Bezugspersonen,

Abrechnungsbestimmung einmal im Behandlungsfall

Abrechnungsausschluss in derselben Sitzung 04220, 04372, 04373, 37305 im Behandlungsfall 37302, 37711 und 37802

Aufwand in Min. **Kalkulationszeit:** KA **Prüfzeit:** 12 **Eignung d. Prüfzeit:** Tages- und Quartalsprofil

04372 Zuschlag zu den Gebührenordnungspositionen 01410 oder 01413 für die palliativ- **124**
medizinische Betreuung in der Häuslichkeit **15,80**

Obligater Leistungsinhalt
- Persönlicher Arzt-Patienten-Kontakt,
- Dauer mindestens 15 Minuten,
- Palliativmedizinische Betreuung des Patienten (z.B. Schmerztherapie, Symptomkontrolle),

Fakultativer Leistungsinhalt
- Koordinierung der palliativmedizinischen und -pflegerischen Versorgung in Zusammenarbeit mit anderen spezialisierten Leistungserbringern wie z.B. Vertragsärzten, Psychotherapeuten, Pflegediensten, psychosozialen Betreuungsdiensten, Hospizen,
- Anleitung und Beratung der Betreuungs- und Bezugspersonen,

Abrechnungsbestimmung je vollendete 15 Minuten

Anmerkung Der Höchstwert für die Gebührenordnungsposition 04372 beträgt am Behandlungstag 620 Punkte.

Abrechnungsausschluss in derselben Sitzung 04220, 04230, 04371, 04373, 37305, 37306

Aufwand in Min. **Kalkulationszeit:** KA **Prüfzeit:** 12 **Eignung d. Prüfzeit:** Tages- und Quartalsprofil

04373 Zuschlag zu den Gebührenordnungspositionen 01411, 01412 oder 01415 für die **124**
palliativmedizinische Betreuung in der Häuslichkeit **15,80**

Obligater Leistungsinhalt
- Persönlicher Arzt-Patienten-Kontakt,
- Palliativmedizinische Betreuung des Patienten (z.B. Schmerztherapie, Symptomkontrolle),

Abrechnungsbestimmung je Besuch

Anmerkung Die Gebührenordnungsposition 04373 ist für Besuche im Rahmen des organisierten Not(-fall)dienstes, für Besuche im Rahmen der Notfallversorgung durch nicht an der vertragsärztlichen Versorgung teilnehmende Ärzte, Institute und Krankenhäuser sowie für dringende Visiten auf der Belegstation nicht berechnungsfähig.

Abrechnungsausschluss in derselben Sitzung 01100, 01101, 01102, 01210, 01214, 01216, 01218, 04220, 04230, 04371, 04372, 37305, 37306

Aufwand in Min. **Kalkulationszeit:** KA **Prüfzeit:** ./. **Eignung d. Prüfzeit:** Keine Eignung

4.4 Gebührenordnungspositionen der schwerpunktorientierten Kinder- und Jugendmedizin

4.4.1 Gebührenordnungspositionen der Kinder-Kardiologie

1. Die Gebührenordnungspositionen des Abschnitts III.a-4.4.1 können – unter Berücksichtigung von I-1.3 der Allgemeinen Bestimmungen – nur von Fachärzten für Kinder- und Jugendmedizin mit Schwerpunkt Kinder-Kardiologie berechnet werden.

2. Darüber hinaus kann von Fachärzten für Kinder- und Jugendmedizin mit Schwerpunkt Kinder-Kardiologie die Gebührenordnungsposition 04537 des Abschnitts 4.5.2 berechnet werden.

Kommentar:

Unter der Voraussetzung des Nachweises zusätzlicher Qualifikationen gem. Abschnitt I.3 der Allgemeinen Bestimmungen können die Leistungen dieses Abschnitts nur abgerechnet werden, wenn der Facharzt für Kinder- und Jugendmedizin den Schwerpunkt Kinder-Kardiologie besitzt.

04410* Zusatzpauschale Kinderkardiologie **739**
94,15

Obligater Leistungsinhalt
- Duplex-Echokardiographische Untersuchung (Nr. 33022),
- Druckmessung(en),

Fakultativer Leistungsinhalt
- Infusion(en) (Nr. 02100),
- Arterielle Blutentnahme (Nr. 02330),
- Intraarterielle Injektion (Nr. 02331),
- Belastungs-EKG (Nr. 04321),
- Aufzeichnung Langzeit-EKG (Nr. 04322),
- Computergestützte Auswertung Langzeit-EKG (Nr. 04241),
- Langzeit-Blutdruckmessung (Nr. 04324),
- Doppler-Echokardiographische Untersuchung (Nr. 33021),
- Echokardiographische Untersuchung (Nr. 33020),
- Untersuchung mit Einschwemmkatheter in Ruhe,
- Untersuchung mit Einschwemmkatheter in Ruhe sowie während und nach physikalisch reproduzierbarer Belastung,
- Laufbandergometrie(n),
- Intraluminale Messung(en) des Arteriendrucks oder des zentralen Venendrucks,
- Messung(en) von Herzzeitvolumen und/oder Kreislaufzeiten,
- Applikation der Testsubstanz(en),

Abrechnungsbestimmung einmal im Behandlungsfall

Anmerkung Die Berechnung der Gebührenordnungsposition 04410 setzt eine Genehmigung der Kassenärztlichen Vereinigung nach der Ultraschallvereinbarung gemäß § 135 Abs. 2 SGB V voraus.
Entgegen Nr. I-4.3.2 der Allgemeinen Bestimmungen kann die Gebührenordnungsposition 04410 auch dann berechnet werden, wenn die Arztpraxis nicht über die Möglichkeit zur Erbringung von Einschwemmkathetern, der intraluminalen Messung des Arteriendrucks oder des zentralen Venendrucks, der Messung von Herzzeitvolumen und/oder Kreislaufzeiten und von Leistungsinhalten der Gebührenordnungspositionen 13300 und 13301 verfügt.
In der Gebührenordnungsposition 04410 sind die Kosten für den Einschwemmkatheter mit Ausnahme des Swan-Ganz-Katheters enthalten.

Abrechnungsausschluss
in derselben Sitzung 02300, 02301, 02302
im Behandlungsfall 02100, 02330, 02331, 04241, 04321, 04322, 04324, 13545, 33020, 33021, 33022, 34283, 36882, 36883 und Kapitel 4.4.2, 4.4.3, 4.5

Aufwand in Min. **Kalkulationszeit:** KA **Prüfzeit:** 28 **Eignung d. Prüfzeit:** Nur Quartalsprofil

GOÄ entsprechend oder ähnlich: Leistungskomplex in der GOÄ so nicht vorhanden. Erbrachte Einzelleistungen berechnen.

04411* **Funktionsanalyse eines Herzschrittmachers zur antibradykarden Therapie** **396**
50,45
Obligater Leistungsinhalt
- Persönlicher Arzt-Patienten-Kontakt,
- Funktionsanalyse eines Herzschrittmachers zur antibradykarden Therapie,
- Überprüfung des Batteriezustandes,
- Überprüfung und Dokumentation der programmierbaren Parameter und Messwerte durch Ausdruck des Programmiergerätes,
- Kontrolle der Funktionsfähigkeit der Elektrode(n)

Fakultativer Leistungsinhalt
* Umprogrammierung

Anmerkung
Die Berechnung der Gebührenordnungsposition 04411 setzt eine Genehmigung der Kassenärztlichen Vereinigung nach der Qualitätssicherungsvereinbarung zur Rhythmusimplantat-Kontrolle gemäß § 135 Abs. 2 SGB V voraus.
Die Gebührenordnungsposition 04411 ist höchstens fünfmal im Krankheitsfall berechnungsfähig. Bei Versicherten, bei denen gleichzeitig eine Strahlentherapie durchgeführt wird, besteht mit Begründung im Krankheitsfall keine Obergrenze. Als Begründung ist der ICD-10-Kode der für die Strahlentherapie maßgeblichen Erkrankung bei der Abrechnung anzugeben.

Abrechnungsausschluss im Behandlungsfall 04220, 04221, 04413, 04414, 04415, 04416, 36881, 36882, 36883 und Kapitel 4.4.2, 4.4.3, 4.5

Berichtspflicht Nein

 Kalkulationszeit: KA   **Prüfzeit:** 7   **Eignung d Prüfzeit:** Tages- und Quartalsprofil

 Die Bewertung der Nrn. 04411 – 04416 ist abhängig vom Aggregattyp und nicht davon, ob es sich um eine konventionelle und telemedizinische Funktionskontrolle handelt. Damit wird der Aufwand für die Kontrolle der unterschiedlichen Systeme berücksichtigt. Die Vergütung erfolgt innerhalb der morbiditätsbedingten Gesamtvergütung. Unterschieden werden Herzschrittmacher, implantierte Kardioverter/Defibrillatoren und implantierte Systeme zur kardialen Resynchronisationstherapie (CRT-P, CRT-D).

Art der Funktionskontrolle	EBM Nr.	Bewertung (Punkte)
konventionell	04411 (Schrittmacher) 04413 (Kardioverter/Defibrillator) 04415 (CRT)	396 732 901
telemedizinisch	04414 (Kardioverter/Defibrillator) 04416 (CRT)	732 901

04413* Funktionsanalyse eines implantierten Kardioverters bzw. Defibrillators   **732**
93,26

Obligater Leistungsinhalt
* Persönlicher Arzt-Patienten-Kontakt,
* Funktionsanalyse eines implantierten Kardioverters bzw. Defibrillators,
* Überprüfung des Batteriezustandes,
* Überprüfung und Dokumentation der programmierbaren Parameter und Messwerte durch Ausdruck des Programmiergerätes,
* Kontrolle der Funktionsfähigkeit der Elektrode

Fakultativer Leistungsinhalt
* Umprogrammierung

Anmerkung
Die Berechnung der Gebührenordnungsposition 04413 setzt eine Genehmigung der Kassenärztlichen Vereinigung nach der Qualitätssicherungsvereinbarung zur Rhythmusimplantat-Kontrolle gemäß § 135 Abs. 2 SGB V voraus.
Die Gebührenordnungspositionen 04413 und 04414 sind in Summe höchstens fünfmal im Krankheitsfall berechnungsfähig. Bei Versicherten, bei denen gleichzeitig eine Strahlentherapie durchgeführt wird, besteht mit Begründung im Krankheitsfall keine Obergrenze. Als Begründung ist der ICD-10-Kode der für die Strahlentherapie maßgeblichen Erkrankung bei der Abrechnung anzugeben.
Die Gebührenordnungsposition 04413 ist einmal im Krankheitsfall neben der Gebührenordnungsposition 13584 berechnungsfähig. Zum Zweck der Umprogrammierung oder bei nicht vorhergesehener Inanspruchnahme ist die Gebührenordnungsposition 04413 weitere zweimal im Krankheitsfall neben der Gebührenordnungsposition 13584 berechnungsfähig.

Abrechnungsausschluss im Behandlungsfall 04220, 04221, 04411, 04415, 04416, 36881, 36882, 36883, 4.4.2, 4.4.3, 4.5
in derselben Sitzung 04414

Berichtspflicht Nein

Aufwand in Min.   **Kalkulationszeit:** KA   **Prüfzeit:** 14   **Eignung d Prüfzeit:** Tages- und Quartalsprofil

Kommentar: Siehe Kommentar zu Nr. 13571

04414*   Telemedizinische Funktionsanalyse eines implantierten Kardioverters bzw. Defibrillators

732
93,26

Obligater Leistungsinhalt
- Telemedizinische Funktionsanalyse eines implantierten Kardioverters bzw. Defibrillators,
- Überprüfung des Batteriezustandes,
- Überprüfung und Dokumentation der erhobenen Parameter und Messwerte,
- Kontrolle der Funktionsfähigkeit der Elektrode(n)

Anmerkung
Die Berechnung der Gebührenordnungsposition 04414 setzt im Krankheitsfall mindestens eine Funktionsanalyse gemäß der Gebührenordnungsposition 04413 – möglichst in der Arztpraxis des telemedizinisch überwachenden Vertragsarztes – voraus.
Die Berechnung der Gebührenordnungsposition 04414 setzt eine Genehmigung der Kassenärztlichen Vereinigung nach der Qualitätssicherungsvereinbarung zur Rhythmusimplantat-Kontrolle gemäß § 135 Abs. 2 SGB V voraus.
Die Berechnung der Gebührenordnungsposition 04414 setzt den Nachweis der Erfüllung der Vorgaben gemäß Anlage 31 zum Bundesmantelvertrag-Ärzte (BMV-Ä) voraus.
Die Gebührenordnungspositionen 04413 und 04414 sind in Summe höchstens fünfmal im Krankheitsfall berechnungsfähig. Bei Versicherten, bei denen gleichzeitig eine Strahlentherapie durchgeführt wird, besteht mit Begründung im Krankheitsfall keine Obergrenze. Als Begründung ist der ICD-10- Kode der für die Strahlentherapie maßgeblichen Erkrankung bei der Abrechnung anzugeben.

Abrechnungsausschluss im Behandlungsfall 04220, 04221, 04411, 04415, 04416, 13584, 36881, 36882, 36883, 4.4.2, 4.4.3, 4.5
in derselben Sitzung 04413

Berichtspflicht Nein

Aufwand in Min.   **Kalkulationszeit:** KA   **Prüfzeit:** 14   **Eignung d Prüfzeit:** Nur Quartalsprofil

Kommentar: Siehe Kommentar zu Nr. 13574

04415*   Funktionsanalyse eines implantierten Systems zur kardialen Resynchronisationstherapie (CRT-P, CRT-D)

901
114,79

Obligater Leistungsinhalt
- Persönlicher Arzt-Patienten-Kontakt,
- Funktionsanalyse eines implantierten Systems zur kardialen Resynchronisationstherapie (CRT-P, CRTD),
- Überprüfung des Batteriezustandes,
- Überprüfung und Dokumentation der programmierbaren Parameter und Messwerte durch Ausdruck des Programmiergerätes,
- Kontrolle der Funktionsfähigkeit der Elektrode

Fakultativer Leistungsinhalt
- Umprogrammierung

Anmerkung
Die Berechnung der Gebührenordnungsposition 04415 setzt eine Genehmigung der Kassenärztlichen Vereinigung nach der Qualitätssicherungsvereinbarung zur Rhythmusimplantat-Kontrolle gemäß § 135 Abs. 2 SGB V voraus.
Die Gebührenordnungspositionen 04415 und 04416 sind in Summe höchstens fünfmal im Krankheitsfall berechnungsfähig. Bei Versicherten, bei denen gleichzeitig eine Strahlenthe-

rapie durchgeführt wird, besteht mit Begründung im Krankheitsfall keine Obergrenze. Als Begründung ist der ICD-10-Kode der für die Strahlentherapie maßgeblichen Erkrankung bei der Abrechnung anzugeben.

Die Gebührenordnungsposition 04415 ist einmal im Krankheitsfall neben der Gebührenordnungsposition 13584 berechnungsfähig. Zum Zweck der Umprogrammierung oder bei nicht vorhergesehener Inanspruchnahme ist die Gebührenordnungsposition 04415 weitere zweimal im Krankheitsfall neben der Gebührenordnungsposition 13584 berechnungsfähig.

Abrechnungsausschluss im Behandlungsfall 04220, 04221, 04411, 04415, 04416, 36881, 36882, 36883, 4.4.2, 4.4.3, 4.5
in derselben Sitzung 04416

Berichtspflicht Nein

Aufwand in Min.   **Kalkulationszeit:** KA   **Prüfzeit:** 18   **Eignung d Prüfzeit:** Tages- und Quartalsprofil

Kommentar: Siehe Kommentar zu Nr. 13571

04416*   Telemedizinische Funktionsanalyse eines implantierten Systems zur kardialen   **901**
Resynchronisationstherapie (CRT-P, CRT-D)   **114,79**

Obligater Leistungsinhalt
- Telemedizinische Funktionsanalyse eines implantierten Systems zur kardialen Resynchronisationstherapie (CRT-P, CRTD),
- Überprüfung des Batteriezustandes,
- Überprüfung und Dokumentation der erhobenen Parameter und Messwerte,
- Kontrolle der Funktionsfähigkeit der Elektrode(n)

Anmerkung
Die Berechnung der Gebührenordnungsposition 04416 setzt im Krankheitsfall mindestens eine Funktionsanalyse gemäß der Gebührenordnungsposition 04415 – möglichst in der Arztpraxis des telemedizinisch überwachenden Vertragsarztes – voraus.

Die Berechnung der Gebührenordnungsposition 04416 setzt eine Genehmigung der Kassenärztlichen Vereinigung nach der Qualitätssicherungsvereinbarung zur Rhythmusimplantat-Kontrolle gemäß § 135 Abs. 2 SGB V voraus.

Die Berechnung der Gebührenordnungsposition 04416 setzt den Nachweis der Erfüllung der Vorgaben gemäß Anlage 31 zum Bundesmantelvertrag-Ärzte (BMV-Ä) voraus.

Die Gebührenordnungspositionen 04415 und 04416 sind in Summe höchstens fünfmal im Krankheitsfall berechnungsfähig. Bei Versicherten, bei denen gleichzeitig eine Strahlentherapie durchgeführt wird, besteht mit Begründung im Krankheitsfall keine Obergrenze. Als Begründung ist der ICD-10- Kode der für die Strahlentherapie maßgeblichen Erkrankung bei der Abrechnung anzugeben.

Abrechnungsausschluss im Behandlungsfall 04220, 04221, 04411, 04415, 04416, 13584, 36881, 36882, 36883, 4.4.2, 4.4.3, 4.5
in derselben Sitzung 04415

Berichtspflicht Nein

Aufwand in Min.   **Kalkulationszeit:** KA   **Prüfzeit:** 18   **Eignung d Prüfzeit:** Nur Quartalsprofil

Kommentar: Siehe Kommentar zu Nr. 04411

04417*   Zuschlag zu den Gebührenordnungspositionen 04411, 04413 und 04415   **40**
Berichtspflicht Nein   **5,10**

Aufwand in Min.   **Kalkulationszeit:** KA   **Prüfzeit:** ./.   **Eignung d. Prüfzeit:** Keine Eignung

Kommentar: Seit 1.7.2020 können Kosten von Programmier- und Auslesegeräten kardial rhythmologischer Implantate (Herzschrittmacher, ICD etc.) mit der EBM-Nr. 04417 bzw. 13577 abgerechnet werden.

Wezel-Liebold weist in seinem Kommentar darauf hin: … „Programmier- und Auslesegeräte für solche Implantate wurden Vertragsärzten zuvor meist von den Herstellern kostenfrei zur Verfügung gestellt, was aufgrund des Antikorruptionsgesetzes unzulässig erscheint…"

04419* Ergospirometrische Untersuchung

394
50,20

Obligater Leistungsinhalt
- Ergospirometrische Untersuchung in Ruhe und unter physikalisch definierter und reproduzierbarer Belastungsstufe,
- Gleichzeitige obligatorische Untersuchung der Atemgase, Ventilationsparameter und der Herz-Kreislauf-Parameter
- Monitoring,
- Dokumentation mittels „9-FelderGraphik"

Fakultativer Leistungsinhalt
- Beratung der Bezugsperson(en)

Abrechnungsausschluss im Behandlungsfall 36881, 36882, 36883 und Kapitel 4.4.2, 4.4.3, 4.5

Aufwand in Min. **Kalkulationszeit:** 9   **Prüfzeit:** 9   **Eignung d. Prüfzeit:** Tages- und Quartalsprofil

GOÄ entsprechend oder ähnlich: Nr. 606*

04420* Behandlung eines Herz-Transplantatträgers

211
26,88

Obligater Leistungsinhalt
- Behandlung eines Transplantatträgers,
- Kontrolle der Transplantatfunktion(en),
- Überwachung des spezifischen Therapieschemas,

Fakultativer Leistungsinhalt
- Instruktion der Bezugsperson(en),
- Abstimmung mit dem Hausarzt,

Abrechnungsbestimmung einmal im Behandlungsfall

Abrechnungsausschluss im Behandlungsfall 36881, 36882, 36883 und Kapitel 4.4.2, 4.4.3, 4.5

Aufwand in Min. **Kalkulationszeit:** KA   **Prüfzeit:** 15   **Eignung d. Prüfzeit:** Nur Quartalsprofil

GOÄ entsprechend oder ähnlich: Leistungskomplex in der GOÄ so nicht vorhanden. Erbrachte Einzelleistungen berechnen

04421* Externe elektrische Kardioversion, einschließlich Sachkosten

1875
238,88

Obligater Leistungsinhalt
- Patientenaufklärung in angemessenem Zeitabstand vor dem Eingriff,
- Externe elektrische Kardioversion,
- Kontinuierliches EKG-Monitoring,
- 12-Kanal-EKG(s),
- mindestens ein weiterer Arzt-Patienten-Kontakt innerhalb von 5 Tagen nach Kardioversion,

Fakultativer Leistungsinhalt
- Aufklärung und Instruktion der Bezugsperson(en),
- Verabreichung von Analgetika und/oder Sedativa,
- Aufzeichnung eines Langzeit-EKG von mindestens 18 Stunden Dauer,
- Computergestützte Auswertung eines kontinuierlich aufgezeichneten Langzeit-EKG von mindestens 18 Stunden Dauer,

Abrechnungsbestimmung höchstens dreimal im Behandlungsfall

Abrechnungsausschluss im Behandlungsfall 04220, 04430, 04431, 04433 bis 04437, 04439, 04441 bis 04443, 04511 bis 04516, 04518, 04523, 04527 bis 04530, 04532, 04534 bis 04536, 04538, 04550, 04551, 04560 bis 04562, 04564 bis 04566, 04572, 04573 und 04580

Aufwand in Min. **Kalkulationszeit:** 51   **Prüfzeit:**41   **Eignung der Prüfzeit:** Tages- und Quartalsprofil

Berichtspflicht Nein

Kommentar: Die Vergütung der Leistungen nach den Gebührenordnungspositionen 04421 und 13552 erfolgt außerhalb der morbiditätsbedingten Gesamtvergütungen. Sie werden in die morbiditätsbedingte Gesamtvergütung überführt, wenn die Mengenentwicklung eine weitere extrabudgetäre Vergütung nicht erfordert.

4.4.2 Neuropädiatrische Gebührenordnungspositionen

1. Die Gebührenordnungspositionen des Abschnitts III.a-4.4.2 können – unter Berücksichtigung von I-1.3 der Allgemeinen Bestimmungen – nur von Fachärzten für Kinder- und Jugendmedizin mit Schwerpunkt Neuropädiatrie berechnet werden.
2. Bei Vorliegen der entsprechenden Qualifikationsvoraussetzungen sind von den Fachärzten für Kinder- und Jugendmedizin mit Schwerpunkt Neuropädiatrie – unbeschadet der Regelungen gemäß 5 und 6.2 der allgemeinen Bestimmungen – zusätzlich nachfolgende Gebührenordnungspositionen berechnungsfähig: Gebührenordnungspositionen des Abschnitts 30.11.
3. Die Gebührenordnungspositionen 01510 bis 01512, 02100 und 02101 sind entgegen der Bestimmungen im Anhang 1 des EBM für Fachärzte für Kinder- und Jugendmedizin mit Schwerpunkt Neuropädiatrie neben den Versichertenpauschalen nach den Gebührenordnungspositionen 04000 und 04030 berechnungsfähig. In diesem Fall sind die Gebühren-ordnungspositionen 01510 bis 01512, 02100 und 02101 mit einer bundeseinheitlich kodierten Zusatzkennzeichnung zu versehen.

Kommentar:

Unter der Voraussetzung des Nachweises entsprechender Qualifikationsvoraussetzungen können Kinder- und Jugendärzte zusätzlich die Leistungen der Neuropsychologischen Therapie nach Abschnitt 30.11 abrechnen.

04430*   Neuropädiatrisches Gespräch, Behandlung, Beratung, Erörterung und/oder   **128**
               Abklärung (Einzelbehandlung)   16,31

Obligater Leistungsinhalt
- Persönlicher Arzt-Patienten-Kontakt,
- Dauer mindestens 10 Minuten,
- als Einzelbehandlung,
- Berücksichtigung krankheitsspezifischer, behinderungsbezogener und prognostischer sowie entwicklungsabhängiger, sprachlicher und familiendynamischer Faktoren,

Fakultativer Leistungsinhalt
- Erhebung der biographischen Anamnese zur Störung, Erkrankung oder Behinderung,
- Vertiefte Exploration mit differentialdiagnostischer Einordnung eines neuropädiatrischen Krankheitsbildes und der möglichen Komorbiditäten,
- Syndrombezogene therapeutische Intervention,
- Anleitung der Bezugsperson(en),

Anmerkung Die Gebührenordnungsposition 04430 ist auch bei Durchführung der Leistung im Rahmen einer Videosprechstunde berechnungsfähig und dies durch Angabe einer bundeseinheitlich kodierten Zusatzkennzeichnung zu dokumentieren. Für die Abrechnung gelten die Anforderungen gemäß Anlage 31b zum BMV-Ä entsprechend.

Abrechnungsbestimmung je vollendete 10 Minuten

Abrechnungsausschluss
im Behandlungsfall 04220, 04221 und Kapitel 4.4.1, 4.4.3, 4.5
in derselben Sitzung 35150, 35151, 35152, 35163 bis 35169 und 35173 bis 35179 und Kapitel 35.2.1, 35.2.2

Aufwand in Min.   **Kalkulationszeit:** 10   **Prüfzeit:** 10   **Eignung d. Prüfzeit:** Tages- und Quartalsprofil

GOÄ   Keine vergleichbaren Leistungen

Kommentar: Das neuropädiatrische Gespräch ist im Notfalldienst nicht abrechenbar, da Gesprächsleistungen in der EBM-Nr. 01 210 genannt sind.

Eine Berechnung neben der kinderärztlichen Versichertenpauschale ist dann möglich,
- wenn mind. eine spezifisch neuropädiatrische Einzelbehandlung von mind. 10 Min. (z.B. persönliches Gespräch, Beratung , Erörterung oder Abklärung) erfolgt.

Allerdings gibt es einen Leistungausschluss mit den fakultativen Inhalten der kinderärztlichen Versichertenpauschale 04000 zu beachten: Die Koordination diagnostischer, therapeutischer und pflegerischer Maßnahmen, insbesondere auch mit anderen behandelnden Ärzten, nichtärztlichen Hilfen und flankierenden Diensten darf nicht über die Ziffer 04430 abgerechnet werden. Ebenso vom Abrechnungsausschluss betroffen ist die Einleitung präventiver und rehabilitativer Maßnahmen sowie die Integration nichtärztlicher Hilfen und flankierender Dienste in die Behandlungsmaßnahmen.

Rechtsprechung: Ein Kinderarzt ohne Zusatzbezeichnung kann weder die Leistung gem. GOP 04430 EBM noch die Zusatzpauschale gem. 04433 EBM abrechnen. Der Zulassungsausschuss kann ihn hierzu auch nicht gem. § 73 Abs. 1a Satz 3 SGB V ermächtigen. Dies gilt unabhängig davon, ob und inwieweit die bedarfsgerechte Versorgung gewährleistet ist oder nicht (BSG, Urt. v. 10.12.2014, Az.: B 6 KA 49/13 R).

04431*   **Ausführliche neurologisch-motoskopische Untersuchung**   **114** 14,52

Obligater Leistungsinhalt
- Prüfung von
  - altersgemäßer Haltungs- und Bewegungskontrolle,
  - muskulärem Ruhe- und Aktivitätstonus, Muskelkraft,
  - Eigen- und Fremdreflexen sowie der Hirnnerven,
  - Oberflächen- und Tiefensensibilität,
  - statischem und dynamischem Gleichgewicht,
  - Koordination, Bewegungsübergängen und -zwischenstufen,
  - Feinmotorik,

Fakultativer Leistungsinhalt
- Lateralisation, Mittellinienkreuzung,
- Motometrische Testung,

Abrechnungsbestimmung je vollendete 15 Minuten, höchstens zweimal im Behandlungsfall

Abrechnungsausschluss im Behandlungsfall 01711, 01712, 01713, 01714, 01715, 01716, 01717, 01718, 01719, 01720, 01723 und Kapitel 4.4.1, 4.4.3, 4.5

Aufwand in Min.   **Kalkulationszeit:** 2   **Prüfzeit:** 2   **Eignung d. Prüfzeit:** Tages- und Quartalsprofil

GOÄ   entsprechend oder ähnlich: Nr. 800

04433*   **Zusatzpauschale Koordination der neuropädiatrischen Betreuung bei der fortgesetzten Betreuung von Patienten bei mindestens einer der Diagnosen:**   **340** 43,32
- Epilepsie (G40, G41),
- Migräne (G43),
- infantile Zerebralparese, sonstige Lähmung (G80 bis G83),
- kombinierte Entwicklungsstörung (F83),
- tiefgreifende Entwicklungsstörung (F84 bis F89),
- geistige Behinderung (F70 bis F79),
- schwerwiegendes Fehlbildungssyndrom, Myelomeningocele (Q01 bis Q18, Q71 bis Q74, Q76 bis Q78, Q85 bis Q87, Q90 bis Q99),
- Hydrocephalus, Hypoxischer Hirnschaden (G91 bis G94),
- metabolische Erkrankung, Neuropathien, neurodegenerative Erkrankung (G10 bis G25, G32 bis G37, G50 bis G64),
- Muskeldystrophie, Myopathien (G70 bis G73),
- Zustand nach SHT III (S06.1 bis S06.9),
- Aufmerksamkeitsstörungen (F90),

Obligater Leistungsinhalt
- Ein persönlicher Arzt-Patienten-Kontakt

Fakultativer Leistungsinhalt
- Ärztliche Koordination intra- und/oder multiprofessioneller, komplementärer Versorgungsstrukturen und/oder -instanzen, psycho-, physio-, ergo- und/oder sprachtherapeutischer Einrichtungen und/oder multiprofessioneller Teams, der Gruppenarbeit mit Patienten, Angehörigen und Laienhelfern sowie der Anleitung der Eltern,

Abrechnungsbestimmung einmal im Behandlungsfall

Anmerkung Die Angabe der Diagnose nach ICD-10 ist Voraussetzung für die Berechnung der Gebührenordnungsposition 04433.

Abrechnungsausschluss im Behandlungsfall und Kapitel 4.4.1, 4.4.3, 4.5

Aufwand in Min.   **Kalkulationszeit:** 25   **Prüfzeit:** 17   **Eignung d. Prüfzeit:** Nur Quartalsprofil

GOÄ   entsprechend oder ähnlich: Leistungskomplex in der GOÄ so nicht vorhanden. Erbrachte Einzelleistungen berechnen

Rechtsprechung: Ein Kinderarzt ohne Zusatzbezeichnung kann weder die Leistung gem. GOP 04430 EBM noch die Zusatzpauschale gem. 04433 EBM abrechnen. Der Zulassungsausschuss kann ihn hierzu auch nicht gem. § 73 Abs. 1a Satz 3 SGB V ermächtigen. Dies gilt unabhängig davon, ob und inwieweit die bedarfsgerechte Versorgung gewährleistet ist oder nicht (BSG, Urt. v. 10.12.2014, Az.: B 6 KA 49/13 R).

04434*   Elektroenzephalographische Untersuchung   **274**
             Obligater Leistungsinhalt   34,91

- Ableitungsdauer mindestens 20 Minuten,
- Aufzeichnungsdauer mindestens 20 Minuten,
- Auswertung,
- Übergangswiderstandsmessung

Fakultativer Leistungsinhalt
- Provokation(en)

Anmerkung Die für die Gebührenordnungsposition 04434 erforderliche Berichtspflicht gilt als erfüllt, wenn im Behandlungsfall ein Bericht/Arztbrief erstellt wurde.

Abrechnungsausschluss
im Behandlungsfall 04321, 04322 und Kapitel 4.4.1, 4.4.3, 4.5
in derselben Sitzung 04435, 14320, 14321, 16310, 16311, 21310, 21311, 30900, 30901, 30902 und 30905

Aufwand in Min.   **Kalkulationszeit:** 11   **Prüfzeit:** 9   **Eignung d. Prüfzeit:** Tages- und Quartalsprofil

GOÄ   entsprechend oder ähnlich: Nr. 827

04435*   Pädiatrische Schlaf-EEG-Untersuchung   **612**
             Obligater Leistungsinhalt   77,97

- Ableitungsdauer mindestens 2 Stunden,
- Aufzeichnung inklusive vollständiger Einschlaf- und Aufwachphase,
- Auswertung

Fakultativer Leistungsinhalt
- Provokation(en),
- Polygraphie

Abrechnungsausschluss
im Behandlungsfall und Kapitel 4.4.1, 4.4.3, 4.5
in derselben Sitzung 04434, 14320, 14321, 16310, 16311, 21310, 21311, 30900, 30901, 30902 und 30905

Aufwand in Min.   **Kalkulationszeit:** 39   **Prüfzeit:** 30   **Eignung d. Prüfzeit:** Tages- und Quartalsprofil

GOÄ   entsprechend oder ähnlich: Nrn. 827, 827a

Kommentar   Mit der EBM-Reform 2020 änderte sich zum 1.4.2020 die Leistungsbeschreibung in „pädiatrische <u>Kurz</u>-Schlaf-EEG-Untersuchung". Damit verbunden wurde, bei gleicher Vergütung, die Ableitungsdauer auf 45 Minuten (vorher 120 Minuten) reduziert.

04436*   Neurophysiologische Untersuchung (SEP, VEP, AEP, MEP)   **263**
             Obligater Leistungsinhalt   33,51

- Bestimmung somatosensibel evozierter Potenziale
und/oder
- Bestimmung visuell evozierter Potenziale
und/oder
- Bestimmung akustisch evozierter Potenziale
und/oder
- Bestimmung magnetisch evozierter Potenziale,
- beidseitig,

Abrechnungsbestimmung je Sitzung

Anmerkung Die Gebührenordnungsposition 04436 ist im Behandlungsfall insgesamt höchstens zweimal berechnungsfähig.

Abrechnungsausschluss
im Behandlungsfall und Kapitel 4.4.1, 4.4.3, 4.5
am Behandlungstag 01705, 01706
in derselben Sitzung 14331, 16321, 21321

Aufwand in Min.   **Kalkulationszeit:** 13   **Prüfzeit:** 10   **Eignung d. Prüfzeit:** Tages- und Quartalsprofil
GOÄ   entsprechend oder ähnlich: Nr. 828

04437*   Zusatzpauschale Abklärung einer peripheren neuromuskulären Erkrankung   **209**
                                                                                        26,63
Obligater Leistungsinhalt
- Elektromyographische Untersuchung(en) mit Oberflächen- und/oder Nadelelektroden und/oder
- Elektroneurographische Untersuchung(en) mit Bestimmung(en) der motorischen oder sensiblen Nervenleitgeschwindigkeit,
- Ein- und/oder beidseitig

Anmerkung Die Gebührenordnungsposition 04437, 16322 und 27331 ist im Behandlungsfall höchstens dreimal berechnungsfähig.

Abrechnungsausschluss
in derselben Sitzung 16322, 27331
im Behandlungsfall und Kapitel 4.4.1, 4.4.3, 4.5
im Zeitraum von 21 Tagen nach Erbringung einer Leistung des Abschnitts 31.2 31614, 31615, 31616, 31617, 31618, 31619, 31620, 31621

Aufwand in Min.   **Kalkulationszeit:** 8   **Prüfzeit:** 8   **Eignung d. Prüfzeit:** Tages- und Quartalsprofil
GOÄ   entsprechend oder ähnlich: Leistungskomplex in der GOÄ so nicht vorhanden. Erbrachte Einzelleistungen berechnen

04439*   Elektronystagmo-/Okulographie, Blinkreflexprüfung   **118**
                                                                    15,03
Obligater Leistungsinhalt
- Elektronystagmo-/Okulographie und/oder
- Blinkreflexprüfung,
- Ein- und/oder beidseitig,

Abrechnungsbestimmung einmal im Behandlungsfall

Abrechnungsausschluss im Behandlungsfall 14330, 16320, 21320 und Kapitel 4.4.1, 4.4.3, 4.5

Aufwand in Min.   **Kalkulationszeit:** 7   **Prüfzeit:** 6   **Eignung d. Prüfzeit:** Nur Quartalsprofil
GOÄ   entsprechend oder ähnlich: Nr. 1413

4.4.3 Gebührenordnungspositionen der pädiatrischen Hämatologie und Onkologie

Die Gebührenordnungspositionen des Abschnitts III.a-4.4.3 können - unter Berücksichtigung von I-1.3 der Allgemeinen Bestimmungen – nur von Fachärzten für Kinder- und Jugendmedizin mit Schwerpunkt Kinder-Hämatologie und -Onkologie berechnet werden.

Kommentar:

Unter der Voraussetzung des Nachweises zusätzlicher Qualifikationen gem. Abschnitt I.3 der Allgemeinen Bestimmungen können die Leistungen dieses Abschnitts nur abgerechnet werden, wenn der Facharzt für Kinder- und Jugendmedizin den Schwerpunkt Kinder-Hämatologie und -Onkologie besitzt.

04441*   Zusatzpauschale Behandlung einer laboratoriumsmedizinisch oder histologisch/   **191**
                zytologisch gesicherten, primär hämatologischen und/oder onkologischen und/   24,33
                oder immunologischenSystemerkrankung

Obligater Leistungsinhalt
- Behandlung einer laboratoriumsmedizinisch oder histologisch/zytologisch gesicherten, primär hämatologischen und/oder onkologischen und/oder immunologischen Systemerkrankung,
- Erstellung eines krankheitsspezifischen Therapiekonzeptes unter Berücksichtigung individueller Faktoren,

Abrechnungsbestimmung einmal im Behandlungsfall

Abrechnungsausschluss im Behandlungsfall 36882, 36883 und Kapitel 4.4.1, 4.4.2, 4.5

Aufwand in Min.   **Kalkulationszeit:** 14   **Prüfzeit:** 13   **Eignung d. Prüfzeit:** Nur Quartalsprofil

GOÄ   entsprechend oder ähnlich: Leistungskomplex in der GOÄ so nicht vorhanden. Erbrachte Einzelleistungen berechnen

04442*   Zusatzpauschale intensive, aplasieinduzierende und/oder toxizitätsadaptierte,   **177**
antiproliferative Behandlung   22,55

Obligater Leistungsinhalt
- Intensive, aplasieinduzierende
und/oder
- Toxizitätsadaptierte Behandlung,
- Erfassung und Dokumentation der Toxizität,

Abrechnungsbestimmung einmal im Behandlungsfall

Abrechnungsausschluss im Behandlungsfall 36882, 36883 und Kapitel 4.4.1, 4.4.2, 4.5

Aufwand in Min.   **Kalkulationszeit:** 13   **Prüfzeit:** 12   **Eignung d. Prüfzeit:** Nur Quartalsprofil

GOÄ   entsprechend oder ähnlich: Leistungskomplex in der GOÄ so nicht vorhanden. Erbrachte Einzelleistungen berechnen

04443*   Zusatzpauschale intensivierte Nachbetreuung nach Tumorbehandlung und/oder   **189**
allogener(n) oder autologer(n) Transplantation(en) hämatopoetischer Stammzellen   24,08

Obligater Leistungsinhalt
- Intensivierte Nachbetreuung nach Tumorbehandlung
und/oder
- Intensivierte Nachbehandlung nach allogener oder autologer Transplantation(en) hämatopoetischer Stammzellen
und/oder
- Nachbetreuung von Patienten mit Stammzellentransplantation

Fakultativer Leistungsinhalt
- Überwachung des spezifischen Therapieschemas
- Erfassung und Dokumentation der Toxizität

Abrechnungsbestimmung einmal im Behandlungsfall

Abrechnungsausschluss im Behandlungsfall 36882, 36883 und Kapitel 4.4.1, 4.4.2, 4.5

Aufwand in Min.   **Kalkulationszeit:** 13   **Prüfzeit:** 12   **Eignung d. Prüfzeit:** Nur Quartalsprofil

GOÄ   entsprechend oder ähnlich: Leistungskomplex in der GOÄ so nicht vorhanden. Erbrachte Einzelleistungen berechnen

4.5 Pädiatrische Gebührenordnungspositionen mit Zusatzweiterbildung

4.5.1 Pädiatrisch-gastroenterologische Gebührenordnungspositionen

1. Die Gebührenordnungspositionen des Abschnitts III.a-4.5.1 können – unter Berücksichtigung von I-1.3 der Allgemeinen Bestimmungen – nur von Fachärzten für Kinder- und Jugendmedizin mit der Zusatzweiterbildung Kinder-Gastroenterologie berechnet werden.

2. Die Gebührenordnungspositionen 01510 bis 01512, 02100 und 02101 sind entgegen der Bestimmung im Anhang 1 des EBM für Fachärzte für Kinder- und Jugendmedizin mit der Zusatzweiterbildung Kinder-

Gastroenterologie neben den Versichertenpauschalen nach den Gebührenordnungspositionen 04000 und 04030 berechnungsfähig.
In diesem Fall sind die Gebührenordnungspositionen 01510 bis 01512, 02100 und 02101 mit einer bundeseinheitlich kodierten Zusatzkennzeichnung zu versehen.

Kommentar:

Unter der Voraussetzung des Nachweises zusätzlicher Qualifikationen gem. Abschnitt I.3 der Allgemeinen Bestimmungen (s.o.) können die Leistungen dieses Abschnitts nur abgerechnet werden, wenn der Facharzt für Kinder- und Jugendmedizin die Zusatzweiterbildung Kinder-Gastroenterologie besitzt. Zusätzlich kann die Nr. 04527 auch von Fachärzten für Kinder- und Jugendmedizin mit der Zusatzweiterbildung „Kinder-Nephrologie" berechnet werden.

04511*   Zusatzpauschale Ösophago-Gastroduodenoskopie   **878**
                                                                            111,86

Obligater Leistungsinhalt
- Ösophagoskopie
und/oder
- Ösophagogastroskopie
und/oder
- Ösophagogastroduodenoskopie,
- Patientenaufklärung zur Untersuchung und zu den möglichen therapeutischen Maßnahmen in derselben Sitzung in angemessenem Zeitabstand vor dem Eingriff,
- Aufklärung und Instruktion der Bezugsperson(en),
- Information zum Ablauf der vorbereitenden Maßnahmen vor dem Eingriff und zu einer Sedierung und/oder Prämedikation,
- Nachbeobachtung und -betreuung,
- Foto-/Videodokumentation(en)

Fakultativer Leistungsinhalt
- 13 C Harnstoff Atemtest (Nr. 02400),
- Ureasenachweis, einschl. Kosten,
- Probeexzision(en),
- Probepunktion(en),
- Fremdkörperentfernung(en),
- Blutstillung(en),
- Prämedikation, Sedierung, ggf. unter Monitoring von Blutdruck und Pulsoxymetrie

Anmerkung Entgegen Nr. I-4.3.2 der Allgemeinen Bestimmungen kann die Gebührenordnungsposition auch dann berechnet werden, wenn die Arztpraxis nicht über die Möglichkeit zur Durchführung des 13 C-Harnstoff-Atemtests nach der Gebührenordnungsposition 02400 verfügt.

Abrechnungsausschluss
im Behandlungsfall 36881, 36882, 36883 und Kapitel 4.5.2, 4.5.3, 4.5.4, 4.5.5, 4.4
in derselben Sitzung 02300, 02301, 02302, 02400, 04513

Aufwand in Min.   **Kalkulationszeit:** 14   **Prüfzeit:** 11   **Eignung d. Prüfzeit:** Tages- und Quartalsprofil

GOÄ   entsprechend oder ähnlich: Leistungskomplex in der GOÄ so nicht vorhanden. Erbrachte Einzelleistungen berechnen, z.B. 680, 681, 682, 683, 684, A 619*

04512*   Langzeit-ph-Metrie des Ösophagus von mindestens 12 Stunden Dauer mit   **468**
             Sondeneinführung   59,63

Obligater Leistungsinhalt
- Lagekontrolle der Sonde,
- Aufklärung und Instruktion der Bezugsperson(en)

Fakultativer Leistungsinhalt
- Fixierung der Sonde

Abrechnungsausschluss
im Behandlungsfall 36881, 36882, 36883 und Kapitel 4.5.2, 4.5.3, 4.5.4, 4.5.5, 4.4
in derselben Sitzung 02300, 02301, 02302, 04515

Aufwand in Min.   **Kalkulationszeit:** 10   **Prüfzeit:** 6   **Eignung d. Prüfzeit:** Tages- und Quartalsprofil
GOÄ   entsprechend oder ähnlich: Leistungskomplex in der GOÄ so nicht vorhanden. Erbrachte Einzelleistungen berechnen, 691, 693, 694.

04513*   Perkutane Gastrostomie   **1197**   152,50

Obligater Leistungsinhalt
- Perkutane Gastrostomie,
- Gastroskopie (Nr. 04511),
- Patientenaufklärung in angemessenem Zeitabstand vor dem Eingriff zur Untersuchung und zu den möglichen therapeutischen Maßnahmen in derselben Sitzung,
- Aufklärung und Instruktion der Bezugsperson(en),
- Information zum Ablauf der vorbereitenden Maßnahmen vor dem Eingriff und zu einer Sedierung und/oder Prämedikation,
- Nachbeobachtung und -betreuung

Fakultativer Leistungsinhalt
- Prämedikation/Sedierung,
- Endoskopische Durchführung,
- Lokalanästhesie,
- Einführen einer Verweilsonde

Abrechnungsausschluss
in derselben Sitzung 02300, 02301, 02302, 02320, 02340, 02341, 04511
im Behandlungsfall 36881, 36882, 36883 und Kapitel 4.5.2, 4.5.3, 4.5.4, 4.5.5, 4.4

Aufwand in Min.   **Kalkulationszeit:** 30   **Prüfzeit:** 26   **Eignung d. Prüfzeit:** Tages- und Quartalsprofil
GOÄ   entsprechend oder ähnlich: Leistungskomplex in der GOÄ so nicht vorhanden. Erbrachte Einzelleistungen berechnen, 670, 682.

04514*   Zusatzpauschale Koloskopie   **1600**   203,85

Obligater Leistungsinhalt
- Totale Koloskopie mit Darstellung des Zökums,
- Patientenaufklärung zur Koloskopie und Prämedikation in angemessenem Zeitabstand vor dem Eingriff,
- Aufklärung und Instruktion der Bezugsperson(en),
- Aufklärung zum Vorgehen und zu einer möglichen Polyp(en)abtragung und anderer therapeutischer Maßnahmen in derselben Sitzung,
- Information zu Ablauf und Dauer der Darmreinigung,
- Aushändigung aller Substanzen zur Darmreinigung
- Foto-/Videodokumentation(en),
- Nachbeobachtung,
- Einhaltung der Maßnahmen der Überprüfung der Hygienequalität entsprechend der Qualitätssicherungsvereinbarung gemäß § 135 Abs. 2 SGB V,
- Vorhaltung der geeigneten Notfallausstattung entsprechend der Qualitätssicherungsvereinbarung gemäß § 135 SGB V

Fakultativer Leistungsinhalt
- Lagekontrolle durch ein bildgebendes Verfahren,
- Gerinnungsuntersuchungen und kleines Blutbild,
- Darstellung des terminalen Ileums,
- Probeexzision(en),
- Prämedikation, Sedierung ggf. unter Monitoring von Blutdruck und Pulsoxymetrie

Anmerkung Die Berechnung der Gebührenordnungsposition 04514 setzt eine Genehmigung der Kassenärztlichen Vereinigung gemäß § 135 Abs. 2 SGB V voraus.

Abrechnungsausschluss
im Behandlungsfall 36881, 36882, 36883 und Kapitel 4.5.2, 4.5.3, 4.5.4, 4.5.5, 4.4
in derselben Sitzung 01741, 02300, 02301, 02302, 02401, 04518

Aufwand in Min.	**Kalkulationszeit:** 37 **Prüfzeit:** 30 **Eignung d. Prüfzeit:** Tages- und Quartalsprofil
GOÄ	entsprechend oder ähnlich: Leistungskomplex in der GOÄ so nicht vorhanden. Erbrachte Einzelleistungen berechnen.

04515* Zuschlag zu den Gebührenordnungspositionen 04511, 04513 und 04514   **518**
66,00

Obligater Leistungsinhalt
- Einführen eines jejunalen Schenkels durch den Pylorus bei gastroösophagealem Reflux oder Magenentleerungsstörung (PEJ) und/oder
- Endoskopische Sklerosierungsbehandlung(en) und/oder
- Ligatur(en) bei Varizen und Ulzeration(en) und/oder
- Vollständige Entfernung eines oder mehrerer Polypen bzw. Mukosektomie mittels Hochfrequenzdiathermieschlinge und/oder
- Ösophagus-Manometrie

Abrechnungsausschluss
im Behandlungsfall 36881, 36882, 36883 und Kapitel 4.5.2, 4.5.3, 4.5.4, 4.5.5, 4.4
in derselben Sitzung 01742, 04512

Aufwand in Min.	**Kalkulationszeit:** 10 **Prüfzeit:** 6 **Eignung d. Prüfzeit:** Tages- und Quartalsprofil
GOÄ	entsprechend oder ähnlich: Leistungskomplex in der GOÄ so nicht vorhanden. Erbrachte Einzelleistungen berechnen.
Kommentar:	Die Bewertungen der EBM Nrn. 04514 (Zusatzpauschale Koloskopie) und 04560 (Zusatzpauschale kontinuierliche Betreuung eines chronisch niereninsuffizienten Patienten) werden an die weitestgehend identischen EBM Nrn. 13421 bzw. 13600 angeglichen.

Zusätzlich wird die Kalkulations- und Prüfzeit der EBM Nr. 04514 entsprechend der EBMNr. 13421 festgelegt. Die Änderung der Prüfzeiten der EBM Nrn. 04512 (Langzeit-ph-Metrie des Ösophagus), 04560 (Zusatzpauschale kontinuierliche Betreuung eines chronisch niereninsuffizienten Patienten) und 13256 (Bestimmung des Säurebasenhaushalts und Blutgasanalyse) erfolgt zur Angleichung an die Prüfzeiten der EBM Nrn. 13401, 13600 und 13661.

04516* Zusatzpauschale Rektoskopie   **94**
11,98

Obligater Leistungsinhalt
- Rektoskopie,
- Patientenaufklärung in angemessenem Zeitabstand vor dem Eingriff,
- Aufklärung und Instruktion der Bezugsperson(en),
- Information zum Ablauf der vorbereitenden Maßnahmen vor dem Eingriff und zu einer Sedierung und/oder Prämedikation,
- Aufklärung zum Vorgehen und zu einer möglichen Polyp(en)abtragung und anderer therapeutischer Maßnahmen in derselben Sitzung,
- Nachbeobachtung und -betreuung,
- Information zu Ablauf und Dauer der Darmreinigung

Fakultativer Leistungsinhalt
- Blutstillung,
- Fremdkörperentfernung,
- Gewebebiopsie(n) und Veranlassung einer histologischen Untersuchung,
- Prämedikation, Sedierung, ggf. unter Monitoring von Blutdruck und Pulsoxymetrie

Abrechnungsausschluss
im Behandlungsfall 13250, 36881, 36882, 36883 und Kapitel 4.5.2, 4.5.3, 4.5.4, 4.5.5, 4.4
in derselben Sitzung 02300, 02301, 02302, 03331, 04331, 08333, 13257, 30600

Aufwand in Min.	**Kalkulationszeit:** 4 **Prüfzeit:** 3 **Eignung d. Prüfzeit:** Tages- und Quartalsprofil
GOÄ	entsprechend oder ähnlich: Leistungskomplex in der GOÄ so nicht vorhanden. Erbrachte Einzelleistungen berechnen.

04518*   Zusatzpauschale (Teil-)Koloskopie und/oder Sigmoidoskopie   **1048**
133,52

Obligater Leistungsinhalt
- (Teil-)Koloskopie entsprechend der Gebührenordnungsposition 04514 mindestens mit Darstellung des Kolon transversum

und/oder

- Sigmoidoskopie

Anmerkung Die Berechnung der Gebührenordnungsposition 04518 setzt eine Genehmigung der Kassenärztlichen Vereinigung gemäß § 135 Abs. 2 SGB V voraus.

Abrechnungsausschluss
im Behandlungsfall 13422, 36881, 36882, 36883 und Kapitel 4.5.2, 4.5.3, 4.5.4, 4.5.5, 4.4
in derselben Sitzung 01741, 02300, 02301, 02302, 04514

Aufwand in Min.   **Kalkulationszeit:** 24   **Prüfzeit:** 18   **Eignung d. Prüfzeit:** Tages- und Quartalsprofil

GOÄ   entsprechend oder ähnlich: Nrn. 688, 689.

04520*   Zusätzliche Leistung(en) im Zusammenhang mit den Gebührenordnungspositionen   **233**
04514 oder 04518   **29,69**

Obligater Leistungsinhalt
- Fremdkörperentfernung(en) und/oder
- Polypektomie(n) von Polypen mit einer Größe > 5 mm mittels Hochfrequenzdiathermieschlingeund/oder
- Schlingenbiopsie(n) mittels Hochfrequenzdiathermieschlinge und/oder
- Blutstillung(en)

Abrechnungsausschluss
im Behandlungsfall 04420, 04221, 04410, 04411, 04413, 01414, 01415, 04416, 04419, 04430, 04431, 04433, 04434, 04435, 04436, 04437, 04439, 04441, 04442, 04443, 04530, 04532, 04534, 04535, 04536, 04537, 04550, 04551, 04560, 04561, 04562, 04564, 04565, 04566, 04572, 04573, 04580, 36881, 36882, 36883
in derselben Sitzung 01742, 02300, 02301, 02302, 13423

Aufwand in Min.   **Kalkulationszeit:** 7   **Prüfzeit:** 6   **Eignung d. Prüfzeit:** Tages- und Quartalsprofil

GOÄ   entsprechend oder ähnlich: Nrn. 695, 696.

04523*   Zusatzpauschale Behandlung eines Lebertransplantatträgers   **211**
26,88

Obligater Leistungsinhalt
- Behandlung eines Leber-Transplantatträgers,
- Kontrolle der Transplantatfunktionen,
- Überwachung des spezifischen Therapieschemas,

Fakultativer Leistungsinhalt
- Beratung und Instruktion der Bezugsperson(en),
- Abstimmung mit dem Hausarzt,

Abrechnungsbestimmung einmal im Behandlungsfall

Abrechnungsausschluss im Behandlungsfall und Kapitel 4.5.2, 4.5.3, 4.5.4, 4.5.5, 4.4

Aufwand in Min.   **Kalkulationszeit:** KA   **Prüfzeit:** 15   **Eignung d. Prüfzeit:** Nur Quartalsprofil

GOÄ   entsprechend oder ähnlich: Diese Pauschale kennt die GOÄ nicht. Abzurechnen sind die erbrachten Einzelleistungen.

04527*   Zusatzpauschale Behandlung eines Bauchspeicheldrüsen- oder Nieren-   **211**
Bauchspeicheldrüsen-Transplantatträgers   **26,88**

Obligater Leistungsinhalt
- Behandlung eines Bauchspeicheldrüsen- oder Nieren-Bauchspeicheldrüsen-Transplantatträgers,
- Kontrolle der Transplantatfunktionen,
- Überwachung des spezifischen Therapieschemas,

Fakultativer Leistungsinhalt
- Beratung und Instruktion der Bezugsperson(en),
- Abstimmung mit dem Hausarzt,

Abrechnungsbestimmung einmal im Behandlungsfall

Anmerkung Bei der Behandlung von Nieren-/Bauchspeicheldrüsen-Transplantatträgern ist die Gebührenordnungsposition 04527 nur von Vertragsärzten, die über eine Genehmigung zur Durchführung von Blutreinigungsverfahren gemäß § 135 Abs. 2 SGB V verfügen, berechnungsfähig.

Abrechnungsausschluss im Behandlungsfall 04561 und Kapitel 4.5.2, 4.5.3, 4.5.5, 4.4

Aufwand in Min. **Kalkulationszeit:** KA **Prüfzeit:** 15 **Eignung d. Prüfzeit:** Nur Quartalsprofil

GOÄ entsprechend oder ähnlich: Diese Pauschale kennt die GOÄ nicht. Abzurechnen sind die erbrachten Einzelleistungen.

04528* Zusatzpauschale Behandlung eines Bauchspeicheldrüsen- oder Nieren-Bauchspeicheldrüsen- Transplantatträgers **1109**
141,29

Obligater Leistungsinhalt
- Aufklärung zur Kapselendoskopie in angemessenem Zeitabstand vor der Untersuchung,
- Durchführung einer Kapselendoskopie bei Erkrankungen des Dünndarms,
- Dokumentation gemäß § 3 der Nummer 16 in der Anlage 1 „Anerkannte Untersuchungs- und Behandlungsmethoden" sowie § 7 und § 8 der Qualitätssicherungsvereinbarung Kapselendoskopie gemäß § 135 Abs. 2 SGB V,

Fakultativer Leistungsinhalt
- Aushändigung aller Substanzen zur Darmreinigung,
- Information zu Ablauf und Dauer der Darmreinigung,

Abrechnungsbestimmung einmal im Behandlungsfall

Anmerkung Die Gebührenordnungsposition 04528 enthält nicht die Kosten für die Untersuchungskapsel.
Die Berechnung der Gebührenordnungsposition 04528 setzt eine Genehmigung der Kassenärztlichen Vereinigung nach der Qualitätssicherungsvereinbarung Kapselendoskopie gemäß § 135 Abs. 2 SGB V voraus.

Abrechnungsausschluss im Behandlungsfall 04220, 04221 und Kapitel 4.5.2, 4.5.3, 4.5.4, 4.5.5, 4.4

Aufwand in Min. **Kalkulationszeit:** 10 **Prüfzeit:** 8 **Eignung d. Prüfzeit:** Tages- und Quartalsprofil

04529* Zusatzpauschale Durchführung einer Kapselendoskopie bei Erkrankungen des Dünndarms entsprechend der Richtlinie des Gemeinsamen Bundesausschusses (Nr. 16 in der Anlage 1 „Anerkannte Untersuchungs- und Behandlungsmethoden" der Richtlinien Methoden der vertragsärztlichen Versorgung) und entsprechend der Qualitätssicherungsvereinbarung Kapselendoskopie gemäß § 135 Abs. 2 SGB V **2474**
315,20

Obligater Leistungsinhalt
- Auswertung einer Untersuchung mittels Kapselendoskopie bei Erkrankungen des Dünndarms,
- Dokumentation gemäß § 3 der Nr. 16 in der Anlage 1 „Anerkannte Untersuchungs- und Behandlungsmethoden" sowie § 7 und § 8 der Qualitätssicherungsvereinbarung Kapselendoskopie gemäß § 135 Abs. 2 SGB V,

Abrechnungsbestimmung einmal im Behandlungsfall

Anmerkung Die Berechnung der Gebührenordnungsposition 04529 setzt eine Genehmigung der Kassenärztlichen Vereinigung nach der Qualitätssicherungsvereinbarung Kapselendoskopie gemäß § 135 Abs. 2 SGB V voraus.

Abrechnungsausschluss im Behandlungsfall 04220, 04221 und Kapitel 4.5.2, 4.5.3, 4.5.4, 4.5.5, 4.4

Aufwand in Min. **Kalkulationszeit:** 75 **Prüfzeit:** 60 **Eignung d. Prüfzeit:** Tages- und Quartalsprofil

4.5.2 Pädiatrisch-pneumologische Gebührenordnungspositionen

1. Die Gebührenordnungspositionen des Abschnitts III.a-4.5.2 können – unter Berücksichtigung von I-1.3 der Allgemeinen Bestimmungen – nur von Fachärzten für Kinder- und Jugendmedizin mit der Zusatzweiterbildung Kinder-Pneumologie berechnet werden.

2. Die Gebührenordnungsposition 04537 kann darüber hinaus von Fachärzten für Kinder- und Jugendmedizin mit der Zusatzweiterbildung „Kinder-Kardiologie" berechnet werden.

Kommentar:

Unter der Voraussetzung des Nachweises zusätzlicher Qualifikationen gem. Abschnitt I.3 der Allgemeinen Bestimmungen können die Leistungen dieses Abschnitts nur abgerechnet werden, wenn der Facharzt für Kinder- und Jugendmedizin die Zusatzweiterbildung Kinder-Pneumologie besitzt.

04530*   Zusatzpauschale pädiatrische Pneumologie   **311**
                          39,62

Obligater Leistungsinhalt
- Ganzkörperplethysmographische Lungenfunktionsdiagnostik mit graphischer(-en) Registrierung(en) ab dem vollendeten 5. Lebensjahr und/oder
- Bestimmung des Atemwegwiderstandes (Resistance) mittels Oszillations- oder Verschlussdruckmethode und fortlaufender graphischer Registrierung bei Kindern bis zum vollendeten 6. Lebensjahr und/oder
- Bestimmung(en) der Diffusionskapazität in Ruhe und/oder physikalisch definierter und reproduzierbarer Belastung ab dem vollendeten 5. Lebensjahr und/oder
- Bestimmung(en) der Lungendehnbarkeit (Compliance) mittels Ösophaguskatheter,

Fakultativer Leistungsinhalt
- Bestimmung(en) des intrathorakalen Gasvolumens,
- Applikation(en) von bronchospasmolytisch wirksamen Substanzen,
- Bestimmung(en) der prozentualen Sauerstoffsättigung im Blut (Oxymetrie),
- Spirographische Untersuchung(en) mit Darstellung der Flussvolumenkurve bei in- und exspiratorischer Messung,
- Druckmessung an der Lunge mittels P0 I und Pmax und grafischer Registrierung bei Kindern ab dem 7. Lebensjahr, Jugendlichen und Heranwachsenden,
- Bestimmung des Atemwegswiderstandes (Resistance) mittels Oszillations- oder Verschlussdruckmethode und fortlaufender graphischer Registrierung bei Kindern ab dem 7. Lebensjahr, Jugendlichen und Heranwachsenden,
- Bestimmung des Säurebasenhaushalts und des Gasdrucks im Blut (Blutgasanalyse)
  – in Ruhe
  und/oder
  – unter definierter und reproduzierbarer Belastung
  und/oder
  – unter Sauerstoffinsufflation
- Bestimmung(en) des Residualvolumens mittels Fremdgasmethode,
- Bestimmung von Hämoglobin(en) (z.B. Met-Hb, CO-Hb) mittels des für die Oxymetrie bzw. für die Blutgasanalyse eingesetzten Gerätes,

Abrechnungsbestimmung einmal im Behandlungsfall

Anmerkung Entgegen I-4.3.2 der Allgemeinen Bestimmungen kann die Gebührenordnungsposition 04530 auch dann berechnet werden, wenn die Arztpraxis nicht über die Möglichkeit zur Bestimmung von Hämoglobin(en) (z.B. Met-Hb, CO-Hb) mittels des für die Oxymetrie bzw. für die Blutgasanalyse eingesetzten Gerätes verfügt.

Abrechnungsausschluss
im Behandlungsfall 04536 und Kapitel 4.5.1, 4.5.3, 4.5.4, 4.5.5, 4.4
in derselben Sitzung 02330

Aufwand in Min.   **Kalkulationszeit:** 4   **Prüfzeit:** 3   **Eignung d. Prüfzeit:** Nur Quartalsprofil

GOÄ   entsprechend oder ähnlich: Leistungskomplex in der GOÄ so nicht vorhanden. Erbrachte Einzelleistungen berechnen.

04532* Zuschlag zu der Gebührenordnungsposition 04530 für die Durchführung eines **367**
unspezifischen bronchialen Provokationstests   **46,76**

Obligater Leistungsinhalt
- Wiederholte Messungen mit Darstellung der Druckflusskurve

oder

- quantitativer inhalativer Mehrstufentest unter kontinuierlicher Registrierung der Druck-flusskurve oder Flussvolumenkurve
- Nachbeobachtung von mindestens 30 Minuten Dauer

Fakultativer Leistungsinhalt
- Bronchospasmolysebehandlung nach Provokation

Anmerkung Die Gebührenordnungsposition 04532 ist nicht mehrfach an demselben Tag berechnungsfähig. Voraussetzung für die Berechnung ider Gebührenordnungsposition 04532 ist die Erfüllung der notwendigen sachlichen und personellen Bedingungen für eine gegebenenfalls erforderliche notfallmedizinische Versorgung.

Abrechnungsausschluss im Behandlungsfall 04536, 36882, 36883 und Kapitel 4.5.1, 4.5.3, 4.5.4, 4.5.5, 4.4

Aufwand in Min.   **Kalkulationszeit:** 6   **Prüfzeit:** 3   **Eignung d. Prüfzeit:** Tages- und Quartalsprofil

GOÄ   entsprechend oder ähnlich: Leistungskomplex in der GOÄ so nicht vorhanden. Erbrachte Einzelleistungen berechnen.

04534* Ergospirometrische Untersuchung   **394**
Obligater Leistungsinhalt   **50,20**
- Ergospirometrische Untersuchung in Ruhe und unter physikalisch definierter Belastung und reproduzierbarer Belastungsstufe ab dem vollendeten 5. Lebensjahr,
- Gleichzeitige obligatorische Untersuchung der Atemgase, Ventilationsparameter und der Herz-Kreislauf-Parameter,
- Monitoring,
- Dokumentation mittels „9-Felder-Graphik"

Abrechnungsausschluss im Behandlungsfall 36882, 36883 und Kapitel 4.5.1, 4.5.3, 4.5.4, 4.5.5, 4.4

Aufwand in Min.   **Kalkulationszeit:** 9   **Prüfzeit:** 9   **Eignung d. Prüfzeit:** Tages- und Quartalsprofil

GOÄ   entsprechend oder ähnlich: Nr. 606*

Kommentar: Die Leistung nach 04534 kann im Quartal nicht neben internistisch-diagnostischen Leistungen berechnet werden.

04535* Schweißtest   **69**
Schweißtest zur Mukoviszidose-Diagnostik   **8,79**

Obligater Leistungsinhalt
- Gewinnung von Schweiß zur Bestimmung des Elektrolytgehaltes,

Abrechnungsbestimmung je Untersuchung

Anmerkung Die Gebührenordnungsposition 04535 ist höchstens zweimal im Krankheits-fall berechnungsfähig.

Abrechnungsausschluss im Behandlungsfall 36882, 36883 und Kapitel 4.5.1, 4.5.3, 4.5.4, 4.5.5, 4.4

Aufwand in Min.   **Kalkulationszeit:** 2   **Prüfzeit:** 1   **Eignung d. Prüfzeit:** Tages- und Quartalsprofil

GOÄ   entsprechend oder ähnlich: Nr. 752

04536* Bestimmung des Säurebasenhaushalts und Blutgasanalyse   **84**
Obligater Leistungsinhalt   **10,70**
- Bestimmung in Ruhe

und/oder
- Bei Belastung

und/oder
- Zur Indikationsstellung einer Sauerstoffinhalationstherapie

Abrechnungsausschluss
in derselben Sitzung 02330, 13256, 13661, 32247, 36884 und 37705
im Behandlungsfall 04530, 04532, 13250 und Kapitel 4.5.1, 4.5.3, 4.5.4, 4.5.5, 36.6.3, 4.4

Aufwand in Min. **Kalkulationszeit:** 2   **Prüfzeit:** 1   **Eignung d. Prüfzeit:** Tages- und Quartalsprofil
GOÄ   entsprechend oder ähnlich: Nr. 3710*

04537*   Zusatzpauschale Behandlung eines Lungen- oder Herz-Lungen-Transplantatträgers   **211**
Obligater Leistungsinhalt   26,88
* Behandlung eines Lungen- oder Herz-Lungen-Transplantatträgers,
* Kontrolle der Transplantatfunktionen,
* Überwachung des spezifischen Therapieschemas,

Fakultativer Leistungsinhalt
* Beratung und Instruktion der Bezugsperson(en),
* Abstimmung mit dem Hausarzt,

Abrechnungsbestimmung einmal im Behandlungsfall

Abrechnungsausschluss im Behandlungsfall 04420, 04221, 04411, 04413, 04414, 04415, 04416, 36881, 36882, 36883 und Kapitel 4.4.2, 4.4.3, 4.5.1, 4.5.3, 4.5.4, 4.5.5

Aufwand in Min. **Kalkulationszeit:** KA   **Prüfzeit:** 15   **Eignung d. Prüfzeit:** Nur Quartalsprofil
GOÄ   entsprechend oder ähnlich: Diese Pauschale kennt die GOÄ nicht. Abzurechnen sind die erbrachten Einzelleistungen.

04538   FeNO-Messung zur Indikationsstellung einer Therapie mit Dupilumab   **88**
                                                             11,21
Anmerkung Die Gebührenordnungsposition 04538 ist bei Überprüfung einer bereits gestellten Indikation zur Therapie mit Dupilumab oder zur Verlaufskontrolle der Therapie mit Dupilumab nicht berechnungsfähig.

Abrechnungsausschluss im Behandlungsfall 04220, 04221, 04580, 13678 und Kapitel 4.4, 4.5.1, 4.5.3, 4.5.4

Berichtspflicht Nein

Aufwand in Min. **Kalkulationszeit:** 1   **Prüfzeit:** 1   **Eignung d. Prüfzeit:** Tages- und Quartalsprofil
Kommentar: Seit 1. April 2024 können Pädiater mit der Zusatzweiterbildung Kinder-Pneumologie die Nr. 04538 und Fachärzte für Innere Medizin mit Schwerpunkt Pneumologie und Lungenärzte die Nr. 13678 für die Messung des fraktionierten exhalierten Stickstoffmonoxids (FeNO-Messung) berechnen. Grundsätzlich darf eine FeNO-Messung nur zur Indikationsstellung einer Therapie mit Dupilumab durchgeführt und abgerechnet werden.

4.5.3 Gebührenordnungspositionen der pädiatrischen Rheumatologie

1. Die Gebührenordnungspositionen des Abschnitts III.a-4.5.3 können – unter Berücksichtigung von I-1.3 der Allgemeinen Bestimmungen – nur von Fachärzten für Kinder- und Jugendmedizin mit der Zusatzweiterbildung Kinder-Rheumatologie berechnet werden.
2. Die Gebührenordnungspositionen 01510 bis 01512, 02100 und 02101 sind entgegen der Bestimmung im Anhang 1 des EBM für Fachärzte für Kinder- und Jugendmedizin mit der Zusatzweiterbildung Kinder-Rheumatologie neben den Versi-chertenpauschalen nach den Gebührenordnungspositionen 04000 und 04030 berechnungsfähig. In diesem Fall sind die Gebührenordnungspositionen 01510 bis 01512, 02100 und 02101 mit einer bundeseinheitlich kodierten Zusatzkenn-zeichnung zu versehen.

Kommentar:

Unter der Voraussetzung des Nachweises zusätzlicher Qualifikationen gem. Abschnitt I.3 der Allgemeinen Bestimmungen können die Leistungen dieses Abschnitts nur abgerechnet werden, wenn der Facharzt für Kinder- und Jugendmedizin die Zusatzweiterbildung Kinder-Rheumatolotgie besitzt.

Zusätzlich kann die Nr. 04537 auch von Fachärzten für Kinder- und Jugendmedizin mit der Zusatzwei-terbildung „Kinderkardiologie" berechnet werden.

04550* Zusatzpauschale pädiatrische Rheumatologie für die Behandlung und/oder **232**
Betreuung eines Patienten mit mindestens einer der nachfolgend genannten **29,56**
Indikationen:
- chronische Arthritis, Kollagenose, Vaskulitis,
- systemische autoinflammatorische Erkrankung (z.B. periodisches Fiebersyndrom,
  PAPA, Blau-Syndrom, chronische Osteitis/Osteomyelitis),
- andere entzündlich rheumatische Systemerkrankung (z.B. M. Behcet, Sarkoidose,
  chronische idiopathische Uveitis),
- chronisches, funktionsbeeinträchtigendes, lokalisiertes oder generalisiertes Schmerz-
  syndrom mit Manifestation am Bewegungsapparat (Fibromyalgie),

Obligater Leistungsinhalt
- Kontinuierliche Betreuung eines Säuglings, Kleinkindes, Kindes, Jugendlichen oder
  Heranwachsenden mit chronischer rheumatischer Erkrankung,
- Erhebung der Krankheitsaktivität rheumatischer Erkrankungen bei Kindern, Jugend-
  lichen und Heranwachsenden mittels visueller Analogskala numerischer Ratingskala,
- Anleitung und Führung der Bezugsperson(en),
- Mindestens 2 Arzt-Patienten-Kontakte im Behandlungsfall,

Fakultativer Leistungsinhalt
- Aufstellung eines Behandlungsplanes mit Bezugsperson(en),
- Konsiliarische Erörterung mit dem überweisenden Arzt bzw. mit dem hausärztlichen
  Kinderarzt,
- Aufstellung eines Hilfsmittelplanes,
- Erprobung des Einsatzes von Hilfsmitteln, Therapiemitteln der physikalischen Medizin
  und Ergotherapie,
- Abstimmung mit dem Hilfsmitteltechniker,
- Überprüfung der qualitätsgerechten Zurichtung der Orthesen und Hilfsmittel,
- Beratung bezüglich Schule, Ausbildung und Berufswahl,

Abrechnungsbestimmung einmal im Behandlungsfall

Abrechnungsausschluss im Behandlungsfall 36881, 36882, 36883 und Kapitel 4.5.1,
4.5.2, 4.5.4, 4.5.5, 4.4

Aufwand in Min. **Kalkulationszeit:** 17   **Prüfzeit:** 15   **Eignung d. Prüfzeit:** Nur Quartalsprofil

GOÄ entsprechend oder ähnlich: Leistungskomplex in der GOÄ so nicht vorhanden. Erbrachte
Einzelleistungen berechnen.

04551* Zusatzpauschale spezielle pädiatrisch-rheumatologische Funktionsdiagnostik **154**
bzw. rheumatologisches Assessment zur Verlaufskontrolle mindestens einer **19,62**
gesicherten rheumatologischen Erkrankung oder zur Abklärung bei Verdacht auf
mindestens eine der nachfolgenden Erkrankungen:
- chronische Arthritis
- Kollagenose
- Vaskulitis
- systemische autoinflammatorische Erkrankung (z.B. periodisches Fiebersyndrom,
  PAPA, Blau-Syndrom, chronische Osteitis/Osteomyelitis)
- andere entzündlich rheumatische Systemerkrankung (z.B. M. Behcet, Sarkoidose,
  chronische idiopathische Uveitis)
- chronisches, funktionsbeeinträchtigendes, lokalisiertes oder generalisiertes Schmerz-
  syndrom mit Manifestation am Bewegungsapparat (Fibromyalgie),

Obligater Leistungsinhalt
- Rheumatologische Untersuchung von Funktions- und Fähigkeitsstörungen mit Quantifizierung der Funktionseinschränkung mittels standardisiertem qualitätsgesichertem
  Fragebogen (Childhood Health Assessment Questionnaire, CHAQ)
  und/oder
- Erhebung des Juvenile Arthritis Disease Activity Score (JADAS) bei Kindern und Jugendlichen mit juveniler idiopathischer Arthritis
  und/oder

- Erhebung des JADAS und/oder JSpADA (Juvenile Spondyloarthritis Disease Activity Index) bei Kindern und Jugendlichen mit axialer Spondyloarthritis einschließlich ankylosierender Spondylitis (Morbus Bechterew) und/oder anderer juveniler Spondyloarthritis und/oder
- Erhebung des SLEDAI und/oder ECLAM bei systemischem Lupus erythematodes und/oder
- Erhebung des BVAS bei Vaskulitiden und/oder
- Erhebung des Disease-Activity-Score (DAS) und/oder manueller Muskeltest (Manual Muscle Testing, MMT-8) und/oder Childhood Myositis Assessment Scale Myositiden, (CMAS) bei Myositiden,

Fakultativer Leistungsinhalt
- Erhebung der Krankheitsaktivität rheumatischer Erkrankungen bei Kindern, Jugendlichen und Heranwachsenden mittels visueller Analogskala bzw. numerischer Ratingskala

Abrechnungsbestimmung einmal im Behandlungsfall

Abrechnungsausschluss im Behandlungsfall 36881, 36882, 36883 und Kapitel 4.5.1, 4.5.2, 4.5.4, 4.5.5, 4.4

Aufwand in Min. **Kalkulationszeit: 12**   **Prüfzeit: 11**   **Eignung d. Prüfzeit:** Nur Quartalsprofil

GOÄ   entsprechend oder ähnlich: Leistungskomplex in der GOÄ so nicht vorhanden. Erbrachte Einzelleistungen berechnen.

4.5.4 Gebührenordnungspositionen der pädiatrischen Nephrologie und Dialyse

1. Die Gebührenordnungspositionen des Abschnitts III.a-4.5.4 können – unter Berücksichtigung von I-1.3 der Allgemeinen Bestimmungen – nur von Fachärzten für Kinder- und Jugendmedizin mit der Zusatzweiterbildung Kinder-Nephrologie berechnet werden.

2. Die Gebührenordnungspositionen 04560 und 04561 können – unter Berücksichtigung von 1.3 der Allgemeinen Bestimmungen – nur von Fachärzten für Kinder- und Jugendmedizin mit der Zusatzweiterbildung Kinder-Nephrologie und/oder Fachärzten für Kinder- und Jugendmedizin, die über eine Genehmigung zur Durchführung von Blutreinigungsverfahren gemäß § 135 Abs. 2 SGB V verfügen, berechnet werden. Die Berechnung der Gebührenordnungspositionen 04562, 04564 bis 04566 setzt eine Genehmigung der Kassenärztlichen Vereinigung nach der Vereinbarung zu den Blutreinigungsverfahren gemäß § 135 Abs. 2 SGB V voraus. Die Berechnung der Gebührenordnungspositionen 04572 und 04573 setzt eine Genehmigung der Kassenärztlichen Vereinigung nach Nr. 1 Ambulante Durchführung der Apheresen als extrakorporales Hämotherapieverfahren, Anlage I „Anerkannte Untersuchungs- oder Behandlungsmethoden" der Richtlinie Methoden vertragsärztlicher Versorgung des Gemeinsamen Bundesausschusses voraus.

3. Der Leistungsumfang der Gebührenordnungsposition 04564 bei Durchführung einer Zentrums- bzw. Praxisdialyse oder bei Apheresen entsprechend der Gebührenordnungsposition 04572 oder 04573 schließt die ständige Anwesenheit des Arztes ein. Der Leistungsumfang der Gebührenordnungsposition 04564 bei Heimdialyse oder zentralisierter Heimdialyse sowie der Gebührenordnungspositionen 04565 und 04566 schließt die ständige Bereitschaft des Arztes ein.

4. Neben den Gebührenordnungspositionen 04564 bis 04566, 04572 und 04573 sind aus den Abschnitten II-1.1, II-1.2, II-1.3, und II-1.4 nur die Gebührenordnungspositionen 01100, 01101, 01220 bis 01222, 01320 bis 01323, 01411, 01412 und 01415 berechnungsfähig.

5. Die Leistungen entsprechend den Gebührenordnungspositionen der Abschnitte II-2.1 und II-2.3 sind, soweit es sich um Maßnahmen zum Anlegen, zur Steuerung und zur Beendigung der Dialyse bwz. von Apheresen handelt, nicht neben den Gebührenordnungspositionen 04564 bis 04573 berechnungsfähig.

6. Solange sich der Kranke in Dialyse- bzw. LDL-Apherese-Behandlung befindet, können die Gebührenordnungspositionen 32038, 32039, 32065, 32066, bzw. 32067, 32068, 32081, 32082, 32083, 32086 und 32112 weder von dem die Dialyse bzw. LDL-Apherese durchführenden noch von dem Arzt berechnet werden, dem diese Leistungen als Auftrag zugewiesen werden. Für die Gebührenordnungsposition 04565 gilt dies in gleicher Weise zusätzlich für die Gebührenordnungsposition 32036.

Kommentar:

Unter der Voraussetzung des Nachweises zusätzlicher Qualifikationen gem. Abschnitt I.3 der Allgemeinen Bestimmungen (s.o.) können die Leistungen dieses Abschnitts nur abgerechnet werden, wenn der Facharzt für Kinder- und Jugendmedizin die Zusatzweiterbildung Kinder-Nephrologie besitzt. Für die Erbringung von Leistungen der Apherese als extrakorporales Hämotherapieverfahren sind nach der Richtlinie Methoden vertragsärztlicher Versorgung des Gemeinsamen Bundesausschusses erleichterte fachliche Voraussetzungen nachzuweisen. Ferner muß er im Besitz einer Genehmigung der Kassenärztlichen Vereinigung zur Dialyse-Behandlung und/oder LDL-Elimination sein.

Die Abrechnung der Gebührenordnungspositionen 04564 (Zusatzpauschale) bei einer Zentrums- oder Praxisdialyse oder der Nrn. 04572 oder 04572 (Zusatzpauschalen) bei Aphereseverfahren setzt die ständige Anwesenheit des Arztes voraus. Dagegen genügt für die Abrechnung der Gebührenordnungspositionen 04564 (Zusatzpauschale) bei Heimdialyse oder zentralisierter Heimdialyse bzw.04565 und 04566 (Zusatzpauschale und Zuschlag) bei CAPD oder CCPD die ständige Bereitschaft des Arztes.

Neben den Pauschalen nach den Nrn. 04564 bis 04566, 04572 und 04573 sind aus den allgemeinen Gebührenordnungspositionen nur folgende Leistungen abrechnungsfähig:

- Nrn. 01100, 01101 Unvorhergesehene Inanspruchnahme
- Nrn. 01220 bis 01222 Reanimationskomplex
- Nrn. 01320, 01321 Grundpauschale für ermächtigte Ärzte, Krankenhäuser bzw. Institute,
- Nrn. 01411, 01412 und 01415 Besuch.

Wichtig ist, dass auch für die nach der obigen Regelung zusätzlich abrechnungsfähigen Leistungen immer auch die Abrechnungsvoraussetzungen und -ausschlüsse beachtet werden müssen, die im EBM für die Abrechnung der jeweiligen Leistung genannt sind.

Neben den Zusatzpauschalen nach den Nrn. 04564 bis 04573 können Leistungen nach den Abschnitten 2.1 (Infusionen, Transfusionen, Reinfusionen, Programmierung von Medikamentenpumpen) und 2.3 (Kleinchirurgische Eingriffe, Allgemeine therapeutische Leistungen) dann nicht abrechnungsfähig, wenn es sich um Maßnahmen zum Anlegen, zur Steuerung oder zur Beendigung von Dialyse oder Apherese handelt.

Während einer Dialyse- bzw. LDL-Apherese-Behandlung dürfen weder vom Dialysearzt noch von einem Arzt, an den ein entsprechender Überweisungsauftrag gerichtet wurde, folgende Laborleistungen abgerechnet werden:

32038 (Hämoglobin), 32039 (Hämatokrit), 32065 (Harnstoff), 32066 bzw. 32067 (Kreatinin), 32068 (Alkalische Phosphatase), 32081 (Kalium), 32082 (Calcium), 32083 (Natrium), 32086 (Phosphor anorganisch) und 32112 (PTT). Bei Abrechnung der Nr. 04565 (Zusatzpauschale bei CAPD oder CCPD) ist auch die Nr. 32036 (Leukozytenzählung) in gleicher Weise nicht abrechnungsfähig.

04560*	Zusatzpauschale kontinuierliche Betreuung eines chronisch niereninsuffizienten Patienten	**211** 26,88

Obligater Leistungsinhalt
- Kontinuierliche Betreuung eines chronisch niereninsuffizienten Patienten mit einer glomerulären Filtrationsrate unter 40 ml/min/1,73 m² Körperoberfläche und/oder
- Kontinuierliche Betreuung eines chronisch niereninsuffizienten Patienten mit nephrotischem Syndrom,
- Aufklärung über ein Dialyse-und/oder Transplantationsprogramm,

Fakultativer Leistungsinhalt
- Beratung und Instruktion der Bezugsperson(en),
- Eintragung und Vorbereitung in ein Dialyse- und/oder Transplantationsprogramm

Abrechnungsbestimmung einmal im Behandlungsfall

Abrechnungsausschluss im Behandlungsfall 04562, 13256, 32247 und Kapitel 4.5.1, 4.5.2, 4.5.3, 4.5.5, 36.6.3, 4.4

Aufwand in Min. **Kalkulationszeit:** KA   **Prüfzeit:** 15   **Eignung d. Prüfzeit:** Nur Quartalsprofil

GOÄ entsprechend oder ähnlich: Leistungskomplex in der GOÄ so nicht vorhanden. Erbrachte Einzelleistungen berechnen, ggf. analoger Ansatz der Nr. 15.

Kommentar: Die Bewertungen der EBM Nrn. 04514 (Zusatzpauschale Koloskopie) und 04560 (Zusatzpauschale kontinuierliche Betreuung eines chronisch niereninsuffizienten Patienten) werden an die weitestgehend identischen EBM Nrn. 13421 bzw. 13600 angeglichen.

Zusätzlich wird die Kalkulations- und Prüfzeit der EBM Nr. 04514 entsprechend der EBM-Nr. 13421 festgelegt. Die Änderung der Prüfzeiten der EBM Nrn. 04512 (Langzeit-ph-Metrie des Ösophagus), 04560 (Zusatzpauschale kontinuierliche Betreuung eines chronisch niereninsuffizienten Patienten) und 13256 (Bestimmung des Säurebasenhaushalts und Blutgasanalyse) erfolgt zur Angleichung an die Prüfzeiten der EBM Nrn. 13401, 13600 und 13661.

04561* Zusatzpauschale kindernephrologische Behandlung eines Nierentransplantatträgers **211**
26,88

Obligater Leistungsinhalt
- Behandlung eines Transplantatträgers,
- Kontrolle der Transplantatfunktion(en),
- Überwachung des spezifischen Therapieschemas,

Fakultativer Leistungsinhalt
- Beratung und Instruktion der Bezugsperson(en),
- Abstimmung mit dem Hausarzt,

Abrechnungsbestimmung einmal im Behandlungsfall

Abrechnungsausschluss im Behandlungsfall 04220, 04221, 04562, 13256, 32247 und Kapitel 4.5.1, 4.5.2, 4.5.3, 4.5.5, 36.6.3, 4.4

Aufwand in Min. **Kalkulationszeit:** KA   **Prüfzeit:** 15   **Eignung d. Prüfzeit:** Nur Quartalsprofil

GOÄ entsprechend oder ähnlich: Leistungskomplex in der GOÄ so nicht vorhanden. Erbrachte Einzelleistungen berechnen.

Der Kommentar von **Wezel/Liebold** rät den analogen Ansatz der GOÄ Nr. 15.

Kommentar: Eine Abrechnung der Nr. 04561 nach Nierentransplantation ist auch für möglich, wenn zuvor bereits die Nr. 04560 berechnet wurde, da sich keine Ausschlußbestimmung findet.

04562* Zusatzpauschale kontinuierliche Betreuung eines dialysepflichtigen Patienten **302**
38,48

Obligater Leistungsinhalt
- Kontinuierliche Betreuung eines dialysepflichtigen Patienten,

Fakultativer Leistungsinhalt
- Bestimmung der Blutgase und des Säure-Basen-Status (Nr. 32247),
- Beratung und Instruktion der Bezugsperson(en),

Abrechnungsbestimmung einmal im Behandlungsfall

Abrechnungsausschluss im Behandlungsfall 04220, 04221, 04560, 04561, 13256, 32247 und Kapitel 4.5.1, 4.5.2, 4.5.3, 4.5.5, 36.6.3, 4.4
in derselben Sitzung 37705

Aufwand in Min. **Kalkulationszeit:** 19   **Prüfzeit:** 13   **Eignung d. Prüfzeit:** Nur Quartalsprofil

GOÄ entsprechend oder ähnlich: Leistungskomplex in der GOÄ so nicht vorhanden. Erbrachte Einzelleistungen berechnen, ggf. analoger Ansatz der Nr. 15.

04563* Zuschlag zu der Versichertenpauschale nach der Gebührenordnungsposition 04000 für die Wahrnehmung des Versorgungsauftrages gemäß § 3 Abs. 3 Buchstabe e) Anlage 9.1 BMV-Ä (Versorgung chronisch niereninsuffizienter Patienten) neu ab 01.04.2017 **950**
121,03

Abrechnungsbestimmung einmal im Behandlungsfall

Berichtspflicht Nein

Aufwand in Min. **Kalkulationszeit:** KA   **Prüfzeit:** ./.   **Eignung d. Prüfzeit:** Keine Eignung

04564* Zusatzpauschale kindernephrologische Betreuung bei Hämodialyse als Zentrums- bzw. Praxishämodialyse, Heimdialyse oder zentralisierter Heimdialyse, oder bei intermittierender Peritonealdialyse (IPD), einschl. Sonderverfahren (z.B. Hämofiltration, Hämodiafiltration nach der Vereinbarung zu den Blutreinigungsverfahren gemäß § 135 Abs. 2 SGB V), **149**
18,98

Abrechnungsbestimmung je Dialysetag

Anmerkung Die Leistungen entsprechend der Gebührenorndungspositionen der Abschnitte II-2.1 und II-2.3 sind, soweit es sich um Maßnahmen zum Anlegen, zur Steuerung und zur Beendigung der Dialyse bzw. der Apherese handelt, nicht neben der Gebührenordnungsposition 04564 berechnungsfähig.

Abrechnungsausschluss
im Behandlungsfall 04220, 04221, 13256, 32247 und Kapitel 4.5.1, 4.5.2, 4.5.3, 4.5.5, 36.6.3, 4.4
in derselben Sitzung 01102, 01500, 01501, 01522, 01546 und Kapitel 1.5

Aufwand in Min. **Kalkulationszeit:** KA   **Prüfzeit:** 8   **Eignung d. Prüfzeit:** Tages- und Quartalsprofil

GOÄ   entsprechend oder ähnlich: Leistungskomplex in der GOÄ so nicht vorhanden. Erbrachte Einzelleistungen berechnen, ggf. Nrn. 785, 786, 790 – 792.

04565* Zusatzpauschale kindernephrologische Betreuung bei Durchführung einer Peritone-   **74**
aldialyse (CAPD oder CCPD)   **9,43**

Abrechnungsbestimmung je Dialysetag

Anmerkung Die Leistungen entsprechend der Gebührenordnungspositionen der Abschnitte II-2.1 und II-2.3 sind, soweit es sich um Maßnahmen zum Anlegen, zur Steuerung und zur Beendigung der Dialyse bzw der Apherese handelt, nicht neben der Gebührenordnungsposition 04565 berechnungsfähig.

Abrechnungsausschluss
in derselben Sitzung 01102, 01500, 01501, 01522, 01546 und Kapitel 1.5
im Behandlungsfall 04220, 04221, 13256, 32247 und Kapitel 4.5.1, 4.5.2, 4.5.3, 4.5.5, 36.6.3, 4.4

Aufwand in Min. **Kalkulationszeit:** KA   **Prüfzeit:** 4   **Eignung d. Prüfzeit:** Tages- und Quartalsprofil

GOÄ   entsprechend oder ähnlich: Nr. 793

04566* Zuschlag zu den Gebührenordnungspositionen 04564 und 04565 für die Durchfüh-   **225**
rung einer Trainingsdialyse   **28,67**

Abrechnungsbestimmung je vollendeter Trainingswoche

Anmerkung Eine vollendete Trainingswoche umfasst mindestens 3 Hämodialysetage oder mindestens 4 von 7 Peritoneladialysetagen.
Die Leistungen entsprechend der Gebührenordnungspositionen der Abschnitte II-2.1 und II-2.3 sind, soweit es sich um Maßnahmen zum Anlegen, zur Steuerung und zur Beendigung der Dialyse bzw der Apherese handelt, nicht neben der Gebührenordnungsposition 04566 berechnungsfähig.

Abrechnungsausschluss
in derselben Sitzung 01102, 01500, 01501, 01522, 01546 und Kapitel 1.5
im Behandlungsfall 04220, 04221, 13256, 32247 und Kapitel 4.5.1, 4.5.2, 4.5.3, 4.5.5, 36.6.3, 4.4

Aufwand in Min. **Kalkulationszeit:** KA   **Prüfzeit:** 12   **Eignung d. Prüfzeit:** Nur Quartalsprofil

GOÄ   entsprechend oder ähnlich: Nr. 790

04572* Zusatzpauschale kindernephrologische Betreuung bei LDL-Apherese Nr. 1 Anlage I: **149**
„Anerkannte Untersuchungs- oder Behandlungsmethoden" der Richtlinie   **18,98**
Methoden vertragsärztliche Versorgung des gemeinsamen Bundesausschusses

Abrechnungsbestimmung je Apherese

Anmerkung Die Leistungen entsprechend der Gebührenordnungspositionen der Ab- schnitte II-2.1 und II-2.3 sind, soweit es sich um Maßnahmen zum Anlegen, zur Steuerung und zur Beendigung der Dialyse bzw. der Apherese handelt, nicht neben der Gebühren- ordnungsposition 04572 berechnungsfähig.

Abrechnungsausschluss
in derselben Sitzung 01102, 01500, 01501, 01522, 01546 und Kapitel 1.5
im Behandlungsfall 04220, 04221, 13256, 32247 und Kapitel 4.5.1, 4.5.2, 4.5.3, 4.5.5, 36.6.3, 4.4

Aufwand in Min.	**Kalkulationszeit:** KA **Prüfzeit:** 8 **Eignung d. Prüfzeit:** Tages- und Quartalsprofil
GOÄ	entsprechend oder ähnlich: Leistungskomplex in der GOÄ so nicht vorhanden. Erbrachte Einzelleistungen berechnen, ggf. analoger Ansatz der Nr. 792.

04573* Zusatzpauschale kindernephrologische Betreuung bei einer Apherese bei **149**
rheumatoider Arthritis gemäß Nr. 1 Anlage I „Anerkannte Untersuchungs- oder **18,98**
Behandlungsmethoden" der Richtlinie Methoden vertragsärztlicher Versorgung des
gemeinsamen Bundesausschusses

Abrechnungsbestimmung je Apherese

Anmerkung Die Leistungen entsprechend der Gebührenordnungspositionen der Abschnitte II-2.1 und II-2.3 sind, soweit es sich um Maßnahmen zum Anlegen, zur Steuerung und zur Beendigung der Dialyse bzw. der Apherese handelt, nicht neben der Gebührenordnungsposition 04573 berechnungsfähig.

Abrechnungsausschluss
in derselben Sitzung 01102, 01500, 01501, 01522, 01546 und Kapitel 1.5
im Behandlungsfall 04220, 04221, 13256, 32247 und Kapitel 4.5.1, 4.5.2, 4.5.3, 4.5.5, 36.6.3, 4.4

Aufwand in Min.	**Kalkulationszeit:** KA **Prüfzeit:** 8 **Eignung d. Prüfzeit:** Tages- und Quartalsprofil
GOÄ	entsprechend oder ähnlich: Leistungskomplex in der GOÄ so nicht vorhanden. Erbrachte Einzelleistungen berechnen, ggf. analoger Ansatz der Nr. 792.

4.5.5 Gebührenordnungspositionen der pädiatrischen Endokrinologie und Diabetologie

1. Die Gebührenordnungspositionen des Abschnitts III.a-4.5.5 können – unter Berücksichtigung von I-1.3 der Allgemeinen Bestimmungen – nur von Fachärzten für Kinder- und Jugendmedizin mit der Zusatzweiterbildung Kinder-Endokrinologie und -Diabetologie berechnet werden.

2. Die Gebührenordnungsposition 04590 kann darüber hinaus von Fachärzten für Kinder- und Jugendmedizin mit der Zusatzweiterbildung „Diabetologie" oder „Kinder-Endokrinologie und -Diabetologie" **oder der Qualifikation „Diabetologe Deutsche Diabetes Gesellschaft (DDG)" berechnet werden.**

Kommentar:

Unter der Voraussetzung des Nachweises zusätzlicher Qualifikationen gem. Abschnitt I.3 der Allgemeinen Bestimmungen können die Leistungen dieses Abschnitts nur abgerechnet werden, wenn der Facharzt für Kinder- und Jugendmedizin die Zusatzweiterbildung Kinder-Endokrinologie und -Diabetologie besitzt.

04580* Zusatzpauschale Diagnostik und Behandlung eines Patienten mit morphologischen **139**
Veränderungen einer Hormondrüse und/oder mit einer laboratoriumsmedizinisch **17,71**
gesicherten Hormonüber- oder -unterfunktion

Obligater Leistungsinhalt
- Diagnostik und Behandlung eines Patienten mit morphologischen Veränderungen einer Hormondrüse und/oder mit einer laboratoriumsmedizinisch gesicherten Hormonüber- oder -unterfunktion,
- Einleitung, ggf. Durchführung und Verlaufskontrolle einer entsprechenden medikamentösen oder operativen Therapie bzw. Strahlentherapie,

Fakultativer Leistungsinhalt
- Einleitung einer endokrinologischen Stufendiagnostik (z.B. Insulin-Hypoglykämietest, Releasing-Hormon-Test, Durstversuch),
- Einbeziehung der Bezugsperson(en),

Abrechnungsbestimmung einmal im Behandlungsfall

Abrechnungsausschluss im Behandlungsfall 04220, 04221, 04562, 13256, 32247 und Kapitel 4.5.1, 4.5.2, 4.5.3, 4.5.4, 36.6.3, 4.4

Aufwand in Min.	**Kalkulationszeit:** 10 **Prüfzeit:** 9 **Eignung d. Prüfzeit:** Nur Quartalsprofil

GOÄ   entsprechend oder ähnlich: Leistungskomplex in der GOÄ so nicht vorhanden. Erbrachte
         Einzelleistungen berechnen.

04590 Anleitung zur Selbstanwendung eines Real-Time-Messgerätes zur kontinuierlichen   **72**
           interstitiellen Glukosemessung (rtCGM)   9,17

Obligater Leistungsinhalt
- Anleitung eines Patienten und/oder einer Bezugsperson zur Selbstanwendung eines rtCGM gemäß § 3 Nr. 3 der Nr. 20 der Anlage I „Anerkannte Untersuchungs- oder Behandlungsmethoden" der Richtlinie Methoden vertragsärztliche Versorgung des Gemeinsamen Bundesaus-schusses von mindestens 10 Minuten Dauer,

Abrechnungsbestimmung je vollendete 10 Minuten

Anmerkung: Die Gebührenordnungsposition 04590 ist je rtCGM-System in höchstens zwei aufeinanderfolgenden Quartalen höchstens 7-mal im Krankheitsfall berechnungsfähig. Die Gebührenordnungsposition 04590 ist ausschließlich im Zusammenhang mit der ersten Verordnung eines oder dem Umstieg auf ein anderes rtCGM-System berechnungsfähig.

Aufwand in Min. **Kalkulationszeit:** KA   **Prüfzeit:** 2   **Eignung d. Prüfzeit:** Tages- und Quartalsprofil

III.b Fachärztlicher Versorgungsbereich

27 Gebührenordnungspositionen der Physikalischen und Rehabilitativen Medizin

27.2 Physikalisch rehabilitative Grundpauschale

Grundpauschale

Obligater Leistungsinhalt
- Persönlicher Arzt-Patienten-Kontakt und/oder Arzt-Patienten-Kontakt im Rahmen einer Videosprechstunde gemäß Anlage 31b zum BMV-Ä,

Fakultativer Leistungsinhalt
- Weitere persönliche oder andere Arzt-Patienten-Kontakte gemäß I-4.3.1 der Allgemeinen Bestimmungen,
- Ärztlicher Bericht entsprechend der Gebührenordnungsposition 01600,
- Individueller Arztbrief entsprechend der Gebührenordnungsposition 01601,
- In Anhang VI-1 aufgeführte Leistungen,

Abrechnungsbestimmung einmal im Behandlungsfall

27210   für Versicherte bis zum vollendeten 5. Lebensjahr   **210** **26,75**

Obligater Leistungsinhalt
- Persönlicher Arzt-Patienten-Kontakt und/oder Arzt-Patienten-Kontakt im Rahmen einer Videosprechstunde gemäß Anlage 31b zum BMV-Ä,

Fakultativer Leistungsinhalt
- Weitere persönliche oder andere Arzt-Patienten-Kontakte gemäß I-4.3.1 der Allgemeinen Bestimmungen,
- Ärztlicher Bericht entsprechend der Gebührenordnungsposition 01600,
- Individueller Arztbrief entsprechend der Gebührenordnungsposition 01601,
- In Anhang VI-1 aufgeführte Leistungen,

Abrechnungsbestimmung einmal im Behandlungsfall

Abrechnungsausschluss
in derselben Sitzung 01436
im Behandlungsfall 01600, 01601

Aufwand in Min.   **Kalkulationszeit:** 16   **Prüfzeit:** 13   **Eignung d. Prüfzeit:** Nur Quartalsprofil

GOÄ   entsprechend oder ähnlich: Leistungskomplex in der GOÄ nicht vorhanden, daher Abrechnung der einzelnen erbrachten GOÄ-Leistung(en).

Kommentar: Die Grundpauschale ist beim ersten kurativ-ambulanten persönlichen Arzt-Patienten-Kontakt im Behandlungsfall berechnungsfähig. Ein persönlicher Arzt-Patienten-Kontakt setzt die räumliche und zeitgleiche Anwesenheit des Arztes und des Patienten und eine direkte Interaktion (z.B. Gespräch) voraus. Bei einem ausschließlich telefonischen Kontakt, ist die Grundpauschale nicht abrechenbar.

Die Pauschale ist nur einmal im Behandlungsfall bzw. bei arztgruppenübergreifender Behandlung nur einmal im Arztfall berechenbar.

In dieser Pauschale sind die Leistungen des EBM, die im **Anhang 1 (Verzeichnis der nicht gesondert abrechnungsfähigen und in Komplexen enthaltenen Leistungen ...)** enthalten sind, integriert und damit auch als Kassenleistungen honoriert und können nicht mehr gesondert abgerechnet werden, es sei denn, sie finden sich in den arztgruppenspezifischen Kapitel ausdrücklich als abrechnungsfähige Leistung angegeben.

Es ist einem Vertragsarzt nicht gestattet, die in der Anlage 1 aufgeführten Leistungen einem GKV-Versicherten als Individuelle Gesundheitsleistung (IgeL) anzubieten und privat nach GOÄ als IgeL-Leistung abzurechnen.

Wird in demselben Quartal eine kurativ-ambulante und eine kurativ-stationäre (belegärztliche Behandlung) durchgeführt, ist die Grundpauschale je einmal berechnungsfähig. Es

27 Gebührenordnungspositionen der Physikalischen und Rehabilitativen Medizin

EBM-Nr.   EBM-Punkte / Euro

ist aber von der Punktzahl der zweiten zur Abrechnung kommenden Grundpauschale ein Abschlag von 50 % vorzunehmen.

27211   für Versicherte ab Beginn des 6. bis zum vollendeten 59. Lebensjahr   **234**
             Abrechnungsbestimmung Siehe Nr. 27210.   29,81

Aufwand in Min.   **Kalkulationszeit:** 18   **Prüfzeit:** 15   **Eignung d. Prüfzeit:** Nur Quartalsprofil

GOÄ   entsprechend oder ähnlich: Leistungskomplex in der GOÄ nicht vorhanden, daher Abrechnung der einzelnen erbrachten GOÄ-Leistung(en).

27215   Hygienezuschlag zu den Gebührenordnungspositionen 27210 bis 27212   **2**
             Abrechnungsbestimmung einmal im Behandlungsfall   0,25

             Anmerkung Die Gebührenordnungsposition 27215 wird durch die zuständige Kassenärztliche Vereinigung zugesetzt.

             Berichtspflicht Nein

Aufwand in Min.   **Kalkulationszeit:** KA   **Prüfzeit:** ./.   **Eignung d. Prüfzeit:** Keine Eignung

IV Arztgruppenübergreifende bei spezifischen Voraussetzungen berechnungsfähige Gebührenordnungspositionen

30 Spezielle Versorgungsbereiche

30.1 Allergologie

1. Die Gebührenordnungspositionen 30133 und 30134 sowie die Gebührenordnungspositionen der Abschnitte 30.1.1 und 30.1.2 können nur von
- Fachärzten für Hals-Nasen-Ohrenheilkunde,
- Fachärzten für Haut- und Geschlechtskrankheiten,
- Vertragsärzten mit der Zusatzbezeichnung Allergologie,
- Fachärzten für Innere Medizin mit Schwerpunkt Pneumologie und Lungenärzte,
- Fachärzten für Kinder- und Jugendmedizin

berechnet werden.

2. Die Gebührenordnungspositionen 30130 und 30131 können von allen Vertragsärzten – soweit dies berufsrechtlich zulässig ist – berechnet werden.

Kommentar:

Die Gebührenordnungspositionen des Kapitels 30.1 nach den Nrn. 30110 bis 30123 können grundsätzlich (s. Kommentierung zu Kapitel I, Abschnitt 1.3 und 1.5) nur von den oben angegeben Ärzten abgerechnet werden.

Für die Leistung nach Nr. 30130 und 30131 (Hyposensibilisierungsbehandlung) gilt die Begrenzung auf die oben genannten Arztgruppen nicht, dafür ist aber zu beachten, ob diese Behandlung berufsrechtlich dem Fachgebiet des ausführenden Arztes zugehört. Nur dann darf diese Leistung auch in der ambulanten vertragsärztlichen Versorgung erbracht und abgerechnet werden.

30.1.1 Allergologische Anamnese

30100 Spezifische allergologische Anamnese und/oder Beratung **65**
8,28

Obligater Leistungsinhalt
- Persönlicher Arzt-Patienten-Kontakt,
- Durchführung einer spezifischen allergologischen Anamnese

und/oder
- Beratung und Befundbesprechung nach Vorliegen der Ergebnisseder Allergietestung,

Fakultativer Leistungsinhalt
- Anwendung eines schriftlichen Anamnesebogens,
- Indikationsstellung zu einer Allergietestung,

Abrechnungsbestimmung je vollendete 5 Minuten

Anmerkung Die Gebührenordnungsposition 30100 ist höchstens viermal imKrankheitsfall berechnungsfähig.

Abrechnungsausschluss im Behandlungsfall 13250 und 13258

Aufwand in Min. **Kalkulationszeit:** 5   **Prüfzeit:** 5   **Eignung d. Prüfzeit:** Nur Quartalprofil

Berichtspflicht Nein

Kommentar: Seit 1.4.2020 ist die spezifische allergologische Anamnese in den EBM neu aufgenommen. Im Gegenzug kam zu einer deutlichen Abwertung der allergologisch-diagnostischen Komplexe (EBM-Ziffern 30110, 30111), aus deren Leistungsbeschreibung die anamnestischen Inhalte ausgegliedert wurden. Insofern kommt der EBM-Ziffer 30100 eine wichtige Funktion zu.

Die spezifische allergologische Anamnese darf höchstens viermal im Krankheitsfall, jedoch mehrfach in einer Sitzung berechnet werden. Sie ist je vollendete 5 Minuten berechnungsfähig.

© Der/die Autor(en), exklusiv lizenziert an
Springer-Verlag GmbH, DE, ein Teil von Springer Nature 2026
P. M. Hermanns und K. von Pannwitz (Hrsg.), *EBM 2026*
Kommentar Kinderheilkunde, Abrechnung erfolgreich und
optimal, https://doi.org/10.1007/978-3-662-73101-7_4

Zu beachten ist die fehlende Bindung an allergologische Testverfahren (z.B. Pricktestung, Spirometrie). Damit eignet sich die EBM-Ziffer 30100 auch für die, häufig neben einer Vorsorgeuntersuchung oder Impfung angefragten „kleinen" allergologischen Beratungen, für Beratungen ohne Testungen und für Befundbesprechungen– allerdings leider nur für den o. g. Personenkreis. Die fünfminütige Zeittaktung, passt in diesem Sinne sehr gut. Die Leistung wird nicht auf das Gesprächsbudget (siehe EBM-Ziffer 03230) angerechnet.

30.1.2 Allergie-Testungen

30110   Allergologisch-diagnostischer Komplex zur Diagnostik und/oder zum Ausschluss   **258**
einer (Kontakt-)Allergie vom Spättyp (Typ IV)   **32,87**

Obligater Leistungsinhalt
* Spezifische allergologische Anamnese,
* Epikutan-Testung,
* Überprüfung der lokalen Hautreaktion,

Fakultativer Leistungsinhalt
* Hautfunktionstests (z.B. Alkaliresistenzprüfung, Nitrazingelbtest),
* ROAT-Testung (wiederholter offener Expositionstest),
* Okklusion,

Abrechnungsbestimmung einmal im Krankheitsfall

Abrechnungsausschluss im Behandlungsfall 13250, 13258, 30111

Berichtspflicht Ja

Aufwand in Min.   **Kalkulationszeit:** 5   **Prüfzeit:** 5   **Eignung d. Prüfzeit:** Nur Quartalsprofil

GOÄ   entsprechend oder ähnlich: Nrn. 380, 381, 382

Kommentar: Im Rahmen der EBM Reform 2020 kam es zum 1.4.2020 zu einer deutlichen Abwertung technischer Leistungen – die Bewertung der EBM-Ziffer 30110 wurde um 52% reduziert. Die anamnestischen Inhalte wurden in die EBM-Ziffer 30100 (spezifische allergologische Anamnese) ausgegliedert, der damit eine wichtige kompensatorische Funktion zukommt.

Neben dieser Leistung ist die EBM-Ziffer 30111 (Typ-I-Diagnostik) im gesamten Quartal gesperrt. Ein erneuter Ansatz der EBM-Ziffer 30110 ist erst nach vier Quartalen möglich (Arztfall).

Eine evtl. erforderliche Nachüberwachung des Patienten ist integraler Bestandteil der EBM-Ziffer 30110 und kann nicht zusätzlich abgerechnet werden.

Zu beachten: Seit dem 1.4.2020 wurde die EBM-Ziffer 40350 als Sachkostenpauschale (Bewertung 21,58,– EUR) zur Durchführung des Allergologischen Komplexes 1 nach EBM-Ziffer 30110 eingeführt.

30111   Allergologisch-diagnostischer Komplex zur Diagnostik und/oder zum Ausschluss   **220**
einer Allergie vom Soforttyp (Typ I)   **28,03**

Obligater Leistungsinhalt
* Spezifische allergologische Anamnese,
* Prick-Testung, und/oder
* Scratch-Testung und/oder
* Reibtestung und/oder
* Skarifikationstestung und/oder
* Intrakutan-Testung und/oder
* Konjunktivaler Provokationstest und/oder
* Nasaler Provokationstest,
* Vergleich zu einer Positiv- und Negativkontrolle,
* Überprüfung der lokalen Hautreaktion,
* Vorhaltung notfallmedizinischer Versorgung,

Abrechnungsbestimmung einmal im Krankheitsfall

Abrechnungsausschluss im Behandlungsfall 13250, 13258, 30110

Berichtspflicht Ja

Aufwand in Min. **Kalkulationszeit:** 3   **Prüfzeit:** 3   **Eignung d. Prüfzeit:** Nur Quartalsprofil

GOÄ   entsprechend oder ähnlich: Leistungskomplex in der GOÄ nicht vorhanden. Abrechnung der einzelnen erbrachten GOÄ-Leistung(en) z.B. Auswahl aus Nrn. 385–391.

Kommentar: Neu ist seit 1.4.2020 die Ziffer 40351 (Bewertung 5,50,– EUR) für die Sachkosten im Zusammenhang mit der Durchführung von Leistungen entsprechend der GOP 30111 oder sofern im Rahmen der Versichertenpauschale 03000 oder 04000 eine allergologische Basisdiagnostik mittels Pricktest erfolgt.

Der Pricktest nach GOP 30111 kann nur 1x im Arztfall (die letzten vier Quartale) abgerechnet werden. Immer wieder passieren hier Fehler in der täglichen Praxis und es werden Pricktests vor Ablauf der Frist durchgeführt. In diesem Fall kann zwar nicht die GOP 30111, aber wenigsten die Kostenpauschale 40351 neben der GOP 04000 angesetzt werden.

30120* Rhinomanometrischer Provokationstest   **66**
                                                                                8,41

Obligater Leistungsinhalt
* Nasaler Provokationstest in mindestens 2 Stufen (Kochsalz, Allergen),
* Rhinomanometrische Funktionsprüfung(en) zum Aktualitätsnachweis von Allergenen,
* Testung mit Einzel- und/oder Gruppenextrakt,
* Vorhaltung notfallmedizinischer Versorgung,

Fakultativer Leistungsinhalt
* Testung mit unterschiedlichen Konzentrationen der Extrakte,

Abrechnungsbestimmung je Test, höchstens zweimal am Behandlungstag

Abrechnungsausschluss im Behandlungsfall 13250, 13258

Berichtspflicht Nein

Aufwand in Min. **Kalkulationszeit:** 3   **Prüfzeit:** 3   **Eignung d. Prüfzeit:** Tages- und Quartalsprofil

GOÄ   entsprechend oder ähnlich: Nrn. 393, 394, 395

Kommentar: Die Zusatzpauschale fachinternistischer Behandlung und die allergologische Basisdiagnostik der fachärztlich tätigen Internisten kann neben der Leistung nach Nr. 30120 im gesamten Quartal nicht zusätzlich berechnet werden.

Die Kosten der Testsubstanzen können berechnet werden oder auf den Namen des Patienten rezeptiert werden.

30121* Subkutaner Provokationstest   **162**
                                                                                20,64

Obligater Leistungsinhalt
* Subkutaner Provokationstest in mindestens 2 Stufen (Kochsalz, Allergen) zum Aktualitätsnachweis von Allergenen,
* Testung mit Einzel- und/oder Gruppenallergenen,
* Vorhaltung notfallmedizinischer Versorgung,
* Mindestens 2 Stunden Nachbeobachtung,

Fakultativer Leistungsinhalt
* Testung mit unterschiedlichen Konzentrationen der Extrakte,

Abrechnungsbestimmung je Test, höchstens fünfmal im Behandlungsfall

Abrechnungsausschluss im Behandlungsfall 13250, 13258

Berichtspflicht Nein

Aufwand in Min. **Kalkulationszeit:** 1   **Prüfzeit:** 1   **Eignung d. Prüfzeit:** Tages- und Quartalsprofil

GOÄ   entsprechend oder ähnlich: Leistungskomplex in der GOÄ nicht vorhanden.

Kommentar: Die Zusatzpauschale fachinternistischer Behandlung und die allergologische Basisdiagnostik der fachärztlich tätigen Internisten kann neben der Leistung nach Nr. 30121 im gesamten Quartal nicht zusätzlich berechnet werden. Die mindestens zweistündige Nachbeobachtung ist obligater Leistungsbestandteil und somit nicht zusätzlich berechenbar.

30122* Bronchialer Provokationstest   **741**
                                                                    94,41
Obligater Leistungsinhalt
- Bronchialer Provokationstest in mindestens 2 Stufen (Kochsalz, Allergen) zum Aktualitätsnachweis von Allergenen,
- Testung mit Einzel- und/oder Gruppenextrakt,
- Mindestens zweimalige ganzkörperplethysmographische Untersuchungen,
- Nachbeobachtung von mindestens 3 Stunden Dauer,
- Vorhaltung notfallmedizinischer Versorgung,
- Flussvolumenkurve jeweils vor und nach Provokationsstufen,
- Angabe des verwendeten Protokolls und Dokumentation des Testergebnisses,

Fakultativer Leistungsinhalt
- Testung mit unterschiedlichen Konzentrationen der Extrakte,

Abrechnungsbestimmung je Test

Abrechnungsausschluss
im Behandlungsfall 13250, 13258
in derselben Sitzung 13651

Berichtspflicht Nein

Aufwand in Min. **Kalkulationszeit:** 10   **Prüfzeit:** 8   **Eignung d. Prüfzeit:** Tages- und Quartalsprofil

GOÄ entsprechend oder ähnlich: Nrn. 397, 398

Kommentar: Die Zusatzpauschale fachinternistischer Behandlung und die allergologische Basisdiagnostik der fachärztlich tätigen Internisten kann neben der Leistung nach Nr. 30122 im gesamten Quartal nicht zusätzlich berechnet werden.

Die mindestens dreistündige Nachbeobachtung ist obligater Leistungsbestandteil und somit nicht zusätzlich berechenbar.

Die EBM-Ziffer 04532 (Zuschlag zur Bodypletysmographie bei Metacholinprovokation) ist wegen Leistungsüberschneidung parallel nicht möglich.

30123* Oraler Provokationstest   **143**
                                                                    18,22
Obligater Leistungsinhalt
- Oraler Provokationstest in mindestens 2 Stufen (Leerwert oder Trägersubstanz, Allergen) zur Ermittlung von allergischen oder pseudoallergischen Reaktionen auf nutritive Allergene oder Arzneimittel,
- Vorhaltung notfallmedizinischer Versorgung,
- Mindestens 2 Stunden Nachbeobachtung,

Abrechnungsbestimmung je Test

Abrechnungsausschluss im Behandlungsfall 13250, 13258

Berichtspflicht Nein

Aufwand in Min. **Kalkulationszeit:** 2   **Prüfzeit:** 2   **Eignung d. Prüfzeit:** Tages- und Quartalsprofil

GOÄ entsprechend oder ähnlich: Nr. 399

Kommentar: Die Ziffer 30123 ist je Test und ohne Beschränkung auf eine bestimmte Anzahl pro Quartal ansetzbar. Die Kosten für den Provokationstests können gesondert berechnet oder die Testsubstanz ggf. auf den Namen des Patienten verordnet werden.

Die Zusatzpauschale fachinternistischer Behandlung und die allergologische Basisdiagnostik der fachärztlich tätigen Internisten kann neben der Leistung nach Nr. 30123 im gesamten Quartal nicht zusätzlich berechnet werden.

Die mindestens zweistündige Nachbeobachtung ist obligater Leistungsbestandteil und somit nicht zusätzlich berechenbar.

EBM-Nr.

30.1.3 Hyposensibilisierungsbehandlung

30130   Hyposensibilisierungsbehandlung   **102**
                                                                                      13,00
Obligater Leistungsinhalt
- Hyposensibilisierungsbehandlung (Desensibilisierung) durch subkutane Allergenin-
  jektion(en),
- Nachbeobachtung von mindestens 30 Minuten Dauer

Anmerkung Voraussetzung für die Berechnung der Gebührenordnungsposition 30130
ist die Erfüllung der notwendigen sachlichen und personellen Bedingungen für eine
gegebenenfalls erforderliche Schockbehandlung und Intubation.

Aufwand in Min.   **Kalkulationszeit:** 3   **Prüfzeit:** 3   **Eignung d. Prüfzeit:** Tages- und Quartalsprofil
Berichtspflicht Nein

GOÄ   entsprechend oder ähnlich: Nr. 263

Kommentar: Nicht für orale Hypo- bzw. Desensibilisierung (sublinguale Therapie)

30131   Zuschlag zu der Gebührenordnungsposition 30130 für jede weitere Hyposensibi-   **80**
lisierungsbehandlung durch Injektio(en) zu unterschiedlichen Zeiten am selben   **10,19**
Behandlungstag (zum Beispiel bei Injektion verschiedener nicht mischbarer
Allergene oder Clusteroder Rush-Therapie)
Obligater Leistungsinhalt
- Hyposensibilisierungsbehandlung (Desensibilisierung) durch subkutane Allergen-
  injektion(en),
- Nachbeobachtung von mindestens 30 Minuten Dauer,

Abrechnungsbestimmung je Hyposensibilisierungsbehandlung

Anmerkung Die Gebührenordnungsposition 30131 ist mit Angabe des jeweiligen Injektionszeitpunkts bis zu viermal am Behandlungstag berechnungsfähig.
Die Berechnung der Gebührenordnungsposition 30131 neben der Gebührenordnungsposition 30130 und die mehrmalige Berechnung der Gebührenordnungsposition 30131
setzen jeweils eine Desensibilisierungsbehandlung durch Allergeninjektion(en) mit jeweils
mindestens 30minütigem Nachbeobachtungsintervall sowie die Angabe des jeweiligen
Behandlungszeitpunktes auch bei der Gebührenordnungsposition 30130 voraus.
Voraussetzung für die Berechnung der Gebührenordnungsposition 30131 ist die Erfüllung
der notwendigen, sachlichen und personellen Bedingungen für eine gegebenenfalls
erforderliche Schockbehandlung und Intubation.

Aufwand in Min.   **Kalkulationszeit:** 2   **Prüfzeit:** 2   **Eignung d. Prüfzeit:** Tages- und Quartalsprofil
Berichtspflicht Nein

Kommentar: Die EBM-Ziffer 30131 ist mit Angabe des jeweiligen Injektionszeitpunkts (Uhrzeitangabe!) bis
zu viermal am Behandlungstag berechnungsfähig. Bei mehrfachen Behandlungen am Tag zu
unterschiedlichen Zeitpunkten kann maximal 1 × EBM-Ziffer 30130 + 4 × EBM-Ziffer 30131
berechnet werden. Nicht für orale Hypo- bzw. Desensibilisierung (sublinguale Therapie).

30133   Orale Hyposensibilisierungsbehandlung bei Therapieeinleitung   **62**
                                                                                      7,90
Obligater Leistungsinhalt
- Orale Hyposensibilisierungsbehandlung (Desensibilisierung) mit AR101 bei Therapie-
  einleitung,
- Nachbeobachtung von mindestens 20 Minuten Dauer

Anmerkung Die Gebührenordnungsposition 30133 ist am Tag der initialen Aufdosierung
sowie bei erforderlicher erneuter initialer Aufdosierung gemäß aktuell gültiger Fachinformation mit Angabe des Behandlungszeitpunktes bis zu viermal berechnungsfähig.
Voraussetzung für die Berechnung der Gebührenordnungsposition 30133 ist die Erfüllung
der notwendigen sachlichen und personellen Bedingungen für eine gegebenenfalls erforderliche Schockbehandlung und Intubation.

Aufwand in Min.   **Kalkulationszeit:** 2   **Prüfzeit:** 2   **Eignung d. Prüfzeit:** Tages- und Quartalsprofil
Berichtspflicht Nein

Kommentar: Für die orale Hyposensibilisierungsbehandlung einer Erdnussallergie mit dem Wirkstoff
AR101 wurden zum 1. Juli neue Leistungen in den EBM aufgenommen. Das Medikament

mit dem Handelsnamen Palforzia® ist für Patienten mit einer bestätigten Erdnussallergie indiziert, die zu Beginn der Therapie zwischen vier und 17 Jahre alt sind.

Aufgrund des Risikos allergischer Reaktionen müssen Behandlungsbeginn und Dosissteigerungen unter ärztlicher Aufsicht stattfinden.

GOP für Therapieeinleitung und Dosissteigerung
Bei Therapieeinleitung sowie bei erneut erforderlicher Therapieeinleitung gemäß aktuell gültiger Fachinformation können Ärztinnen und Ärzte ab dem 1. Juli die GOP 30133 (62 Punkte/6,99 Euro) für die Medikamentengabe und Nachbeobachtung bis zu viermal am Behandlungstag abrechnen.

Die Gabe der letzten Dosis am Tag der initialen Aufdosierung und der ersten Dosis jeder neuen Dosissteigerungsstufe inklusive Nachbeobachtung wird über die GOP 30134 abgebildet (156 Punkte/17,58 Euro). Sie kann einmal am Behandlungstag abgerechnet werden – auch nach Wiederaufnahme der Therapie gemäß aktuell gültiger Fachinformation.

Beide GOP werden zunächst extrabudgetär vergütet. Sie können von Fachärztinnen und -ärzten für Hals-Nasen-Ohrenheilkunde, für Haut- und Geschlechtskrankheiten, für Kinder- und Jugendmedizin, für Innere Medizin mit Schwerpunkt Pneumologie und Lungenärzten sowie von Vertragsärztinnen und -ärzten mit der Zusatzbezeichnung Allergologie abgerechnet werden.

Hinweis: Die EBM-Ziffern 30133 und 30134 sind für die orale Hyposensibilisierungsbehandlungen anderer Allergien nicht anwendbar.

30134   Orale Hyposensibilisierungsbehandlung   **156**
                                                                              19,88
Obligater Leistungsinhalt
• Orale Hyposensibilisierungsbehandlung (Desensibilisierung) mit AR101,
• Nachbeobachtung von mindestens 60 Minuten Dauer

Abrechnungsbestimmung einmal am Behandlungstag

Anmerkung Die Gebührenordnungsposition 30134 ist nach Gabe der letzten Dosis am Tag der initialen Aufdosierung, nach Gabe der ersten Dosis jeder neuen Dosissteigerungsstufe sowie nach Wiederaufnahme der Therapie gemäß aktuell gültiger Fachinformation mit Angabe des Behandlungszeitpunktes jeweils einmal berechnungsfähig.

Voraussetzung für die Berechnung der Gebührenordnungsposition 30134 ist die Erfüllung der notwendigen sachlichen und personellen Bedingungen für eine gegebenenfalls erforderliche Schockbehandlung und Intubation.

Aufwand in Min.   **Kalkulationszeit:** 3   **Prüfzeit:** 2   **Eignung d. Prüfzeit:** Tages- und Quartalsprofil
                  Berichtspflicht Nein
Kommentar: S. Kommentar zur Nr. 30133

30.4 Physikalische Therapie

30410*   Atemgymnastik (Einzelbehandlung)   **74**
                                                                              9,43
Obligater Leistungsinhalt
• Atemgymnastik und Atmungsschulung,
• Einzelbehandlung,
• Dauer mindestens 15 Minuten

Fakultativer Leistungsinhalt
• Intermittierende Anwendung manueller Weichteiltechniken

Abrechnungsausschluss in derselben Sitzung 30300, 30301, 30400, 30401, 30402, 30411, 30420, 30421

Aufwand in Min.   **Kalkulationszeit:** KA   **Prüfzeit:** 12   **Eignung d. Prüfzeit:** Tages- und Quartalsprofil
GOÄ   entsprechend oder ähnlich: Nr. 505*
Kommentar: Die Ziffer 30410 erfordert eine mindestens 15 minütige umfassende Atemübungsbehandlung des Brustkorbes – beim Asthmatiker beispielsweise das Einüben der Lippenbremse, der atemerleichternden Stellungen unter Einsatz der Einsatz der Atemhilfsmuskulatur etc.

31 Gebührenordnungspositionen für ambulante Operationen, Anästhesien, präoperative, postoperative und orthopädisch-chirurgisch konservative Leistungen

Informationen der Herausgeber:
Aufgenommen wurden aus diesem Kapitel nur die Bereiche

31.1   Präoperative Gebührenpositionen

31.1.1 Präambel

31.1.2 Präoperative Gebührenordnungspositionen

31.4   Postoperative Behandlungskomplexe (nur Nr. 31600)

31.4.2 Postoperativer Behandlungskomplex im Hausärztlichen Versorgungsbereich (nur Nr. 31600)

31.6   Orthopädisch-chirurgisch konservative Gebührenordnungspositionen (nur Nr. 31912)

Nicht aufgenommen wurden im Buch die OP-Leistungen der Kapitel 31 und 36, dies hätte weiterer 800 Seiten bedurft. Den schnellen Überblick zu den zahlreichen OPS-Kodierungen zur EBM- Abrechnung finden auch teilweise operativ tätige Internisten kostenfrei unter www.springermedizin.de/ops-codierungen sowie unter den Links:

https://www.dkgev.de/fileadmin/default/Mediapool/2_Themen/2.2_Finanzierung_und_Leistungskataloge/2.2.4._Ambulante_Verguetung/2.2.4.2._Ambulantes_Operieren_115b_SGB_V/Katalog_ambulante_Operationen_und_stationsersetzende_Leistungen_2019.pdf
oder
https://www.dkgev.de/themen/finanzierung-leistungskataloge/ambulante-verguetung/ambulantes-operieren-115b-sgb-v/.

Ferner finden Sie auf einen Blick alle dazu gehörigen EBM-Nummern z.B. der Anästhesie, der postoperativen Überwachungskomplexe und der postoperativen Behandlungskomplexe neben den OPS-Nummern.

1. Ambulante Operationen sind in vier Abschnitte unterteilt:

- Der präoperative Abschnitt, in dem Hausarzt, ggf. zuweisender Vertragsarzt, ggf. andere auf Überweisung tätige Vertragsärzte, ggf. Anästhesist und Operateur zusammenwirken, um den Patienten für die ambulante oder belegärztliche Operation ggf. einschließlich Anästhesien vorzubereiten.
- Der operative Abschnitt, in dem der Operateur ggf. mit dem Anästhesisten die Operation einschließlich Anästhesie durchführt.
- Der Abschnitt der postoperativen Überwachung, der in unmittelbarem Anschluss an die Operation entweder vom Anästhesisten oder vom Operateur durchgeführt wird.
- Der Abschnitt der postoperativen Behandlung vom 1. bis zum 21. postoperativen Tag, der entweder vom Operateur oder auf Überweisung durch den weiterbehandelnden Vertragsarzt erfolgt.

Kommentar:
Der gesamte Komplex der ambulanten Operationen ist konkret in folgende Abschnitte unterteilt.

- **31.1** den präoperativen Abschnitt – hier wirken Hausärzte, ggf. weitere überweisende Vertragsärzte, Anästhesist und Operateur zusammen mit dem Ziel der Vorbereitung des Patienten für die Operation,
- **31.2** den ambulanten operativen Abschnitt – hier wird die Operation einschließlich der Anästhesie vom Operateur, ggf. in Kooperation mit dem Anästhesisten durchgeführt,
- **31.3** die postoperative Überwachung – diese erfolgt unmittelbar im Anschluss an die Operation durch den Anästhesisten oder den Operateur und
- **31.4** die postoperative Behandlung – diese erfolgt ab dem 1. bis zum 21. postoperativen Tag durch den Operateur oder auf Überweisung durch einen anderen, den weiterbehandelnden Vertragsarzt
- **31.5** Anästhesien im Zusammenhang mit Eingriffen des Abschnitts 31.2.
- **31.6** Orthopädisch-chirurgisch konservative Gebührenordnungspositionen

31.1 Präoperative Gebührenordnungspositionen

31.1.1 Präambel

1. Die in Abschnitt IV-31.1.2 genannten Gebührenordnungspositionen können nur von:
   – Fachärzten für Allgemeinmedizin,
   – Fachärzten für Innere und Allgemeinmedizin,
   – Praktischen Ärzten,
   – Ärzten ohne Gebietsbezeichnung,
   – Fachärzten für Innere Medizin ohne Schwerpunktbezeichnung, die gegenüber dem Zulassungsausschuss ihre Teilnahme an der hausärztlichen Versorgung gemäß § 73 Abs. 1a SGB V erklärt haben,
   – Fachärzten für Kinder- und Jugendmedizin
   berechnet werden.
2. Die Berechnung einer präoperativen Gebührenordnungsposition des Abschnitts 31.1.1 vor Durchführung einer intravitrealen Medikamenteneingabe nach den Gebührenordnungspositionen 31371, 31372, 31373, 36371, 36372 oder 36373 setzt die Begründung der medizinischen Notwendigkeit zur Operationsvorbereitung im Einzelfall voraus.
3. Präoperative Leistungen im Zusammenhang mit der Durchführung von Leistungen gemäß § 115f Absatz 1 Satz 1 Nummer 2 SGB V (Hybrid-DRG-Leistungskatalog) sind von Vertragsärzten gemäß Nr. 1 zeitlich befristet vom 1. Januar 2026 bis 31. Dezember 2026 nach den Gebührenordnungspositionen des Abschnitts 31.1.2 berechnungsfähig.

Kommentar:

Zu Pkt. 1

Alle Gebührenordnungspositionen des Abschnitts 31.1 – also die Leistungen nach den Nrn. 31010 bis 31013 – können grundsätzlich (s. Kommentierung zu Kapitel I, Abschnitt 1.5) nur von den oben angegebenen Ärzten abgerechnet werden.

Zu Pkt 2.

Vor Durchführung einer Injektion von Medikamenten in den hinteren Augenabschnitt ist die Abrechnung der präopeartiven Leistungen des Abschnitts 31.1.1 daran geknüpft, dass die medizinische Notwendigkeit einer Operationsvorbereitung im Einzelfall begründet wird. Dies kann als gegeben vorausgesetzt werden, wenn der Patient eine entsprechende Anforderung des Operateurs überbringt. Hier ist auf eine entsprechende Dokumentation zu achten.

31.1.2 Präoperative Gebührenordnungspositionen

31010   Operationsvorbereitung für ambulante und belegärztliche Eingriffe bei Neugeborenen, Säuglingen, Kleinkindern und Kindern   **304** / 38,73

Obligater Leistungsinhalt
- Beratung und Erörterung ggf. unter Einbeziehung einer Bezugsperson,
- Überprüfung der Eignung des häuslichen, familiären oder sozialen Umfeldes,
- Aufklärung über Vor- und Nachteile einer ambulanten oder belegärztlichen Operation,
- Ganzkörperstatus,
- Dokumentation und schriftliche Befundmitteilung für den Operateur und/oder Anästhesisten,
- Ärztlicher Brief (Nr. 01601),

Fakultativer Leistungsinhalt
- Überprüfung der Operationsfähigkeit,
- Laboruntersuchungen (Nrn. 32101, 32125 und/oder 32110 bis 32116),

Abrechnungsbestimmung einmal im Behandlungsfall

Abrechnungsausschluss am Behandlungstag 01600, 01601 und Abschnitte 32.2, 32.3

Aufwand in Min.   **Kalkulationszeit:** 25   **Prüfzeit:** 19   **Eignung d. Prüfzeit:** Nur Quartalsprofil

GOÄ   entsprechend oder ähnlich: Leistungskomplex in der GOÄ nicht vorhanden. Abrechnung der einzelnen erbrachten GOÄ-Leistung(en).

Kommentar: Im obligaten Leistungsinhalt sind Beratungs- und Erörterungsleistungen sowie der Ganzkörperstatus beschrieben und damit zur Abrechnung gefordert.

Als fakultativer Bestandteil sind folgende Laboruntersuchungen genannt:

EBM Nr. 32101 TSH

EBM Nr. 32125 Präoperative Labordiagnostik – Bestimmung von **mindestens 6** der folgenden Parameter:
- Erythrozyten, Leukozyten, Thrombozyten, Hämoglobin, Hämatokrit, Kalium, Glukose im Blut, Kreatinin, Gamma-GT

vor Eingriffen in Narkose oder in rückenmarksnaher Regionalanästhesie (spinal, peridural) und/oder Leistungen nach EBM Nrn.
- **32110** Blutungszeit (standardisiert)
- **32111** Rekalzifizierungszeit
- **32112** PTT
- **32113** Quick-Wert, Plasma
- **32114** Quick-Wert, Kapillarblut
- **32115** Thrombinzeit
- **32116** Fibrinogen

Die Leistung nach Nr.31010 – 31013 sind nur ansetzbar für Operationen, die als gestattete Kassenleistung durchgeführt werden. Werden Operationen vom Patienten auf Wunsch privat gezahlt dann kann die Operationsvorbereitung nicht nach EBM abgerechnet werden, sondern nur privat nach GOÄ.

Die Nrn. 31010 bis 31013 sind nicht neben Leistungen des Kapitels 32 abrechenbar.

31011 Operationsvorbereitung für ambulante und belegärztliche Eingriffe bei Jugendlichen und Erwachsenen bis zum vollendeten 40. Lebensjahr   **304**
38,73

Obligater Leistungsinhalt
- Beratung und Erörterung,
- Überprüfung der Eignung des häuslichen, familiären oder sozialen Umfeldes,
- Aufklärung über Vor- und Nachteile einer ambulanten oder belegärztlichen Operation,
- Ganzkörperstatus,
- Dokumentation und schriftliche Befundmitteilung für den Operateur und/oder Anästhesisten,
- Ärztlicher Brief (Nr. 01601),

Fakultativer Leistungsinhalt
- Überprüfung der Operationsfähigkeit,
- Ruhe-EKG,
- Laboruntersuchungen (Nrn. 32101, 32125 und/oder 32110 bis 32116),

Abrechnungsbestimmung einmal im Behandlungsfall

Abrechnungsausschluss am Behandlungstag 01600, 01601 und Abschnitte 32.2, 32.3

Aufwand in Min. **Kalkulationszeit:** 25   **Prüfzeit:** 21   **Eignung d. Prüfzeit:** Nur Quartalsprofil

GOÄ entsprechend oder ähnlich: Leistungskomplex in der GOÄ nicht vorhanden. Abrechnung der einzelnen erbrachten GOÄ-Leistung(en).

Kommentar: Im obligaten Leistungsinhalt sind Beratungs- und Erörterungsleistungen sowie der Ganzkörperstatus beschrieben und damit zur Abrechnung gefordert.

Zum fakultativen Bestandteil sind folgende Laboruntersuchungen genannt (siehe Ausführungen zu GOP 31010):

EBM Nr. 32101 TSH

EBM Nr. 32125 Präoperative Labordiagnostik – Bestimmung von **mindestens 6** der folgenden Parameter:
- Erythrozyten, Leukozyten, Thrombozyten, Hämoglobin, Hämatokrit, Kalium, Glukose im Blut, Kreatinin, Gamma-GT

vor Eingriffen in Narkose oder in rückenmarksnaher Regionalanästhesie (spinal, peridural) und/oder Leistungen nach EBM Nrn.:

- **32110** Blutungszeit (standardisiert)
- **32111** Rekalzifizierungszeit
- **32112** PTT
- **32113** Quick-Wert, Plasma
- **32114** Quick-Wert, Kapillarblut
- **32115** Thrombinzeit
- **32116** Fibrinogen

Die Leistung nach Nr. 31010–31013 sind nur ansetzbar für Operationen, die als gestattete Kassenleistung durchgeführt werden. Werden Operationen vom Patienten auf Wunsch privat gezahlt dann kann die Operationsvorbereitung nicht nach EBM abgerechnet werden, sondern nur privat nach GOÄ.

Die Nrn. 31010–31013 sind nicht neben Leistungen des Kapitels 32 abrechenbar.

31.4 Postoperative Behandlungskomplexe

31.4.2 Postoperativer Behandlungskomplex im Hausärztlichen Versorgungsbereich

31600   Postoperative Behandlung durch den Hausarzt   **159**
Postoperative Behandlung durch den Hausarzt nach der Erbringung eines Eingriffs **20,26**
des Abschnitts IV-31.2 bei Überweisung durch den Operateur

Obligater Leistungsinhalt
- Befundkontrolle(n),
- Befundbesprechung(en),

Fakultativer Leistungsinhalt
- Verbandswechsel,
- Anlage und/oder Wechsel und/oder Ändern eines immobilisierenden Verbandes,
- Drainagenwechsel,
- Drainagenentfernung,
- Einleitung und/oder Kontrolle der medikamentösen Therapie,

Abrechnungsbestimmung einmalig im Zeitraum von 21 Tagen nach Erbringung einer Leistung des Abschnitts 31.2

Abrechnungsausschluss im Zeitraum von 21 Tagen nach Erbringung einer Leistung des Abschnitts 31.2, 02300 bis 02302, 02310, 02340, 02341, 02350, 02360

Berichtspflicht Nein

Kommentar: Nur auf Überweisung des Operateurs möglich – der Überweisungsschein muss vorliegen unter Angabe des OPS-Kodes. Achten Sie auf zusätzliche Regelungen der einzelnen KVen.

Zu beachten: Im Zeitraum von 21 Tagen nach Erbringung einer Leistung des Abschnitts 31.2 sind Wundbehandlungsziffern (02300 bis 02302, 02310, 02340, 02341, 02350 und 02360) ausgeschlossen. Dies gilt auch für Wundbehandlungen aus anderem Grund, die keinen Bezug zur durchgeführten Operation haben.

Aufwand in Min.   **Kalkulationszeit:** 10   **Prüfzeit:** 9   **Eignung d. Prüfzeit:** Nur Quartalsprofil

31.6 Orthopädisch-chirurgisch konservative Gebührenordnungspositionen

31.6.2 Orthopädisch-chirurgisch konservative Gebührenordnungspositionen

31912   Einrichtung von Frakturen und/oder Luxationen des Ellenbogen- oder Kniegelenkes   **112**
oder distal davon mit Ausnahme der Leistungsinhalte der Gebührenordnungsposi-   **14,27**
tion 31910

Aufwand in Min.   **Kalkulationszeit:** KA   **Prüfzeit:** 5   **Eignung d. Prüfzeit:** Tages- und Quartalsprofil

GOÄ   entsprechend oder ähnlich: Leistungskomplex nicht eindeutig übertragbar. Abrechnung der erbrachten Leistungen.

32 In-vitro-Diagnostik der Laboratoriumsmedizin, Mikrobiologie, Virologie und Infektionsepidemiologie sowie Transfusionsmedizin

1. Quantitative Laborleistungen sind nur dann berechnungsfähig, wenn ihre Durchführung nach Maßgabe der Richtlinie der Bundesärztekammer zur Qualitätssicherung quantitativer laboratoriumsmedizinischer Untersuchungen erfolgt. Näheres bestimmen die Richtlinien der Kassenärztlichen Bundesvereinigung für Verfahren zur Qualitätssicherung gemäß § 75 Abs. 7 SGB V. Alle Maßnahmen zur Qualitätssicherung sind Bestandteil der einzelnen Untersuchungen.

2. Werden Untersuchungsergebnisse im Rahmen eines programmierten Profils oder einer nicht änderbaren Parameterkombination gewonnen, so können nur die Parameter berechnet werden, die indiziert sind.

3. Auch wenn zur Erbringung einer Laborleistung aus demselben menschlichen Körpermaterial mehrfache Untersuchungen, Messungen oder Probenansätze erforderlich sind, kann die entsprechende Gebührenordnungsposition nur einmal berechnet werden. Werden aus mehr als einem Körpermaterial dieselben Leistungen erbracht, sind die Gebührenordnungspositionen entsprechend mehrfach berechnungsfähig.

4. Die Bestimmung einer Bezugsgröße für die Konzentration eines anderen berechnungsfähigen Parameters (z.B. Kreatinin für die Harnkonzentration) ist Bestandteil dieser Gebührenordnungsposition und nicht gesondert berechnungsfähig.

5. Werden alle Bestandteile eines Leistungskomplexes bestimmt, so kann nur die für den Leistungskomplex angegebene Gebührenordnungsposition abgerechnet werden. Die Summe der Kostenbeträge für einzeln abgerechnete Gebührenordnungspositionen, die Bestandteil eines Komplexes sind, darf den für die Komplexleistung festgelegten Kostenbetrag nicht überschreiten.

6. „Ähnliche Untersuchungen" können nur dann berechnet werden, wenn dies die entsprechende Leistungsbeschreibung vorsieht und für den betreffenden Parameter (Messgröße) keine eigenständige Gebührenordnungsposition vorhanden ist. Die Art der Untersuchung ist anzugeben.

7. Die rechnerische Ermittlung von Ergebnissen aus anderen Messwerten ist nicht berechnungsfähig.

8. Die im Kapitel 32 enthaltenen Höchstwerte für die entsprechenden Kataloge oder Einzelleistungen umfassen alle Untersuchungen aus demselben Körpermaterial, auch wenn dieses an einem oder an zwei aufeinanderfolgenden Tagen entnommen und an mehreren Tagen untersucht wurde. Das gilt sinngemäß auch, wenn die Nebeneinanderberechnung von Gebührenordnungspositionen aus demselben Untersuchungsmaterial durch Begrenzungsregelungen eingeschränkt ist.

9. Vorbereitende Maßnahmen (Aufbereitungen, Vorbehandlungen) am Untersuchungsmaterial oder an Proben davon, z.B. Serumgewinnung, Antikoagulation, Extraktion, Anreicherung, sind Bestandteil der jeweiligen Gebührenordnungsposition, soweit nichts anderes bestimmt ist.

10. Die Kosten für die Beschaffung und ggf. die Aufbereitung von Reagenzien, Substanzen und Materialien für in-vitro- und in-vivo-Untersuchungen, die mit ihrer Anwendung verbraucht sind, sowie die Kosten dieser Substanzen selbst sind in den Gebührenordnungspositionen enthalten, soweit nichts anderes bestimmt ist.

11. Die Kosten für zu applizierende Substanzen bei Funktionsprüfungen sind in den Gebührenordnungspositionen nicht enthalten.

12. Die Kosten für eine sachgemäße Beseitigung bzw. Entsorgung aller Materialien sind in den Gebührenordnungspositionen enthalten.

13. In den Gebührenordnungspositionen der Abschnitte 32.2 und 32.3 sind die Gebührenordnungspositionen 01600 und 01601 enthalten.

14. Bei Aufträgen zur Durchführung von Untersuchungen des Kapitels 32 hat der überweisende Vertragsarzt grundsätzlich Diagnose, Verdachtsdiagnose oder Befunde mitzuteilen und Art und Umfang der Leistungen durch Angabe der Gebührenordnungsposition bzw. der Legende der Gebührenordnungsposition zu definieren (Definitionsauftrag) oder durch Angabe des konkreten Untersuchungsziels einzugrenzen (Indikationsauftrag). Der ausführende Vertragsarzt darf nur diese Gebührenordnungspositionen berechnen. Eine Erweiterung des Auftrages bedarf der Zustimmung des Vertragsarztes, der den Auftrag erteilt hat. (gemäß § 24 Abs. 7 und 8 Bundesmantelvertrag-Ärzte (BMV-Ä))

15. Die Arztpraxis, die auf Überweisung kurativ-ambulante Auftragsleistungen des Kapitels 32 durchführt, teilt der überweisenden Arztpraxis zum Zeitpunkt der abgeschlossenen Untersuchung die Gebührenordnungspositionen dieser Leistungen und die Höhe der Kosten in Euro gemäß der regionalen Euro-GO getrennt nach Leistungen der Abschnitte 32.2 und 32.3 EBM mit. Dies gilt sinngemäß für die Mitteilung der Kosten über die in einer Laborgemeinschaft veranlassten Leistungen an den Veranlasser. Im Falle der Weiterüberweisung eines Auftrages oder eines Teilauftrages hat jede weiter überweisende Arztpraxis dem vorhergehenden Überweiser die Angaben

nach Satz 1 sowohl über die selbst erbrachten Leistungen als auch über die Leistungen mitzuteilen, die ihr von der Arztpraxis gemeldet wurden, an die sie weiterüberwiesen hatte.

16. In Anhang 4 zum EBM sind Laborleistungen aufgeführt, die nicht bzw. nicht mehr berechnungsfähig sind. Diese Leistungen sind auch nicht als „Ähnliche Untersuchungen" berechnungsfähig.

17. Im Zusammenhang mit einer Screening-Untersuchung dürfen Tumormarker nicht verwendet werden.

18. Die Gebührenordnungspositionen der Abschnitte 32.2 und 32.3, ausgenommen der Leistungen nach den Gebührenordnungspositionen 32575, 32614, 32618, 32660 und 32781, sind im Zyklusfall nicht neben den Gebührenordnungspositionen 08535, 08536, 08550, 08555, 08558 und 08635 berechnungsfähig.

Anmerkung

Neben den Gebührenordnungspositionen des Kapitels 32 ist die EBM-Nr. 08635 im Zyklusfall nicht berechnungsfähig. Ausgenommen sind hierbei Leistungen nach den Gebührenordnungspositionen 32575, 32614, 32618, 32660 und 32781.

Kommentar

Siehe Informationen der BÄK und KBV:

- Richtlinie der Bundesärztekammer zur Qualitätssicherung laboratoriumsmedizinischer Untersuchungen. https://www.bundesaerztekammer.de/fileadmin/user_upload/BAEK/Themen/Qualitaetssicherung/_ Bek_BAEK_RiLi_QS_laboratoriumsmedizinischer_Untersuchungen.pdf)
- Richtlinie der Kassenärztlichen Bundesvereinigung nach § 75 Absatz 7 SGB V zur Vergabe der Arzt- ‚Betriebsstätten- sowie der Praxis netznummern (https://www.kbv.de/documents/infothek/rechts quellen/weitere-vertraege/praxen/arzt-und-betriebsstaettennummer/Arztnummern_Richtlinie.pdf)

Voraussetzung für die Abrechnung aller quantitativen Laborleistungen ist die Beachtung der Richtlinien der Kassenärztlichen Bundesvereinigung für die Durchführung von Laboratoriumsuntersuchungen in der kassenärztlichen/vertragsärztlichen Versorgung. Alle Qualitätssicherungsmaßnahmen sind obligater Bestandteil der Untersuchungen.

Auch bei programmierten und/oder automatisierten Untersuchungsprofilen können entsprechend dem Wirtschaftlichkeitsgrundsatz nur die medizinisch indizierten (d.h. notwendigen) Parameter abgerechnet werden.

Werden Untersuchungen, Messungen oder Probenansätze, aus welchen Gründen auch immer, mehrfach erforderlich, können sie nur dann auch mehrfach berechnet werden, wenn sie aus mehr als einem Körpermaterial erbracht werden. Ist das nicht der Fall, ist eine mehrfache Berechnung nicht zulässig.

Bei der Erbringung einzelner Leistungen, die Bestandteil eines Komplexes sind, gilt:

- werden alle Leistungen des Komplexes erbracht, kann nur die Komplexleistung abgerechnet werden,
- werden nur einzelne Leistungen des Komplexes erbracht, sind diese isoliert abrechnungsfähig, jedoch nur bis zur Erreichung des für den Komplex festgelegten Kostenbetrages. Dieser gilt damit als Höchstbetrag.

Es gilt grundsätzlich das in der vertragsärztlichen Abrechnung bestehende Verbot einer analogen Bewertung, wie sie aus der GOÄ bekannt ist. Allerdings gibt es im Bereich der Laborleistungen hiervon Ausnahmen, die aber ausdrücklich in der Leistungsbeschreibung genannt sein müssen (z. B. bei den mikroskopischen Untersuchungen eines Körpermaterials auf Krankheitserreger nach differenzierender Färbung die Nr. 32182).

Die Errechnungen von MCV, MCH und MCHC sind durch Errechnung aus den Werten der Blutbildparameter möglich und daher NICHT berechnungsfähig. Dies gilt auch für die rechnerische Ermittlung des LDL Cholesterins.

Die Höchstwertregelungen im Laborkapitel gelten für alle Untersuchungen aus demselben Körpermaterial unabhängig davon, ob die Entnahme oder die Untersuchung an einem Tag durchgeführt wird oder sich auf mehrere Tage verteilt. Gleiches gilt sinngemäß, wenn aufgrund anderer Begrenzungsregelungen die Nebeneinanderberechnung von Leistungen aus demselben Körpermaterial eingeschränkt wird.

Für die Ringversuche sind besondere Referenzinstitute bestellt (QuaDeGA GmbH, Domagkstraße 1, 48149 Münster; info@quadega.uni-muenster.de).

Bei der sogenannten „patientennahen Sofortdiagnostik" handelt es sich um Analysen mit Messgeräten zur Einzelprobenmessung wie z.B. Reflektometern zur Blutzuckerbestimmung mit Reagenzträgern (Teststreifen) oder anderen „Unit-use-Reagenzien". Wird dies in einer Betriebsstätte erfüllt, entfällt die Zertifikatspflicht.

Dies entfällt in Krankenhäusern z.B. mit Intensivstationen nur, wenn Leistungserbringung und Qualitätssicherung bei einem Zentrallabor liegen.

Berichte und Arztbriefe nach den Nrn. 01600 und 01601 sind neben den Laborleistungen der Abschnitte 32.2 und 32.3 nicht abrechnungsfähig.

Bei Auftragsüberweisungen zu Laborleistungen sind – wie bisher auch – Diagnosen, Verdachtsdiagnosen und Befunde mitzuteilen sowie

- bei Definitionsaufträgen die Gebührenordnungsposition bzw. die Legende der Gebührenordnungsposition,
- bei Indikationsaufträgen das konkrete Untersuchungsziel.

Im Zuge der Neufassung des Bundesmantelvertrages-Ärzte (BMV-Ä) wurde die in der alten Fassung des § 26 Abs. 6 BMV-Ä vorgenommene Regelung zum 1.10.2013 in den EBM übernommen.

Die im Anhang 4 aufgelisteten Laborleistungen fanden sich im Wesentlichen noch im EBM 2000plus, wurden jedoch durch den Bewertungsausschuss noch vor Inkrafttreten des EBM zum 1.1.2008 aus dem EBM als abrechnungsfähige Leistungen gestrichen. Der Zeitpunkt, ab dem die Leistungen nicht mehr abrechnungsfähig waren, findet sich in der ein wenig missverständlich übertitelten Spalte „Aufnahme zum Quartal".

Laborüberweisungen (nach Muster 10) und Anforderungsscheine für Laboruntersuchungen bei Laborgemeinschaften (Muster 10A) können seit dem Juli 2017 elektronisch erstellen werden..

Diese digitale Inanspruchnahme ist für Ärzte und Labore freiwillig, Papiervordrucke und Blankoformularbedruckung sind weiterhin verwendbar.

Voraussetzungen für digitale Laborüberweisungen:

- zertifizierte Praxissoftware,
- sichere Verbindung für die Datenübermittlung (z.B. KV-Connect)
- elektronischer Heilberufsausweis einschließlich Kartenterminal und Signatursoftware für die qualifizierte elektronische Signatur Das Muster 10A-Formular muss nicht unterschrieben werden.

Die inzwischen aus dem Leistungsverzeichnis des Kapitels 32 gestrichenen Positionen sind im Anhang 4 aufgeführt.

Neben einer Koronarangiographie sind Leistungen aus Kapitels 32 nicht berechnungsfähig.

32.1 Grundleistungen

1. Für die wirtschaftliche Erbringung und Veranlassung von laboratoriumsmedizinischen Untersuchungen wird die Gebührenordnungsposition 32001 einmal im Behandlungsfall, in dem mindestens eine Versicherten-, Grund- und/ oder Konsiliarpauschale der Kapitel 3, 4, 7 bis 11, 13, 16 bis 18, 20, 21, 26, 27 oder 30.7 mit persönlichem Arzt-Patienten-Kontakt abgerechnet wird, vergütet.
Die Gebührenordnungsposition 32001 ist nur im Rahmen der vertragsärztlichen Versorgung berechnungsfähig. Abweichend von den Sätzen 1 und 2 wird der Zuschlag nach der Gebührenordnungsposition 32001 in selektivvertraglichen Fällen im Quartal vergütet, sofern die wirtschaftliche Erbringung und/oder Veranlassung von Leistungen der Abschnitte 32.2 und 32.3 nicht Gegenstand des Selektivvertrags ist.
Die Wirtschaftlichkeit der von Laborgemeinschaften bezogenen, als Auftragsleistung überwiesenen und eigenerbrachten Leistungen der Abschnitte 32.2 und 32.3 wird anhand des arztpraxisspezifischen Fallwertes gemäß Nummer 2 in Form eines Wirtschaftlichkeitsfaktors nach den Nummern 4 und 5 berechnet.
Für die Ermittlung der arztpraxisspezifischen Bewertung der Gebührenordnungsposition 32001 ist die Punktzahl der Gebührenordnungsposition 32001 mit dem Wirtschaftlichkeitsfaktor gemäß den Nummern 4 und 5 zu multiplizieren.
2. Der arztpraxisspezifische Fallwert wird – unter Berücksichtigung der Ausnahmeregelung nach Nummer 6 – ermittelt als Summe der Kosten der in dem jeweiligen Quartal von Laborgemeinschaften bezogenen, als Auftragsleistung überwiesenen und eigenerbrachten Leistungen nach den Gebührenordnungspositionen der Abschnitte 32.2 und 32.3 der Arztpraxis dividiert durch die Anzahl der Behandlungsfälle, in denen mindestens eine Versicherten-, Grund- und/oder Konsiliarpauschale der Kapitel 3, 4, 7 bis 11, 13, 16 bis 18, 20, 21, 26, 27 oder 30.7 mit persönlichem Arzt-Patienten-Kontakt abgerechnet wurde.

Sofern die Kosten der Leistungen der Abschnitte 32.2 und 32.3 in einem Folgequartal abgerechnet werden, sind die Kosten bei der Ermittlung des arztpraxisspezifischen Fallwertes in diesem Folgequartal ohne erneute Zählung des auslösenden Behandlungsfalls für die Berechnung des Wirtschaftlichkeitsfaktors zu berücksichtigen.

Bei der Ermittlung des arztpraxisspezifischen Fallwertes bleiben die Kosten der von der Arztpraxis abgerechneten Auftragsleistungen der Abschnitte 32.2 und 32.3 unberücksichtigt.

3. Zusätzlich relevant für die Fallzählung gemäß Nummer 2 ist die Anzahl der selektivvertraglichen Fälle im Quartal bei Ärzten, die an einem Selektivvertrag teilnehmen, sofern gemäß diesem Vertrag die Leistungen der Abschnitte 32.2 und/oder 32.3 weiter als kollektivvertragliche Leistungen gemäß § 73 SGB V veranlasst oder abgerechnet werden und in diesen Fällen keine Versicherten-, Grund- oder Konsiliarpauschale berechnet wird. Der Nachweis aller selektivvertraglichen Fälle im Quartal erfolgt gegenüber der Kassenärztlichen Vereinigung anhand der kodierten Zusatznummer 88192 gegebenenfalls unter Angabe einer Kennnummer gemäß Nummer 6.

4. Sofern der arztpraxisspezifische Fallwert kleiner oder gleich dem arztgruppenspezifischen unteren begrenzenden Fallwert ist, beträgt der Wirtschaftlichkeitsfaktor 1.

Ist der arztpraxisspezifische Fallwert größer oder gleich dem arztgruppenspezifischen oberen begrenzenden Fallwert, beträgt der Wirtschaftlichkeitsfaktor 0.

Liegt der arztpraxisspezifische Fallwert zwischen dem arztgruppenspezifischen unteren begrenzenden Fallwert und dem arztgruppenspezifischen oberen begrenzenden Fallwert, wird der Wirtschaftlichkeitsfaktor anteilig wie folgt bestimmt: Die Differenz zwischen dem arztgruppenspezifischen oberen begrenzenden Fallwert und dem arztpraxisspezifischen Fallwert wird dividiert durch die Differenz zwischen dem arztgruppenspezifischen oberen begrenzenden Fallwert und dem arztgruppenspezifischen unteren begrenzenden Fallwert.

Arztgruppenspezifische untere und obere begrenzende Fallwerte

Versicherten-, Grund- oder Konsiliarpauschale des EBM Kapitels bzw. Abschnitts	Arztgruppe	Unterer begrenzender Fallwert in Euro	Oberer begrenzender Fallwert in Euro
3	Allgemeinmedizin, hausärztliche Internisten undpraktische Ärzte	1,42	3,37
4	Kinder- und Jugendmedizin	0,83	2,21
7	Chirurgie	0,00	0,37
8	Gynäkologie, Fachärzte ohne SP Endokrinologie und Reproduktionsmedizin	0,95	2,47
8	Gynäkologie, SP Endokrinologie undReproduktionsmedizin: Nur für Ärzte, die die Gebührenordnungspositionen 08520, 08531, 08541, 08542, 08550, 08551, 08552, 08560 und 08561 berechnen	3,71	57,88
9	Hals-Nasen-Ohrenheilkunde	0,10	0,77
10	Dermatologie	0,47	2,18
11	Humangenetik	0,00	2,57
13.2	Innere Medizin, fachärztliche Internisten ohne SP	1,08	4,15
13.3.1	Innere Medizin, SP Angiologie	0,18	1,78
13.3.2	Innere Medizin, SP Endokrinologie	11,39	64,79
13.3.3	Innere Medizin, SP Gastroenterologie	1,44	5,68
13.3.4	Innere Medizin, SP Hämatologie/Onkologie	9,88	27,65
13.3.5	Innere Medizin, SP Kardiologie	0,24	1,22
13.3.6	Innere Medizin, SP Nephrologie	19,25	48,48
13.3.7	Innere Medizin, SP Pneumologie	0,72	4,68
13.3.8	Innere Medizin, SP Rheumatologie	7,58	31,86

16	Neurologie, Neurochirurgie	0,00	0,80
17	Nuklearmedizin	0,09	16,60
18	Orthopädie, Fachärzte ohne SP Rheumatologie	0,00	0,35
18	Orthopädie, SP Rheumatologie: Nur für Ärzte, die die Gebührenordnungsposition 18700 berechnen	0,18	1,23
20	Phoniatrie, Pädaudiologie	0,00	0,38
21	Psychiatrie	0,00	0,27
26	Urologie	2,27	6,73
27	Physikalische und Rehabilitative Medizin	0,00	0,27
30.7	Schmerztherapie	0,00	0,35

5. Wird ein Facharzt für Kinder- und Jugendmedizin mit Schwerpunkt oder Zusatzweiterbildung im Arztfall gemäß der Präambel Kapitel 4 Nr. 4 im fachärztlichen Versorgungsbereich tätig, so bestimmen sich die arztgruppenspezifischen begrenzenden Fallwerte und die Bewertung der Gebührenordnungsposition 32001 gemäß dem entsprechenden Schwerpunkt der Inneren Medizin.

Für einen Vertragsarzt, der seine Tätigkeit unter mehreren Gebiets- oder Schwerpunktbezeichnungen ausübt, richtet sich der arztgruppenspezifische untere und obere begrenzende Fallwert sowie die Bewertung der Gebührenordnungsposition 32001 nach dem Versorgungsauftrag, mit dem er zur vertragsärztlichen Versorgung zugelassen ist.

Für (Teil-)Berufsausübungsgemeinschaften, Medizinische Versorgungszentren und Praxen mit angestellten Ärzten wird die Höhe der begrenzenden Fallwerte sowie die Bewertung der Gebührenordnungsposition 32001 arztpraxisspezifisch wie folgt bestimmt:
Die jeweilige Summe der Produkte aus der Anzahl der Arztfälle des Arztes in der Praxis, in denen mindestens eine Versicherten-, Grund- und/oder Konsiliarpauschale der Kapitel 3, 4, 7 bis 11, 13, 16 bis 18, 20, 21, 26, 27 oder 30.7 mit persönlichem Arzt-Patienten-Kontakt abgerechnet wurde und dem arztgruppenspezifischen unteren begrenzenden Fallwert, dem arztgruppenspezifischen oberen begrenzenden Fallwert sowie der arztgruppenspezifischen Bewertung der Gebührenordnungsposition 32001 wird dividiert durch die Anzahl der Behandlungsfälle der berechtigten Ärzte, in denen mindestens eine Versicherten-, Grund- und/oder Konsiliarpauschale der Kapitel 3, 4, 7 bis 11, 13, 16 bis 18, 20, 21, 26, 27 oder 30.7 mit persönlichem Arzt-Patienten-Kontakt abgerechnet wurde.

6. Behandlungsfälle mit einer oder mehreren der nachfolgend aufgeführten Untersuchungsindikationen sind mit der (den) zutreffenden Kennnummer(n) zu kennzeichnen. Für diese Behandlungsfälle bleiben die für die jeweilige Untersuchungsindikation genannten Gebührenordnungspositionen bei der Ermittlung des arztpraxisspezifischen Fallwertes unberücksichtigt.

Die Kennnummer(n) des Behandlungsfalls ist (sind) ausschließlich in der Abrechnung der beziehenden, eigenerbringenden oder veranlassenden Arztpraxis anzugeben.

Untersuchungsindikation	Kenn-nummer	Ausgenommene GOPen
Nebenstehende Gebührenordnungspositionen bleiben grundsätzlich bei der Ermittlung des arztpraxisspezifischen Fallwertes unberücksichtigt		32125; 32779; 32816; 32865; 32866; 32867; 32869; 32880; 32881; 32882
Diagnostik zur Bestimmung der notwendigen Dauer, Dosierung und Art eines gegebenenfalls erforderlichen Antibiotikums vor Einleitung einer Antibiotikatherapie oder bei persistierender Symptomatik vor erneuter Verordnung	32004	32151; 32459; 32720; 32721; 32722; 32723; 32724; 32725; 32726; 32727; 32750; 32759; 32760; 32761; 32762; 32763; 32772; 32773; 32774; 32775; 32777
Spezifische antivirale Therapie der chronischen viralen Hepatitiden	32005	32058; 32066; 32070; 32071; 32781; 32815; 32817; 32823; 32827

Erkrankungen oder Verdacht auf Erkrankungen, bei denen eine gesetzliche Meldepflicht besteht oder Mukoviszidose	32006	32172; 32176; 32177; 32178; 32179; 32185; 32186; 32565; 32566; 32567; 32568; 32572, 32573; 32574; 32575; 32584; 32586; 32587; 32590; 32592; 32593; 32600; 32611; 32612; 32613; 32614; 32615; 32619; 32620; 32623; 32624; 32629; 32630; 32636; 32660; 32662; 32664; 32680; 32700; 32701; 32705; 32707; 32721; 32722; 32723; 32724; 32725; 32726; 32727; 32743; 32745; 32746; 32747; 32748; 32749; 32750; 32759; 32760; 32761; 32762; 32764; 32768; 32772; 32773; 32774; 32775; 32777; 32780; 32781; 32782; 32786; 32789; 32790; 32791; 32792; 32793; 32804; 32805; 32806; 32807; 32808; 32809; 32810, 32825; 32830; 32833; 32834; 32835; 32837; 32839; 32842, 32850; 32851; 32852; 32853
Leistungen der Mutterschaftsvorsorge gemäß der Mutterschafts-Richtlinie des Gemeinsamen Bundesausschusses bei Vertretung, im Notfall oder bei Mit- bzw. Weiterbehandlung	32007	32031; 32035; 32038; 32120
Erkrankungen oder Verdacht auf prä- bzw. perinatale Infektionen	32024	32565; 32566; 32567; 32568; 32572; 32573, 32574; 32575; 32594; 32602; 32603; 32621; 32626; 32629; 32630; 32660; 32740; 32750; 32760; 32781; 32832; 32833

Leistungen der Mutterschaftsvorsorge, die bei Vertretung, im Notfall oder bei Mit- bzw. Weiterbehandlung nach den kurativen Gebührenordnungspositionen erbracht werden, sind mit dem für die Mutterschaftsvorsorge vereinbarten Kennzeichen „V" zu versehen.

Anfallsleiden unter antiepileptischer Therapie oder Psychosen unter Clozapintherapie	32008	32070; 32071; 32120; 32305; 32314; 32342
Allergische Erkrankungen bei Kindern bis zum vollendeten 6. Lebensjahr	32009	32380; 32426; 32427
Therapie der hereditären Thrombophilie, des Antiphospholipidsyndroms oder der Hämophilie	32011	32112; 32113; 32115; 32120; 32203; 32208; 32212; 32213; 32214; 32215; 32216; 32217; 32218; 32219; 32220; 32221; 32222; 32228
Erkrankungen unter antineoplastischer Therapie oder systemischer Zytostatika-Therapie und/oder Strahlentherapie	32012	32066; 32068; 32070; 32071; 32120; 32122; 32155; 32156; 32157; 32159; 32163; 32168; 32169; 32324; 32351; 32376; 32390; 32391; 32392; 32394; 32395; 32396; 32397; 32400; 32446; 32447; 32527
Substitutionsgestützte Behandlung Opioidabhängiger gemäß Nr. 2 Anlage I „Anerkannte Untersuchungs- oder Behandlungsmethoden" der Richtlinie Methoden vertragsärztliche Versorgung des Gemeinsamen Bundesausschusses	32014	32137; 32140; 32141; 32142; 32143; 32144; 32145; 32146; 32147; 32148; 32292; 32293; 32314; 32330; 32331; 32332; 32333; 32334; 32335; 32336; 32337
Orale Antikoagulantientherapie	32015	32026; 32113; 32114; 32120
Manifeste angeborene Stoffwechsel- und/oder endokrinologische Erkrankung(en) bei Kindern und Jugendlichen bis zum vollendeten 18. Lebensjahr	32017	32082; 32101; 32309; 32310; 32320; 32321; 32359; 32361; 32367; 32368; 32370; 32371; 32401; 32412
Chronische Niereninsuffizienz mit einer endogenen Kreatinin-Clearance < 25 ml/min	32018	32064; 32065; 32066; 32081; 32083; 32197; 32237; 32411; 32435

HLA-Diagnostik vor einer Organ-, Gewebe-oder hämatopoetischen Stammzelltransplantation und/oder immunsuppressive Therapie nach erfolgter Transplantation	32020	32374; 32379; 32784; 32843; 32844; 32901; 32902; 32904; 32906; 32908; 32910; 32911; 32915; 32916; 32917; 32918; 32939; 32940; 32941; 32942; 32943
Therapiebedürftige HIV-Infektionen	32021	32058; 32066; 32070; 32071; 32520; 32521; 32522; 32523; 32524; 32824; 32828
Manifester Diabetes mellitus	32022	32025; 32057; 32066; 32094; 32135
Rheumatoide Arthritis (PCP) einschl. Sonderformen und Kolllagenosen unter immunsuppressiver oder immunmodulierender Langzeit-Basistherapie	32023	32042; 32066; 32068; 32070; 32071; 32081; 32120; 32461; 32489; 32490; 32491
Erkrankungen oder Verdacht auf prä- bzw. perinatale Infektionen	32024	32565; 32566; 32567; 32568; 32572; 32573; 32574; 32575; 32594; 32602; 32603; 32621; 32626; 32629; 32630; 32660; 32740; 32750; 32760; 32781; 32832; 32833

https://www.rki.de/DE/Content/Infekt/IfSG/Meldepflichtige_Krankheiten/Meldepflichtige_Krankheiten_node.html
(§ 6 und § 7)

32.2 Allgemeine Laboratoriumsuntersuchungen

1. Bei den im Abschnitt 32.2 aufgeführten Bewertungen handelt es sich um Eurobeträge gemäß § 87 Abs. 2 Satz 8 SGB V. Der tatsächliche Vergütungsanspruch ergibt sich aus den Eurobeträgen nach Satz 1 unter Berücksichtigung der für das entsprechende Quartal gültigen Vorgaben der Kassenärztlichen Bundesvereinigung gemäß § 87b Abs. 4 SGB V zur Honorarverteilung durch die Kassenärztlichen Vereinigungen.

2. Die Gebührenordnungspositionen des Abschnitts 32.2 sind am Behandlungstag nicht neben den Gebührenordnungspositionen des Abschnitts 31.1.2 und nicht neben der Gebührenordnungsposition 34291 berechnungsfähig.

Kommentar:

Abschnitt 32.2: Höchstwerte

32118	Höchstwert zu den Nrn. 32110 bis 32116	1,55 Euro
32139	Höchstwert zu den Nrn. 32137 und 32140 bis 32148 in den beiden ersten Quartalen der Substitutionsbehandlung	125,00 Euro
32138	Höchstwert zu den Nrn. 32137 und 32140 bis 32148 ab dem dritten Quartal oder außerhalb der Substitutionsbehandlung	64,00 Euro

Der Arzt berechnet – im Regelfall über seine Laborgemeinschaft – die beim Patienten erbrachten Laboratoriumsleistungen –sofern es keine besonderen Angaben seiner KV gibt. Die Höchstwert-Umsetzung führt die KV durch.

Nach Kommentar von **Wezel/Liebold** gilt: ... „Diese Höchstwerte – wie auch die im Abschnitt 32.3 genannten – beziehen sich auf die aufgeführten Nummern und das Körpermaterial unabhängig davon, ob die Entnahme an einem oder zwei aufeinanderfolgenden Tagen und die Bestimmung an verschiedenen Tagen erfolgten.

Die Höchstwerte stellen keine eigenständigen Leistungen dar.

Leistungen des Abschnitts 32.2 können nicht neben den Präoperativen Gebührenordnungspositionen (Unterabschnitt 31.1.2) berechnet werden...“

Befundberichte
Für die Mitteilung von Befunden der Leistungen nach Abschnitts 32.2 können Befundberichte/Arztbriefe nicht berechnet werden.

Beziehen sich Befundbericht oder Arztbrief hauptsächlich auf Ergebnisse anderer ärztlicher Untersuchungen und Behandlungen, ist die Abrechnung möglich, auch wenn dabei einige Laborwerte mit aufgeführt werden. Dies gilt nicht für die Übermittlung der Ergebnisse abgerechneter Leistungen der

- Reproduktionsmedizin,
- Humangenetik,
- Nuklearmedizin,
- Histologie und Zytologie (Kapitel 19),
- diagnostischen Radiologie
- Strahlentherapie.

Meldepflichtige Krankheiten oder meldepflichtiger Erregernachweisen
Wichtige Informationen zu meldepflichtigen Krankheiten oder meldepflichtigen Erregernachweisen erhalten Sie über die Web-Seite des Robert Koch Institutes:

http://www.rki.de/DE/Content/Infekt/IfSG/Meldepflichtige_Krankheiten/Meldepflichtige_Krankheiten_node.html u.a.

- Meldebögen
- Falldefinitionen
- Belehrungsbögen
- Nosokomiale Infektionen

32.2.1 Basisuntersuchungen

1. Der Nachweis von Eiweiß und/oder Glukose im Harn (ggf. einschl. Kontrolle auf Ascorbinsäure) sowie die Bestimmung des spezifischen Gewichts und/oder des pH-Wertes im Harn ist nicht berechnungsfähig.

Quantitative Bestimmung gilt für die Gebührenordnungspositionen 32025 bis 32027

Anmerkung Die Gebührenordnungspositionen 32025 bis 32027 sind nur berechnungsfähig bei Erbringung in der Arztpraxis des Vertragsarztes, der die Untersuchung veranlasst hat. Diese Erbringung ist anzunehmen, wenn das Untersuchungsergebnis innerhalb einer Stunde nach Materialentnahme vorliegt.
Die Gebührenordnungspositionen 32025 bis 32027 sind bei Erbringung in Laborgemeinschaften nicht berechnungsfähig.

32025* Glucose **1,60**

Abrechnungsausschluss
in derselben Sitzung 01732, 32057, 32880, 32881, 32882
im Behandlungsfall 01812

GOÄ entsprechend oder ähnlich: Nrn. 3516*, 3560*

Kompendium KBV: Die GOP 32025 kann nach derzeitigem Kenntnisstand bei Durchführung der Analyse mittels folgender Verfahren berechnet werden:

Glukose-Oxidase-, Glukose-Hexokinase-, Glukose-6-Phosphat-Dehydrogenase-, Glukose-Hydrogenase-Methode, Glukose-Elektrode.[1] Die Erbringung der GOP 32025 ist auch mittels Teststreifen/Unit-use-Reagenzien möglich. Die GOP 32025 ist nicht neben GOP 01732, 32057 und 32880 bis 32882 berechnungsfähig, sowie am Behandlungstag neben der GOP 01812.

[1] nach Kölner Kommentar zum EBM

Kommentar: GOP 32025 bis 32027 sind bei Erbringung in der Laborgemeinschaft nicht berechnungsfähig.

GOP 32025 bis 32027 sind nur berechnungsfähig bei Erbringung in der Arztpraxis des Vertragsarztes, der die Untersuchung veranlasst hat. Diese Erbringung ist anzunehmen, wenn das Untersuchungsergebnis innerhalb einer Stunde nach Materialentnahme vorliegt.

32026*   TPZ (Thromboplastinzeit)   **4,70**

Abrechnungsausschluss in derselben Sitzung 32113, 32114

GOÄ   entsprechend oder ähnlich: Nrn. 3530*, 3607*

Kompendium KBV: Die GOP 32026 kann nach derzeitigem Kenntnisstand bei Durchführung der Analyse mittels folgender Verfahren berechnet werden:

koagulometrische Methode nach Quick, chromogene Methode.[1] Die Erbringung der GOP 32026 ist auch mittels Teststreifen/ Unit-use-Reagenzien möglich. Die GOP 32026 ist nicht neben GOP 32113 und 32114 berechnungsfähig.

[1] nach Kölner Kommentar zum EBM

Kommentar: GOP 32025 bis 32027 sind bei Erbringung in der Laborgemeinschaft nicht berechnungsfähig.

GOP 32025 bis 32027 sind nur berechnungsfähig bei Erbringung in der Arztpraxis des Vertragsarztes, der die Untersuchung veranlasst hat. Diese Erbringung ist anzunehmen, wenn das Untersuchungsergebnis innerhalb einer Stunde nach Materialentnahme vorliegt.

32027*   D-Dimer (nicht mittels trägergebundener Reagenzien)   **15,30**

Anmerkung Die Gebührenordnungspositionen 32025 bis 32027 sind nur berechnungsfähig bei Erbringung in der Arztpraxis des Vertragsarztes, der die Untersuchung veranlasst hat. Diese Erbringung ist anzunehmen, wenn das Untersuchungsergebnis innerhalb einer Stunde nach Materialentnahme vorliegt.
Die Gebührenordnungspositionen 32025 bis 32027 sind bei Erbringung in Laborgemeinschaften nicht berechnungsfähig.

Abrechnungsausschluss in derselben Sitzung 32117

GOÄ   entsprechend oder ähnlich: Nrn. 3935*, 3937*

Kompendium KBV: Die GOP 32027 kann nach derzeitigem Kenntnisstand bei Durchführung der Analyse mittels folgender Verfahren berechnet werden:

Latexagglutinintest, proteinchemischer, turbidimetrischer oder nephelometrischer Nachweis, Nachweis mittels Enzymimmunoassay (EIA).[1] Die Erbringung der GOP 32027 ist nicht mittels Teststreifen möglich. Semiquantitative oder qualitative D-Dimer-Bestimmungen sind nicht mit der GOP 32027 berechnungsfähig. Die GOP 32027 ist nicht neben der GOP 32117 berechnungsfähig.

[1] nach Kölner Kommentar zum EBM

32030*   Orientierende Untersuchung   **0,50**

Obligater Leistungsinhalt
- Orientierende Untersuchung mit visueller Auswertung mittels vorgefertigter
  - Reagenzträger

oder
  - Reagenzzubereitungen

Fakultativer Leistungsinhalt
- Apparative Auswertung,
- Verwendung von Mehrfachreagenzträgern

Anmerkung Können mehrere Bestandteile eines Körpermaterials sowohl durch Verwendung eines Mehrfachreagenzträgers als auch durch Verwendung mehrerer Einfachreagenzträger erfasst werden, so ist in jedem Fall nur einmal die Gebührenordnungsposition 32030 berechnungsfähig.
Bei mehrfacher Berechnung der Gebührenordnungsposition 32030 ist die Art der Untersuchungen anzugeben.

Abrechnungsausschluss in derselben Sitzung 01732, 32880, 32881, 32882

GOÄ   entsprechend oder ähnlich: Nrn. 3511*, 3652* (Streifentest)

Kompendium KBV: Der Nachweis von Eiweiß und/oder Glukose im Harn, ggf. einschl. Kontrolle auf Ascorbinsäure, sowie die Bestimmung des spezifischen Gewichts und/oder des pH-Wertes im Harn sind nicht berechnungsfähig. Die für diese Analysen benötigten Teststreifen können über den Sprechstundenbedarf bezogen werden. Sie sind nicht gesondert mit der GOP 32030 berechnungsfähig.[1]

Teststreifen, die neben der qualitativen Harnuntersuchung auf Eiweiß und/oder Glukose (ggf. einschl. Kontrolle auf Ascorbinsäure) sowie des pH-Wertes weitere Untersuchungsmöglichkeiten enthalten, können nicht über den Sprechstundenbedarf bezogen werden. Die Leistungserbringung ist dann mit der GOP 32030 berechnungsfähig.

Die GOP 32030 ist nicht neben GOP 01732 und 32880 bis 32882 berechnungsfähig.

[1] nach Kölner Kommentar zum EBM

Kommentar: Unter diese Leistung fallen die qualitativen und semiquantitativen Untersuchungen mit sogenannten Teststäbchen/Testdtreifen. Weiterhin gehören zu dieser Nr. die LH--Ovulationsteste mit Teststreifen, die Nitritprobe außerhalb der Mutterschaftsvorsorge, der Onkoscreen-PSA-Test, Bestimmung der Osmolalität, der Flagyltest, der KOH--Test und die Untersuchungen auf Ketokörper und Katecholamine im Urin.

32031* Mikroskopische Untersuchung des Harns auf morphologische Bestandteile   0,25

GOÄ entsprechend oder ähnlich: Nrn. 3531*, 3653*

Kompendium KBV: Nach dieser GOP sind Untersuchungen des Harnsediments auch bei Verwendung von konfektionierten Testmaterialien, berechnungsfähig.[1]

[1] nach Kölner Kommentar zum EBM

Kommentar: Nach Nr. 32031 ist die Untersuchung des Harnsediments abrechenbar.

32032* Bestimmung des pH-Wertes durch apparative Messung (außer im Harn)   0,25

GOÄ entsprechend oder ähnlich: Analoger Ansatz der Nr. 3714*

Kompendium KBV: Die pH-Wert-Bestimmung im Urin ist nicht berechnungsfähig.

Bestimmungen in anderen Körpermaterialien, z. B. im Scheidensekret zur Risikoabschätzung einer Frühgeburt, sind nur dann mit der GOP 32032 berechnungsfähig, wenn sie mittels apparativer Messung durchgeführt werden.[1]

Bestimmungen des pH-Wertes mit Indikator-Papier bzw. Teststreifen sind mit der GOP 32030 zu berechnen.[1]

Die Bestimmung des pH-Wertes im Blut im Rahmen der Blutgasanalyse kann nicht separat mit der GOP 32032 berechnet werden.

[1] nach Kölner Kommentar zum EBM

32033* Harnstreifentest auf mindestens fünf der folgenden Parameter: Eiweiß, Glukose, Erythrozyten, Leukozyten, Nitrit, pH-Wert, spezifisches Gewicht, Ketonkörper ggf. einschließlich Kontrolle auf Ascorbinsäure einschließlich visueller oder apparativer Auswertung   0,50

Abrechnungsausschlüsse in derselben Sitzung 01732, 32880, 32881, 32882

Berichtspflicht Nein

Quantitative Bestimmung mit physikalischer oder chemischer Messung oder Zellzählung, gilt für die Gebührenordnungspositionen 32035 bis 32039

Abrechnungsbestimmung je Untersuchung

Anmerkung Werden in Akut- bzw. Notfällen Leistungen entsprechend der Gebührenordnungspositionen 32035 bis 32039 als Einzelbestimmungen im Eigenlabor erbracht, sind die Gebührenordnungspositionen 32035 bis 32039 einzeln berechnungsfähig.

32035* Erythrozytenzählung   0,25

Abrechnungsausschluss in derselben Sitzung 32120, 32122, 32125

GOÄ entsprechend oder ähnlich: Nr. 3504*

Kommentar: Nur in Akut- bzw. Notfällen können die Leistungen nach den Nrn. 32035 bis 35039 als Einzelbestimmungen im Eigenlabor nebeneinander berechnet werden. Werden von den

Leistungen nach den EBM-Nrn. 32035 bis 32039 zwei oder mehr Parameter bestimmt, so ist die Nr. 32120 abzurechnen.

32036* Leukozytenzählung   **0,25**
       Abrechnungsausschluss in derselben Sitzung 32120, 32122, 32125
GOÄ   entsprechend oder ähnlich: Nr. 3505*
Kommentar: Nur in Akut- bzw. Notfällen können die Leistungen nach den Nrn. 32035 bis 35039 als Einzelbestimmungen im Eigenlabor nebeneinander berechnet werden.

32037* Thrombozytenzählung   **0,25**
       Abrechnungsausschluss in derselben Sitzung 32120, 32122, 32125
GOÄ   entsprechend oder ähnlich: Nr. 3506*

32038* Hämoglobin   **0,25**
       Abrechnungsausschluss in derselben Sitzung 32120, 32122, 32125
GOÄ   entsprechend oder ähnlich: Nr. 3517*

32039* Hämatokrit   **0,25**
       Anmerkung Werden in Akut- bzw. Notfällen Leistungen entsprechend der Gebührenordnungspositionen 32035 bis 32039 als Einzelbestimmungen im Eigenlabor erbracht, sind die Gebührenordnungspositionen 32035 bis 32039 einzeln berechnungsfähig.
       Abrechnungsausschluss in derselben Sitzung 32120, 32122, 32125
GOÄ   entsprechend oder ähnlich: Nr. 3503*

32041* Qualitativer immunologischer Nachweis von Albumin im Stuhl   **1,60**
       Abrechnungsausschluss im Behandlungsfall 40152
GOÄ   entsprechend oder ähnlich: Nr. A 3734*
Kompendium KBV: Mit der GOP 32041 ist der immunologische Nachweis von Albumin im Stuhl berechnungsfähig.
Während für den Guajak-Test stets drei Testbriefchen auf einmal dem Patienten für die Probensammlung ausgehändigt und nach Rückgabe vom Arzt ausgewertet werden, genügt es im Allgemeinen, den Albumin-Test einzeln und höchstens zweimal durchzuführen, weil die Sensitivität des Tests bei Untersuchung von drei Stuhlproben nicht höher ist als bei zwei Proben.
Eine zweite Untersuchung ist bei positiver erster Probe überflüssig.[1]
Die Kosten für das überlassene Testmaterial sind in der Bewertung der GOP 32041 bereits enthalten. Kann eine Auswertung nicht erfolgen, weil z. B. der Patient das Testbriefchen nicht zurückgegeben hat, kann anstelle der GOP 32041 die Pauschale nach GOP 40152 berechnet werden.
[1] nach Kölner Kommentar zum EBM
Tipp: Ggf. Kostenpauschale Nr. 40152 für ausgegebene Testbriefchen zum Nachweis Albumin im Stuhl, wenn die Leistungen nach nicht erbracht werden konnte (z.B. Testbriefe nicht an die Praxis zurück gebracht oder in einem Zustand, der eine Bestimmung nicht zulässt).

32042* Bestimmung der Blutkörperchensenkungsgeschwindigkeit   **0,25**
GOÄ   entsprechend oder ähnlich: Nrn. 3501*, 3711*

32.2.2 Mikroskopische Untersuchungen

32045*   Mikroskopische Untersuchung eines Körpermaterials   **0,25**

Obligater Leistungsinhalt
- Nativpräparat (z.B. Kalilauge-Präparat auf Pilze, Untersuchung auf Trichomonaden und Treponemen)

und/oder
- Nach einfacher Färbung (z.B. mit Methylenblau, Fuchsin, Laktophenolblau, Lugolscher Lösung)

Fakultativer Leistungsinhalt
- Phasenkontrastdarstellung,
- Dunkelfeld

Abrechnungsausschluss in derselben Sitzung 01827

GOÄ   entsprechend oder ähnlich: Nrn. 3508*, 3509*

Kompendium KBV: Die GOP 32045 ist je Körpermaterial nur einmal berechnungsfähig, auch wenn z. B. ein einfach gefärbtes Präparat neben einem Nativpräparat untersucht wird.

Als Nativpräparat sind u. a. Untersuchungen auf Pilze im ungefärbten Präparat, Trichomonaden und der Postkoitaltest (Sims-Huhner-Test) oder andere Penetrationstests berechnungsfähig.[1]

Auch die Suche nach Wurmeiern oder Skabiesmilben in einem Nativpräparat ohne Anreicherung oder in einem einfach gefärbten Präparat ist mit der GOP 32045 zu berechnen.

Die GOP 32171 wurde zum 01.07.2007 aus dem EBM gestrichen. Die Untersuchung auf Treponemen ist folglich nur noch nach GOP 32045 berechnungsfähig.

Die Untersuchung eines Körpermaterials mittels industriell vorgefärbter Objektträger kann mit der GOP 32045 berechnet werden, soweit die Untersuchung nicht durch eine andere GOP bereits erfasst ist (z. B. GOP 32047, 32051). Die mikroskopische Untersuchung von aus Körpermaterial angezüchteten Bakterien ist mit GOP 32720 bis 32727 und 32740 bis 32748 bereits abgegolten.

[1] nach Kölner Kommentar zum EBM

Kommentar: Die Leistung ist je Körpermaterial nur einmal berechnungsfähig, auch wenn sowohl ein Nativpräparat als auch ein eingefärbtes Material untersucht werden. Diese Leistung kann auch zur Mikroskopie nach Dünndarmsaugbiopsie verwendet werden, bei der Suche nach Wurmeiern und auch bei einfachen Nativpräparaten.

Wird die Leistung im Rahmen der Empfängnisregelung durchgeführt, ist die EBM-Nr. 01827 abzurechnen.

Mikroskopische Untersuchung eines Körpermaterials nach differenzierender Färbung, ggf. einschl. Zellzählung, gilt für dieGebührenordnungspositionen 32046, 32047, 32050

Abrechnungsbestimmung je Untersuchung

32046*   Fetal-Hämoglobin in Erythrozyten   **0,40**

GOÄ   entsprechend oder ähnlich: Nr. 3689*

32047*   Retikulozytenzählung   **0,40**

Abrechnungsausschluss in derselben Sitzung 32120, 32122, 32125

GOÄ   entsprechend oder ähnlich: Nr. 3552*

Kommentar: Die Abrechnung der Nr. 32047 neben der Nr. 32051 ist nicht ausgeschlossen.

32050*   Mikroskopische Untersuchung eines Körpermaterials nach Gram-Färbung   **0,40**

GOÄ   entsprechend oder ähnlich: Nr. 3510*

Kompendium KBV: Die regelhafte Durchführung eines Grampräparates bei kombinierten Eintauchnährböden (z. B. Uricult), Stuhlkultur und Stuhluntersuchung auf Pilze ist nach derzeitigem Kenntnisstand fachlich nicht begründbar.

Die GOP 32050 ist lt. Leistungslegende für die mikroskopische Untersuchung eines Körpermaterials nach Gram-Färbung berechnungsfähig.(*)

Auch bei Durchführung mehrerer Gram-Präparate aus demselben Untersuchungsmaterial ist die GOP 32050 nur einmal berechnungsfähig.

(*)nach Kölner Kommentar zum EBM

32051* **Mikroskopische Differenzierung und Beurteilung aller korpuskulären Bestandteile**   **0,40**
des gefärbten Blutausstriches

Abrechnungsausschluss in derselben Sitzung 32121, 32122

GOÄ   entsprechend oder ähnlich: Nr. 3502*

Kommentar: Die Abrechnung Nr. 32047 neben der Nr. 32051 ist nicht ausgeschlossen.

32052* **Quantitative Bestimmung(en) der morphologischen Bestandteile durch Kammer-**   **0,25**
zählung der Zellen im Sammelharn, auch in mehreren Fraktionen innerhalb von 24
Stunden (Addis-Count)

GOÄ   entsprechend oder ähnlich: Nr. 3654*

Kompendium KBV: Nach der GOP 32052 sind nur quantitative Zellzählungen im Sammelharn mittels Zählkammer (z. B. sog. Addis-Count) berechnungsfähig.(*)Neben der GOP 32052 sind die Leistungen nach GOP 32035 und 32036 für die Erythrozyten- und Leukozytenzählung im Harn nicht berechnungsfähig.

Für die Kammerzählung im Spontanurin und die standardisierte quantitative Untersuchung des Urinsediments mit vorgefertigten Systemen ist die GOP 32031 anzusetzen.

(*) nach Kölner Kommentar zum EBM

32.2.3 Physikalische oder chemische Untersuchungen

32055* Quantitative Bestimmung eines Arzneimittels (z.B. Theophyllin, Antikonvulsiva,   **1,99**
Herzglykoside) in einem Körpermaterial mittels trägergebundener (vorportionierter)
Reagenzien und apparativer Messung (z.B. Reflexionsmessung),

Abrechnungsbestimmung je Untersuchung

GOÄ   entsprechend oder ähnlich: Analoger Ansatz z.B. der Nr. A 3733* (Theophyllin)

Kommentar: Werden die Arzneimittel nicht trockenchemisch untersucht, sind z.B. bei chromatographischer Bestimmung die Nrn. 32305 ff. oder bei Immunassay die Nrn. 32330–32332, 32340 bis 32346 zu berechnen.

Quantitative Bestimmung von Substraten, Enzymaktivitäten oder Elektrolyten, auch mittels trägergebundener (vorportionierter) Reagenzien, gilt für die Gebührenordnungspositionen 32056 bis 32079 und 32081 bis 32087.

Abrechnungsbestimmung je Untersuchung

32056* Gesamteiweiß   **0,25**

GOÄ   entsprechend oder ähnlich: Nr. 3573.H1*

Kommentar: Bei Bestimmung mittels trägergebundener Reagenzien im Labor der eigenen Praxis als Einzelbestimmung kann der Zuschlag nach Nr. 32089 berechnet werden.

32057* Glukose   **0,25**

Abrechnungsausschluss
am Behandlungstag 01812
in derselben Sitzung 01732, 32025, 32125, 32880, 32881, 32882

GOÄ   entsprechend oder ähnlich: Nrn. 3514*, 3560*

Kompendium KBV: Blutzuckertagesprofile und Blutzuckerbelastungstests, z. B. oraler Glukosetoleranz-Test, sind entsprechend der Anzahl durchgeführter Glukosebestimmungen mit Mehrfachansatz der GOP 32057 zu berechnen.

Kommentar: Die Leistung nach Nr. 32057 kann 3x beim Oral-Glukosetoleranztest abgerechnet werden.

Eine Abrechnung der Glukosebestimmung im Harn beim Oral-Glukosetoleranztest oder in sonstigen Fällen ist nach der EBM-Nr. 32057 zusätzlich abrechenbar.

Wird die Leistung mit trägergebundenen Reagenzien innerhalb der Praxis als Einzelbestimmung durchgeführt, kann der Zuschlag nach Nr. 32089 berechnet werden.

32058*   Bilirubin gesamt   **0,25**

GOÄ   entsprechend oder ähnlich: Nr. 3581.H1*

Kommentar: Eine Bestimmung des Bilirubin direkt kann zusätzlich mit Nr. 32059 berechnet werden.

32059*   Bilirubin direkt   **0,40**

GOÄ   entsprechend oder ähnlich: Nr. 3582*

Kommentar: Eine Bestimmung des Bilirubin gesamt kann zusätzlich mit Nr. 32058 berechnet werden.

32060*   Cholesterin gesamt   **0,25**

Abrechnungsausschluss in derselben Sitzung 01732, 32880, 32881, 32882

GOÄ   entsprechend oder ähnlich: Nr. 3562.H1*

32061*   HDL-Cholesterin   **0,25**

GOÄ   entsprechend oder ähnlich: Nr. 3563.H1*

32062*   LDL-Cholesterin   **0,25**

GOÄ   entsprechend oder ähnlich: Nr. 3564.H1*

Kompendium KBV: Die GOP 32062 ist nur berechnungsfähig, wenn LDLCholesterin auf analytischem Wege bestimmt worden ist. Bei Ableitung des LDL-Cholesterins aus anderen Messgrößen, z. B. durch die Friedewald-Formel, ist die GOP 32062 nicht berechnungsfähig.

Kommentar: Wird die LDL-Cholesterin-Konzentration rechnerisch bestimmt, so ist dies nicht berechnungsfähig.

32063*   Triglyceride   **0,25**

GOÄ   entsprechend oder ähnlich: Nr. 3565.H1*

32064*   Harnsäure   **0,25**

GOÄ   entsprechend oder ähnlich: Nrn. 3518*, 3583.H1*

Kommentar: Wird die Leistung mit trägergebundenen Reagenzien innerhalb der Praxis als Einzelbestimmung durchgeführt, kann der Zuschlag nach Nr. 32089 berechnet werden.

32065*   Harnstoff   **0,25**

GOÄ   entsprechend oder ähnlich: Nr. 3584.H1*

Kommentar: Siehe Kommentar Nr. 32064.

32066*   Kreatinin (Jaffé-Methode)   **0,25**

Abrechnungsausschluss in derselben Sitzung 32125

GOÄ   entsprechend oder ähnlich: Nrn. 3520*, 3585.H1*

Kommentar: Siehe Kommentar Nr. 32064.

32 In-vitro-Diagnostik der Laboratoriumsmedizin, Mikrobiologie, Virologie, Infektionsepidemiologie sowie Transfusionsmedizin
EBM-Nr.   EBM-Punkte / Euro

32067* Kreatinin, enzymatisch   **0,40**
Abrechnungsausschluss in derselben Sitzung 32125
GOÄ entsprechend oder ähnlich: Nrn. 3520*, 3585.H1*
Kommentar: Siehe Kommentar Nr. 32064.

32068* Alkalische Phosphatase   **0,25**
GOÄ entsprechend oder ähnlich: Nr. 3587.H1*

32069* GOT   **0,25**
GOÄ entsprechend oder ähnlich: Nrn. 3515*, 3594.H1*
Kommentar: Siehe Kommentar Nr. 32064.

32070* GPT   **0,25**
GOÄ entsprechend oder ähnlich: Nrn. 3516*, 3595.H1*
Kommentar: Siehe Kommentar Nr. 32064.

32071* Gamma-GT   **0,25**
Abrechnungsausschluss in derselben Sitzung 32125
GOÄ entsprechend oder ähnlich: Nrn. 3513*, 3592.H1*

32072* Alpha-Amylase   **0,40**
GOÄ entsprechend oder ähnlich: Nrn. 3512*, 3588.H1*
Kommentar: Werden zusätzlich organspezifische Isoenzyme bestimmt, ist ein mehrfacher Ansatz der
EBM-Nr. 32072 möglich.
Wird die Amylase im Serum und im Sammelurin bestimmt, kann die Nr. 32072 entspre-
chend 2x berechnet werden. Die qualitative Bestimmung der Diastase im Urin ist nur nach
Nr. 32030 abrechnungsfähig.
Siehe auch Kommentar Nr. 32064.

32073* Lipase   **0,40**
GOÄ entsprechend oder ähnlich: Nrn. 3521*, 3598.H1*
Kommentar: Siehe Kommentar Nr. 32064.

32074* Creatinkinase (CK)   **0,25**
Abrechnungsausschluss in derselben Sitzung 32150
GOÄ entsprechend oder ähnlich: Nr. 3590.H1*
Kommentar: Für die Creatin-Kinase ist auch der Begriff CPK gebräuchlich.
Unter dieser Nr. sind auch Bestimmungen der CK-NAC abrechenbar. Wird die Leistung mit
trägergebundenen Reagenzien innerhalb der Praxis als Einzelbestimmung durchgeführt,
kann der Zuschlag nach Nr. 32089 berechnet werden. Die Abrechnung der CK-MB erfolgt
nach Nr. 32092. Siehe Kommentar Nr. 32064.

32075* LDH   **0,25**
GOÄ entsprechend oder ähnlich: Nr. 3597.H1*

32076* GLDH   **0,40**
GOÄ entsprechend oder ähnlich: Nrn. 3593.H1*, 3778*

32077* HBDH   **0,40**
GOÄ entsprechend oder ähnlich: Nr. 3596.H1*

32078* Cholinesterase   **0,40**
GOÄ entsprechend oder ähnlich: Nr. 3589.H1*

32079* Saure Phosphatase   **0,25**

GOÄ   entsprechend oder ähnlich: Nr. 3599*

32081* Kalium   **0,25**

Abrechnungsausschluss in derselben Sitzung 32125

GOÄ   entsprechend oder ähnlich: Nr. 3519*, 3557*

Kommentar: Wird die Leistung mit trägergebundenen Reagenzien innerhalb der Praxis als Einzelbestimmung durchgeführt, kann der Zuschlag nach Nr. 32089 berechnet werden.

32082* Calcium   **0,25**

GOÄ   entsprechend oder ähnlich: Nr. 3555*

Kommentar: Wird die Leistung mit trägergebundenen Reagenzien innerhalb der Praxis als Einzelbestimmung durchgeführt, kann der Zuschlag nach Nr. 32089 berechnet werden.

32083* Natrium   **0,25**

GOÄ   entsprechend oder ähnlich: Nr. 3558*

Kommentar: Wird die Leistung mit trägergebundenen Reagenzien innerhalb der Praxis als Einzelbestimmung durchgeführt, kann der Zuschlag nach Nr. 32089 berechnet werden.

32084* Chlorid   **0,25**

GOÄ   entsprechend oder ähnlich: Nr. 3556*

32085* Eisen   **0,25**

GOÄ   entsprechend oder ähnlich: Nr. 3620*

Kommentar: Im Rahmen des Eisenbelastungstestes kann die Leistung nach Nr. 32085 insgesamt 3x
abgerechnet werden.

32086* Phosphor anorganisch   **0,40**

GOÄ   entsprechend oder ähnlich: Nr. 3580.H1*

32087* Lithium   **0,58**

GOÄ   entsprechend oder ähnlich: Nr. 4214*

32089* Zuschlag zu den Gebührenordnungspositionen 32057, 32064, 32065 oder 32066   **0,78**
oder 32067, 32069, 32070, 32072 oder 32073, 32074, 32081, 32082 und 32083
bei Erbringung mittels trägergebundener (vorportionierter) Reagenzien im Labor
innerhalb der eigenen Arztpraxis als Einzelbestimmung(en),

Abrechnungsbestimmung je Leistung

Anmerkung Die Gebührenordnungsposition 32089 ist nicht berechnungsfähig bei Bezug
der Analyse aus Laborgemeinschaften oder bei Erbringung mit Analysensystemen,
die für Serien mit hoher Probenzahl bestimmt sind, z.B. Systeme mit mechanisierter
Probenverteilung und/oder programmierten Analysen mehrerer Messgrößen in einem
Untersuchungsablauf.

GOÄ   entsprechend oder ähnlich: Leistungskomplex so nicht in der GOÄ vorhanden, ggf.
Nr. 3511* Trockenchemie

Kommentar: Da in der Leistungslegende von einer Bestimmung innerhalb der eigenen Praxis
gesprochen wird, sind Leistungen, die in Laborgemeinschaften durchgeführt werden,
nicht abrechenbar.

Quantitative Bestimmung

32092* CK-MB   **1,12**

Abrechnungsausschluss in derselben Sitzung 32150

GOÄ   entsprechend oder ähnlich: Nrn. 3591.H1*, 3788*

Kommentar: Unter diese Leistung fällt auch die Bestimmung von

32 **In-vitro-Diagnostik der Laboratoriumsmedizin, Mikrobiologie, Virologie, Infektionsepidemiologie sowie Transfusionsmedizin**
EBM-Nr.   EBM-Punkte / Euro

- CK-MB-NAC,
- CK-BB,
- CK-MM.

Die Bestimmung von Creatinkinase wird nach 32074 berechnet.

32094* **Glykierte Hämoglobine (z.B. HbA1 und/oder HbA1c)**   **2,67**
GOÄ   entsprechend oder ähnlich: Nr. 3561*
Kompendium KBV: Glykierte Hämoglobine liegen in mehreren Fraktionen vor, die chromatographisch, photometrisch, elektrophoretisch oder immunologisch bestimmt werden können. Unabhängig
von der angewandten Methode und der Art der Fraktion ist die Leistung nach GOP 32094
nur einmal berechnungsfähig, auch wenn mehrere Fraktionen gleichzeitig untersucht
werden. Glykierte Hämoglobine sind unabhängig von der verwendeten Methode
ausschließlich mit der GOP 32094 zu berechnen.
Kommentar: Werden Unterfraktionen des HbA bestimmt, so kann die Leistung nach Nr. 32094 trotzdem
nur einmal abgerechnet werden.

Quantitative Bestimmung mittels Immunoassay,
Abrechnungsbestimmung je Untersuchung
Anmerkung Die Gebührenordnungsposition 32097 ist nur berechnungsfähig bei
Erbringung und Qualitätssicherung in eigener Praxis oder bei Überweisung.
Die Gebührenordnungsposition 32097 ist nicht berechnungsfähig bei Bezug der Analyse aus Labor-
gemeinschaften.

32097* **Untersuchung des/der natriuretrischen Peptides/Peptide BNP und/oder NT-Pro-BNP 11,90**
und/oder MR-ANP je Untersuchung
GOÄ   entsprechend oder ähnlich: Nr. 4033*
Kompendium KBV: Die GOP 32097 ist nur berechnungsfähig bei Erbringung und Qualitätssicherung in eigener
Praxis oder bei Überweisung. Die GOP 32097 ist nicht berechnungsfähig bei Bezug der
Analyse aus Laborgemeinschaften.
Die Bestimmung kann mittels Enzymimmuno- (EIA), Fluoreszenzimmuno- (FIA), Lumines-
zenzimmuno- (LIA) oder Radioimmunoassay (RIA) erfolgen.(*)
(*) nach Kölner Kommentar zum EBM

32101* **Thyrotropin (TSH)**   **2,39**
Anmerkung Die Gebührenordnungsposition 32097 ist nur berechnungsfähig bei
Erbringung und Qualitätssicherung in eigener Praxis oder bei Überweisung. Die Gebüh-
renordnungsposition 32097 ist nicht berechnungsfähig bei Bezug der Analyse aus
Laborgemeinschaften.
GOÄ   entsprechend oder ähnlich: Nr. 4030.H4*
Kompendium KBV: TSH gilt als der wichtigste Laborwert bei der Diagnostik von Schilddrüsenerkrankungen
und bei der Beurteilung der Schilddrüsenhormon-Stoffwechsellage unter Therapie sowie
vor diagnostischen Eingriffen mit jodhaltigen Kontrastmitteln. Im Regelfall wird bei
Patienten ohne schwere Allgemeinerkrankung bei Verdacht auf Schilddrüsenerkrankung
primär das TSH bestimmt und abhängig vom Resultat der ggf. weitere diagnostische
Ablauf bestimmt.
Die Bestimmung der Gesamthormone T3 und T4 wurde zum Quartal 3/2007 in den Anhang IV
der nicht oder nicht mehr berechnungsfähigen Leistungen des EBM übernommen.
Kommentar: Die Leistung nach Nr. 32101 kann für den TSH-Stimulationstest 2x in Ansatz gebracht werden.

Quantitative immunochemische Bestimmung im Serum, gilt für die Gebührenord-
nungspositionen 32103 bis 32106
Abrechnungsbestimmung je Untersuchung

32103* **Immunglobulin A (Gesamt-IgA)**   **0,58**
GOÄ   entsprechend oder ähnlich: Nr. 3571*

Kompendium KBV: Als immunochemische Methoden gelten z. B. die radiale Immundiffusion (Mancini-Technik), die Immunnephelometrie oder die Immunturbidimetrie.(*)Die Bestimmung der Immunglobuline (IgA, IgG, IgM) im Serum ist nur nach GOP 32103, 32104 und 32105 berechnungsfähig und kann nicht der GOP 32455 „Ähnliche Untersuchung" zugeordnet werden.Die Bestimmung der Immunglobuline in anderen Körpermaterialien, z. B. im Liquor oder Harn, ist nach den dafür vorgesehenen GOP des Kapitels 32.3 berechnungsfähig (GOP 32448, 32449).(*)

(*) nach Kölner Kommentar zum EBM

32104*   Immunglobulin G (Gesamt-IgG)   **0,58**

GOÄ   entsprechend oder ähnlich: Nr. 3571*

Kompendium KBV: Siehe Nr. 32103.

32105*   Immunglobulin M (Gesamt-IgM)   **0,58**

GOÄ   entsprechend oder ähnlich: Nr. 3571*

Kompendium KBV: Siehe Nr. 32103.

32106*   Transferrin   **0,58**

GOÄ   Nrn. 3575*

Kompendium KBV: Als immunochemische Methoden gelten z. B. die radiale Immundiffusion (Mancini-Technik), die Immunnephelometrie oder die Immunturbidimetrie.(*)

Die Bestimmung der Immunglobuline (IgA, IgG, IgM) im Serum ist nur nach GOP 32103, 32104 und 32105 berechnungsfähig und kann nicht der GOP 32455 „Ähnliche Untersuchung" zugeordnet werden.

Die Bestimmung der Immunglobuline in anderen Körpermaterialien, z. B. im Liquor oder Harn, ist nach den dafür vorgesehenen GOP des Kapitels 32.3 berechnungsfähig (GOP 32448, 32449).(*)

Die Bestimmung von Transferrin ist nicht nach GOP 32455 „Ähnliche Untersuchungen" berechnungsfähig, sondern nur nach GOP 32106.

(*) nach Kölner Kommentar zum EBM

32107*   Elektrophoretische Trennung von Proteinen oder Lipoproteinen im Serum mit quantitativer Auswertung der Fraktionen und graphischer Darstellung   **0,73**

GOÄ   entsprechend oder ähnlich: Nr. 3574.H1*

Kommentar: Für spezielle elektrophoretische Trennungen von humanen Proteinen ergeben sich folgende EBM-Nummern, z.B.

- 32465 Oligoklonale Banden im Liquor und im Serum
- 32466 Harnproteine
- 32467 Lipoproteine einschl. Polyanionenpräzititation
- 32468 Hämoglobine
- 32469 Isoenzyme der alkalischen Phosphatase
- 32470 Isoenzyme der Creatin-Kinase
- 32471 Isoenzyme der Laktatdehydrogenase
- 32472 Alpha-1-Antrypsin
- 32473 Acetylcholinesterase
- 32474 Proteine im Punktat
- 32476 Polyacrylamidgel-Elektrophorese oder ähnliche Verfahren
- 32477 Immunfixationselektrophorese
- 32478 Immunfixationselektrophorese

32.2.4 Gerinnungsuntersuchungen

Untersuchungen zur Abklärung einer plasmatischen Gerinnungsstörung oder zur Verlaufskontrolle bei Antikoagulantientherapie, gilt für die Gebührenordnungspositionen 32110 bis 32117

Abrechnungsbestimmung je Untersuchung

Anmerkung Der Höchstwert für die Untersuchungen entsprechend der Gebührenordnungspositionen 32110 bis 32116 beträgt 1,55 Euro.

32 In-vitro-Diagnostik der Laboratoriumsmedizin, Mikrobiologie, Virologie, Infektionsepidemiologie sowie Transfusionsmedizin
EBM-Nr.   EBM-Punkte / Euro

32110*   Blutungszeit (standardisiert)   **0,73**
             Abrechnungsausschluss am Behandlungstag 01741
GOÄ   entsprechend oder ähnlich: Nr. 3932*

32111*   Rekalzifizierungszeit   **0,73**
             Abrechnungsausschluss am Behandlungstag 01741
GOÄ   entsprechend oder ähnlich: Analoger Ansatz Nr. 3946*

32112*   Partielle Thromboplastinzeit (PTT)   **0,58**
             Abrechnungsausschluss am Behandlungstag 01741
GOÄ   entsprechend oder ähnlich: Nrn. 3605*, 3946*

32113*   Thromboplastinzeit (TPZ) aus Plasma   **0,58**
             Abrechnungsausschluss
             am Behandlungstag 01741; in derselben Sitzung 32026
GOÄ   entsprechend oder ähnlich: Nrn. 3530*, 3607*
Kommentar: Die Untersuchung beschreibt den Quick-Wert. Wird die Bestimmung im Kapillarblut, durch-
             geführt ist die höherbewertete Nr. 32114 zu berechnen. Der Höchstwert der Nrn. 32110
             bis 32116 beträgt 1,55 Euro.

32114*   Thromboplastinzeit (TPZ) aus Kapillarblut   **0,73**
             Abrechnungsausschluss
             am Behandlungstag 01741
             in derselben Sitzung 32026
GOÄ   entsprechend oder ähnlich: Nrn. 3530*, 3607*

32115*   Thrombingerinnungszeit (TZ)   **0,73**
             Abrechnungsausschluss am Behandlungstag 01741
GOÄ   entsprechend oder ähnlich: Nr. 3606*

32116*   Fibrinogenbestimmung   **0,73**
             Abrechnungsausschluss am Behandlungstag 01741
GOÄ   entsprechend oder ähnlich: Nrn. 3933*, 3934*

32117*   Qualitativer Nachweis von Fibrinmonomeren, Fibrin- und/oder Fibrinogen-   **4,46**
             Spaltprodukten (z.B. D-Dimere)
             Abrechnungsausschluss
             am Behandlungstag 01741
             in derselben Sitzung 32027
GOÄ   entsprechend oder ähnlich: Nrn. 3935*, 3937*
Kompendium KBV: Leistungsinhalt der GOP 32117 sind qualitative oder semiquantitative Schnelltests zum
             Nachweis von Spaltprodukten, die bei der plasmatischen Gerinnung der Fibrinolyse
             auftreten (z. B. D-Dimer-Bestimmung zum Ausschluss einer Lungenembolie oder einer
             Beinvenenthrombose). Die quantitative Bestimmung, z. B. zur Verlaufskontrolle, ist
             entsprechend der GOP 32212 berechnungsfähig.(*)Die GOP 32117 ist nicht neben der
             GOP 32027 berechnungsfähig sowie am Behandlungstag nicht neben der GOP 01741.

             (*) nach Kölner Kommentar zum EBM
Kommentar: Eine quantitative Bestimmung ist nach Nr. 32212 abrechenbar.

32.2.5 Funktions- und Komplexuntersuchungen

32120* Bestimmung von mindestens zwei der folgenden Parameter: Erythrozytenzahl, **0,50**
Leukozytenzahl (ggf. einschl. orientierender Differenzierung), Thrombozytenzahl,
Hämoglobin, Hämatokrit, mechanisierte Retikulozytenzählung, insgesamt
Abrechnungsausschluss am Behandlungstag 01741
in derselben Sitzung 32035, 32036, 32037, 32038, 32039, 32047, 32122, 32125

GOÄ entsprechend oder ähnlich: Nr. 3550*

Kommentar: Diese Leistung wird allgemein als „Kleines Blutbild" bezeichnet. Neben dieser Leistung
können die vollständigen mikroskopischen oder mechanisierten Differenzierungen nach
den Nrn. 32051 und 32121 abgerechnet werden.

32121* Mechanisierte Zählung der Neutrophilen, Eosinophilen, Basophilen, Lymphozyten **0,58**
und Monozyten, insgesamt
Abrechnungsausschluss in derselben Sitzung 32051, 32122

GOÄ entsprechend oder ähnlich: Nr. 3551*

Kommentar: Ggf. Zuschlag nach Nr. 32123 (für nachfolgende mikroskopische Differenzierung und
Beurteilung aller korpuskulären Bestandteile des gefärbten Blutausstriches) abrechnen.

32122* Vollständiger Blutstatus mittels automatisierter Verfahren **1,07**
Obligater Leistungsinhalt
• Hämoglobin,
• Hämatokrit,
• Erythrozytenzählung,
• Leukozytenzählung,
• Thrombozytenzählung,
• Mechanisierte Zählung der Neutrophilen, Eosinophilen, Basophilen, Lymphozyten und
Monozyten
Fakultativer Leistungsinhalt
• Mechanisierte Zählung der Retikulozyten,
• Bestimmung weiterer hämatologischer Kenngrössen
Abrechnungsausschluss in derselben Sitzung 32035, 32036, 32037, 32038, 32039,
32047, 32051, 32120, 32121, 32125

GOÄ entsprechend oder ähnlich: Nrn. 3550* + 3551*

Kommentar: In der Praxis wird diese Leistung allgemein als „Großes Blutbild" bezeichnet. Ggf. Zuschlag
nach Nr. 32123 (für nachfolgende mikroskopische Differenzierung und Beurteilung aller
korpuskulären Bestandteile des gefärbten Blutausstriches) abrechnen.

32123* Zuschlag zu den Gebührenordnungspositionen 32121 oder 32122 bei nachfol- **0,40**
gender mikroskopischer Differenzierung und Beurteilung aller korpuskulären
Bestandteile des gefärbten Blutausstriches

GOÄ entsprechend oder ähnlich: Nrn. 3502*, 3680*

32124* Bestimmung der endogenen Kreatininclearance **0,78**
Abrechnungsausschluss in derselben Sitzung 32197

GOÄ entsprechend oder ähnlich: Nr. 3615*

Kompendium KBV: Die GOP 32124 ist nicht neben der GOP 32197 berechnungsfähig, da die Bestimmung der
Kreatininclearance fakultativer Leistungsinhalt der GOP 32197 ist.

32125* Bestimmung von mindestens sechs der folgenden Parameter: Erythrozyten, **1,41**
Leukozyten, Thrombozyten, Hämoglobin, Hämatokrit, Kalium, Glukose im Blut,
Kreatinin, Gamma-GT vor Eingriffen in Narkose oder in rückenmarksnaher Regio-
nalanästhesie (spinal, peridural)
Abrechnungsausschluss in derselben Sitzung 32035, 32036, 32037, 32038, 32039,
32047, 32057, 32066, 32067, 32071, 32081, 32120, 32122

GOÄ entsprechend oder ähnlich: Einzelne Labor-Parameter abrechnen.

32.2.6 Immunologische Untersuchungen und Untersuchungen auf Drogen

Immunologischer oder gleichwertiger chemischer Nachweis, ggf. einschl. mehrerer Probenverdünnungen, gilt für die Gebührenordnungspositionen 32128 und 32130 bis 32136
Abrechnungsbestimmung je Untersuchung

32128* C-reaktives Protein   **1,12**
GOÄ entsprechend oder ähnlich: Nr. 3524*

Kompendium KBV: Immunologische Nachweismethoden basieren auf einer spezifischen Antigen-Antikörper-
Reaktion und sind in der Regel empfindlicher als quantitative chemische Nachweismethoden, die nur dann als gleichwertig in Bezug auf die Berechnungsfähigkeit dieser GOP
angesehen werden können, wenn sie die gleiche untere Nachweisgrenze erreichen wie die
korrespondierenden immunologischen Verfahren.(*)

GOP 32128 bis 32136 dürfen je GOP pro Körpermaterial nur einmal berechnet werden,
auch wenn mehrere Probenverdünnungen durchgeführt werden müssen.

Mit der GOP 32128 ist die qualitative und semiquantitative Bestimmung von CRP berechnungsfähig (z. B. CRP-Bestimmung mittels Testkartensystemen).

Die Berechnungsfähigkeit der GOP 32460 setzt die quantitative Bestimmung von CRP
mittels Immunnephelometrie, Immunturbidimetrie, Immunpräzipitation, Immunoassay oder
anderer gleichwertiger Verfahren voraus.

(*) nach Kölner Kommentar zum EBM

Kommentar: Semi-quantitative Tests sind nach Nr. 32128 zu berechnen. Für die quantitative Bestimmung
des CRPs ist die Nr. 32460 abzurechnen.

32130* Streptolysin O-Antikörper (Antistreptolysin)   **1,12**
GOÄ entsprechend oder ähnlich: Nr. 3523*
Kommentar: Nicht für orale Hypo- bzw. Desensibilisierung (sublinguale Therapie)

32131* Gesamt-IgM beim Neugeborenen   **2,09**
GOÄ entsprechend oder ähnlich: Analoger Ansatz der Nr. 3884*

32132* Schwangerschaftsnachweis   **1,30**
GOÄ entsprechend oder ähnlich: Nrn. 3528*, 3529*
Kompendium KBV: Siehe auch Nr. 32128.
Kommentar: Die Nr. 32132 kann nur im Rahmen kurativer Behandlung berechnet werden. Im Rahmen
eines Schwangerschaftsabruchs ist der Test fakultativer Bestandteil der Leistung nach
Nr. 01900.

32133* Mononucleose-Test   **1,99**
GOÄ entsprechend oder ähnlich: Nr. 3525*
Kommentar: Unter diese Leistung fallen auch die sogenannten Schnelltests.

32134* Myoglobin   **2,91**
Abrechnungsausschluss in derselben Sitzung 32150
GOÄ entsprechend oder ähnlich: Nr. 3755*
Kommentar: Nach dieser Leistung kann der Schnelltest auf Latexbasis berechnet werden.

32135* Mikroalbuminurie-Nachweis   **1,55**
GOÄ entsprechend oder ähnlich: Nr. 3736*
Kompendium KBV: Der Nachweis einer geringgradigen erhöhten Albuminausscheidung im Urin erfordert
Methoden, die eine Nachweisgrenze von Albumin im Konzentrationsbereich zwischen 20 bis
30 mg/l aufweisen. Übliche Teststreifen zum Nachweis von Eiweiß im Urin können aufgrund
ihrer zu geringen Empfindlichkeit für diese Untersuchung nicht herangezogen werden.

Die Bestimmung an drei aufeinanderfolgenden Tagen kann aus Gründen von Schwankungen in der Proteinausscheidung als sachgerecht angesehen werden. Auf eine eindeutige Kennzeichnung der Proben durch den Einsender ist hierbei zu achten.

Die quantitative nephelometrische Bestimmung von Albumin im Urin ist mit der GOP 32435 berechnungsfähig.

Kommentar: Die quantitative Bestimmung ist nach Nr. 32435 zu berechnen.

32136*   Alpha-1-Mikroglobulinurie-Nachweis   **1,79**

GOÄ   entsprechend oder ähnlich: Analoger Ansatz der Nr. 3754*

Drogensuchtest unter Verwendung eines vorgefertigten Reagenzträgers, gilt für die Gebührenordnungspositionen 32137 und 32140 bis 32147

Abrechnungsbestimmung je Substanz und/oder Substanzgruppe

Abrechnungsausschluss in derselben Sitzung 32292

32137*   Buprenorphinhydrochlorid   **3,05**

Abrechnungsbestimmung je Substanz und/oder Substanzgruppe

Kompendium KBV: Unter einem „Suchtest" wird in diesem Zusammenhang nach derzeitigem Kenntnisstand eine qualitative Untersuchung verstanden. Mit den verfügbaren Testreagenzien können entweder Einzelsubstanzen oder die jeweilige Substanzgruppe nachgewiesen werden, der die Droge angehört (*). Der Höchstwert im Behandlungsfall für die Untersuchungen nach GOP 32137 und 32140 bis 32148 beträgt im ersten und zweiten Quartal der substitutionsgestützten Behandlung Opiatabhängiger gemäß den Richtlinien des Gemeinsamen Bundesausschusses 125,00 €.

Der Höchstwert im Behandlungsfall für die Untersuchungen nach GOP 32137 und 32140 bis 32148 beträgt ab dem dritten Quartal oder außerhalb der substitutionsgestützten Behandlung Opiatabhängiger gemäß den Richtlinien des Gemeinsamen Bundesausschusses 64,00 €.

(*) nach Kölner Kommentar zum EBM

32140*   Amphetamin/Metamphetamin   **3,05**

Kompendium KBV: Siehe Nr. 32137.

32141*   Barbiturate   **2,96**

Kompendium KBV: Siehe Nr. 32137.

32142*   Benzodiazepine   **3,05**

Kompendium KBV: Siehe Nr. 32137.

32143*   Cannabinoide (THC)   **3,05**

Kompendium KBV: Siehe Nr. 32137.

32144*   Kokain   **3,05**

32145*   Methadon   **3,05**

32146*   Opiate (Morphin)   **3,05**

32147*   Phencyclidin (PCP)   **2,96**

Abrechnungsbestimmung 32137–32147 je Substanz und/oder Substanzgruppe

Abrechnungsausschluss 32137–32147 in derselben Sitzung 32292

GOÄ   entsprechend oder ähnlich: Leistung so nicht in der GOÄ vorhanden, ggf. Nr. 3511*

32148* Quantitative Alkohol-Bestimmung in der Atemluft mit apparativer Messung, z. B. elektro- **1,00** chemisch, im Rahmen der substitutionsgestützten Behandlung Opiatabhängiger gemäß Nr. 2 Anlage I „Anerkannte Untersuchungs- oder Behandlungsmethoden" der Richtlinie Methoden vertragsärztliche Versorgung des Gemeinsamen Bundesausschusses

Anmerkung Der Höchstwert im Behandlungsfall für die Untersuchungen entsprechend der Gebührenordnungspositionen 32137 und 32140 bis 32148 beträgt im ersten und zweiten Quartal der substitutionsgestützten Behandlung Opiatabhängiger gemäß den Richtlinien des Gemeinsamen Bundesausschusses 125,00 Euro.
Der Höchstwert im Behandlungsfall für die Untersuchungen entsprechend der Gebührenordnungspositionen 32137 und 32140 bis 32148 beträgt ab dem dritten Quartal oder außerhalb der substitutionsgestützten Behandlung Opiatabhängiger gemäß den Richtlinien des Gemeinsamen Bundesausschusses 64,00 Euro.

Abrechnungsausschluss am Behandlungstag 01955

GOÄ   entsprechend oder ähnlich: Leistung in der GOÄ nicht vorhanden.

32150* Immunologischer Nachweis von Troponin I und/oder Troponin T auf einem   **11,25** vorgefertigten Reagenzträger bei akutem koronaren Syndrom (ACS), ggf. einschl. apparativer quantitativer Auswertung

Anmerkung Die Untersuchung entsprechend der Gebührenordnungsposition 32150 sollte bei Verdacht einer Myokardschädigung nur dann durchgeführt werden, wenn der Beginn der klinischen Symptomatik länger als 3 Stunden zurückliegt und die Entscheidung über das Vorgehen bei dem Patienten aufgrund der typischen Symptomatik und eines typischen EKG-Befundes nicht getroffen werden kann.

Abrechnungsausschluss in derselben Sitzung 32074, 32092, 32134, 32450

GOÄ   entsprechend oder ähnlich: Nr. A 3732*

Kompendium KBV: Die Untersuchung nach GOP 32150 sollte bei Verdacht einer Myokardschädigung nur dann durchgeführt werden, wenn der Beginn der klinischen Symptomatik länger als drei Stunden zurückliegt und die Entscheidung über das Vorgehen bei dem Patienten aufgrund der typischen Symptomatik und eines typischen EKG-Befundes nicht getroffen werden kann.
Unter einem akuten koronaren Syndrom werden instabile Angina pectoris und Myokardinfarkt zusammengefasst. Die Bestimmung der herzmuskelspezifischen Proteine Troponin I und/oder Troponin T kann nur bei diesen Indikationen oder bei einem entsprechenden Verdacht berechnet werden. (*)
Die potenzielle Auswertung mit einem Ablesegerät gehört zum Leistungsinhalt der GOP 32150.
(*) nach Kölner Kommentar zum EBM

32.2.7 Mikrobiologische Untersuchungen

32151* Kulturelle bakteriologische und/oder mykologische Untersuchung   **1,12**
Obligater Leistungsinhalt
• Kulturelle bakteriologische Untersuchung
und/oder
• Kulturelle mykologische Untersuchung,
• Verwendung eines
  – Standardnährbodens
und/oder
  – Trägers mit einem oder mehreren vorgefertigten Nährböden (z.B. Eintauchnährböden)
Fakultativer Leistungsinhalt
• Nachweis antimikrobieller Wirkstoffe mittels Hemmstofftest,
• Nachfolgende Keimzahlschätzung(en),
• Nachfolgende mikroskopische Prüfung(en),
• Einfache Differenzierung(en) (z.B. Chlamydosporen-Nachweis, Nachweis von Pseudomycel)
Abrechnungsausschluss am Behandlungstag 32720

GOÄ   entsprechend oder ähnlich: Nr. 4605*

Kompendium KBV: Nach der GOP 32151 sind einfache mykologische und bakteriologisch kulturelle Untersuchungen berechnungsfähig, die nicht den Umfang der kulturellen Leistungen nach GOP 32687 (mykologische Untersuchungen) bzw. 32720 bis 32747 (bakteriologische Untersuchungen) erreichen. (*)

So gehören Untersuchungen mit nur einem festen oder flüssigen Nährboden oder mit einem Nährbodenträger zum Leistungsinhalt der GOP 32151. Aufgrund der jeweiligen „und/oder"-Verknüpfungen ist die Leistung nach GOP 32151 auch dann nur einmal berechnungsfähig, wenn auf einem Eintauchnährboden mehrere Nährböden aufgebracht sind oder wenn neben einer einfachen bakteriologischen auch eine einfache mykologische Untersuchung durchgeführt wird.

Ein typisches Beispiel für die Leistung nach GOP 32151 ist die bakteriologische Urinuntersuchung mittels Eintauchnährboden sowie die Untersuchung eines Haut-, Schleimhaut-, Vaginalabstriches einschließlich von Vaginalsekret, einer Stuhl- oder Urinprobe auf (Hefe-)Pilze. Bei dieser Pilzinfektion ist die Verwendung eines einzigen Pilznährbodens in der Regel diagnostisch ausreichend und Anreicherungen oder Langzeitkultivierungen sind nicht erforderlich.(*)

Fakultativer Leistungsinhalt dieser GOP ist auch die nachfolgende mykologische groborientierende Differenzierung. (Nachweis von Pseudomycel und/oder Chlamydosporen auf Reisagar).(*)

Die Aufwendungen für Materialien sind mit der GOP 32151 abgegolten, können nicht gesondert in Rechnung gestellt und nicht als Sprechstundenbedarf bezogen werden.

Pilzuntersuchungen im Stuhl im Rahmen von z. B. Dysbakterieuntersuchung, Dysbiose, Kyberstatus oder intestinalem Ökogramm stellen nach derzeitigem Stand keine GKV-Leistungen dar. Auch in den „Qualitätsstandards in der mikrobiologisch-infektiologischen Diagnostik" der Deutschen Gesellschaft für Hygiene und Mikrobiologie, Nr. 9 „Infektionen des Darms", 2000, werden sog. „Dysbiose- oder Dysbakterie-Untersuchungen" als nicht ausreichend gesicherte und nicht indizierte Methoden bewertet.

(*) nach Kölner Kommentar zum EBM

Kommentar: Die Leistung ist auch dann nur einmal abrechnungsfähig, wenn neben einer einfachen bakteriologischen auch eine einfache mykologische Untersuchung durchgeführt wird.

32152*   Orientierender Schnelltest auf A-Streptokokken-Gruppenantigen bei Patienten bis zum vollendeten 16. Lebensjahr   **2,55**

GOÄ   entsprechend oder ähnlich: Analoger Ansatz der Nr. 4500*

Kompendium KBV: Ein positives Ergebnis in dem Schnelltest kann den Verdacht auf eine A-Streptokokken-Infektion schnell klären. Bei bestehendem Infektionsverdacht kann ein negativer Schnelltest durch nachfolgende kulturelle Untersuchung abgesichert werden. Diese kulturelle Untersuchung ist dann nach GOP 32151 oder 32740 ggf. zusätzlich zu GOP 32152 berechnungsfähig.(*)

Wird der Schnelltest auf A-Streptokokken Gruppenantigene bei Patienten nach Vollendung des 16. Lebensjahres erbracht, so kann diese Leistung nur nach der GOP 32030 berechnet werden.

(*) nach Kölner Kommentar zum EBM

33 Ultraschalldiagnostik

1. Die Berechnung der Gebührenordnungspositionen dieses Kapitels setzt eine Genehmigung der Kassenärztlichen Vereinigung nach der Ultraschall-Vereinbarung gemäß § 135 Abs. 2 SGB V voraus.

2. Die Dokumentation der untersuchten Organe mittels bildgebenden Verfahrens, ggf. als Darstellung mehrerer Organe oder Organregionen in einem Bild, ist – mit Ausnahme nicht gestauter Gallenwege und der leeren Harnblase bei Restharnbestimmung – obligater Bestandteil der Leistungen.

3. Die Aufnahme und/oder der Eindruck einer eindeutigen Patientenidentifikation in die Bilddokumentation ist obligater Bestandteil der Leistungen.

4. Optische Führungshilfen mittels Ultraschall sind ausschließlich nach den Gebührenordnungspositionen 33091 und 33092 zu berechnen.

5. Kontrastmitteleinbringungen sind Bestandteil der Gebührenordnungsposition, sofern in den Präambeln und Gebührenordnungspositionen des EBM nichts anderes bestimmt ist.

6. Die Gebührenordnungsposition 33100 kann ausschließlich von:
   - Fachärzten für Neurologie,
   - Fachärzten für Nervenheilkunde,
   - Fachärzten für Neurologie und Psychiatrie,
   - Fachärzten für Neurochirurgie,
   - Fachärzten für Kinder- und Jugendmedizin mit Schwerpunkt Neuropädiatrie

berechnet werden.

7. Die Gebührenordnungsposition 33053 kann nur berechnet werden von:
   - Fachärzten für Allgemeinmedizin,
   - Fachärzten für Innere und Allgemeinmedizin,
   - Fachärzten im Gebiet Chirurgie,
   - Fachärzten für Radiologie,
   - Fachärzten für Kinder- und Jugendmedizin,
   - Fachärzten für Orthopädie.

Kommentar:

Die Erbringung und Abrechnung von Leistungen der Ultraschalldiagnostik (Abschnitt 33) ist nur mit einer vorherigen Genehmigung der Kassenärztlichen Vereinigung nach der Vereinbarung von Qualifikationsvoraussetzungen gemäß § 135 Abs. 2 SGB V zur Durchführung von Untersuchungen in der Ultraschalldiagnostik (Anlagen 3 zum Bundesmantelvertrag Ärzte) möglich.

Bestandteil der Leistungen sind

- die Bild-Dokumentation der untersuchten Organe, mit Ausnahme nicht gestauter Gallenwege und leerer Harnblase bei Restharnbestimmung, mit obligater Patientenidentifikation und
- die Kontrastmitteleinbringung.

Für die Versendung von Bildern des Ultraschalls kann eine Versandpauschale nach EBM Nrn. 40110 und 40111 angesetzt werden, wenn mit den Bildern auch der schriftliche Befund geschickt wird.

Eine Berichtspflicht – als Grundlage der Abrechenbarkeit einer EBM Leistung aus Kapitel 33- nach den Allgemeinen Bestimmungen **I 2.1.4 Berichtspflicht** besteht für alle Leistungen im Kapitel 33.

33011 Sonographie der Gesichtsweichteile und/oder Halsweichteile und/oder Speichel-   **79**
drüsen (mit Ausnahme der Schilddrüse)   **10,06**

Obligater Leistungsinhalt
- Sonographische Untersuchung der Gesichtsweichteile und/oder Weichteile des Halses und/oder der Speicheldrüse(n) (mit Ausnahme der Schilddrüse) mittels B-Mode-Verfahrens,

Abrechnungsbestimmung je Sitzung

Abrechnungsausschluss
im Behandlungsfall 26330
in derselben Sitzung 01205 und 01207
am Behandlungstag 31630 bis 31637, 31682 bis 31689, 31695 bis 31702

Berichtspflicht Ja

Aufwand in Min.   **Kalkulationszeit:** 5   **Prüfzeit:** 4   **Eignung d. Prüfzeit:** Tages- und Quartalsprofil

GOÄ   entsprechend oder ähnlich: Nr. 410

Kommentar: Die Darstellung/Untersuchung von subclavicuären oder axillären Lymphknoten ist nach Nr. 33081 zu berechnen.

33012   Sonographische Untersuchung der Schilddrüse mittels B-Mode-Verfahren,   **77**
9,81

       Abrechnungsbestimmung je Sitzung

       Abrechnungsausschluss

       am Behandlungstag 31630 bis 31637, 31682 bis 31689, 31695 bis 31702

       im Behandlungsfall 26330

       in derselben Sitzung 01205 und 01207

       Berichtspflicht Ja

Aufwand in Min.   **Kalkulationszeit:** 5   **Prüfzeit:** 4   **Eignung d. Prüfzeit:** Tages- und Quartalsprofil

GOÄ   entsprechend oder ähnlich: Nr. 417

Kommentar: Für eine optische Führungshilfe kann der Zuschlag nach Nr. 33092 berechnet werden.

33020*   Echokardiographische Untersuchung mittels M-Mode- und B-Mode-Verfahren,   **245**
31,21

       Abrechnungsbestimmung je Sitzung

       Abrechnungsausschluss

       in derselben Sitzung 33021, 33022, 33030, 33031

       am Behandlungstag 31630, 31631, 31632, 31633, 31634, 31635, 31636, 31637, 31682, 31683, 31684, 31685, 31686, 31687, 31688, 31689, 31695, 31696, 31697, 31698, 31699, 31700, 31701, 31702

       im Behandlungsfall 04410, 13545, 13550, 26330

       Berichtspflicht Ja

Aufwand in Min.   **Kalkulationszeit:** 10   **Prüfzeit:** 9   **Eignung d. Prüfzeit:** Tages- und Quartalsprofil

GOÄ   entsprechend oder ähnlich: Nr. 423

Kommentar: Ein mitlaufendes EKG kann nicht extra berechnet werden.

33021*   Doppler-Echokardiographie mittels PW- und/oder CW-Doppler,   **270**
34,40

       Anmerkung Die Gebührenordnungsposition 33021 ist im Behandlungsfall nur dann neben den Gebührenordnungspositionen 01774 und 01775 berechnungsfähig, sofern die Leistung nicht am Fötus durchgeführt wurde.

       Abrechnungsbestimmung je Sitzung

       Abrechnungsausschluss

       am Behandlungstag 31630, 31631, 31632, 31633, 31634, 31635, 31636, 31637, 31682, 31683, 31684, 31685, 31686, 31687, 31688, 31689, 31695, 31696, 31697, 31698, 31699, 31700, 31701, 31702

       im Behandlungsfall 04410, 13545, 13550, 26330

       in derselben Sitzung 33020, 33022, 33030, 33031

       Berichtspflicht Ja

Aufwand in Min.   **Kalkulationszeit:** 11   **Prüfzeit:** 10   **Eignung d. Prüfzeit:** Tages- und Quartalsprofil

GOÄ   entsprechend oder ähnlich: Nrn. 422, 423 + Zuschlag Nr. 405 (cw-Doppler)

33022*   Doppler-Echokardiographie mittels Duplex-Verfahren mit Farbkodierung,   **307**
39,11

       Anmerkung Die Gebührenordnungsposition 33022 ist im Behandlungsfall nur dann neben den Gebührenordnungspositionen 01774 und 01775 berechnungsfähig, sofern die Leistung nicht am Fötus durchgeführt wurde.

Die Berechnung der Gebührenordnungsposition 33022 im Zusammenhang mit der Durchführung der Kardioversion entsprechend den Gebührenordnungspositionen 04421 und 13552 ist durch Angabe einer bundeseinheitlich kodierten Zusatzkennzeichnung zu dokumentieren.

Abrechnungsbestimmung je Sitzung

Abrechnungsausschluss
am Behandlungstag 31630, 31631, 31632, 31633, 31634, 31635, 31636, 31637, 31682, 31683, 31684, 31685, 31686, 31687, 31688, 31689, 31695, 31696, 31697, 31698, 31699, 31700, 31701, 31702
im Behandlungsfall 04410, 13545, 13550, 26330
in derselben Sitzung 33020, 33021, 33030, 33031

Berichtspflicht Ja

Aufwand in Min.   **Kalkulationszeit:** 13   **Prüfzeit:** 10   **Eignung d. Prüfzeit:** Tages- und Quartalsprofil

GOÄ   entsprechend oder ähnlich: Nr. 424 + Zuschlag Nr. 406 (Farbkodierung)

Kommentar: Die Vergütung der Leistungen nach den Gebührenordnungspositionen 05310, 05341, 33022 und 33023 im Zusammenhang mit Leistungen der Kardioversion erfolgt außerhalb der morbiditätsbedingten Gesamtvergütungen.

33023*   Zuschlag zu den Gebührenordnungspositionen 04410, 13545, 13550 sowie 33020 bis 33022 bei transösophagealer Durchführung   **378** **48,16**

Anmerkung Die Berechnung der Gebührenordnungsposition 33023 im Zusammenhang mit der Durchführung der Kardioversion entsprechend den Gebührenordnungspositionen 04421 und 13552 ist durch Angabe einer bundeseinheitlich kodierten Zusatzkennzeichnung zu dokumentieren.

Abrechnungsausschluss
am Behandlungstag 31630, 31631, 31632, 31633, 31634, 31635, 31636, 31637, 31682, 31683, 31684, 31685, 31686, 31687, 31688, 31689, 31695, 31696, 31697, 31698, 31699, 31700, 31701, 31702
im Behandlungsfall 26330

Berichtspflicht Ja

Aufwand in Min.   **Kalkulationszeit:** 10   **Prüfzeit:** 9   **Eignung d. Prüfzeit:** Tages- und Quartalsprofil

GOÄ   entsprechend oder ähnlich: Nr. 402*

Kommentar: s. Nr. 33022

33030*   Zweidimensionale echokardiographische Untersuchung in Ruhe und unter physikalisch definierter und reproduzierbarer Stufenbelastung,   **721** **91,86**

Abrechnungsbestimmung je Sitzung

Anmerkung Die Gebührenordnungsposition 33030 kann nur berechnet werden, wenn die Arztpraxis über die Möglichkeit zur Erbringung der Stressechokardiographie bei physikalischer Stufenbelastung (Vorhalten eines Kippliege-Ergometers) verfügt.

Abrechnungsausschluss
am Behandlungstag 31630, 31631, 31632, 31633, 31634, 31635, 31636, 31637, 31682, 31683, 31684, 31685, 31686, 31687, 31688, 31689, 31695, 31696, 31697, 31698, 31699, 31700, 31701, 31702
im Behandlungsfall 13545, 13550, 26330
in derselben Sitzung 33020, 33021, 33022, 33031

Berichtspflicht Ja

Aufwand in Min.   **Kalkulationszeit:** 29   **Prüfzeit:** 26   **Eignung d. Prüfzeit:** Tages- und Quartalsprofil

GOÄ   entsprechend oder ähnlich: Nr. 423 (2x; in Ruhe und unter Stufenbelastung) + analoger Ansatz der Nr. 652 (EKG)

33031* Zweidimensionale echokardiographische Untersuchung in Ruhe und unter standar- **807**
disierter pharmakodynamischer Stufenbelastung, **102,82**

Abrechnungsbestimmung je Sitzung

Abrechnungsausschluss
am Behandlungstag 31630, 31631, 31632, 31633, 31634, 31635, 31636, 31637, 31682,
31683, 31684, 31685, 31686, 31687, 31688, 31689, 31695, 31696, 31697, 31698, 31699,
31700, 31701, 31702
im Behandlungsfall 13545, 13550, 26330
in derselben Sitzung 33020, 33021, 33022, 33030

Berichtspflicht Ja

Aufwand in Min. **Kalkulationszeit:** 33 **Prüfzeit:** 29 **Eignung d. Prüfzeit:** Tages- und Quartalsprofil

GOÄ entsprechend oder ähnlich: Nr. 423 (2x; in Ruhe und unter pharmakodynamischer Stufenbelastung) + Nr. 652 (EKG)

33042 Sonographische Untersuchung des Abdomens oder dessen Organe und/oder **143**
des Retroperitoneums oder dessen Organe einschl. der Nieren mittels B-Mode- **18,22**
Verfahren,

Abrechnungsbestimmung je Sitzung

Anmerkung Die Gebührenordnungsposition 33042 ist im Behandlungsfall höchstens
zweimal berechnungsfähig.
Sofern die GOP 01748 oder 33105 neben der GOP 33042 berechnet wird, ist ein Abschlag
von 70 Punkten auf die GOP 33042 vorzunehmen.
Die Gebührenordnungsposition 33042 ist im Behandlungsfall neben der Gebührenordnungsposition 01772 nur einmal und mit Begründung berechnungsfähig. Als Begründung
für die Nebeneinanderberechnung ist der ICD-10-Kode mit Angabe des Zusatzkennzeichens für die Diagnosensicherheit anzugeben.
Die Berechnung der Gebührenordnungsposition 33042 im Zusammenhang mit der Durchführung der perkutanen Biopsie entsprechend der Gebührenordnungsposition 02344 ist
durch Angabe einer bundeseinheitlich kodierten Zusatzkennzeichnung zu dokumentieren.
Die Gebührenordnungsposition 33042 ist im Behandlungsfall neben der Gebührenordnungsposition 01773 nur mit Begründung berechnungsfähig. Als Begründung für die
Nebeneinanderberechnung ist der ICD-10-Kode mit Angabe des Zusatzkennzeichens für
die Diagnosensicherheit anzugeben.

Abrechnungsausschluss
im Behandlungsfall 01780, 26330
am Behandlungstag 01772, 01773, 31630 bis 31637, 31682 bis 31689, 31695 bis 31702
im Zyklusfall 08535, 08536, 08537, 08550, 08555, 08558, 08635, 08637
in derselben Sitzung 01205, 01207, 01781, 01782, 01787, 01831, 01902, 01904, 01906,
08341, 33043

Berichtspflicht Ja

Aufwand in Min. **Kalkulationszeit:** 9 **Prüfzeit:** 7 **Eignung d. Prüfzeit:** Tages- und Quartalsprofil

GOÄ entsprechend oder ähnlich: Nrn. 410 + 420 bis zu 3x

Kommentar: Bereits die Darstellung nur eines Organs des Abdomens oder Retroperitoneums kann
nach der EBM-Ziffer 33042 abgerechnet werden. Im Widerspruch hierzu verweisen viele
Kassenärztliche Vereinigungen, für die alleinige Untersuchung der Nieren, verpflichtend auf
die EBM-Ziffer 33043 (Sonographische Untersuchung mehrerer Uro-Genitalorgane). Der
Wortlaut der EBM-Ziffer 33042 lässt, aufgrund der semantischen „oder"-Verknüpfungen
„Sonographische Untersuchung des Abdomens oder dessen Organe und/oder des Retroperitoneums oder dessen Organe einschl. der Nieren" nach Meinung der Autoren, auch
die Interpretation zur Nutzung für die alleinige Untersuchung der Uro-Genitalorgane zu.

Die Sonographie des Abdomens ist nur zweimal im Quartal gestattet. Bei häufigerer
Notwendig-keit einer Abdominalsonographie bleibt, unter Honorarverzicht, nur das
Ausweichen auf die schlechter vergütete EBM-Ziffer 33043 (Sonographische Untersu-
chung mehrerer Uro-Genitalorgane)

Bei einer neuen akuten Diagnose z.B VD Gallensteine, VD Nephrolithiasis oder Zustand nach stumpfen Bauchtrauma innerhalb des Quartals kann nach Meinung der Autoren der Ultraschall (mit genauer Angabe der Diagnose) öfter wiederholt werden.

33043 Sonographische Untersuchung eines oder mehrerer Uro-Genital-Organe mittels B-Mode-Verfahren **82** 10,45

Anmerkung Die Gebührenordnungsposition 33043 ist im Behandlungsfall neben den Gebührenordnungspositionen 01770 und 01771 nur einmal und mit Begründung berechnungsfähig und nur, sofern die Leistung nicht am Embryo oder Fötus durchgeführt wurde. Als Begründung für die Nebeneinanderberechnung ist der ICD-10-Kode mit Angabe des Zusatzkennzeichens für die Diagnosensicherheit anzugeben.
Die Berechnung der Gebührenordnungsposition 33043 im Zusammenhang mit der Durchführung der perkutanen Biopsie entsprechend der Gebührenordnungsposition 02344 ist durch Angabe einer bundeseinheitlich kodierten Zusatzkennzeichnung zu dokumentieren.
Die Gebührenordnungsposition 33043 ist im Behandlungsfall neben den Gebührenordnungspositionen 01772 und 01773 nur einmal und mit Begründung berechnungsfähig. Als Begründung für die Nebeneinanderberechnung ist der ICD-10-Kode mit Angabe des Zusatzkennzeichens für die Diagnosensicherheit anzugeben.
Die Gebührenordnungsposition 33043 ist im Behandlungsfall nur dann neben den Gebührenordnungspositionen 01774 und 01775 berechnungsfähig, sofern die Leistung nicht am Fötus durchgeführt wurde.

Abrechnungsbestimmung je Sitzung

Abrechnungsausschluss
am Behandlungstag 01770 bis 01773, 31630 bis 31637, 31682 bis 31689, 31695 bis 31702
im Behandlungsfall 01780, 26330
im Zeitraum von 21 Tagen nach Erbringung einer Leistung des Abschnitts 31.2 31695, 31696, 31697, 31698, 31699, 31700, 31701, 31702
im Zyklusfall 08535, 08536, 08537, 08550, 08555, 08558, 08635, 0863
in derselben Sitzung 01205, 01207, 01781, 01782, 01787, 01902, 01904, 01906, 08341, 33042, 33044, 33081

Berichtspflicht Ja

Aufwand in Min. **Kalkulationszeit: 5**   **Prüfzeit: 4**   **Eignung d. Prüfzeit:** Tages- und Quartalsprofil
GOÄ entsprechend oder ähnlich: Nrn. 410 + ggf. 420 bis zu 3x
Kommentar: Wird eine transkavitäre Untersuchung durchgeführt, kann der Zuschlag nach Nr. 33090 zusätzlich abgerechnet werden. Für eine optische Führungshilfe kann der Zuschlag nach Nr. 33092 berechnet werden.

33044 Sonographische Untersuchung eines oder mehrerer weiblicher Genitalorgane, ggf. einschließlich Harnblase, mittels B-Mode-Verfahren **130** 16,56

Obligater Leistungsinhalt
* Sonographische Untersuchung eines oder mehrerer weiblicher Genitalorgane, ggf. einschließlich Harnblase, mittels B-Mode-Verfahren,

Fakultativer Leistungsinhalt
* Transkavitäre Untersuchung

Anmerkung Die Gebührenordnungsposition 33044 ist im Behandlungsfall neben den Gebührenordnungspositionen 01770 und 01771 nur einmal und mit Begründung berechnungsfähig und nur, sofern die Leistung nicht am Embryo oder Fötus durchgeführt wurde. Als Begründung für die Nebeneinanderberechnung ist der ICD-10-Kode mit Angabe des Zusatzkennzeichens für die Diagnosensicherheit anzugeben.
Die Gebührenordnungsposition 33044 ist im Behandlungsfall neben den Gebührenordnungspositionen 01772 und 01773 nur einmal und mit Begründung berechnungsfähig. Als Begründung für die Nebeneinanderberechnung ist der ICD-10-Kode mit Angabe des Zusatzkennzeichens für die Diagnosensicherheit anzugeben.

Abrechnungsausschluss im Behandlungsfall 01780, 26330
im Zeitraum von 21 Tagen nach Erbringung einer Leistung des Abschnitts 31.2 31695, 31696, 31697, 31698, 31699, 31700, 31701, 31702

im Zyklusfall 08536, 08541, 08550, 08551, 08552, 08560, 08561, 08635, 08637
am Behandlungstag 01770 bis 01773, 31630 bis 31637, 31682 bis 31689, 31695 bis 31702
in derselben Sitzung 01781, 01782, 01787, 01830, 01831, 01902, 01904, 01905, 01906,
01912, 08341, 33043, 33081, 33090

Berichtspflicht Ja

Aufwand in Min. **Kalkulationszeit: 5**   **Prüfzeit: 4**   **Eignung d. Prüfzeit:** Tages- und Quartalsprofil

GOÄ entsprechend oder ähnlich: Nrn. 410 + ggf. 420 bis zu 3x

Kommentar: Die Leistung kann nur abgerechnet werden – auch wenn im Einzelfall keine transkavitäre Untersuchung erforderlich ist – wenn aber apparativ in der Praxis oder Apparategemeinschaft die Möglichkeit zu einer transkavitären Untersuchung besteht, da sie ein fakultiver Leistungsbestandteil ist. Für eine optische Führungshilfe kann der Zuschlag nach Nr. 33092 berechnet werden.

33050 Sonographische Untersuchung von Gelenken und/oder umschriebenen Strukturen **68**
des Bewegungsapparates (Sehne, Muskel, Bursa) mittels B-Mode-Verfahren **8,66**

Abrechnungsbestimmung je Sitzung

Anmerkung Sonographische Untersuchungen der Säuglingshüften können nicht mit der Gebührenordnungsposition 33050 abgerechnet werden.
Die Berechnung der Gebührenordnungsposition 33050 im Zusammenhang mit der Durchführung der perkutanen Biopsie entsprechend der Gebührenordnungsposition 02344 ist durch Angabe einer bundeseinheitlich kodierten Zusatzkennzeichnung zu dokumentieren.

Abrechnungsausschluss am Behandlungstag 01772, 31630, 31631, 31632, 31633, 31634, 31635, 31636, 31637, 31682, 31683, 31684, 31685, 31686, 31687, 31688, 31689, 31695, 31696, 31697, 31698, 31699, 31700, 31701, 31702
im Behandlungsfall 26330
in derselben Sitzung 01722, 33051, 33081

Berichtspflicht Ja

Aufwand in Min. **Kalkulationszeit: 4**   **Prüfzeit: 4**   **Eignung d. Prüfzeit:** Tages- und Quartalsprofil

GOÄ entsprechend oder ähnlich: Nrn. 410, ggf. 410 + 420 bis zu 3x

Kommentar: Die Untersuchung auf Bakerzyste des Kniegelenks, Untersuchungen von intramuskulären Tumoren des Bewegungsapparates und von Hämatomen sind nach Nr. 33050 abzurechnen.

33051 Sonographische Untersuchung der Säuglingshüften mittels B-Mode-Verfahren, **103**
Abrechnungsbestimmung je Sitzung **13,12**

Abrechnungsausschluss
im Behandlungsfall 26330
in derselben Sitzung 01722, 33050
am Behandlungstag 31630, 31631, 31632, 31633, 31634, 31635, 31636, 31637, 31682, 31683, 31684, 31685, 31686, 31687, 31688, 31689, 31695, 31696, 31697, 31698, 31699, 31700, 31701, 31702

Berichtspflicht Ja

Aufwand in Min. **Kalkulationszeit: 7**   **Prüfzeit: 6**   **Eignung d. Prüfzeit:** Tages- und Quartalsprofil

GOÄ entsprechend oder ähnlich: Nr. 413

Kommentar: Wird die Säuglingshüfte innerhalb einer Früherkennungsuntersuchung nach den Kinder-Richtlinien durchgeführt, so ist dafür die EBM-Nr. 01722 zu berechnen.

33052 Sonographische Untersuchung des Schädels durch die offene Fontanelle beim **110**
Neugeborenen, Säugling oder Kleinkind, **14,01**

Abrechnungsbestimmung je Sitzung

Abrechnungsausschluss
am Behandlungstag 31630, 31631, 31632, 31633, 31634, 31635, 31636, 31637, 31682, 31683, 31684, 31685, 31686, 31687, 31688, 31689, 31695, 31696, 31697, 31698, 31699, 31700, 31701, 31702
im Behandlungsfall 26330

EBM-Nr.

Berichtspflicht Ja

Aufwand in Min.   **Kalkulationszeit:** 6   **Prüfzeit:** 5   **Eignung d. Prüfzeit:** Tages- und Quartalsprofil

GOÄ   entsprechend oder ähnlich: Nr. 412

33053   Fraktursonographie bei Neugeborenen, Säuglingen, Kleinkindern und Kindern bis   **103**
zum vollendeten 12. Lebensjahr mit Verdacht auf Fraktur eines langen Röhren-   13,12
knochens der oberen Extremitäten gemäß Nr. 43 der Anlage I „Anerkannte Unter-
suchungs- Behandlungsmethoden" der oder Richtlinie Methoden vertragsärztliche
Versorgung des Gemeinsamen Bundesausschusses

Abrechnungsbestimmung einmal im Behandlungsfall

Anmerkung Die Gebührenordnungsposition 33053 ist für eine sonographische Stellungs-
kontrolle nach einer konservativ behandelten Fraktur nicht berechnungsfähig.
Die Gebührenordnungsposition 33053 ist am selben Behandlungstag nicht nach der
Durchführung der Leistung nach der Gebührenordnungsposition 34233 berechnungsfähig.
Sofern die Leistungen nach den Gebührenordnungspositionen 33053 und 34233 am
selben Behandlungstag durchgeführt werden, sind die jeweiligen Uhrzeiten anzugeben.

Abrechnungsausschluss in derselben Sitzung 01205, 01207, 33050 und 33081
am Behandlungstag 31630 bis 31637, 31682 bis 31689 und 31695 bis 31702
im Behandlungsfall 26330

Aufwand in Min.   **Kalkulationszeit:** 7   **Prüfzeit** 6   **Eignung d. Prüfzeit:** Tages- und Quartalsprofil

Berichtspflicht Ja

Kommentar: Die Fraktursonografie ist ein bildgebendes Verfahren zum Ausschluss und zur Diagno-
sestellung von Frakturen und bietet eine strahlenfreie Alternative zur Röntgendiagnostik.
Somit kann sie dazu beitragen, den Einsatz ionisierender Strahlung in der Frakturdiagnostik
zu reduzieren.

Die GOP 33053 kann von Fachärztinnen und Fachärzten für Allgemeinmedizin, Radiologie,
Kinder- und Jugendmedizin, Orthopädie sowie von Fachärztinnen und Fachärzten
des Gebiets Chirurgie mit einer entsprechenden Genehmigung der Kassenärztlichen
Vereinigung (KV) durchgeführt und abgerechnet werden. Das Genehmigungsverfahren
regelt die Qualitätssicherungsvereinbarung Ultraschalldiagnostik, die einen Fortbildungs-
umfang von 6 Stunden, praktische Übungen und eine Abschlussprüfung vorsieht. Weiterhin
sind Konstanzprüfungen und Stichprobenprüfungen vorgesehen.

In pädiatrischen Praxen handelt es sich um eine niedrigfrequente Untersuchung – mehr
als 1-2 Frakturverdachtsfälle im EBM je Quartal/LANR werden nicht auftreten. Der Großteil
an Frakturverdachtsfällen betrifft die Schul- und Kindergartenunfälle, die über die UV-GOÄ
abgerechnet werden. Dort ist die Vergütung deutlich attraktiver gestaltet (GOP 410 + 411 =
56,11.-EUR). Man sollte betriebswirtschaftlich gut überlegen, ob es überhaupt Sinn macht
die geforderte Qualifikation zu erwerben, denn Sie werden die Qualifikationskosten über
die EBM-Abrechnung nicht refinanzieren können. In der Gesamtbetrachtung ist im EBM
die Leistung kostendeckend nicht zu erbringen. Trotzdem kann ein Qualifikationskurs
Fraktursonographie medizinisch und strategisch lohnend sein: Fortbildungen erweitern
das Wissen, die Qualifikation stärkt das Praxisimage, und die erlernten Fähigkeiten lassen
sich im GOÄ- und UV-GOÄ-Bereich wirtschaftlich sinnvoll einsetzen.

33070*   Sonographische Untersuchung der extrakraniellen hirnversorgenden Gefäße   **381**
mittels Duplex-Verfahren von mindestens 6 Gefäßabschnitten   48,54

Obligater Leistungsinhalt
• Sonographische Untersuchung der extrakraniellen hirnversorgenden Gefäße mittels
   Duplex-Verfahren von mindestens 6 Gefäßabschnitten,

Fakultativer Leistungsinhalt
• CW-Doppler-Sonographie (Nr. 33060),

Abrechnungsbestimmung je Sitzung

Anmerkung Die Gebührenordnungsposition 33070 ist im Behandlungsfall nur dann
neben den Gebührenordnungspositionen 01774 und 01775 berechnungsfähig, sofern
die Leistung nicht am Fötus durchgeführt wurde.

Abrechnungsausschluss am Behandlungstag 31630, 31631, 31632, 31633, 31634, 31635, 31636, 31637, 31682, 31683, 31684, 31685, 31686, 31687, 31688, 31689, 31695, 31696, 31697, 31698, 31699, 31700, 31701, 31702
im Behandlungsfall 13300, 26330, 33060

Berichtspflicht Ja

Aufwand in Min.   **Kalkulationszeit:** 16   **Prüfzeit:** 14   **Eignung d. Prüfzeit:** Tages- und Quartalsprofil

GOÄ   entsprechend oder ähnlich: Nrn. 410 + 420 (bis zu 3x) ggf. höherer Steigerungsfaktor + 401

Kommentar: Wird die Untersuchung als farbkodierte Untersuchung durchgeführt, so kann der Zuschlag nach Nr. 33075 zusätzlich abgerechnet werden.

33071*   Sonographische Untersuchung der intrakraniellen hirnversorgenden Gefäße mittels **214**
Duplex-Verfahren   **27,26**

Abrechnungsbestimmung je Sitzung

Anmerkung Die Gebührenordnungsposition 33071 ist im Behandlungsfall nur dann neben den Gebührenordnungspositionen 01774 und 01775 berechnungsfähig, sofern die Leistung nicht am Fötus durchgeführt wurde.

Abrechnungsausschluss am Behandlungstag 31630, 31631, 31632, 31633, 31634, 31635, 31636, 31637, 31682, 31683, 31684, 31685, 31686, 31687, 31688, 31689, 31695, 31696, 31697, 31698, 31699, 31700, 31701, 31702
im Behandlungsfall 13300, 26330

Berichtspflicht Ja

Aufwand in Min.   **Kalkulationszeit:** 13   **Prüfzeit:** 12   **Eignung d. Prüfzeit:** Tages- und Quartalsprofil

GOÄ   entsprechend oder ähnlich: Nrn. 410 + 420 (bis zu 3x) ggf. höherer Steigerungsfaktor + 401

Kommentar: Wird die Untersuchung als farbcodierte Untersuchung durchgeführt, so kann der Zuschlag nach Nr. 33075 zusätzlich abgerechnet werden.

33072*   Sonographische Untersuchung der extremitätenver- und/oder entsorgenden **224**
Gefäße mittels Duplex-Verfahren   **28,54**

Abrechnungsbestimmung je Sitzung

Anmerkung Die Gebührenordnungsposition 33072 ist im Behandlungsfall höchstens zweimal berechnungsfähig.
Die Gebührenordnungsposition 33072 ist im Behandlungsfall nur dann neben den Gebührenordnungspositionen 01774 und 01775 berechnungsfähig, sofern die Leistung nicht am Fötus durchgeführt wurde.

Abrechnungsausschluss am Behandlungstag 31630, 31631, 31632, 31633, 31634, 31635, 31636, 31637, 31682, 31683, 31684, 31685, 31686, 31687, 31688, 31689, 31695, 31696, 31697, 31698, 31699, 31700, 31701, 31702
im Behandlungsfall 01774, 01775, 13300, 26330
im Zeitraum von 21 Tagen nach Erbringung einer Leistung des Abschnitts 31.2 31630, 31631, 31632, 31633, 31634, 31635, 31636, 31637

Berichtspflicht Ja

Aufwand in Min.   **Kalkulationszeit:** 13   **Prüfzeit:** 11   **Eignung d. Prüfzeit:** Tages- und Quartalsprofil

GOÄ   **entsprechend oder ähnlich:** Nrn. 410 + 420 (bis zu 3x) + 401

Kommentar: Wird die Untersuchung als farbcodierte Untersuchung durchgeführt, so kann der Zuschlag nach Nr. 33075 zusätzlich abgerechnet werden. Werden Untersuchungen an mehreren Extremitäten sowohl an den Arterien als auch an den Venen durchgeführt, so kann je Sitzung die Leistung nur 1x abgerechnet werden.

33073*   Sonographische Untersuchung der abdominellen und/oder retroperitonealen **224**
Gefäße oder des Mediastinums mittels Duplex-Verfahren   **28,54**

Abrechnungsbestimmung je Sitzung

Anmerkung Die Gebührenordnungsposition 33073 ist im Behandlungsfall höchstens zweimal berechnungsfähig.

Die Gebührenordnungsposition 33073 ist im Behandlungsfall nur dann neben den Gebührenordnungspositionen 01774 und 01775 berechnungsfähig, sofern die Leistung nicht am Fötus durchgeführt wurde.

Abrechnungsausschluss im Behandlungsfall 13300, 26330
am Behandlungstag 31630, 31631, 31632, 31633, 31634, 31635, 31636, 31637, 31682, 31683, 31684, 31685, 31686, 31687, 31688, 31689, 31695, 31696, 31697, 31698, 31699, 31700, 31701, 31702

Berichtspflicht Ja

Aufwand in Min.   **Kalkulationszeit:** 13   **Prüfzeit:** 12   **Eignung d. Prüfzeit:** Tages- und Quartalsprofil

GOÄ   entsprechend oder ähnlich: Nrn. 410 + 420 (bis zu 3x) + 401

Kommentar: Wird die Untersuchung als farbcodierte Untersuchung durchgeführt, so kann der Zuschlag nach Nr. 33075 zusätzlich abgerechnet werden.

33074*   Sonographische Untersuchung der Gefäße des weiblichen Genitalsystems mittels Duplex-Verfahren   **188**
23,95

Abrechnungsbestimmung je Sitzung

Anmerkung Die Gebührenordnungsposition 33074 ist im Behandlungsfall nur dann neben den Gebührenordnungspositionen 01774 und 01775 berechnungsfähig, sofern die Leistung nicht am Fötus durchgeführt wurde.

Abrechnungsausschluss im Behandlungsfall 26330
am Behandlungstag 31630, 31631, 31632, 31633, 31634, 31635, 31636, 31637, 31682, 31683, 31684, 31685, 31686, 31687, 31688, 31689, 31695, 31696, 31697, 31698, 31699, 31700, 31701, 31702

Berichtspflicht Ja

Aufwand in Min.   **Kalkulationszeit:** 12   **Prüfzeit:** 10   **Eignung d. Prüfzeit:** Tages- und Quartalsprofil

GOÄ   entsprechend oder ähnlich: Nrn. 410 + 420 (bis zu 3x) + 401

Kommentar: Wird die Untersuchung als farbcodierte Untersuchung durchgeführt, so kann der Zuschlag nach Nr. 33075 zusätzlich abgerechnet werden.

33075*   Zuschlag zu den Gebührenordnungspositionen 33070 bis 33074 für die Durchführung der Untersuchung als farbkodierte Untersuchung   **37**
4,71

Anmerkung Die Gebührenordnungsposition 33075 ist im Behandlungsfall nur dann neben den Gebührenordnungspositionen 01774 und 01775 berechnungsfähig, sofern die Leistung nicht am Fötus durchgeführt wurde.

Abrechnungsausschluss am Behandlungstag 31630, 31631, 31632, 31633, 31634, 31635, 31636, 31637, 31682, 31683, 31684, 31685, 31686, 31687, 31688, 31689, 31695, 31696, 31697, 31698, 31699, 31700, 31701, 31702
im Behandlungsfall 13300, 26330

Berichtspflicht Ja

Aufwand in Min.   **Kalkulationszeit:** KA   **Prüfzeit:** ./.   **Eignung d. Prüfzeit:** Keine Eignung

GOÄ   entsprechend oder ähnlich: Zuschlag Nr. 401 zu entsprechenden GOÄ-Ultraschall-Leistungen

Kommentar: Werden mehrere Untersuchungen nach den EBM-Nrn. 33070 bis 33074 erbracht, ist der Zuschlag auch mehrfach abrechenbar.

33081   Sonographische Untersuchung von Organen oder Organteilen bzw. Organstrukturen, die nicht Bestandteil der Gebührenordnungspositionen 33000 bis 33002, 33010 bis 33012, 33020 bis 33023, 33030, 33031, 33040 bis 33044, 33050 bis 33053, 33060 bis 33064, 33070 bis 33076, 33080 und 33100 sind, mittels B-Mode-Verfahren,   **56**
7,13

Anmerkung Die Gebührenordnungsposition 33081 ist neben den Gebührenordnungspositionen 33011, 33040 und 33042 ausschließlich zur onkologischen Kontrolle von weiteren Lymphknotenregionen bei Patienten mit mindestens einer der Diagnosen C81.-

bis C96.- einmal berechnungsfähig. Die Nebeneinanderberechnung setzt die Kodierung nach ICD-10-GM voraus.

Die Gebührenordnungsposition 33081 ist im Behandlungsfall neben den Gebührenordnungspositionen 01772 und 01773 nur einmal und mit Begründung berechnungsfähig. Als Begründung für die Nebeneinanderberechnung ist der ICD-10-Kode mit Angabe des Zusatzkennzeichens für die Diagnosensicherheit anzugeben.

Abrechnungsbestimmung je Sitzung

Abrechnungsausschluss
in derselben Sitzung 01205, 01207, 01902, 01904, 01906, 33043, 33044, 33050, 33053
am Behandlungstag 01748, 01772, 01773, 31630 bis 31637, 31682 bis 31689, 31695 bis 31702
im Behandlungsfall 26330
im Zyklusfall 08535, 08536, 08537, 08550, 08555, 08558, 08635, 08637

Berichtspflicht Ja

Aufwand in Min. **Kalkulationszeit:** 4　　**Prüfzeit:** 4　　**Eignung d. Prüfzeit:** Tages- und Quartalsprofil

GOÄ　entsprechend oder ähnlich: Nrn. 410 und 420 bis zu 3x

Kommentar:　Die Anwendung der Ziffer 33081 ist auf sonographische Untersuchungen beschränkt, die nicht Bestandteil einer der im EBM konkret benannten Untersuchungen sind. Die Abrechnung der Ziffer kann nicht die fehlende Abrechnungsgenehmigung für eine andere sonographische Leistung ersetzen, wenn für diese eine eigene Ziffer im EBM existiert (z.B. Sonographie der Halslymphknoten bei V.a. Lymphadenitis colli (statt 33011), Sonographie des kindlichen Hüftgelenks bei V.a. Coxitis fugax (statt 33050) oder Sonographie der Lunge bei V.a. Pleuraerguss (statt 33040)).

Grundsätzlich und für alle sonographischen Leistungen gilt: Besteht eine Indikation für eine sonographische Untersuchung, für die keine Genehmigung vorliegt, ist den Eltern eine Überweisung für die entsprechende Untersuchung auszuhändigen. Berufsrechtlich ist es nicht erlaubt ärztliche Leistungen kostenfrei zu erbringen. Allerdings ist es zulässig, Leistungen, die aufgrund der eigenen ärztlichen Aus- und Weiterbildung fachlich beherrscht werden, auch privat nach GOÄ abzurechnen, wenn der Patient dies ausdrücklich wünscht (z.B. wenn er sonst längere Wartezeiten oder zusätzliche Wege in Kauf nehmen müsste). Keinesfalls darf aber der Patient zu Privatleistungen gedrängt oder Angst oder Zeitdruck ausgenutzt werden, um Privatleistungen zu verkaufen. Die Initiative zur Privatabrechnung sollte formal vom Patienten ausgehen, z.B. weil er weiß, dass die Praxis Ultraschalluntersuchungen grundsätzlich anbietet.

33100　Muskel- und/oder Nervensonographie zur weiteren Klärung einer peripheren　**72**
neuromuskulären Erkrankung, inkl. Nervenkompressionssyndrom mittels B-Mode-　9,17
Verfahren

Fakultativer Leistungsinhalt
• Duplex-Verfahren,

Abrechnungsbestimmung je Sitzung

Anmerkung Die Gebührenordnungsposition 33100 ist im Behandlungsfall höchstens viermal berechnungsfähig.
Die Gebührenordnungsposition 33100 ist ausschließlich als Zusatzdiagnostik nach erfolgter elektroneurographischer und/oder elektromyographischer Untersuchung berechnungsfähig und setzt das Vorliegen der Ergebnisse einer Untersuchung nach der Gebührenordnungsposition 04437 oder 16322 in dem laufenden oder im vorausgegangenen Quartal voraus.

Abrechnungsausschluss in derselben Sitzung 01205, 01207, 33050
am Behandlungstag 31630 bis 31637, 31682 bis 31689 und 31695 bis 31702
im Behandlungsfall 26330

Aufwand in Min. **Kalkulationszeit:** 5　　**Prüfzeit:** 4　　**Eignung d. Prüfzeit:** Tages- u. Quartalsprofil

Kommentar:　Nur von Fachärzten für Kinder- und Jugendmedizin mit Schwerpunkt Neuropädiatrie berechenbar.

33105* Beurteilung der Leber zur Indikationsstellung einer Therapie mit Etranacogen dezaparvovec

440
56,06

Obligater Leistungsinhalt
- Sonographische Untersuchung der Leber,
- Elastographische Bewertung der Leber

Anmerkung Die Gebührenordnungsposition 33105 ist nur einmalig berechnungsfähig. Die Gebührenordnungsposition 33105 ist ausschließlich für zwingend erforderliche Untersuchungen zur Indikationsstellung einer gemäß jeweils gültiger Fachinformation für diese Indikation zugelassene Therapie mit Etranacogen dezaparvovec berechnungsfähig. Bis zum 30. September 2024 setzt die Berechnung der Gebührenordnungsposition 33105 eine bestehende Genehmigung der Kassenärztlichen Vereinigung nach der Ultraschall-Vereinbarung gemäß § 135 Abs. 2 SGB V, die zur Abrechnung der Gebührenordnungsposition 33042 berechtigt, voraus. Ab dem 1. Oktober 2024 ist für die Berechnungsfähigkeit der Gebührenordnungsposition 33105 eine aktualisierte Genehmigung auf Basis einer angepassten Ultraschall-Vereinbarung erforderlich, die die Gebührenordnungsposition 33105 umfasst.

Sofern die Gebührenordnungsposition 33105 neben der Gebührenordnungsposition 33042 berechnet wird, ist ein Abschlag von 70 Punkten auf die Gebührenordnungsposition 33042 vorzunehmen.

Abrechnungsausschluss in derselben Sitzung 01205 und 01207 berechnungsfähig.
am Behandlungstag 31630 bis 31637, 31682 bis 31689 und 31695 bis 31702
???31630, 31631, 31632, 31633, 31634, 31635, 31636, 31637, 31682, 31683, 31684, 31685, 31686, 31687, 31688, 31689, 31695, 31696, 31697, 31698, 31699, 31700, 31701, 31702**???**
im Behandlungsfall 26330 berechnungsfähig.

Aufwand in Min. **Kalkulationszeit:** 14 **Prüfzeit:** 11 **Eignung d. Prüfzeit:** Tages- u. Quartalprofil

Berichtspflicht Nein

Kommentar: Die Aufnahme der Nr. 33105 in den EBM wird mit dem Ziel der Anpassung der Ultraschall-Vereinbarung gemäß § 135 Abs. 2 SGB V bis zum 30. Juni 2024 verbunden.

Die Vergütung der Leistungen nach den Gebührenordnungspositionen 30326 und 33105 erfolgt außerhalb der morbiditätsbedingten Gesamtvergütungen.

35 Leistungen gemäß der Richtlinie des Gemeinsamen Bundesausschusses über die Durchführung der Psychotherapie (Psychotherapie-Richtlinie)

Die KBV informiert in ihrem Internetauftritt https://www.kbv.de/html/26956.php u.a.:

Häufig gestellte Fragen (FAQ) zur Psychotherapie-Abrechnung

https://www.kvhessen.de/fileadmin/user_upload/kvhessen/Mitglieder/Abrechnung_Honorar/EBM_Psychotherapie-Abrechnung-FAQ.pdf

(Quelle: Kassenärztliche Vereinigung Hessen – Stand April 2023)

https://www.kvrlp.de/fileadmin/user_upload/Downloads/Mitglieder/Publikationen/Beratung_und_Service/KVRLP_Wegweiser-PT.pdf

(Quelle: Kassenärztliche Vereinigung Rheinland Pfalz)

Sozialpsychiatrie-Vereinbarung

An der Sozialpsychiatrie-Vereinbarung teilnehmen können Kinder- und Jugendpsychiater sowie Kinderärzte, Nervenärzte und Psychiater mit entsprechender Qualifikation, das heißt mit mindestens zweijähriger Weiterbildung im Bereich Kinder- und Jugendpsychiatrie.

Sie müssen die Teilnahme bei ihrer Kassenärztlichen Vereinigung (KV) beantragen und sich verpflichten, eine qualifizierte sozialpsychiatrische Versorgung von Kindern und Jugendlichen sicherzustellen. Auch müssen sie die interdisziplinäre Zusammenarbeit medizinischer, psychologischer, pädagogischer und sozialer Dienste gewährleisten. Dem Praxisteam sollen beispielsweise mindestens ein Heilpädagoge und ein Sozialarbeiter angehören.

Die Vergütung der sozialpsychiatrischen Behandlung erfolgt – zusätzlich zu den nach EBM abrechnungsfähigen Leistungen – über die Kostenpauschale 88895. Vergütet wird damit der besondere Aufwand, der bei der sozialpsychiatrischen Versorgung von Kindern und Jugendlichen mit der multiprofessionellen Betreuung von Patienten verbunden ist.

35.1 Nicht antragspflichtige Leistungen

1. Die Gebührenordnungspositionen 35130, 35131, 35140 bis 35142, 35150 bis 35152, 35163 bis 35169 und 35173 bis 35179 können ausschließlich von Vertragsärzten bzw. -psychotherapeuten, die über eine Genehmigung zur Ausführung und Abrechnung psychotherapeutischer Leistungen gemäß den Psychotherapie-Vereinbarungen verfügen, berechnet werden.

2. Die Gebührenordnungspositionen 35100, 35110 bis 35113, 35120, 35141, 35142, 35150 bis 35152, 35163 bis 35168 und 35173 bis 35178 sind auch bei Durchführung der Leistungen im Rahmen einer Videosprechstunde berechnungsfähig, wenn die Voraussetzungen gemäß § 21 der Anlage 1 zum Bundesmantelvertrag-Ärzte (BMV-Ä) und der Anlage 31b zum BMV-Ä erfüllt sind. Die Durchführung als Videosprechstunde ist durch Angabe einer bundeseinheitlich kodierten Zusatzkennzeichnung zu dokumentieren.

3. Im Falle der gemeinsamen Durchführung von probatorischen Sitzungen im Gruppensetting entsprechend den Gebührenordnungspositionen 35163 bis 35169 durch zwei Psychotherapeuten mit ihnen jeweils fest zugeordneten Patienten (Bezugspatienten) gemäß § 16 der Psychotherapie-Vereinbarung berechnet jeder Psychotherapeut die Gebührenordnungsposition (letzte Ziffer) nach der Anzahl seiner jeweiligen Bezugspatienten.

4. Für Gruppenbehandlungen gemäß § 19 Abs. 6 der Psychotherapie-Vereinbarung, bei denen in derselben Sitzung bei verschiedenen Patienten entweder Gruppentherapie oder probatorische Sitzungen im Gruppensetting zeitgleich angewendet werden, sind alle Patienten zur Ermittlung der gesamten Gruppengröße mitzuzählen. Maßgeblich für die jeweilige Bewertung je Teilnehmer ist die gesamte Gruppengröße (bestehend aus Patienten, für die Gruppentherapie angewendet wird und Patienten in einer probatorischen Sitzung im Gruppensetting). Auf Basis dieser gesamten Gruppengröße mit insgesamt mindestens drei Patienten ist für Patienten mit einer probatorischen Sitzung im Gruppensetting eine Bewertung je Teilnehmer gemäß den Gebührenordnungspositionen 35163 bis 35169 und für Patienten mit einer antrags- und genehmigungspflichtigen Gruppentherapie eine Bewertung je Teilnehmer gemäß den entsprechenden Gebührenordnungspositionen aus Abschnitt 35.2.2 EBM heranzuziehen.

5. Im Falle der gemeinsamen Durchführung einer Gruppenbehandlung gemäß Nummer 4 durch zwei Psychotherapeuten mit ihnen jeweils fest zugeordneten Patienten (Bezugspatienten) gemäß § 21 Abs. 1 Nr. 2 der Psychotherapie-Richtlinie berechnet jeder Psychotherapeut die Gebührenordnungsposition (letzte Ziffer) nach der Anzahl seiner jeweiligen Bezugspatienten.

EBM-Nr.

Kommentar:

„Nicht antragspflichtige Leistungen" bedeutet, Leistungen des Abschnitts 35.1 müssen nicht bei der Krankenkasse beantragt werden, so wie dies für Leistungen des Abschnitts 35.2 gilt.

Allerdings dürfen nicht alle Vertragsärzte Leistungen des Abschnitts 35.1 und des Abschnitts 35.2 erbringen und abrechnen. Es müssen die Voraussetzungen der Psychotherapie-Vereinbarungen (s. Paragraf 5) erfüllt sein und von der zuständigen KV eine entsprechende Abrechnungsgenehmigung vorliegen.

35100   Differentialdiagnostische Klärung psychosomatischer Krankheitszustände   **193**
          24,59

Obligater Leistungsinhalt
* Differentialdiagnostische Klärung psychosomatischer Krankheitszustände,
* Schriftlicher Vermerk über ätiologische Zusammenhänge,
* Dauer mindestens 15 Minuten

Fakultativer Leistungsinhalt
* Beratung bei Säuglingen und Kleinkindern auch unter Einschaltung der Bezugsperson(en)

Anmerkung Die Gebührenordnungsposition 35100 ist nur von Vertragsärzten berechnungsfähig, die über die fachliche Befähigung für Psychosomatischen Maßnahmen der Grundversorgung gemäß § 7 Abs. 1 der Psychotherapie-Vereinbarung verfügen.
Bei der Nebeneinanderberechnung diagnostischer bzw. therapeutischer Gebührenordnungspositionen und der Gebührenordnungsposition 35100 ist eine mindestens 15 Minuten längere Arzt-Patienten-Kontaktzeit als in den entsprechenden Gebührenordnungspositionen angegeben Voraussetzung für die Berechnung der Gebührenordnungsposition 35100.

Abrechnungsausschluss
im Behandlungsfall 08521
in derselben Sitzung 01205, 01207, 01210, 01212, 01214, 01216, 01218, 03230, 04230, 04231, 04355, 04356, 14220 bis 14222, 14310, 14311, 16220, 21220, 21221, 22220 bis 22222, 23220, 30702, 35110 bis 35113, 35120, 35130, 35131, 35140 bis 35142, 35150 bis 35152, 35163 bis 35169, 35173 bis 35179, 50700 und Abschnitt 35.2

Aufwand in Min.   **Kalkulationszeit:** 15   **Prüfzeit:** 15   **Eignung d. Prüfzeit:** Tages- und Quartalsprofil

GOÄ   entsprechend oder ähnlich: Analoger Ansatz der Nr. 806.

Kommentar: Voraussetzung zur Abrechnung ist die Qualifikation zur „psychosomatischen Grundversorgung". Zur Erbringung und Abrechnung der GOP 35100 sind keine gesicherten Diagnosen gefordert – Verdachtsdiagnosen gelten als ausreichend. Ärzte müssen nicht zwingend eine F-Diagnose dokumentieren – zulässig sind auch Diagnosen aus dem R- oder Z-Kapitel sowie Kodes für Symptome von „körperlichen Beschwerden" (z.B. Kopf- oder Bauchschmerzen). Eine gute Dokumentation über die ätiologischen Zusammenhänge zwischen psychischer und somatischer Erkrankung ist für Prüfzwecke anzuraten.

Die Abrechnung weiterer pädiatrischer und hausärztlicher Gesprächsziffern (03230, 04230, 04231, 04355, 04356, 35110) neben der 35100 ist nicht möglich.

Die EBM-Ziffer 35100 ist je Sitzung auch dann nur einmal berechnungsfähig, wenn die Sitzung länger als die obligat geforderten 15 Minuten, beispielsweise 30 Minuten, gedauert hat.

In der Videosprechstunde ist der Ansatz der EBM-Ziffer 35100 nicht möglich, die Verwendung der EBM-Ziffer 35110 jedoch erlaubt.

35110   Verbale Intervention bei psychosomatischen Krankheitszuständen   **193**
          24,59

Obligater Leistungsinhalt
* Verbale Intervention bei psychosomatischen Krankheitszuständen,
* Systematische Nutzung der Arzt-Patienten-Interaktion,
* Dauer mindestens 15 Minuten

Fakultativer Leistungsinhalt
* Systematische Nutzung der Arzt-Patienten-Interaktion, bei Säuglingen und Kleinkindern auch unter Einschaltung der Bezugsperson(en)

Anmerkung Die Gebührenordnungsposition 35110 ist nur von Vertragsärzten berechnungsfähig, die über die fachliche Befähigung für Maßnahmen der Psychosomatischen Grundversorgung gemäß § 7 Abs. 1 der Psychotherapie-Vereinbarung verfügen.

Die Gebührenordnungsposition 35110 ist bis zu dreimal am Tag berechnungsfähig.
Bei der Nebeneinanderberechnung diagnostischer bzw. therapeutischer Gebührenordnungspositionen und der Gebührenordnungsposition 35110 ist eine mindestens 15 Minuten
längere Arzt-Patienten-Kontaktzeit als in den entsprechenden Gebührenordnungspositionen angegeben Voraussetzung für die Berechnung der Gebührenordnungsposition 35110.

Abrechnungsausschluss
im Behandlungsfall 08521
in derselben Sitzung 01205, 01207, 01210, 01212, 01214, 01216, 01218, 03230, 04230,
04231, 04355, 04356, 14220 bis 14222, 14310, 14311, 16220, 21220, 21221, 22220 bis
22222, 23220, 30702, 35110 bis 35113, 35120, 35130, 35131, 35140 bis 35142, 35150
bis 35152, 35163 bis 35169, 35173 bis 35179, 50700 und Abschnitt 35.2

Aufwand in Min. **Kalkulationszeit:** 15   **Prüfzeit:** 15   **Eignung d. Prüfzeit:** Tages- und Quartalsprofil

GOÄ   entsprechend oder ähnlich: Nr. 849

Kommentar: Voraussetzung zur Abrechnung ist die Qualifikation zur „psychosomatischen Grundversorgung". Die EBM-Ziffer 35110 erfordert eine Mindestdauer von 15 Minuten und kann
bis zu 3x täglich berechnet werden. Allerdings sind hierfür getrennte Sitzungen gefordert
(Uhrzeitangabe erforderlich), so dass dies im Praxisalltag selten vorkommt. Der Interventionsinhalt muss dokumentiert werden.

Die Abrechnung weiterer pädiatrischer Gesprächsziffern (03230 04230, 04231, 04355,
04356, 35100) neben 35110 ist nicht möglich.

In der Videosprechstunde ist der Ansatz der EBM-Ziffer 35110 möglich, die Verwendung
der EBM-Ziffer 35100 jedoch nicht erlaubt.

Rechtsprechung:

Die mehrfache Abrechnung der GOP 35110 EBM an einem Tag setzt voraus, dass mehrere
zeitlich voneinander getrennte Sitzungen jeweils mit der Mindestdauer von 15 Minuten
durchgeführt worden sind. Eine Sitzung mit einer Dauer von 45 Minuten berechtigt nicht
zur dreifachen Abrechnung.
Aktenzeichen: SG Marburg, 14.06.2023, S 11 KA 591/16
Entscheidungsjahr: 2023

Die Abrechnung der GOP 35110 EBM setzt nicht die Kodierung einer F-Diagnose voraus.
Gem. § 12 Psychotherapie-Richtlinie erfordern Leistungen der psychosomatischen Grundversorgung eine schriftliche Dokumentation der diagnostischen Erhebungen und der
wesentlichen Inhalte der psychotherapeutischen Interventionen. Daraus ergibt sich aber
nicht, dass die Diagnosen als Abrechnungsdiagnosen anzugeben sind, vielmehr ist eine
entsprechende Patientendokumentation in den Unterlagen des Vertragsarztes vorgesehen
(die dann von den Prüfgremien zu prüfen ist).
Aktenzeichen: SG Marburg, 03.05.2023, S 17 KA 527/20 (unter Verweis auf SG Marburg,
Urteil vom 19. 06.2019, Az. S 17 KA 409/17; Urteil vom 12.10.2022, S 17 KA 12/18 sowie
SG Berlin, Urteil vom 9.01.2019, S 87 KA 77/18)
Entscheidungsjahr: 2023

Beachte: a.A. SG Dresden, 11.04.2023, S 25 KA 95/22 (Die Abrechnung der GOP
35100/35110 EBM setzt die Kodierung einer F-Diagnose gemäß dem Indikationenkatalog
nach § 22 Absatz 1 der Psychotherapie-RL voraus. Denn es besteht keine Vergütungspflicht für die vom Arzt ohne Angabe der Diagnose abgerechneten Leistungen; Leitsatz).

35111*   Übende Verfahren (Autogenes Training, Relaxationsbehandlung nach Jacobson) als   **335**
Einzelbehandlung   **42,68**

Obligater Leistungsinhalt
- Übende Verfahren,
- Verbale Intervention,
- Einführung des Patienten in das Verfahren,
- Standardisierte Dokumentation,
- Dauer mindestens 25 Minuten,
- Einzelbehandlung

Anmerkung Die Gebührenordnungsposition 35111 ist nur von Vertragsärzten bzw. -psycho-
therapeuten berechnungsfähig, die über die fachliche Befähigung für übende Interventionen
gemäß § 7 Abs. 2 oder 3 der Psychotherapie-Vereinbarung verfügen.
Bei der Nebeneinanderberechnung der Gebührenordnungspositionen 22220, 23220 und
35111 ist jeweils eine Arzt-Patienten-Kontaktzeit von mindestens 35 Minuten Voraussetzung für die Berechnung der Gebührenordnungsposition 35111.
Bei der Nebeneinanderberechnung der Gebührenordnungspositionen 35152 und 35111
ist eine Arzt-Patienten-Kontaktzeit von mindestens 50 Minuten Voraussetzung für die
Berechnung der Gebührenordnungsposition 35111.

Abrechnungsausschluss
im Behandlungsfall 03040, 03220, 03221, 04040, 04220, 04221
in derselben Sitzung 01205, 01207, 01210, 01212, 01214, 01216, 01218, 04355, 04356,
14220, 14221, 14222, 14310, 14311, 16220, 21220, 21221, 22220, 22221, 30702, 35100,
35110, 35112, 35113, 35120, 35130, 35131, 35140, 35141, 35142, 35150, 35151, 35163
bis 35169, 35401, 35402, 35405, 35411, 35412, 35415, 35503, 35504, 35505, 35506,
35507, 35508, 35509, 35513, 35514, 35515, 35516, 35517, 35518, 35519, 35523, 35524,
35525, 35526, 35527, 35528, 35529, 35533, 35534, 35535, 35536, 35537, 35538, 35539

Aufwand in Min. **Kalkulationszeit:** 26   **Prüfzeit:** 26   **Eignung d. Prüfzeit:** Tages- und Quartalsprofil

GOÄ   entsprechend oder ähnlich: Nrn. 846, 849

Kommentar: Nur für die in der Leistungslegende genannten übenden Verfahren besteht eine Abrechnungsmöglichkeit. Während einer tiefenpsychologisch fundierten oder analytischen
Psychotherapie sind die Leistungen nach den Nrn. 35111, 35112, 35113 und 35120
nicht berechnungsfähig. Eine Kombination von Einzel- (Nr. 35111) und Gruppentherapie
(Nr. 35112) ist nach **Wezel/Liebold** statthaft.

Wezel/Liebold informiert ferner in seinem Kommentar: … „Für die Respiratorische Feedback-Behandlung als Entspannungstherapie sind nach Auffassung des Ausschusses
für Untersuchungs- und Heilmethoden bei der Kassenärztlichen Bundesvereinigung die
Voraussetzungen des Wirtschaftlichkeitsgebotes als nicht erfüllt anzusehen, d. h., dass
diese Behandlung und ähnliche Entspannungstherapien im Rahmen der kassen- und
vertragsärztlichen Versorgung nicht, also auch nicht unter der Nr. 35 111 abgerechnet
werden können. (So auch Feststellung Nr. 700 der Arbeitsgemeinschaft Ärzte/Ersatz-
kassen.) …“

Mit den EBM Nrn. 35111 bis 35113 können nur die Übenden Verfahren erbracht und
abgerechnet werden, die in den Legenden in Klammern genannt werden.

Yoga ist keine Leistung die von der GKV erstattet wird.

Die Leistung ist nicht antragspflichtig.

35112*   Übende Verfahren (Autogenes Training, Relaxationsbehandlung nach Jacobson) als **90**
Gruppenbehandlung bei Erwachsenen   11,47

Obligater Leistungsinhalt
• Übende Verfahren,
• Verbale Intervention,
• Einführung des Patienten in das Verfahren,
• Standardisierte Dokumentation,
• Dauer mindestens 50 Minuten,
• Gruppenbehandlung bei Erwachsenen,
• Mindestens 2, höchstens 10 Teilnehmer,

Abrechnungsbestimmung je Teilnehmer

Anmerkung Die Gebührenordnungsposition 35112 ist nur von Vertragsärzten bzw.
-psychotherapeuten berechnungsfähig, die über die fachliche Befähigung für übende
Interventionen gemäß § 7 Abs. 2 oder 3 der Psychotherapie-Vereinbarung verfügen.
Bei der Nebeneinanderberechnung der Gebührenordnungspositionen 22220, 23220 und
35112 ist jeweils eine Arzt-Patienten-Kontaktzeit von mindestens 35 Minuten Voraussetzung für die Berechnung der Gebührenordnungsposition 35111.

Bei der Nebeneinanderberechnung der Gebührenordnungspositionen 35152 und 35112 ist eine Arzt-Patienten-Kontaktzeit von mindestens 75 Minuten Voraussetzung für die Berechnung der Gebührenordnungsposition 35112.

Abrechnungsausschluss
in derselben Sitzung 01205, 01207, 01210, 01212, 01214, 01216, 01218, 04355, 04356, 14220, 14221, 14222, 14310, 14311, 16220, 21220, 21221, 22220, 22221, 22222, 30702, 35100, 35110, 35112, 35113, 35120, 35130, 35131, 35140, 35141, 35142, 35150, 35151, 35163 bis 35169, 35401, 35402, 35405, 35411, 35412, 35415, 35503, 35504, 35505, 35506, 35507, 35508, 35509, 35513, 35514, 35515, 35516, 35517, 35518, 35519, 35523, 35524, 35525, 35526, 35527, 35528, 35529, 35533, 35534, 35535, 35536, 35537, 35538, 35539
im Behandlungsfall 03040, 03220, 03221, 04040, 04220, 04221

Aufwand in Min.	**Kalkulationszeit:** 7 **Prüfzeit:** 5 **Eignung d. Prüfzeit:** Tages- und Quartalsprofil
GOÄ	entsprechend oder ähnlich: Nrn. 846, 847
Kommentar:	Mit den EBM Nrn. 35111 bis 35113 können nur die Übenden Verfahren erbracht und abgerechnet werden, die in den Legenden in Klammern genannt werden.

Während einer tiefenpsychologisch fundierten oder analytischen Psychotherapie sind die Leistungen nach den Nrn. 35111, 35112, 35113 und 35120 nicht berechnungsfähig.

Yoga ist keine Leistung die von der GKV erstattet wird.

Die Leistung ist nicht antragspflichtig.

35113*   **Übende Verfahren (Autogenes Training, Relaxationsbehandlung nach Jacobson) als Gruppenbehandlung bei Kindern und Jugendlichen**   **128**
16,31

Obligater Leistungsinhalt
* Übende Verfahren,
* Verbale Intervention,
* Einführung des Patienten in das Verfahren,
* Standardisierte Dokumentation,
* Dauer mindestens 30 Minuten,
* Gruppenbehandlung bei Kindern und Jugendlichen,
* Mindestens 2, höchstens 6 Teilnehmer,

Abrechnungsbestimmung je Teilnehmer

Anmerkung Die Gebührenordnungsposition 35113 ist nur von Vertragsärzten bzw. -psychotherapeuten berechnungsfähig, die über die fachliche Befähigung für übende Interventionen gemäß § 7 Abs. 2 oder 3 der Psychotherapie-Vereinbarung verfügen.
Bei der Nebeneinanderberechnung der Gebührenordnungspositionen 22220, 23220 und 35113 ist jeweils eine Arzt-Patienten-Kontaktzeit von mindestens 40 Minuten Voraussetzung für die Berechnung der Gebührenordnungsposition 35113.
Bei der Nebeneinanderberechnung der Gebührenordnungspositionen 35152 und 35113 ist eine Arzt-Patienten-Kontaktzeit von mindestens 55 Minuten Voraussetzung für die Berechnung der Gebührenordnungsposition 35113.

Abrechnungsausschluss
im Behandlungsfall 03040, 03220, 03221, 04040, 04220, 04221
in derselben Sitzung 01205, 01207, 01210, 01212, 01214, 01216, 01218, 04355, 04356, 14220, 14221, 14222, 14310, 14311, 16220, 21220, 21221, 22220, 22221, 22222, 30702, 35100, 35110, 35112, 35113, 35120, 35130, 35131, 35140, 35141, 35142, 35150, 35151, 35163 bis 35169, 35401, 35402, 35405, 35411, 35412, 35415, 35503, 35504, 35505, 35506, 35507, 35508, 35509, 35513, 35514, 35515, 35516, 35517, 35518, 35519, 35523, 35524, 35525, 35526, 35527, 35528, 35529, 35533, 35534, 35535, 35536, 35537, 35538, 35539

Aufwand in Min.	**Kalkulationszeit:** 10 **Prüfzeit:** 5 **Eignung d. Prüfzeit:** Tages- und Quartalsprofil
GOÄ	entsprechend oder ähnlich: Nr. 847
Kommentar:	Mit den EBM Nrn. 35111 bis 35113 können nur die Übenden Verfahren erbracht und abgerechnet werden, die in den Legenden in Klammern genannt werden.

Nur für die in der Leistungslegende genannten übenden Verfahren besteht eine Abrechnungsmöglichkeit. Während einer tiefenpsychologisch fundierten oder analytischen Psychotherapie sind die Leistungen nach den Nrn. 35111, 35112, 35113 und 35120 nicht berechnungsfähig. Eine Kombination von Einzel- (Nr. 35111) und Gruppentherapie (Nr. 35112) ist nach **Wezel/Liebold** statthaft. Die Leistung ist nicht antragspflichtig.

35120* Hypnose   **205**
                                                                                     26,12
Obligater Leistungsinhalt
- Behandlung einer Einzelperson durch Hypnose,
- Verbale Intervention,
- Standardisierte Dokumentation,
- Dauer mindestens 15 Minuten

Anmerkung Die Gebührenordnungsposition 35120 ist nur von Vertragsärzten bzw. -psychotherapeuten berechnungsfähig, die über die fachliche Befähigung für Hypnose gemäß § 7 Abs. 4 der Psychotherapie-Vereinbarung verfügen.
Bei der Nebeneinanderberechnung der Gebührenordnungspositionen 22220, 23220 und 35120 ist jeweils eine Arzt-Patienten-Kontaktzeit von mindestens 25 Minuten Voraussetzung für die Be-rechnung der Gebührenordnungsposition 35120.
Bei der Nebeneinanderberechnung der Gebührenordnungspositionen 35152 und 35120 ist eine Arzt-Patienten-Kontaktzeit von mindestens 40 Minuten Voraussetzung für die Berechnung der Gebührenordnungsposition 35120.

Abrechnungsausschluss
im Behandlungsfall 03040, 03220, 03221, 04040, 04220, 04221
in derselben Sitzung 01205, 01207, 01210, 01212, 01214, 01216, 01218, 04355, 04356, 14220, 14221, 14222, 14310, 14311, 16220, 21220, 21221, 22221, 22222, 30702, 35100, 35110, 35111, 35112, 35113, 35130, 35131, 35140, 35141, 35142, 35150, 35151, 35163 bis 35169, 35401, 35402, 35405, 35411, 35412, 35415, 35503, 35504, 35505, 35506, 35507, 35508, 35509, 35513, 35514, 35515, 35516, 35517, 35518, 35519, 35523, 35524, 35525, 35526, 35527, 35528, 35529, 35533, 35534, 35535, 35536, 35537, 35538, 35539

Aufwand in Min. **Kalkulationszeit:** 16   **Prüfzeit:** 16   **Eignung d. Prüfzeit:** Tages- und Quartalsprofil
GOÄ   entsprechend oder ähnlich: Nr. 845
Kommentar: Während einer tiefenpsychologisch fundierten oder analytischen Psychotherapie sind die Leistungen nach den Nrn. 35111, 35112, 35113 und 35120 nicht berechnungsfähig. Die Leistung ist nicht antragspflichtig.

35130* Bericht oder Ergänzungsbericht an den Gutachter zum Antrag des Versicherten auf   **296**
         Feststellung der Leistungspflicht für eine Psychotherapie als Kurzzeittherapie 1 oder 2   37,71
Abrechnungsausschluss
in derselben Sitzung 01205, 01207, 01210, 01212, 01214, 01216, 01218, 04355, 04356, 14220, 14221, 14222, 14310, 14311, 16220, 21220, 21221, 22220, 22221, 22222, 23220, 30702, 35100, 35110, 35111, 35112, 35113, 35120, 35130, 35131, 35163 bis 35169
im Behandlungsfall 03040, 03220, 03221, 04040, 04220, 04221

Aufwand in Min. **Kalkulationszeit:** 23   **Prüfzeit:** 23   **Eignung d. Prüfzeit:** Tages- und Quartalsprofil
GOÄ   entsprechend oder ähnlich: Analoger Ansatz der Nrn. 80 oder 85
Kommentar: Die Leistung ist nicht antragspflichtig. Jeder zur Ausübung von Psychotherapie berechtigte (Vertragsarzt, Vertragspsychotherapeut) kann die Leistung erbringen und abrechnen. Portokosten nach EBM Nrn. 40110 f. sind abrechenbar, die Schreibgebühren nicht.

35131* Bericht oder Ergänzungsbericht an den Gutachter zum Antrag des Versicherten auf   **591**
         Feststellung der Leistungspflicht für eine Psychotherapie als Langzeittherapie   75,30
Abrechnungsausschluss
in derselben Sitzung 01205, 01207, 01210, 01212, 01214, 01216, 01218, 04355, 04356, 14220, 14221, 14222, 14310, 14311, 16220, 21220, 21221, 22220, 22221, 22222, 23220, 30702, 35100, 35110, 35111, 35112, 35113, 35120, 35130, 35163 bis 35169
im Behandlungsfall 03040, 03220, 03221, 04040, 04220, 04221

Aufwand in Min.	**Kalkulationszeit:** 46 **Prüfzeit:** 46 **Eignung d. Prüfzeit:** Tages- und Quartalsprofil
GOÄ	entsprechend oder ähnlich: Analoger Ansatz der Nrn. 80 oder 85
Kommentar:	Die Leistung ist nicht antragspflichtig.

35140 Biographische Anamnese **707**
90,07

Obligater Leistungsinhalt
- Erstellen der biographischen Anamnese,
- Bestimmung des psychodynamischen, system- und ressourcenanalytischen oder verhaltensanalytischen Status,
- Dauer mindestens 50 Minuten

Anmerkung Die Gebührenordnungsposition 35140 ist nur einmal im Krankheitsfall berechnungsfähig.

Abrechnungsausschluss
in derselben Sitzung 01205, 01207, 01210, 01212, 01214, 01216, 01218, 04355, 04356, 14220, 14221, 14222, 14310, 14311, 16220, 21220, 21221, 22220, 22221, 22222, 23220, 30702, 35100, 35110, 35111, 35112, 35113, 35120, 35151, 35152, 35173 bis 35179 und Kapitel 35.2.1, 35.2.2
im Behandlungsfall 03040, 03220, 03221, 04040, 04220, 04221

Aufwand in Min.	**Kalkulationszeit:** 55 **Prüfzeit:** 70 **Eignung d. Prüfzeit:** Tages- und Quartalsprofil
GOÄ	entsprechend oder ähnlich: Nr. 860
Kommentar:	Die biographische Anamnese ist für die sogenannte „Große Psychotherapie" eine **vorher** durchzuführende Leistung und dient der Feststellung, ob Leistungen der „Kleinen oder Großen Psychotherapie" oder gar keine Leistungen erfolgen sollen. Diese Leistung und auch die Zuschlagsleistung nach Nr. 35142 sind vor und nicht während einer Psychotherapie zu erbringen. Die Leistung ist nicht antragspflichtig.

Ein persönlicher Arzt- bzw. Therapeuten-Patienten-Kontakt ist seit Jahren (2008) für die Erbringung der Leistung nicht mehr erforderlich. Der Kontakt kann im Rahmen vorausgegangener Probatorischer Sitzungen ggf. auch im Rahmen zuvor erfolgter Gespräche stattgefunden haben.

Wezel/Liebold informiert in seinem Kommentar: ... „Wenn im Rahmen dieser ggf. auf einem Fragebogen basierenden, jedoch zumindest zum Teil interaktiven Anamneseerhebung ausreichend Fakten zur Erstellung der biographischen Anamnese vorliegen, so kann für das Erstellen unter Einhaltung einer Mindestdauer von 50 Minuten die Abrechnung der Nr. 35140 auch an einem Tag ohne persönlichen Arzt- bzw. Therapeuten-Patienten-Kontakt erfolgen ..."

35141* Zuschlag zu der Gebührenordnungsposition 35140 für die vertiefte Exploration **257**
32,74

Obligater Leistungsinhalt
- Differentialdiagnostische Einordnung des Krankheitsbildes unter Einbeziehung der dokumentierten Ergebnisse der selbsterbrachten Leistungen entsprechend der Gebührenordnungsposition 35140 im Zusammenhang mit einem Antragsverfahren oder bei Beendigung der Therapie,
- Dauer mindestens 20 Minuten,

Abrechnungsbestimmung je Sitzung

Anmerkung Die Gebührenordnungsposition 35141 ist im Krankheitsfall höchstens zweimal berechnungsfähig.

Abrechnungsausschluss
im Behandlungsfall 03040, 03220, 03221, 04040, 04220, 04221
in derselben Sitzung 01205, 01207, 01210, 01212, 01214, 01216, 01218, 04355, 04356, 14220, 14221, 14222, 14310, 14311, 16220, 21220, 21221, 22220, 22221, 22222, 23220, 30702, 35100, 35110, 35111, 35112, 35113, 35120, 35150, 35151, 35152, 35173 bis 35179

Aufwand in Min.	**Kalkulationszeit:** 20 **Prüfzeit:** 21 **Eignung d. Prüfzeit:** Tages- und Quartalsprofil

GOÄ   entsprechend oder ähnlich: Nr. 860 ggf. mit höherem Steigerungsfaktor

Kommentar: Die Leistung ist nicht antragspflichtig. Diese Leistung kann nur von dem Arzt oder Therapeuten abgerechnet werden, der die Biographische Anamnese nach EBM Nr. 35140 erbracht hat.

35142*   Zuschlag zu der Gebührenordnungsposition 35140 für die Erhebung ergänzender neurologischer und psychiatrischer Befunde   **75**
9,56

Anmerkung Die Gebührenordnungsposition 35142 ist nicht von Psychologischen Psychotherapeuten, Fachpsychotherapeuten für Erwachsene, Kinder- und Jugendlichenpsychotherapeuten und/oder Fachpsychotherapeuten für Kinder und Jugendliche berechnungsfähig.

Abrechnungsausschluss
in derselben Sitzung 01205, 01207, 01210, 01212, 01214, 01216, 01218, 01450, 03350, 04351, 04355, 04356, 14220, 14221, 14222, 14310, 14311, 16220, 21220, 21221, 22220, 22221, 22222, 22230, 23220, 30702, 35100, 35110, 35111, 35112, 35113, 35120, 35150, 35151, 35152, 35173 bis 35179
im Behandlungsfall 03040, 03220, 03221, 04040, 04220, 04221

Aufwand in Min. **Kalkulationszeit:** 6   **Prüfzeit:** 4   **Eignung d. Prüfzeit:** Tages- und Quartalsprofil

GOÄ   entsprechend oder ähnlich: Nrn. 800, 801

Kommentar: Diese Leistung nach Nr. 35140 und auch nach Nr. 35142 sind vor und nicht während einer Psychotherapie zu erbringen. Die Leistung ist nicht antragspflichtig.

Der Zuschlag zur Nr. 35140 gilt für die Erhebung zusätzlich erforderlicher neurologischer und psychiatrischer Befunde und kann nur in Verbindung mit der Leistung nach EBM Nr. 35140 abgerechnet werden.

Sie kann nur im Zusammenhang mit den Leistungen der Nr. 35140 nur 1x im Krankheitsfall berechnet werden.

35150   Probatorische Sitzung   **709**
90,33

Obligater Leistungsinhalt
• Probatorische Sitzung,
• Dauer mindestens 50 Minuten

Fakultativer Leistungsinhalt
• Überprüfung auf Einleitung einer genehmigungspflichtigen Psychotherapie,
• Unterteilung in zwei Einheiten von jeweils mindestens 25 Minuten Dauer

Anmerkung Die Gebührenordnungsposition 35150 ist gemäß § 12 Abs. 3 der Psychotherapie-Richtlinie im Krankheitsfall höchstens 4-mal und im Rahmen einer Kinder- und Jugendlichenpsychotherapie sowie bei Versicherten mit Vorliegen einer Intelligenzstörung (ICD-10-GM: F70-F79) höchstens 6-mal im Krankheitsfall berechnungsfähig.
Die Gebührenordnungsposition 35150 ist in der Systemischen Therapie auch bei Durchführung der Leistung im Mehrpersonensetting berechnungsfähig.
Bei der Nebeneinanderberechnung der Gebührenordnungspositionen 35141 und 35150 ist eine Arzt-Patienten-Kontaktzeit von mindestens 70 Minuten Voraussetzung für die Berechnung der Gebührenordnungsposition 35150.

Abrechnungsausschluss
in derselben Sitzung 01210, 01214, 01216, 01218, 04355, 04356, 14220, 14221, 14222, 14310, 14311, 16220, 21220, 21221, 22220, 22221, 22222, 23220, 30702, 35100, 35110, 35111, 35112, 35113, 35120, 35140, 35141, 35142, 35163 bis 35169 und 35173 bis 35179
im Behandlungsfall 03040, 03220, 03221, 04040, 04220, 04221

Aufwand in Min. **Kalkulationszeit:** 60   **Prüfzeit:** 70   **Eignung d. Prüfzeit:** Tages- und Quartalsprofil

GOÄ   entsprechend oder ähnlich: Leistungskomplex so in der GOÄ nicht vorhanden, ggf. Nrn. 861 oder 863 oder 870

Kommentar: Siehe aktualisierte Psychotherapie-Richtlinien des G-BA, zuletzt geändert am 20. November 2020 – in Kraft getreten am 21. Dezember 2018

https://www.g-ba.de/downloads/62-492-2400/PT-RL_2020-11-20_iK-2021-02-18.pdf
In diesen Richtlinien finden sich alle wichtigen Hinweise.

35151* Psychotherapeutische Sprechstunde

472
60,13

Obligater Leistungsinhalt
- Psychotherapeutische Sprechstunde gemäß § 11 der Richtlinie des Gemeinsamen Bundesausschusses über die Durchführung der Psychotherapie mit dem Ziel der Abklärung des Vorliegens einer krankheitswertigen Störung,
- Beratung und/oder Erörterung,
- Einzelbehandlung,
- Dauer mindestens 25 Minuten,

Fakultativer Leistungsinhalt
- orientierende, diagnostische Abklärung der krankheitswertigen Störung,
- differentialdiagnostische Abklärung der krankheitswertigen Störung,
- Abklärung des individuellen Behandlungsbedarfes und Empfehlungen über die weitere Behandlung,
- psychotherapeutische Intervention,
- Hinweise zu weiteren Hilfemöglichkeiten,
- individuelle Patienteninformation mit schriftlichem Befundbericht,

Abrechnungsbestimmung je vollendete 25 Minuten

Anmerkung Die Gebührenordnungsposition 35151 ist gemäß § 11 Abs. 5 der Psychotherapie-Richtlinie im Krankheitsfall höchstens 6-mal und im Rahmen einer Kinder- und Jugendlichenpsychotherapie sowie bei Versicherten mit Vorliegen einer Intelligenzstörung (ICD-10-GM: F70-F79) höchstens 10-mal im Krankheitsfall berechnungsfähig.

Die Gebührenordnungsposition 35151 kann im Rahmen einer Kinder- und Jugendlichenpsychotherapie und bei Versicherten mit Vorliegen einer Intelligenzstörung (ICD-10-GM: F70-F79) im Krankheitsfall bis zu 4-mal auch mit relevanten Bezugspersonen ohne Anwesenheit des Versicherten stattfinden.

Abrechnungsausschluss
in derselben Sitzung 01205, 01207, 01210, 01212, 01214, 01216, 01218, 01450, 03230, 04230, 04355, 04356, 04430, 14220, 14221, 14222, 14310, 14311, 16220, 16230, 16231, 16232, 16233, 21216, 21220, 21221, 21230, 21231, 21233, 22220, 22221, 22222, 23220, 30702, 35100, 35110, 35111, 35112, 35113, 35120, 35140, 35141, 35142, 35150, 35152, 35163 bis 35169 und 35173 bis 35179
am Behandlungstag 35571, 35572 und Kapitel 35.2.1, 35.2.2
im Behandlungsfall 03040, 03220, 03221, 04040, 04220, 04221

Berichtspflicht Nein

 Kalkulationszeit: 30   **Prüfzeit:** 35   **Eignung d. Prüfzeit:** Tages- und Quartalsprofil

 Siehe Psychotherapie-Richtlinien des G-BA Stand 18. Februar 2021
https://www.g-ba.de/richtlinien/20/ In diesen Richtlinien finden sich alle wichtigen Hinweise.

Hier nur einige Kurzbemerkungen aus der Richtlinie:
- Die Durchführung der psychotherapeutischen Sprechstunde ist Zugangsvoraussetzung zur weiteren ambulanten psychotherapeutischen Versorgung.
- Bei Patienten, die aufgrund einer psychischen Erkrankung aus einer stationären Krankenhausbehandlung oder rehabilitativen Behandlung entlassen werden, können probatorische Sitzungen oder eine Akutbehandlung ohne Sprechstunde beginnen, auch, wenn ein Therapeutenwechsel nach oder während einer laufenden Therapie erfolgt.

Die Durchführung einer Sprechstunde (mindestens 50-Minuten) ist dem Patienten auf dem Formular PTV 11 zu bescheinigen und ggf. ein Hinweis für weiteres Vorgehen zu vermerken. Das Hinweisblatt PTV 10 ist auszuhändigen.

Hinweis: Siehe die FORMULARE IN DER AMBULANTEN PSYCHO-THERAPEUTISCHEN VERSORGUNG unter https://www.kbv.de/documents/infothek/rechtsquellen/bundesmantelvertrag/anlage-02-vordruckvereinbarung/02_Mustersammlung_PT.pdf

Wezel-Liebold informiert in seinem Kommentar:
… „Die Durchführung und Abrechnung der psychotherapeutischen Sprechstunde gemäß der Gebührenordnungsposition 35151 im Anschluss an probatorische Sitzungen gemäß Gebührenordnungsposition 35150 ist aus Sicht der Kassenärztlichen Bundesvereinigung „grundsätzlich nicht im Sinne der Psychotherapie-Richtlinie (§ 11 in Verbindung mit § 12)". Diese Konstellation ist jedoch weder in der Psychotherapie-Richtlinie noch im EBM oder der Psychotherapie-Vereinbarung explizit ausgeschlossen. Daher ist die Abrechnung der psychotherapeutischen Sprechstunde nach Durchführung probatorischer Sitzungen in begründeten Ausnahmefällen möglich…

35152* Psychotherapeutische Akutbehandlung

472
60,13

Obligater Leistungsinhalt
- Psychotherapeutische Akutbehandlung gemäß § 13 der Richtlinie des Gemeinsamen Bundesausschusses über die Durchführung der Psychotherapie,
- psychotherapeutische Intervention(en) zur Entlastung bei akuten psychischen Krisen- und Ausnahmezuständen mittels geeigneter psychotherapeutischer Interventionen aus den Verfahren nach § 15 der Richtlinie des Gemeinsamen Bundesausschusses über die Durchführung der Psychotherapie und/oder
- Stabilisierung von Patienten zur Vorbereitung bei Einleitung einer genehmigungspflichtigen Psychotherapie,
- Einzelbehandlung,
- Dauer mindestens 25 Minuten,

Abrechnungsbestimmung je vollendete 25 Minuten

Anmerkung Die Gebührenordnungsposition 35152 ist höchstens 24-mal im Krankheitsfall berechnungsfähig. Im Rahmen einer Kinder- und Jugendlichenpsychotherapie und bei Versicherten mit Vorliegen einer Intelligenzstörung (ICD-10-GM: F70-F79) ist die Gebührenordnungsposition 35152 gemäß § 18 Abs. 2 der Psychotherapie-Vereinbarung höchstens 30-mal im Krankheitsfall berechnungsfähig.
Die Gebührenordnungsposition 35152 ist in der Systemischen Therapie auch bei Durchführung der Leistung im Mehrpersonensetting berechnungsfähig. In diesem Fall ist eine Dauer von mindestens 50 Minuten Voraussetzung für die Berechnung der Gebührenordnungsposition 35152.
Bei der Nebeneinanderberechnung der Gebührenordnungspositionen 35111 bis 35113, 35120 und 35152 ist jeweils eine mindestens 25 Minuten längere Arzt-Patienten-Kontaktzeit als in den entsprechenden Gebührenordnungspositionen angegeben Voraussetzung für die Berechnung der Gebührenordnungsposition 35152.

Abrechnungsausschlüsse
in derselben Sitzung 01205, 01207, 01210, 01212, 01214, 01216, 01218, 01450, 03230, 04230, 04355, 04356, 04430, 14220, 14221, 14222, 14310, 14311, 16220, 16230, 16231, 16232, 16233, 21216, 21220, 21221, 21230, 21231, 21233, 22220, 22221, 22222, 23220, 30702, 35100, 35110, 35111, 35112, 35113, 35120, 35140, 35141, 35142, 35150, 35151, 35163 bis 35169 und 35173 bis 35179
am Behandlungstag 35571, 35572, 35.2.1, 35.2.2
im Behandlungsfall 03040, 03220, 03221, 04040, 04220, 04221

Berichtspflicht Nein

Kommentar: Siehe bei GOP 35151 Psychotherapie-Richtlinien des G-BA Stand 18. Februar 2021 **https://www.g-ba.de/downloads/62-492-2400/PT-RL_2020-11-20_iK-2021-02-18.pdf.** In diesen Richtlinien finden sich alle wichtigen Hinweise.

Hier nur einige Kurzbemerkungen aus der Richtlinie:
- Eine Akutbehandlung ist der Krankenkasse des Patienten mi dem Formular PTV 12 anzuzeigen. Der Patient erklärt auf dem Formular, dass bei ihm zuvor eine mindestens 50-minütige Sprechstunde durchgeführt wurde (Ausnahmen und Fristen zu dieser Regelung siehe Kommentar zu Ziffer 35151).
- Die durchgeführten Akutbehandlungen sind mit einer ggf. anschließenden Kurzzeittherapie (KZT 1) und/oder Langzeittherapie zu verrechnen.

- Bei Akutbehandlungen bei Kindern und Jugendlichen sind Sitzungen ausschließlich mit der Bezugsperson/den Bezugspersonen nicht vorgesehen. Eine Ausweitung über das Kontingent von 24 Therapieeinheiten hinaus ist somit ebenfalls ausgeschlossen.

… „Ein Konsiliarbericht vor Beginn oder während der Durchführung einer Akutbehandlung ist – nach Kommentar von Wezel-Liebold – aus berufsrechtlicher Sicht unbedingt zu empfehlen.“

Hinweis: Siehe die FORMULARE IN DER AMBULANTEN PSYCHO- THERAPEUTISCHEN VERSORGUNG unter https://www.kbv.de/documents/infothek/rechtsquellen/bundesmantel vertrag/anlage-02-vordruckvereinbarung/02_Mustersammlung_PT.pdf

Komplex für probatorische Sitzungen im Gruppensetting

Obligater Leistungsinhalt
- Probatorische Sitzung,
- Gruppenbehandlung,
- Dauer mindestens 100 Minuten,

Fakultativer Leistungsinhalt
- Überprüfung auf Einleitung einer genehmigungspflichtigen Psychotherapie,
- weitere differentialdiagnostische Abklärung,
- Abklärung der Motivation und der Kooperations- und Beziehungsfähigkeit des Patienten,

Abrechnungsbestimmung für die Nrn. 35163–35169 je vollendete 100 Minuten, je Teilnehmer

Anmerkung für die Nrn. 35163–35169
Entgegen den Allgemeinen Bestimmungen 2.1 sind die Gebührenordnungspositionen 35163 bis 35169 auch bei einer Sitzung von weniger als 100 Minuten, aber mindestens 50 Minuten Dauer, berechnungsfähig. In diesem Fall ist durch die Kassenärztliche Vereinigung von der Punktzahl der jeweiligen Gebührenordnungsposition ein Abschlag in Höhe von 50 % vorzunehmen und die Prüfzeit um 50 % zu reduzieren.
Die Gebührenordnungspositionen 35163 bis 35169 sind im Krankheitsfall nur bis zur Höchstsitzungszahl gemäß § 12 Absatz 3 und 4 der Richtlinie des Gemeinsamen Bundesausschusses über die Durchführung der Psychotherapie berechnungsfähig.
Die Gebührenordnungspositionen 35163 bis 35169 sind in der Systemischen Therapie auch bei Durchführung der Leistungen im Mehrpersonensetting berechnungsfähig.

Abrechnungsausschluss für die Nrn. 35163–35169 für die Nrn. 35163–35169 in derselben Sitzung 01205, 01207, 01210, 01212, 01214, 01216, 01218, 03230, 04230, 04231, 04355, 04356, 04430, 14220 bis 14222, 14310, 14311, 16220, 16230 bis 16233, 21216, 21220, 21221, 21230 bis 21233, 22213, 22220 bis 22222, 23220, 30702, 35100, 35110 bis 35113, 35120, 35151 und 35152 und Abschnitt 35.2.
im Behandlungsfall 03040, 03220, 03221, 04040, 04220 und 04221

Kommentar: Der Bewertungsausschuß informiert u.a.:

1. Die Vergütung der Leistungen nach den Gebührenordnungspositionen 35163 bis 35169 für die in § 87b Abs. 2 Satz 4 SGB V genannten Arztgruppen erfolgt außerhalb der morbiditätsbedingten Gesamtvergütungen.

2. Die Vergütung der Leistungen nach den Gebührenordnungspositionen 35173 bis 35179 erfolgt außerhalb der morbiditätsbedingten Gesamtvergütungen

Nach KBV Informationen: Entgegen den Allgemeinen Bestimmungen 2.1 sind die Gebührenordnungspositionen 35163 bis 35169 auch bei einer Sitzung von weniger als 100 Minuten, aber mindestens 50 Minuten Dauer, berechnungsfähig. In diesem Fall ist durch die Kassenärztliche Vereinigung von der Punktzahl der jeweiligen Gebührenordnungsposition ein Abschlag in Höhe von 50 % vorzunehmen und die Prüfzeit um 50 % zu reduzieren.

Laut KBV sind Sitzungen mit weniger als 100 Minuten, aber mindestens 50 Minuten Dauer, für die ein Abschlag von 50 % vorzunehmen ist, mit einem „H“ hinter der Gebührenordnungsposition zu kennzeichnen. Bei Einbeziehung einer relevanten Bezugsperson erfolgt die Kennzeichnung in diesen Fällen mit einem „Z“, beispielsweise 35166 H oder 35166 Z.

Nach § 11 Abs. 14 der Psychotherapievereinbarung (Anhang 1 BMV-Ä) (https://www.g-ba.de/richtlinien/20/) können Maßnahmen einer Gruppentherapie an einem Tag bis zu zweimal je 100 Minuten durchgeführt werden. Die EBM-Nrn. 35163 bis 35169 können somit zweimal pro Tag angesetzt werden, wenn die Behandlungszeiten von jeweils 100 Minuten in voneinander getrennten Sitzungen durchgeführt wurden.

Nach § 11 Abs. 14 der Psychotherapievereinbarung (Anhang 1 BMV-Ä) kann die Durchführung von probatorischen Sitzungen im Gruppensetting auch außerhalb der eigenen Praxisräume der Therapeuten in anderen geeigneten Räumlichkeiten erfolgen.

Probatorische Sitzungen im Gruppensetting können gemäß § 12 Abs. 4 der Psychotherapie-Richtlinie nur dann durchgeführt werden, wenn sich eine Gruppentherapie oder eine Kombinationsbehandlung aus Einzel- und Gruppentherapie anschließen soll.

• Mindestens eine probatorische Sitzung muss im Einzelsetting stattfinden.

• Mindestens zwei probatorische Sitzungen müssen im Einzelsetting stattfinden, wenn bei derselben Therapeutin oder demselben Therapeuten keine psychotherapeutische Sprechstunde mit insgesamt mindestens 50 Minuten Dauer durchgeführt wurde.

Gemäß § 21 Abs. 1 Satz 2 kann Gruppentherapie ab sechs Patientinnen oder Patienten gemeinsam durch **zwei Therapeutinnen oder Therapeuten** erbracht werden.

Die Patientinnen oder Patienten müssen den Therapeutinnen oder den Therapeuten fest zugeordnet sein (Bezugspatientinnen oder Bezugspatienten). In diesem Fall berechnet jede Therapeutin oder jeder Therapeut die Gebührenordnungsposition nach der Anzahl seiner Bezugspatienten.

Beispiel: In einer gruppentherapeutischen Sitzung werden insgesamt sieben Patienten im Rahmen der probatorischen Sitzungen behandelt. Davon sind drei Bezugspatienten Therapeut 1 zugeordnet, vier Bezugspatienten Therapeut 2. Therapeut 1 rechnet dann für seine Patienten die Gebührenordnungsposition 35163, Therapeut 2 die Gebührenordnungsposition 35164 ab.

35163	Probatorische Sitzung mit 3 Teilnehmern **Berichtspflicht** Nein	**704** 89,69
Aufwand in Min.	**Kalkulationszeit:** 38 **Prüfzeit:** 38 **Eignung d. Prüfzeit:** Tages- und Quartalsprofil	

35164	Probatorische Sitzung mit 4 Teilnehmern **Berichtspflicht** Nein	**594** 75,68
Aufwand in Min.	**Kalkulationszeit:** 30 **Prüfzeit:** 30 **Eignung d. Prüfzeit:** Tages- und Quartalsprofil	

35165	Probatorische Sitzung mit 5 Teilnehmern **Berichtspflicht** Nein	**528** 67,27
Aufwand in Min.	**Kalkulationszeit:** 25 **Prüfzeit:** 25 **Eignung d. Prüfzeit:** Tages- und Quartalsprofil	

35166	Probatorische Sitzung mit 6 Teilnehmern **Berichtspflicht** Nein	**483** 61,54
Aufwand in Min.	**Kalkulationszeit:** 22 **Prüfzeit:** 22 **Eignung d. Prüfzeit:** Tages- und Quartalsprofil	

35167	Probatorische Sitzung mit 7 Teilnehmern **Berichtspflicht** Nein	**451** 57,46
Aufwand in Min.	**Kalkulationszeit:** 19 **Prüfzeit:** 19 **Eignung d. Prüfzeit:** Tages- und Quartalsprofil	

35168	Probatorische Sitzung mit 8 Teilnehmern **Berichtspflicht** Nein	**428** 54,53
Aufwand in Min.	**Kalkulationszeit:** 18 **Prüfzeit:** 18 **Eignung d. Prüfzeit:** Tages- und Quartalsprofil	

35169	Probatorische Sitzung mit 9 Teilnehmern **Berichtspflicht** Nein	**409** 52,11
Aufwand in Min.	**Kalkulationszeit:** 16 **Prüfzeit:** 16 **Eignung d. Prüfzeit:** Tages- und Quartalsprofil	

Komplex für die Gruppenpsychotherapeutische Grundversorgung (Gruppenbehandlung)

Obligater Leistungsinhalt
- Gruppenpsychotherapeutische Grundversorgung gemäß § 11a der Richtlinie des Gemeinsamen Bundesausschusses über die Durchführung der Psychotherapie,
- Gruppenbehandlung,
- Dauer mindestens 100 Minuten,

Fakultativer Leistungsinhalt
- Strukturierte Vermittlung und weitere Vertiefung von grundlegenden Inhalten der ambulanten Psychotherapie,
- Informationsvermittlung zu psychischen Störungen und Erarbeitung eines individuellen Krankheitsverständnisses sowie des individuellen Umgangs mit der Symptomatik,
- Vorbereitung einer ambulanten Psychotherapie nach § 15 der Richtlinie des Gemeinsamen Bundesausschusses über die Durchführung der Psychotherapie im Gruppensetting,

Abrechnungsbestimmung für die Nrn. 35173–35179 je vollendete 100 Minuten, je Teilnehmer

Anmerkung für die Nrn. 35173–35179
Entgegen den Allgemeinen Bestimmungen 2.1 sind die Gebührenordnungspositionen 35173 bis 35179 auch bei einer Sitzung von weniger als 100 Minuten, aber mindestens 50 Minuten Dauer, berechnungsfähig. In diesem Fall ist durch die Kassenärztliche Vereinigung von der Punktzahl der jeweiligen Gebührenordnungsposition ein Abschlag in Höhe von 50 % vorzunehmen und die Prüfzeit um 50 % zu reduzieren.
Die Gebührenordnungspositionen 35173 bis 35179 sind gemäß § 11a Abs. 3 der Psychotherapie-Richtlinie höchstens 4-mal im Krankheitsfall berechnungsfähig. Für den Fall der Einbeziehung von relevanten Bezugspersonen sind im Rahmen einer Kinder- und Jugendlichenpsychotherapie und bei Versicherten mit Vorliegen einer Intelligenzstörung (ICD-10-GM: F70-F79) die Gebührenordnungspositionen 35173 bis 35179 höchstens 5-mal im Krankheitsfall berechnungsfähig.
Die Gebührenordnungspositionen 35173 bis 35179 sind in der Systemischen Therapie auch bei Durchführung der Leistungen im Mehrpersonensetting berechnungsfähig.
Abrechnungsausschluss für die Nrn. 35173–35179 für die Nrn. 35173–35179 in derselben Sitzung 01205, 01207, 01210, 01212, 01214, 01216, 01218, 03230, 04230, 04231, 04355, 04356, 04430, 14220 bis 14222, 14310, 14311, 16220, 16230 bis 16233, 21216, 21220, 21221, 21230 bis 21233, 22213, 22220 bis 22222, 23220, 30702, 35100, 35110, 35140 bis 35142 und 35150 bis 35152
am Behandlungstag Kap. 35.2.
im Behandlungsfall 03040, 03220, 03221, 04040, 04220 und 04221

Kommentar: Laut Kassenärztlicher Bundesvereinigung sind Sitzungen mit weniger als 100 Minuten, aber mindestens 50 Minuten Dauer, für die ein Abschlag von 50 % vorzunehmen ist, mit einem „H" hinter der Gebührenordnungsposition zu kennzeichnen. Bei Einbeziehung einer relevanten Bezugsperson erfolgt die Kennzeichnung in diesen Fällen mit einem „Z", beispielsweise 35176 H oder 35176 Z.

Nach § 11 Abs. 14 der Psychotherapievereinbarung (Anhang 1 BMV-Ä) (https://www.g-ba. de/richtlinien/20/) können Maßnahmen einer Gruppentherapie an einem Tag bis zu zweimal je 100 Minuten durchgeführt werden. Die Gebührenordnungspositionen 35173 bis 35179 können somit zweimal pro Tag angesetzt werden, wenn die Behandlungszeiten von jeweils 100 Minuten in voneinander getrennten Sitzungen durchgeführt wurden.

Nach § 11 Abs. 14 der Psychotherapievereinbarung (Anhang 1 BMV-Ä) kann die Durchführung von gruppenpsychotherapeutischer Grundversorgung auch außerhalb der eigenen Praxisräume der Therapeutin oder des Therapeuten in anderen geeigneten Räumlichkeiten erfolgen.

Gemäß § 21 Abs. 1 Satz 2 kann Gruppentherapie ab sechs Patientinnen oder Patienten gemeinsam durch **zwei Therapeutinnen oder Therapeuten** erbracht werden.

Die Patientinnen oder Patienten müssen den Therapeutinnen oder den Therapeuten fest zugeordnet sein (Bezugspatientinnen oder Bezugspatienten). In diesem Fall berechnet jede Therapeutin oder jeder Therapeut die Gebührenordnungsposition nach der Anzahl seiner Bezugspatienten.

Wezel/Liebold gibt in seinem Kommentar folgendes Beispiel: ... „In einer gruppentherapeutischen Sitzung werden insgesamt sieben Patienten im Rahmen der gruppenpsychotherapeutischen Grundversorgung behandelt. Davon sind drei Bezugspatienten Therapeut 1 zugeordnet, vier Bezugspatienten Therapeut 2. Therapeut 1 rechnet dann für seine Patienten die Gebührenordnungsposition 35173, Therapeut 2 die Gebührenordnungsposition 35174 ab ..."

35173   Gruppenpsychotherapeutische Grundversorgung mit 3 Teilnehmern   **935**
             Berichtspflicht Nein   119,12

Aufwand in Min.   **Kalkulationszeit:** 38   **Prüfzeit:** 38   **Eignung d. Prüfzeit:** Tages- und Quartalsprofil

35174   Gruppenpsychotherapeutische Grundversorgung mit 4 Teilnehmern   **788**
             Berichtspflicht Nein   100,39

Aufwand in Min.   **Kalkulationszeit:** 30   **Prüfzeit:** 30   **Eignung d. Prüfzeit:** Tages- und Quartalsprofil

35175   Gruppenpsychotherapeutische Grundversorgung mit 5 Teilnehmern   **700**
             Berichtspflicht Nein   89,18

Aufwand in Min.   **Kalkulationszeit:** 25   **Prüfzeit:** 25   **Eignung d. Prüfzeit:** Tages- und Quartalsprofil

35176   Gruppenpsychotherapeutische Grundversorgung mit 6 Teilnehmern   **641**
             Berichtspflicht Nein   81,67

Aufwand in Min.   **Kalkulationszeit:** 22   **Prüfzeit:** 22   **Eignung d. Prüfzeit:** Tages- und Quartalsprofil

35177   Gruppenpsychotherapeutische Grundversorgung mit 7 Teilnehmern   **598**
             Berichtspflicht Nein   76,19

Aufwand in Min.   **Kalkulationszeit:** 19   **Prüfzeit:** 19   **Eignung d. Prüfzeit:** Tages- und Quartalsprofil

35178   Gruppenpsychotherapeutische Grundversorgung mit 8 Teilnehmern   **568**
             Berichtspflicht Nein   72,37

Aufwand in Min.   **Kalkulationszeit:** 18   **Prüfzeit:** 18   **Eignung d. Prüfzeit:** Tages- und Quartalsprofil

35179   Gruppenpsychotherapeutische Grundversorgung mit 9 Teilnehmern   **543**
             Berichtspflicht Nein   69,18

Aufwand in Min.   **Kalkulationszeit:** 16   **Prüfzeit:** 16   **Eignung d. Prüfzeit:** Tages- und Quartalsprofil

35.2 Antragspflichtige Leistungen

1. Die in dem Abschnitt 35.2 aufgeführten Gebührenordnungspositionen können ausschließlich von Vertragsärzten, bzw. -psychotherapeuten, die über eine Genehmigung zur Ausführung und Abrechnung psychotherapeutischer Leistungen gemäß der Psychotherapie-Vereinbarung verfügen, berechnet werden.

2. Voraussetzung für die Berechnung der Gebührenordnungspositionen 35571 bis 35573 ist eine im Quartalszeitraum abgerechnete Gesamtpunktzahl der Gebührenordnungspositionen 30932, 30933, 35151, 35152, 35173 bis 35179, der Gebührenordnungspositionen der Abschnitte 35.2.1 und 35.2.2 und der Gebührenordnungspositionen 37500 und 37600 von mindestens 182.084 Punkten je Vertragsarzt bzw. -psychotherapeut (Mindestpunktzahl) nach Nummer 1 der Präambel. Sofern bei einem Vertragsarzt bzw. -psychotherapeuten kein voller Tätigkeitsumfang vorliegt, ist die Mindestpunktzahl mit dem Tätigkeitsumfang laut Zulassungs- bzw. Genehmigungsbescheid anteilig zu reduzieren.

3. Die Gebührenordnungspositionen 35571 bis 35573 sind berechnungsfähig, sobald im Abrechnungsquartal die abgerechnete Gesamtpunktzahl der Gebührenordnungspositionen 30932, 30933, 35151, 35152, 35173 bis 35179, der Gebührenordnungspositionen der Abschnitte 35.2.1 und 35.2.2 und der Gebührenordnungspositionen 37500 und 37600 das Punktzahlvolumen gemäß Nummer 2 überschreitet. Sofern die abgerechnete Gesamtpunktzahl der Gebührenordnungspositionen 30932, 30933, 35151, 35152, 35173 bis 35179, der Gebührenordnungspositionen der Abschnitte 35.2.1 und 35.2.2 und der Gebührenordnungspositionen 37500

und 37600 im Abrechnungsquartal das Doppelte der zu berücksichtigenden Mindestpunktzahlen gemäß Nummer 2 überschreitet, werden die Bewertungen der überschreitenden Gebührenordnungspositionen 35571 bis 35573 bis zu einer Maximalpunktzahl von 424.862 Punkten (voller Tätigkeitsumfang) bzw. 212.431 Punkten (hälftiger Tätigkeitsumfang) mit einem Faktor von 0,5 multipliziert. Sobald die abgerechnete Gesamtpunktzahl der Gebührenordnungspositionen 30932, 30933, 35151, 35152, 35173 bis 35179, der Gebührenordnungspositionen der Abschnitte 35.2.1 und 35.2.2 und der Gebührenordnungspositionen 37500 und 37600 die Maximalpunktzahl von 424.862 Punkten bei vollem Tätigkeitsumfang bzw. 212.431 Punkten bei hälftigem Tätigkeitsumfang überschreitet, sind die Gebührenordnungspositionen 35571 bis 35573 nicht mehr berechnungsfähig.

4. Die Regelung gemäß Nummer 3 wird wie folgt umgesetzt: Die Kassenärztliche Vereinigung setzt die Gebührenordnungspositionen 35571 bis 35573 im Quartal als Zuschläge zu allen abgerechneten Leistungen nach den Gebührenordnungspositionen 30932, 30933, 35151, 35152, 35173 bis 35179, der Gebührenordnungspositionen der Abschnitte 35.2.1 und 35.2.2 und der Gebührenordnungspositionen 37500 und 37600 zu.

1. Sofern die im Abrechnungsquartal abgerechnete Gesamtpunktzahl der Gebührenordnungspositionen 30932, 30933, 35151, 35152, 35173 bis 35179, der Gebührenordnungspositionen der Abschnitte 35.2.1 und 35.2.2 und der Gebührenordnungspositionen 37500 und 37600 das Doppelte der zu berücksichtigenden Mindestpunktzahl gemäß Nummer 2 nicht überschreitet, ist die Bewertung der zugesetzten Gebührenordnungspositionen 35571 bis 35573 jeweils mit einer Quote zu multiplizieren, die sich aus der Differenz der abgerechneten Gesamtpunktzahl der Gebührenordnungspositionen 30932, 30933, 35151, 35152, 35173 bis 35179, der Gebührenordnungspositionen der Abschnitte 35.2.1 und 35.2.2 und der Gebührenordnungspositionen 37500 und 37600 des Vertragsarztes bzw. -psychotherapeuten zur Mindestpunktzahl gemäß Nummer 2 im Verhältnis zur abgerechneten Gesamtpunktzahl der Gebührenordnungspositionen 30932, 30933, 35151, 35152, 35173 bis 35179, der Gebührenordnungspositionen der Abschnitte 35.2.1 und 35.2.2 und der Gebührenordnungspositionen 37500 und 37600 des Vertragsarztes bzw. -psychotherapeuten ergibt und mindestens den Wert 0 annimmt.

2. Sofern die im Abrechnungsquartal abgerechnete Gesamtpunktzahl der Gebührenordnungspositionen 30932, 30933, 35151, 35152, 35173 bis 35179, der Gebührenordnungspositionen der Abschnitte 35.2.1 und 35.2.2 und der Gebührenordnungspositionen 37500 und 37600 das Doppelte der zu berücksichtigenden Mindestpunktzahl gemäß Nummer 2 überschreitet, ist die Bewertung der zugesetzten Gebührenordnungspositionen 35571 bis 35573 jeweils mit einer Quote zu multiplizieren, die sich aus der zu berücksichtigenden Mindestpunktzahl gemäß Nummer 2 zuzüglich dem 0,5-fachen der Differenz der abgerechneten Gesamtpunktzahl der Gebührenordnungspositionen 30932, 30933, 35151, 35152, 35173 bis 35179, der Gebührenordnungspositionen der Abschnitte 35.2.1 und 35.2.2 und der Gebührenordnungspositionen 37500 und 37600 – jedoch maximal 424.862 Punkte bei vollem Tätigkeitsumfang bzw. 212.431 Punkte bei hälftigem Tätigkeitsumfang – und des Doppelten der zu berücksichtigenden Mindestpunktzahl gemäß Nummer 2 im Verhältnis zur abgerechneten Gesamtpunktzahl der Gebührenordnungspositionen 30932, 30933, 35151, 35152, 35173 bis 35179, der Gebührenordnungspositionen der Abschnitte 35.2.1 und 35.2.2 und der Gebührenordnungspositionen 37500 und 37600 des Vertragsarztes -psychotherapeuten ergibt und mindestens den Wert 0 annimmt.

5. Bei der Ermittlung der abgerechneten Gesamtpunktzahl gemäß den Nummern 2 und 3 sowie der Quote gemäß Nummer 4 sind die in einem Selektivvertrag abgerechneten Leistungen inhaltlich entsprechend der Abschnitte 35.2.1 und 35.2.2, der psychotherapeutischen Sprechstunde gemäß der Gebührenordnungsposition 35151, der psychotherapeutischen Akutbehandlung gemäß der Gebührenordnungsposition 35152 sowie der gruppenpsychotherapeutischen Grundversorgung gemäß den Gebührenordnungspositionen 35173 bis 35179, den Gebührenordnungspositionen 30932 und 30933 und der Gebührenordnungspositionen 37500 und 37600 auf Nachweis des Vertragsarztes bzw. -psychotherapeuten zu berücksichtigen.

6. Die Gebührenordnungspositionen des Abschnitts 35.2.1, die Gebührenordnungspositionen 35503 bis 35508, 35513 bis 35518, 35523 bis 35528, 35533 bis 35538, 35543 bis 35548, 35553 bis 35558, 35703 bis 35708, 35713 bis 35718 und die Zuschläge nach den Gebührenordnungspositionen 35571, 35572, 35573, 35591 und 35593 bis 35598 sind auch bei Durchführung der Leistungen im Rahmen einer Videosprechstunde berechnungsfähig, wenn die Voraussetzungen gemäß § 21 der Anlage 1 zum BundesmantelvertragÄrzte (BMV-Ä) und der Anlage 31b zum BMV-Ä erfüllt sind. Die Durchführung als Videosprechstunde ist durch Angabe einer bundeseinheitlich kodierten Zusatzkennzeichnung zu dokumentieren.

7. Im Falle der gemeinsamen Durchführung von Gruppentherapie durch zwei Psychotherapeuten mit ihnen jeweils fest zugeordneten Patienten (Bezugspatienten) gemäß § 21 Abs. 1 Nr. 2 der Psychotherapie-Richtlinie berechnet jeder Psychotherapeut die Gebührenordnungsposition (letzte Ziffer) nach der Anzahl seiner jeweiligen Bezugspatienten.

8. Für Gruppenbehandlungen gemäß § 19 Abs. 6 der Psychotherapie-Vereinbarung, bei denen in derselben Sitzung bei verschiedenen Patienten entweder Gruppentherapie oder probatorische Sitzungen im Gruppensetting zeitgleich angewendet werden, sind alle Patienten zur Ermittlung der gesamten Gruppengröße mitzuzählen. Maßgeblich für die

jeweilige Bewertung je Teilnehmer ist die gesamte Gruppengröße (bestehend aus Patienten, für die Gruppentherapie angewendet wird und Patienten in einer probatorischen Sitzung im Gruppensetting). Auf Basis dieser gesamten Gruppengröße mit insgesamt mindestens drei Patienten ist für Patienten mit einer probatorischen Sitzung im Gruppensetting eine Bewertung je Teilnehmer gemäß den Gebührenordnungspositionen 35163 bis 35169 und für Patienten mit einer antrags- und genehmigungspflichtigen Gruppentherapie eine Bewertung je Teilnehmer gemäß den entsprechenden Gebührenordnungspositionen aus Abschnitt 35.2.2 EBM heranzuziehen.

9. Im Falle der gemeinsamen Durchführung einer Gruppenbehandlung gemäß Nummer 8 durch zwei Psychotherapeuten mit ihnen jeweils fest zugeordneten Patienten (Bezugspatienten) gemäß § 21 Abs. 1 Nr. 2 der Psychotherapie-Richtlinie berechnet jeder Psychotherapeut die Gebührenordnungsposition (letzte Ziffer) nach der Anzahl seiner jeweiligen Bezugspatienten.

Kommentar:

Die Erbringung und Abrechnung von Leistungen des Abschnitts 35.2 ist nur mit einer vorherigen Genehmigung der Kassenärztlichen Vereinigung nach der Vereinbarung über die Anwendung von Psychotherapie in der vertragsärztlichen Versorgung (Psychotherapie-Vereinbarung) (Anlage 1 zum Bundesmantelvertrag – Ärzte) möglich.

Strukturzuschlag: Die Nr. 2 bis 5 der Präambel treffen Regelungen zum sog. Strukturzuschlag. Psychotherapeutinnen und Psychotherapeuten erhalten die Strukturzuschläge zu ihren Leistungen, wenn sie im Quartal eine bestimmte Mindestpunktzahl von antrags- und genehmigungspflichtigen Leistungen, Psychotherapeutischen Sprechstunden, Akutbehandlungen und bestimmter neuropsychologischer Leistungen abrechnen. Damit soll gut ausgelasteten Praxen ermöglicht werden, eine Halbtagskraft zur Praxisorganisation zu beschäftigen (vgl. KBV https://www.kbv.de/html/26956.php, Stand: 01.12.2023). Hierbei hat sich der Bewertungsausschuss an den bisherigen Verfahren zur Bewertung psychotherapeutischer Leistungen, wie sie vom Bundessozialgericht (BSG, Urt. v. 11.10.2017 Az.: B 6 KA 8/16 R über die Vergütung für die Jahre 2009 bis 2011 sowie Az.: B 6 KA 35/17 R über die Vergütung im Jahr 2013) bestätigt wurden, orientiert. Dem liegt der Gedanke der „Vollauslastungshypothese" zu Grunde:

a) Ein vollausgelasteter Arzt bzw. Therapeut erbringt im Jahr in 43 Wochen jeweils 36 Therapiestunden, d.h. 1.548 Therapiestunden pro Jahr bzw. 387 Therapiestunden pro Quartal. Die Therapiestunden beziehen sich auf die antrags- und genehmigungspflichtigen Leistungen des Abschnitts 35.2 EBM.

b) Ein vollausgelasteter Arzt bzw. Therapeut soll mit der Berechnung von antrags- und genehmigungspflichtigen Leistungen einen Ertrag (Vergleichsertrag) erzielen können, der dem von Fachärzten einer Vergleichsgruppe im unteren Einkommensbereich entspricht. Der Vergleichsbetrag wird ermittelt aus dem gewichteten Mittel der Erträge der einbezogenen Fachgruppen, wobei nicht prägende Leistungen unberücksichtigt bleiben.

c) Der für die Bestimmung der angemessenen Höhe der Vergütung notwendige Honorarumsatz ergibt sich aus der Addition des Vergleichsertrages und der Betriebsausgaben einer vollausgelasteten psychotherapeutischen Praxis einschließlich einer Halbtagskraft für die Praxisorganisation.

d) Zur Berechnung des Vergleichsertrages bzw. die Ermittlung der Betriebsausgaben einer vollausgelasteten psychotherapeutischen Praxis werden die zum Prüfungszeitraum vorliegenden aktuellen Kostenstrukturanalysen verwendet.

Gegen die o.g. Entscheidungen des BSG waren Verfassungsbeschwerden anhängig, über welche das BVerfG mit Urteil vom 20.03.2023 (Az.: 1 BvR 669/18, 1 BvR 732/18) entschieden hat. Hierzu zusammenfassend die redaktionellen Leitsätze in BeckRS 2023, 10731:

„1. Der Erweiterte Bewertungsausschuss nach § 87 Abs. 4 SGB V unterliegt als Normgeber denselben verfassungsrechtlichen Bindungen wie jedes andere zur Normsetzung befugte Gremium und verfügt grundsätzlich über einen weiten Gestaltungsspielraum; ein angehobener, sich stufenlos an Verhältnismäßigkeitserfordernissen orientierender Überprüfungsmaßstab ergibt sich aber, soweit ein Beschluss rückwirkend gilt.

2. Gegen den Strukturzuschlag im Rahmen der Vergütung psychotherapeutischer Leistungen als solchen, den der Erweiterte Bewertungsausschuss mit Beschluss vom 22. September 2015 rückwirkend ab dem 1. Januar 2012 einführte, bestehen keine grundsätzlichen verfassungsrechtlichen Bedenken; soweit er jedoch rückwirkend nach der Menge und der Art der erbrachten psychotherapeutischen Leistungen unterscheidet, genügt er den Anforderungen aus dem Grundsatz der Verhältnismäßigkeit nur in Bezug auf die Menge der erbrachten Leistungen, nicht jedoch in Bezug auf ihre Art."

35.2.1 Einzeltherapien

35401*   Tiefenpsychologisch fundierte Psychotherapie (Kurzzeittherapie 1, Einzelbehandlung)   **941**
119,89

Obligater Leistungsinhalt
- Tiefenpsychologisch fundierte Psychotherapie,
- Kurzzeittherapie 1 im Behandlungsumfang gemäß § 29 der Richtlinie des Gemeinsamen Bundesausschusses über die Durchführung der Psychotherapie,
- Einzelbehandlung,
- Höchstens 12 Sitzungen,

Fakultativer Leistungsinhalt
- Unterteilung in 2 Einheiten von jeweils mindestens 25 Minuten Dauer,
- Als Doppelsitzung bei zweimaligem Ansatz der Gebührenordnungsposition 35401 gemäß § 28 Abs. 4 der Richtlinie des Gemeinsamen Bundesausschusses über die Durchführung der Psychotherapie und § 17 Abs. 2 der Psychotherapie-Vereinbarung,

Abrechnungsbestimmung je vollendete 50 Minuten

Abrechnungsausschluss
am Behandlungstag 35151, 35152 und 35173 bis 35179
im Behandlungsfall 03040, 03220, 03221, 04040, 04220, 04221
in derselben Sitzung 01205, 01207, 01210, 01212, 01214, 01216, 01218, 03230, 04230, 04231, 04355, 04356, 04430, 14220, 14221, 14222, 14310, 14311, 16220, 16230, 16231, 16232, 16233, 21216, 21220, 21221, 21230, 21231, 21233, 22213, 22220, 22221, 22222, 23220, 30702, 35100, 35110, 35140, 35150, 35163 bis 35169

Berichtspflicht Nein

Aufwand in Min.   **Kalkulationszeit:** 60   **Prüfzeit:** 70   **Eignung d. Prüfzeit:** Tages- und Quartalsprofil

Kommentar: Kurz- und Langzeittherapien sind antragspflichtig.

Einem Antrag vorausgehen müssen:
Mindestens eine probatorische Sitzung und die Vereinbarung eines Termins für eine zweite probatorische Sitzung.

Anträge auf Kurzzeittherapie sind nicht gutachterpflichtig, aber die zuständige Krankenkasse kann eine Kurzzeittherapie auch einem Gutachter zur Prüfung übergeben.

Weitere Informationen siehe unter: https://www.kbv.de/media/sp/01_Psychotherapie_Aerzte.pdf

35402*   Tiefenpsychologisch fundierte Psychotherapie (Kurzzeittherapie 2, Einzelbehandlung)   **941**
119,89

Obligater Leistungsinhalt
- Tiefenpsychologisch fundierte Psychotherapie,
- Kurzzeittherapie 2 im Behandlungsumfang gemäß § 29 der Richtlinie des Gemeinsamen Bundesausschusses über die Durchführung der Psychotherapie,
- Einzelbehandlung,
- Höchstens 12 Sitzungen,

Fakultativer Leistungsinhalt
- Unterteilung in 2 Einheiten von jeweils mindestens 25 Minuten Dauer,
- Als Doppelsitzung bei zweimaligem Ansatz der Gebührenordnungsposition 35402 gemäß § 28 Abs. 4 der Richtlinie des Gemeinsamen Bundesausschusses über die Durchführung der Psychotherapie und § 17 Abs. 2 der Psychotherapie-Vereinbarung,

Abrechnungsbestimmung je vollendete 50 Minuten

Abrechnungsausschluss
am Behandlungstag 35151, 35152 und 35173 bis 35179
im Behandlungsfall 03040, 03220, 03221, 04040, 04220, 04221
in derselben Sitzung 01205, 01207, 01210, 01212, 01214, 01216, 01218, 03230, 04230, 04231, 04355, 04356, 04430, 14220, 14221, 14222, 14310, 14311, 16220, 16230, 16231, 16232, 16233, 21216, 21220, 21221, 21230, 21231, 21233, 22213, 22220, 22221, 22222, 23220, 30702, 35100, 35110, 35140, 35150, 35163 bis 35169

Berichtspflicht Nein

Aufwand in Min.   **Kalkulationszeit:** 60   **Prüfzeit:** 70   **Eignung d. Prüfzeit:** Tages- und Quartalsprofil

35405* Tiefenpsychologisch fundierte Psychotherapie (Langzeittherapie, Einzelbehandlung)   **941**
119,89

Obligater Leistungsinhalt
- Tiefenpsychologisch fundierte Psychotherapie,
- Langzeittherapie im Behandlungsumfang gemäß § 30 der Richtlinie des Gemeinsamen Bundesausschusses über die Durchführung der Psychotherapie,
- Einzelbehandlung,

Fakultativer Leistungsinhalt
- Als Doppelsitzung bei zweimaligem Ansatz der Gebührenordnungsposition 35405 gemäß § 28 Abs. 4 der Richtlinie des Gemeinsamen Bundesausschusses über die Durchführung der Psychotherapie und § 11 Abs. 14 der Psychotherapie-Vereinbarung,

Abrechnungsbestimmung je vollendete 50 Minuten

Abrechnungsausschluss
am Behandlungstag 35151, 35152 und 35173 bis 35179
im Behandlungsfall 03040, 03220, 03221, 04040, 04220, 04221
in derselben Sitzung 01205, 01207, 01210, 01212, 01214, 01216, 01218, 03230, 04230, 04231, 04355, 04356, 04430, 14220, 14221, 14222, 14310, 14311, 16220, 16230, 16231, 16232, 16233, 21216, 21220, 21221, 21230, 21231, 21233, 22213, 22220, 22221, 22222, 23220, 30702, 35100, 35110, 35140, 35150, 35163 bis 35169

Berichtspflicht Nein

Aufwand in Min.   **Kalkulationszeit:** 60   **Prüfzeit:** 70   **Eignung d. Prüfzeit:** Tages- und Quartalsprofil

Kommentar: Sitzungen innerhalb einer beantragten Langzeittherapie können bei einer Behandlungsdauer von mehr als 40 Stunden maximal 8 und bei einer Behandlungsdauer von 60 oder mehr Stunden maximal 16 Stunden für eine Rezidivprophylaxe nach der auf dem Formular PTV 12 gemeldeten Beendigung der Psychotherapie verwendet werden.

Siehe Psychotherapie-Richtlinien des G-BA Stand 18. Februar 2021
https://www.g-ba.de/downloads/62-492-2400/PT-RL_2020-11-20_iK-2021-02-18.pdf.

Bei Kindern und Jugendlichen können
- bei einer Behandlungsdauer von mehr als 40 Stunden maximal 10 und
- bei einer Behandlungsdauer von mehr als 60 Stunden maximal 20 Stunden für die Rezidivprophylaxe genutzt werden,

sofern Bezugspersonen in die Behandlung einbezogen werden.

Bestandteil des bewilligten Gesamtkontingents sind die Stunden der Rezidivprophylaxe und diese können bis maximal zwei Jahre nach Beendigung der Langzeittherapie in Anspruch genommen werden.

Nach Festsetzung der KBV sind
- Rezidivprophylaxe- Sitzungen mit einem **R**,
- im Falle der Einbeziehung einer relevanten Bezugsperson mit einem **U**,

hinter der EBM Nr. zu kennzeichnen, z.B. Nr. 35405R oder 35405U.

Hinweis: Siehe die FORMULARE IN DER AMBULANTEN PSYCHO- THERAPEUTISCHEN VERSORGUNG unter https://www.kbv.de/media/sp/PTV_Ausfuellhilfen_gesamt_7_2020_.pdf

35411* Analytische Psychotherapie (Kurzzeittherapie 1, Einzelbehandlung)   **941**
119,89

Obligater Leistungsinhalt
- Analytische Psychotherapie,
- Kurzzeittherapie 1 im Behandlungsumfang gemäß § 29 der Richtlinie des Gemeinsamen Bundesausschusses über die Durchführung der Psychotherapie,
- Einzelbehandlung,
- Höchstens 12 Sitzungen,

Fakultativer Leistungsinhalt
- Als Doppelsitzung bei zweimaligem Ansatz der Gebührenordnungsposition 35411 gemäß § 17 Abs. 2 der Psychotherapie-Vereinbarung,

Abrechnungsbestimmung je vollendete 50 Minuten

Abrechnungsausschluss
am Behandlungstag 35151, 35152 und 35173 bis 35179

im Behandlungsfall 03040, 03220, 03221, 04040, 04220, 04221
in derselben Sitzung 01205, 01207, 01210, 01212, 01214, 01216, 01218, 03230, 04230, 04231, 04355, 04356, 04430, 14220, 14221, 14222, 14310, 14311, 16220, 16230, 16231, 16232, 16233, 21216, 21220, 21221, 21230, 21231, 21233, 22213, 22220, 22221, 22222, 23220, 30702, 35100, 35110, 35140, 35150, 35163 bis 35169

Berichtspflicht Nein

Aufwand in Min.   **Kalkulationszeit:** 60   **Prüfzeit:** 70   **Eignung d. Prüfzeit:** Tages- und Quartalsprofil

35412*   Analytische Psychotherapie (Kurzzeittherapie 2, Einzelbehandlung)   **941**
                                                                             119,89
Obligater Leistungsinhalt
- Analytische Psychotherapie,
- Kurzzeittherapie 2 im Behandlungsumfang gemäß § 29 der Richtlinie des Gemeinsamen Bundesausschusses über die Durchführung der Psychotherapie,
- Einzelbehandlung,
- Höchstens 12 Sitzungen,

Fakultativer Leistungsinhalt
- • Als Doppelsitzung bei zweimaligem Ansatz der Gebührenordnungsposition 35411 gemäß § 17 Abs. 2 der Psychotherapie-Vereinbarung,

Abrechnungsbestimmung je vollendete 50 Minuten

Abrechnungsausschluss
am Behandlungstag 35151, 35152 und 35173 bis 35179
im Behandlungsfall 03040, 03220, 03221, 04040, 04220, 04221
in derselben Sitzung 01205, 01207, 01210, 01212, 01214, 01216, 01218, 03230, 04230, 04231, 04355, 04356, 04430, 14220, 14221, 14222, 14310, 14311, 16220, 16230, 16231, 16232, 16233, 21216, 21220, 21221, 21230, 21231, 21233, 22213, 22220, 22221, 22222, 23220, 30702, 35100, 35110, 35140, 35150, 35163 bis 35169

Berichtspflicht Nein

Aufwand in Min.   **Kalkulationszeit:** 60   **Prüfzeit:** 70   **Eignung d. Prüfzeit:** Tages- und Quartalsprofil

35415*   Analytische Psychotherapie (Langzeittherapie, Einzelbehandlung)   **941**
                                                                             119,89
Obligater Leistungsinhalt
- Analytische Psychotherapie,
- Langzeittherapie im Behandlungsumfang gemäß § 29 der Richtlinie des Gemeinsamen Bundesausschusses über die Durchführung der Psychotherapie,
- Einzelbehandlung,

Fakultativer Leistungsinhalt
- Als Doppelsitzung bei zweimaligem Ansatz der Gebührenordnungsposition 35415 gemäß § 17 Abs. 2 der Psychotherapie-Vereinbarung,

Abrechnungsbestimmung je vollendete 50 Minuten

Abrechnungsausschluss
am Behandlungstag 35151, 35152 und 35173 bis 35179
im Behandlungsfall 03040, 03220, 03221, 04040, 04220, 04221
in derselben Sitzung 01205, 01207, 01210, 01212, 01214, 01216, 01218, 03230, 04230, 04231, 04355, 04356, 04430, 14220, 14221, 14222, 14310, 14311, 16220, 16230, 16231, 16232, 16233, 21216, 21220, 21221, 21230, 21231, 21233, 22213, 22220, 22221, 22222, 23220, 30702, 35100, 35110, 35140, 35150, 35163 bis 35169

Berichtspflicht Nein

Aufwand in Min.   **Kalkulationszeit:** 60   **Prüfzeit:** 70   **Eignung d. Prüfzeit:** Tages- und Quartalsprofil
Kommentar: Siehe Kommentar zur EBM Nr. 35405.

35421*   Verhaltenstherapie (Kurzzeittherapie 1, Einzelbehandlung)   **941**
                                                                             119,89
Obligater Leistungsinhalt
- Verhaltenstherapie,

- Kurzzeittherapie 1 im Behandlungsumfang gemäß § 29 der Richtlinie des Gemeinsamen Bundesausschusses über die Durchführung der Psychotherapie,
- Einzelbehandlung,
- Höchstens 12 Sitzungen,

Fakultativer Leistungsinhalt
- Unterteilung in 2 Einheiten von jeweils mindestens 25 MinutenDauer,
- Als Doppelsitzung bei zweimaligem Ansatz der Gebührenordnungsposition 35421 gemäß § 28 Abs. 4 und 6 der Richtlinie des Gemeinsamen Bundesausschusses über die Durchführung der Psychotherapie und § 17 Abs. 2 der Psychotherapie-Vereinbarung,
- Bei der Expositionsbehandlung auch als Mehrfachsitzung bei drei- oder viermaligem Ansatz der Gebührenordnungsposition 35421,

Abrechnungsbestimmung je vollendete 50 Minuten

Abrechnungsausschluss
am Behandlungstag 35151, 35152 und 35173 bis 35179
im Behandlungsfall 03040, 03220, 03221, 04040, 04220, 04221
in derselben Sitzung 01205, 01207, 01210, 01212, 01214, 01216, 01218, 03230, 04230, 04231, 04355, 04356, 04430, 14220, 14221, 14222, 14310, 14311, 16220, 16230, 16231, 16232, 16233, 21216, 21220, 21221, 21230, 21231, 21233, 22213, 22220, 22221, 22222, 23220, 30702, 35100, 35110, 35140, 35150, 35163 bis 35169

Berichtspflicht Nein

Aufwand in Min. **Kalkulationszeit:** 60   **Prüfzeit:** 70   **Eignung d. Prüfzeit:** Tages- und Quartalsprofil

35422* Verhaltenstherapie (Kurzzeittherapie 2, Einzelbehandlung) **941**
119,89
Obligater Leistungsinhalt
- Verhaltenstherapie,
- Kurzzeittherapie 2 im Behandlungsumfang gemäß § 29 der Richtlinie des Gemeinsamen Bundesausschusses über die Durchführung der Psychotherapie,
- Einzelbehandlung,
- Höchstens 12 Sitzungen,

Fakultativer Leistungsinhalt
- Unterteilung in 2 Einheiten von jeweils mindestens 25 Minuten Dauer,
- Als Doppelsitzung bei zweimaligem Ansatz der Gebührenordnungsposition 35422 gemäß § 28 Abs. 4 und 6 der Richtlinie des Gemeinsamen Bundesausschusses über die Durchführung der Psychotherapie und § 17 Abs. 2 der Psychotherapie-Vereinbarung,
- Bei der Expositionsbehandlung auch als Mehrfachsitzung bei drei- oder viermaligem Ansatz der Gebührenordnungsposition 35422,

Abrechnungsbestimmung je vollendete 50 Minuten

Abrechnungsausschluss
am Behandlungstag 35151, 35152 und 35173 bis 35179
im Behandlungsfall 03040, 03220, 03221, 04040, 04220, 04221
in derselben Sitzung 01205, 01207, 01210, 01212, 01214, 01216, 01218, 03230, 04230, 04231, 04355, 04356, 04430, 14220, 14221, 14222, 14310, 14311, 16220, 16230, 16231, 16232, 16233, 21216, 21220, 21221, 21230, 21231, 21233, 22213, 22220, 22221, 22222, 23220, 30702, 35100, 35110, 35140, 35150, 35163 bis 35169

Berichtspflicht Nein

Aufwand in Min. **Kalkulationszeit:** 60   **Prüfzeit:** 70   **Eignung d. Prüfzeit:** Tages- und Quartalsprofil

35425* Verhaltenstherapie (Langzeittherapie, Einzelbehandlung) **941**
119,89
Obligater Leistungsinhalt
- Verhaltenstherapie,
- Langzeittherapie im Behandlungsumfang gemäß § 30 der Richtlinie des Gemeinsamen Bundesausschusses über die Durchführung der Psychotherapie,
- Einzelbehandlung,

Fakultativer Leistungsinhalt
- Unterteilung in 2 Einheiten von jeweils mindestens 25 Minuten Dauer,
- Als Doppelsitzung bei zweimaligem Ansatz der Gebührenordnungsposition 35425 gemäß § 28 Abs. 4 und 6 der Richtlinie des Gemeinsamen Bundesausschusses über die Durchführung der Psychotherapie und § 11 Abs. 14 der Psychotherapie-Vereinbarung,
- Bei der Expositionsbehandlung auch als Mehrfachsitzung bei drei- oder viermaligem Ansatz der Gebührenordnungsposition 35425,

Abrechnungsbestimmung je vollendete 50 Minuten

Abrechnungsausschluss
am Behandlungstag 35151, 35152 und 35173 bis 35179
im Behandlungsfall 03040, 03220, 03221, 04040, 04220, 04221
in derselben Sitzung 01205, 01207, 01210, 01212, 01214, 01216, 01218, 03230, 04230, 04231, 04355, 04356, 04430, 14220, 14221, 14222, 14310, 14311, 16220, 16230, 16231, 16232, 16233, 21216, 21220, 21221, 21230, 21231, 21233, 22213, 22220, 22221, 22222, 23220, 30702, 35100, 35110, 35140, 35150, 35163 bis 35169

Berichtspflicht Nein

Aufwand in Min. **Kalkulationszeit:** 60   **Prüfzeit:** 70   **Eignung d. Prüfzeit:** Tages- und Quartalsprofil
Kommentar: Siehe Kommentar zur EBM Nr. 35405.

35431* Systemische Therapie (Kurzzeittherapie 1, Einzelbehandlung)   **941**
119,89

Obligater Leistungsinhalt
- Systemische Therapie,
- Kurzzeittherapie 1 im Behandlungsumfang gemäß § 29 der Richtlinie des Gemeinsamen Bundesausschusses über die Durchführung der Psychotherapie,
- Einzelbehandlung,
- Höchstens 12 Sitzungen,

Fakultativer Leistungsinhalt
- Unterteilung in 2 Einheiten von jeweils mindestens 25 Minuten Dauer,
- Als Doppelsitzung bei zweimaligem Ansatz der Gebührenordnungsposition 35431 gemäß § 28 Abs. 4 und 6 der Richtlinie des Gemeinsamen Bundesausschusses über die Durchführung der Psychotherapie und § 17 Abs. 2 der Psychotherapie- Vereinbarung,

Abrechnungsbestimmung je vollendete 50 Minuten

Anmerkung Die Gebührenordnungsposition 35431 ist auch bei Durchführung der Leistung im Mehrpersonensetting berechnungsfähig. In diesem Fall ist eine Unterteilung in zwei Einheiten von jeweils mindestens 25 Minuten Dauer nicht möglich.

Abrechnungsausschluss
am Behandlungstag 35151, 35152 und 35173 bis 35179
im Behandlungsfall 03040, 03220, 03221, 04040, 04220, 04221
in derselben Sitzung 01205, 01207, 01210, 01212, 01214, 01216, 01218, 03230, 04230, 04231, 04355, 04356, 04430, 14220, 14221, 14222, 14310, 14311, 16220, 16230, 16231, 16232, 16233, 21216, 21220, 21221, 21230, 21231, 21233, 22213, 22220, 22221, 22222, 23220, 30702, 35100, 35110, 35140, 35150, 35163 bis 35169

Aufwand in Min. **Kalkulationszeit:** 60   **Prüfzeit:** 70   **Eignung d. Prüfzeit:** Tages- und Quartalsprofil
Kommentar: 2020 wurde die Systemische Psychotherapie für Kinder und Jugendliche als weiteres Richtlinienverfahren in die Psychotherapie-Richtlinie aufgenommen. Laut von Sydow, Behrer und Retzlaff ergänzt sie die Behandlung psychischer Störungen mit spezifischem Fokus auf soziale Kontexte. (Quelle: Dtsch. Ärzteblatt 121, Heft 23, 15. November 2024, S. 783-791)

35432* Systemische Therapie (Kurzzeittherapie 2, Einzelbehandlung)   **941**
119,89

Obligater Leistungsinhalt
- Systemische Therapie,
- Kurzzeittherapie 2 im Behandlungsumfang gemäß § 29 der Richtlinie des Gemeinsamen Bundesausschusses über die Durchführung der Psychotherapie,
- Einzelbehandlung,
- Höchstens 12 Sitzungen,

Fakultativer Leistungsinhalt
- Unterteilung in 2 Einheiten von jeweils mindestens 25 Minuten Dauer,
- Als Doppelsitzung bei zweimaligem Ansatz der Gebührenordnungsposition 35432 gemäß § 28 Abs. 4 und 6 der Richtlinie des Gemeinsamen Bundesausschusses über die Durchführung der Psychotherapie und § 17 Abs. 2 der Psychotherapie- Vereinbarung,

Abrechnungsbestimmung je vollendete 50 Minuten

Anmerkung Die Gebührenordnungsposition 35432 ist auch bei Durchführung der Leistung im Mehrpersonensetting berechnungsfähig. In diesem Fall ist eine Unterteilung in zwei Einheiten von jeweils mindestens 25 Minuten Dauer nicht möglich.

Abrechnungsausschluss
am Behandlungstag 35151, 35152 und 35173 bis 35179
im Behandlungsfall 03040, 03220, 03221, 04040, 04220, 04221
in derselben Sitzung 01205, 01207, 01210, 01212, 01214, 01216, 01218, 03230, 04230, 04231, 04355, 04356, 04430, 14220, 14221, 14222, 14310, 14311, 16220, 16230, 16231, 16232, 16233, 21216, 21220, 21221, 21230, 21231, 21233, 22213, 22220, 22221, 22222, 23220, 30702, 35100, 35110, 35140, 35150, 35163 bis 35169

Aufwand in Min. **Kalkulationszeit:** 60   **Prüfzeit:** 70   **Eignung d. Prüfzeit:** Tages- und Quartalsprofil
Kommentar: siehe Nr. 35431*

35435* Systemische Therapie (Langzeittherapie, Einzelbehandlung) **941**
119,89
Obligater Leistungsinhalt
- Systemische Therapie,
- Langzeittherapie im Behandlungsumfang gemäß § 30 der Richtlinie des Gemeinsamen Bundesausschusses über die Durchführung der Psychotherapie,
- Einzelbehandlung,

Fakultativer Leistungsinhalt
- Unterteilung in 2 Einheiten von jeweils mindestens 25 Minuten Dauer,
- Als Doppelsitzung bei zweimaligem Ansatz der Gebührenordnungsposition 35435 gemäß § 28 Abs. 4 und 6 der Richtlinie des Gemeinsamen Bundesausschusses über die Durchführung der Psychotherapie und § 17 Abs. 2 der Psychotherapie- Vereinbarung,

Abrechnungsbestimmung je vollendete 50 Minuten

Anmerkung Die Gebührenordnungsposition 35432 ist auch bei Durchführung der Leistung im Mehrpersonensetting berechnungsfähig. In diesem Fall ist eine Unterteilung in zwei Einheiten von jeweils mindestens 25 Minuten Dauer nicht möglich.

Abrechnungsausschluss
am Behandlungstag 35151, 35152 und 35173 bis 35179
im Behandlungsfall 03040, 03220, 03221, 04040, 04220, 04221
in derselben Sitzung 01205, 01207, 01210, 01212, 01214, 01216, 01218, 03230, 04230, 04231, 04355, 04356, 04430, 14220, 14221, 14222, 14310, 14311, 16220, 16230, 16231, 16232, 16233, 21216, 21220, 21221, 21230, 21231, 21233, 22213, 22220, 22221, 22222, 23220, 30702, 35100, 35110, 35140, 35150, 35163 bis 35169

Aufwand in Min. **Kalkulationszeit:** 60   **Prüfzeit:** 70   **Eignung d. Prüfzeit:** Tages- und Quartalsprofil
Kommentar: siehe Nr. 35431*

35.2.2 Gruppentherapien

Komplex für Gruppentherapien (Tiefenpsychologische Therapie, Kurzzeittherapie)
Obligater Leistungsinhalt
- Tiefenpsychologisch fundierte Psychotherapie,
- Kurzzeittherapie 1 im Behandlungsumfang gemäß § 29 der Richtlinie des Gemeinsamen Bundesausschusses über die Durchführung der Psychotherapie

oder
- Kurzzeittherapie 2 im Behandlungsumfang gemäß § 29 der Richtlinie des Gemeinsamen Bundesausschusses über die Durchführung der Psychotherapie,
- Gruppenbehandlung,

- Höchstens 24 Sitzungen,
- Dauer mindestens 100 Minuten,
- Höchstens 2 Sitzungen am Behandlungstag,

Abrechnungsbestimmung für die Nrn. 35503 bis 35509 je Teilnehmer

Abrechnungsausschluss für die EBM-Nrn. 35503 bis 35509
am Behandlungstag 35151, 35152 und 35173 bis 35179
im Behandlungsfall 03040, 03220, 03221,04040, 04220 und 04221
in derselben Sitzung 01205, 01207, 01210, 01212, 01214, 01216, 01218, 03230, 04230, 04231, 04355, 04356, 04430, 14220, 14221, 14222, 14310, 14311, 16220, 16230, 16231, 16232, 16233, 21216, 21220, 21221, 21230, 21231, 21233, 22213, 22220, 22221, 22222, 23220, 30702, 35100, 35110, 35111, 35112, 35113, 35120, 35140, 35150, 35163 bis 35169

Berichtspflicht Nein

35503 Tiefenpsychologische Psychotherapie (KZT) mit 3 TN   935 Punkte   119,12 Euro
Aufwand in Min.   **Kalkulationszeit:** 38   **Prüfzeit:** 38   **Eignung d. Prüfzeit:** Tages- und Quartalsprofil
35504 Tiefenpsychologische Psychotherapie (KZT) mit 4 TN   788 Punkte   100,39 Euro
Aufwand in Min.   **Kalkulationszeit:** 30   **Prüfzeit:** 30   **Eignung d. Prüfzeit:** Tages- und Quartalsprofil
35505 Tiefenpsychologische Psychotherapie (KZT) mit 5 TN   700 Punkte   89,18 Euro
Aufwand in Min.   **Kalkulationszeit:** 25   **Prüfzeit:** 25   **Eignung d. Prüfzeit:** Tages- und Quartalsprofil
35506 Tiefenpsychologische Psychotherapie (KZT) mit 6 TN   641 Punkte   81,67 Euro
Aufwand in Min.   **Kalkulationszeit:** 22   **Prüfzeit:** 22   **Eignung d. Prüfzeit:** Tages- und Quartalsprofil
35507 Tiefenpsychologische Psychotherapie (KZT) mit 7 TN   598 Punkte   76,19 Euro
Aufwand in Min.   **Kalkulationszeit:** 19   **Prüfzeit:** 19   **Eignung d. Prüfzeit:** Tages- und Quartalsprofil
35508 Tiefenpsychologische Psychotherapie (KZT) mit 8 TN   568 Punkte   72,37 Euro
Aufwand in Min.   **Kalkulationszeit:** 18   **Prüfzeit:** 18   **Eignung d. Prüfzeit:** Tages- und Quartalsprofil
35509 Tiefenpsychologische Psychotherapie (KZT) mit 9 TN   543 Punkte   69,18 Euro
Aufwand in Min.   **Kalkulationszeit:** 16   **Prüfzeit:** 16   **Eignung d. Prüfzeit:** Tages- und Quartalsprofil

Komplex für Gruppentherapie (Tiefenpsychologische Therapie, Langzeittherapie)

Obligater Leistungsinhalt
- Tiefenpsychologisch fundierte Psychotherapie,
- Langzeittherapie im Behandlungsumfang gemäß § 30 der Richtlinie des Gemeinsamen Bundesausschusses über die Durchführung der Psychotherapie,
- Gruppenbehandlung,
- Dauer mindestens 100 Minuten,
- Höchstens 2 Sitzungen am Behandlungstag,

Abrechnungsbestimmungen für die Nrn. 35513 bis 35519 je Teilnehmer

Abrechnungsausschluss für die Nrn. 35513 bis 53319
im Behandlungsfall 03040, 03220, 03221, 04040, 04220, 04221
in derselben Sitzung 01205, 01207, 01210, 01212, 01214, 01216, 01218, 03230, 04230, 04231, 04355, 04356, 04430, 14220, 14221, 14222, 14310, 14311, 16220, 16230, 16231, 16232, 16233, 21216, 21220, 21221, 21230, 21231, 21233, 22213, 22220, 22221, 22222, 23220, 30702, 35100, 35110, 35111, 35112, 35113, 35120, 35140, 35150, 35163 bis 35169

Berichtspflicht Nein

35513 Tiefenpsychologische Psychotherapie (LZT) mit 3 TN   935 Punkte   119,12 Euro
Aufwand in Min.   **Kalkulationszeit:** 38   **Prüfzeit:** 38   **Eignung d. Prüfzeit:** Tages- und Quartalsprofil
35514 Tiefenpsychologische Psychotherapie (LZT) mit 4 TN   788 Punkte   100,39 Euro
Aufwand in Min.   **Kalkulationszeit:** 30   **Prüfzeit:** 30   **Eignung d. Prüfzeit:** Tages- und Quartalsprofil
35515 Tiefenpsychologische Psychotherapie (LZT) mit 5 TN   700 Punkte   89,18 Euro
Aufwand in Min.   **Kalkulationszeit:** 25   **Prüfzeit:** 25   **Eignung d. Prüfzeit:** Tages- und Quartalsprofil
35516 Tiefenpsychologische Psychotherapie (LZT) mit 6 TN   641 Punkte   81,67 Euro
Aufwand in Min.   **Kalkulationszeit:** 22   **Prüfzeit:** 22   **Eignung d. Prüfzeit:** Tages- und Quartalsprofil

35517 Tiefenpsychologische Psychotherapie (LZT) mit 7 TN   598 Punkte   76,19 Euro

Aufwand in Min. **Kalkulationszeit:** 19   **Prüfzeit:** 19   **Eignung d. Prüfzeit:** Tages- und Quartalsprofil

35518 Tiefenpsychologische Psychotherapie (LZT) mit 8 TN   568 Punkte   72,37 Euro

Aufwand in Min. **Kalkulationszeit:** 18   **Prüfzeit:** 18   **Eignung d. Prüfzeit:** Tages- und Quartalsprofil

35519 Tiefenpsychologische Psychotherapie (LZT) mit 9 TN   543 Punkte   69,18 Euro

Aufwand in Min. **Kalkulationszeit:** 16   **Prüfzeit:** 16   **Eignung d. Prüfzeit:** Tages- und Quartalsprofil

Komplex für Gruppentherapie (Analytische Therapie, Kurzzeittherapie)

Obligater Leistungsinhalt
- Analytische Psychotherapie,
- Kurzzeittherapie 1 im Behandlungsumfang gemäß § 29 der Richtlinie des Gemeinsamen Bundesausschusses über die Durchführung der Psychotherapie oder
- Kurzzeittherapie 2 im Behandlungsumfang gemäß § 29 der Richtlinie des Gemeinsamen Bundesausschusses über die Durchführung der Psychotherapie,
- Gruppenbehandlung,
- Höchstens 24 Sitzungen,
- Dauer mindestens 100 Minuten,
- Höchstens 2 Sitzungen am Behandlungstag,

Abrechnungsbestimmung für die Nrn. 35523 bis 53329 je Teilnehmer

Anmerkung für die Nrn. 35523 bis 53329 Entgegen den Allgemeinen Bestimmungen 2.1 sind die Gebührenordnungspositionen 35523 bis 35529 auch bei einer Sitzung von weniger als 100 Minuten, aber mindestens 50 Minuten Dauer, berechnungsfähig. In diesem Fall ist durch die Kassenärztliche Vereinigung von der Punktzahl der jeweiligen Gebührenordnungsposition ein Abschlag in Höhe von 50 % vorzunehmen und die Prüfzeit um 50 % zu reduzieren.

Abrechnungsausschlussfür die Nrn. 35523 bis 35529
im Behandlungsfall 03040, 03220, 03221, 04040, 04220, 04221
in derselben Sitzung 01205, 01207, 01210, 01212, 01214, 01216, 01218, 03230, 04230, 04231, 04355, 04356, 04430, 14220, 14221, 14222, 14310, 14311, 16220, 16230, 16231, 16232, 16233, 21216, 21220, 21221, 21230, 21231, 21233, 22213, 22220, 22221, 22222, 23220, 30702, 35100, 35110, 35111, 35112, 35113, 35120, 35140, 35150, 35163 bis 35169

Berichtspflicht Nein

35523 Analytische Psychotherapie (KZT) mit 3 TN   935 Punkte   119,12 Euro

Aufwand in Min. **Kalkulationszeit:** 38   **Prüfzeit:** 38   **Eignung d. Prüfzeit:** Tages- und Quartalsprofil

35524 Analytische Psychotherapie (KZT) mit 4 TN   788 Punkte   100,39 Euro

Aufwand in Min. **Kalkulationszeit:** 30   **Prüfzeit:** 30   **Eignung d. Prüfzeit:** Tages- und Quartalsprofil

35525 Analytische Psychotherapie (KZT) mit 5 TN   700 Punkte   89,18 Euro

Aufwand in Min. **Kalkulationszeit:** 25   **Prüfzeit:** 25   **Eignung d. Prüfzeit:** Tages- und Quartalsprofil

35526 Analytische Psychotherapie (KZT) mit 6 TN   641 Punkte   81,67 Euro

Aufwand in Min. **Kalkulationszeit:** 22   **Prüfzeit:** 22   **Eignung d. Prüfzeit:** Tages- und Quartalsprofil

35527 Analytische Psychotherapie (KZT) mit 7 TN   598 Punkte   76,19 Euro

Aufwand in Min. **Kalkulationszeit:** 19   **Prüfzeit:** 19   **Eignung d. Prüfzeit:** Tages- und Quartalsprofil

35528 Analytische Psychotherapie (KZT) mit 8 TN   568 Punkte   72,37 Euro

Aufwand in Min. **Kalkulationszeit:** 18   **Prüfzeit:** 18   **Eignung d. Prüfzeit:** Tages- und Quartalsprofil

35529 Analytische Psychotherapie (KZT) mit 9 TN   543 Punkte   69,18 Euro

Aufwand in Min. **Kalkulationszeit:** 16   **Prüfzeit:** 16   **Eignung d. Prüfzeit:** Tages- und Quartalsprofil

Komplex für Gruppentherapie (Analytische Therapie, Langzeittherapie)

Obligater Leistungsinhalt
- Analytische Psychotherapie,Langzeittherapie im Behandlungsumfang gemäß § 30 der Richtlinie des Gemeinsamen Bundesausschusses über die Durchführung der Psycho-therapie,
- Gruppenbehandlung,
- Dauer mindestens 100 Minuten
- Höchstens 2 Sitzungen am Behandlungstag,

Abrechnungsbestimmung für die EBM-Nrn. 35533 bis 35539 je Teilnehmer

Anmerkung für die EBM-Nrn. 35533 bis 35539 Entgegen den Allgemeinen Bestimmungen 2.1 sind die Gebührenordnungspositionen 35533 bis 35539 auch bei einer Sitzung von weniger als 100 Minuten, aber mindestens 50 Minuten Dauer, berechnungsfähig. In diesem Fall ist durch die Kassenärztliche Vereinigung von der Punktzahl der jeweiligen Gebührenordnungsposition ein Abschlag in Höhe von 50 % vorzunehmen und die Prüfzeit um 50 % zu reduzieren.

Abrechnungsausschluss für die EBM-Nrn. 35533 bis 35539
am Behandlungstag 35151, 35152 und 35173 bis 35179
im Behandlungsfall 03040, 03220, 03221, 04040, 04220, 04221
in derselben Sitzung 01205, 01207, 01210, 01212, 01214, 01216, 01218, 03230, 04230, 04231, 04355, 04356, 04430, 14220, 14221, 14222, 14310, 14311, 16220, 16230, 16231, 16232, 16233, 21216, 21220, 21221, 21230, 21231, 21233, 22213, 22220, 22221, 22222, 23220, 30702, 35100, 35110, 35111, 35112, 35113, 35120, 35140, 35150, 35163 bis 35169

35533 Analytische Psychotherapie (LZT) mit 3 TN   935 Punkte 119,12 Euro

Aufwand in Min. **Kalkulationszeit:** 38   **Prüfzeit:** 38   **Eignung d. Prüfzeit:** Tages- und Quartalsprofil

35534 Analytische Psychotherapie (LZT) mit 4 TN   788 Punkte 100,39 Euro

Aufwand in Min. **Kalkulationszeit:** 30   **Prüfzeit:** 30   **Eignung d. Prüfzeit:** Tages- und Quartalsprofil

35535 Analytische Psychotherapie (LZT) mit 5 TN   700 Punkte 89,18 Euro

Aufwand in Min. **Kalkulationszeit:** 25   **Prüfzeit:** 25   **Eignung d. Prüfzeit:** Tages- und Quartalsprofil

35536 Analytische Psychotherapie (LZT) mit 6 TN   641 Punkte 81,67 Euro

Aufwand in Min. **Kalkulationszeit:** 22   **Prüfzeit:** 22   **Eignung d. Prüfzeit:** Tages- und Quartalsprofil

35537 Analytische Psychotherapie (LZT) mit 7 TN   598 Punkte 76,19 Euro

Aufwand in Min. **Kalkulationszeit:** 19   **Prüfzeit:** 19   **Eignung d. Prüfzeit:** Tages- und Quartalsprofil

35538 Analytische Psychotherapie (LZT) mit 8 TN   568 Punkte 72,37 Euro

Aufwand in Min. **Kalkulationszeit:** 18   **Prüfzeit:** 18   **Eignung d. Prüfzeit:** Tages- und Quartalsprofil

35539 Analytische Psychotherapie (LZT) mit 9 TN   543 Punkte 69,18 Euro

Aufwand in Min. **Kalkulationszeit:** 16   **Prüfzeit:** 16   **Eignung d. Prüfzeit:** Tages- und Quartalsprofil

Komplex für Gruppentherapie (Verhaltenstherapie, Kurzzeittherapie)

Obligater Leistungsinhalt
- Verhaltenstherapie,
- Kurzzeittherapie 1 im Behandlungsumfang gemäß § 29 der Richtlinie des Gemeinsamen Bundesausschusses über die Durchführung der Psychotherapie oder
- Kurzzeittherapie 2 im Behandlungsumfang gemäß § 29 der Richtlinie des Gemeinsamen Bundesausschusses über die Durchführung der Psychotherapie,
- Gruppenbehandlung,
- Höchstens 24 Sitzungen,
- Dauer mindestens 100 Minuten,
- Höchstens 2 Sitzungen am Behandlungstag,

Abrechnungsbestimmung für die EBM-Nrn. 35543 bis 35549 je Teilnehmer

Anmerkung für die EBM-Nrn. 35543 bis 35549 Entgegen der Allgemeinen Bestimmungen 2.1 sind die Gebührenordnungspositionen 35543 bis 35549 auch bei einer Sitzung von weniger als 100 Minuten aber mindestens 50 Minuten Dauer berechnungsfähig. In diesem Fall ist durch die Kassenärztliche Vereinigung von der Punktzahl der jeweiligen Gebührenordnungsposition ein Abschlag in Höhe von 50 % vorzunehmen und die Prüfzeit um 50 % zu reduzieren.

Abrechnungsausschluss für die EBM-Nrn. 35543 bis 35549
am Behandlungstag 35151, 35152 und 35173 bis 35179
im Behandlungsfall 03040, 03220, 03221, 04040, 04220, 04221
in derselben Sitzung 01205, 01207, 01210, 01212, 01214, 01216, 01218, 03230, 04230, 04231, 04355, 04356, 04430, 14220, 14221, 14222, 14310, 14311, 16220, 16230, 16231, 16232, 16233, 21216, 21220, 21221, 21230, 21231, 21233, 22213, 22220, 22221, 22222, 23220, 30702, 35100, 35110, 35111, 35112, 35113, 35120, 35140, 35150, 35163 bis 35169

Berichtspflicht Nein

35543 Verhaltenstherapie (KZT) mit 3 TN   935 Punkte 119,12 Euro

Aufwand in Min. **Kalkulationszeit:** 38   **Prüfzeit:** 38   **Eignung d. Prüfzeit:** Tages- und Quartalsprofil

35544 Verhaltenstherapie (KZT) mit 4 TN   788 Punkte 100,39 Euro

Aufwand in Min. **Kalkulationszeit:** 30   **Prüfzeit:** 30   **Eignung d. Prüfzeit:** Tages- und Quartalsprofil

35545 Verhaltenstherapie (KZT) mit 5 TN   700 Punkte   89,18 Euro

Aufwand in Min. **Kalkulationszeit:** 25   **Prüfzeit:** 25   **Eignung d. Prüfzeit:** Tages- und Quartalsprofil

35546 Verhaltenstherapie (KZT) mit 6 TN   641 Punkte   81,67 Euro

Aufwand in Min. **Kalkulationszeit:** 22   **Prüfzeit:** 22   **Eignung d. Prüfzeit:** Tages- und Quartalsprofil

35547 Verhaltenstherapie (KZT) mit 7 TN   598 Punkte   76,19 Euro

Aufwand in Min. **Kalkulationszeit:** 19   **Prüfzeit:** 19   **Eignung d. Prüfzeit:** Tages- und Quartalsprofil

35548 Verhaltenstherapie (KZT) mit 8 TN   568 Punkte   72,37 Euro

Aufwand in Min. **Kalkulationszeit:** 18   **Prüfzeit:** 18   **Eignung d. Prüfzeit:** Tages- und Quartalsprofil

35549 Verhaltenstherapie (KZT) mit 9 TN   543 Punkte   69,18 Euro

Aufwand in Min. **Kalkulationszeit:** 16   **Prüfzeit:** 16   **Eignung d. Prüfzeit:** Tages- und Quartalsprofil

Komplex für Gruppentherapie (Verhaltenstherapie, Langzeittherapie)

Obligater Leistungsinhalt
- Verhaltenstherapie,
- Langzeittherapie im Behandlungsumfang gemäß § 30 der Richtlinie des Gemeinsamen Bundesausschusses über die Durchführung der Psychotherapie,
- Gruppenbehandlung,
- Dauer mindestens 100 Minuten,
- Höchstens 2 Sitzungen am Behandlungstag,

Abrechnungsbestimmung für die EBM-Nrn. 35553 bis 35559 je Teilnehmer

Anmerkung für die EBM-Nrn. 35553 bis 35559 Entgegen der Allgemeinen Bestimmungen 2.1 sind die Gebührenordnungspositionen 35553 bis 35559 auch bei einer Sitzung von weniger als 100 Minuten aber mindestens 50 Minuten Dauer berechnungsfähig. In diesem Fall ist durch die Kassenärztliche Vereinigung von der Punktzahl der jeweiligen Gebührenordnungsposition ein Abschlag in Höhe von 50 % vorzunehmen und die Prüfzeit um 50 % zu reduzieren.

Abrechnungsausschluss für die EBM-Nrn. 35553 bis 35559
am Behandlungstag 35151, 35152 und 35173 bis 35179
im Behandlungsfall 03040, 03220, 03221, 04040, 04220, 04221
in derselben Sitzung 01205, 01207, 01210, 01212, 01214, 01216, 01218, 03230, 04230, 04231, 04355, 04356, 04430, 14220, 14221, 14222, 14310, 14311, 16220, 16230, 16231, 16232, 16233, 21216, 21220, 21221, 21230, 21231, 21233, 22213, 22220, 22221, 22222, 23220, 30702, 35100, 35110, 35111, 35112, 35113, 35120, 35140, 35150, 35163 bis 35169

Berichtspflicht Nein

35553 Verhaltenstherapie (LZT) mit 3 TN   935 Punkte 119,12 Euro

Aufwand in Min. **Kalkulationszeit:** 38   **Prüfzeit:** 38   **Eignung d. Prüfzeit:** Tages- und Quartalsprofil

35554 Verhaltenstherapie (LZT) mit 4 TN   788 Punkte 100,39 Euro

Aufwand in Min. **Kalkulationszeit:** 30   **Prüfzeit:** 30   **Eignung d. Prüfzeit:** Tages- und Quartalsprofil

35555 Verhaltenstherapie (LZT) mit 5 TN   700 Punkte   89,18 Euro

Aufwand in Min. **Kalkulationszeit:** 25   **Prüfzeit:** 25   **Eignung d. Prüfzeit:** Tages- und Quartalsprofil

35556 Verhaltenstherapie (LZT) mit 6 TN   641 Punkte   81,67 Euro

Aufwand in Min. **Kalkulationszeit:** 22   **Prüfzeit:** 22   **Eignung d. Prüfzeit:** Tages- und Quartalsprofil

35557 Verhaltenstherapie (LZT) mit 7 TN   598 Punkte   76,19 Euro

Aufwand in Min. **Kalkulationszeit:** 19   **Prüfzeit:** 19   **Eignung d. Prüfzeit:** Tages- und Quartalsprofil

35558 Verhaltenstherapie (LZT) mit 8 TN   568 Punkte   72,37 Euro

Aufwand in Min. **Kalkulationszeit:** 18   **Prüfzeit:** 18   **Eignung d. Prüfzeit:** Tages- und Quartalsprofil

35559 Verhaltenstherapie (LZT) mit 9 TN 543 Punkte 69,18 Euro

Aufwand in Min. **Kalkulationszeit:** 16 **Prüfzeit:** 16 **Eignung d. Prüfzeit:** Tages- und Quartalsprofil

Komplex für Gruppentherapien (Systemische Therapie, Kurzzeittherapie)

Obligater Leistungsinhalt
- Systemische Therapie,
- Kurzzeittherapie 1 im Behandlungsumfang gemäß § 29 der Richtlinie des Gemeinsamen Bundesausschusses über die Durchführung der Psychotherapie oder
- Kurzzeittherapie 2 im Behandlungsumfang gemäß § 29 der Richtlinie des Gemeinsamen Bundesausschusses über die Durchführung der Psychotherapie,
- Gruppenbehandlung,
- Höchstens 24 Sitzungen,
- Dauer mindestens 100 Minuten,
- Höchstens 2 Sitzungen am Behandlungstag,

Abrechnungsbestimmung für die EBM-Nrn. 35703 bis 35709 je Teilnehmer

Anmerkung für die EBM-Nrn. 35703 bis 35709 Entgegen der Allgemeinen Bestimmungen 2.1 sind die Gebührenordnungspositionen 35703 bis 35709 auch bei einer Sitzung von weniger als 100 Minuten aber mindestens 50 Minuten Dauer berechnungsfähig. In diesem Fall ist durch die Kassenärztliche Vereinigung von der Punktzahl der jeweiligen Gebührenordnungsposition ein Abschlag in Höhe von 50 % vorzunehmen und die Prüfzeit um 50 % zu reduzieren.

Die Gebührenordnungspositionen 35703 bis 35709 sind auch bei Durchführung der Leistungen im Mehrpersonensetting berechnungsfähig.

Abrechnungsausschluss für die EBM-Nrn. 35703 bis 35709
am Behandlungstag 35151, 35152 und 35173 bis 35179
im Behandlungsfall 03040, 03220, 03221, 04040, 04220, 04221
in derselben Sitzung 01205, 01207, 01210, 01212, 01214, 01216, 01218, 03230, 04230, 04231, 04355, 04356, 04430, 14220, 14221, 14222, 14310, 14311, 16220, 16230, 16231, 16232, 16233, 21216, 21220, 21221, 21230, 21231, 21233, 22213, 22220, 22221, 22222, 23220, 30702, 35100, 35110, 35111, 35112, 35113, 35120, 35140, 35150, 35163 bis 35169

Kommentar **für die EBM-Nrn. 35703 bis 35709:** Die Kennzeichnung von Leistungen nach den Gebührenordnungspositionen 35703 bis 35709 und 35713 bis 35719 bei einer Sitzung von weniger als 100 Minuten, aber mindestens 50 Minuten Dauer, erfolgt anhand bundeseinheitlich kodierter Zusatzkennzeichen.

Siehe auch Kommentar zu Nr. 35431*

Berichtspflicht Nein

35703 Systemische Therapie (KZT) mit 3 TN 935 Punkte 119,12 Euro

Aufwand in Min. **Kalkulationszeit:** 38 **Prüfzeit:** 38 **Eignung d. Prüfzeit:** Tages- und Quartalsprofil

35704 Systemische Therapie (KZT) mit 4 TN 788 Punkte 100,39 Euro

Aufwand in Min. **Kalkulationszeit:** 30 **Prüfzeit:** 30 **Eignung d. Prüfzeit:** Tages- und Quartalsprofil

35705 Systemische Therapie (KZT) mit 5 TN 700 Punkte 89,18 Euro

Aufwand in Min. **Kalkulationszeit:** 25 **Prüfzeit:** 25 **Eignung d. Prüfzeit:** Tages- und Quartalsprofil

35706 Systemische Therapie (KZT) mit 6 TN 641 Punkte 81,67 Euro

Aufwand in Min. **Kalkulationszeit:** 22 **Prüfzeit:** 22 **Eignung d. Prüfzeit:** Tages- und Quartalsprofil

35707 Systemische Therapie (KZT) mit 7 TN 598 Punkte 76,19 Euro

Aufwand in Min. **Kalkulationszeit:** 19 **Prüfzeit:** 19 **Eignung d. Prüfzeit:** Tages- und Quartalsprofil

35708 Systemische Therapie (KZT) mit 8 TN 568 Punkte 72,37 Euro

Aufwand in Min. **Kalkulationszeit:** 18 **Prüfzeit:** 18 **Eignung d. Prüfzeit:** Tages- und Quartalsprofil

35709 Systemische Therapie (KZT) mit 9 TN 543 Punkte 69,18 Euro

Aufwand in Min. **Kalkulationszeit:** 16 **Prüfzeit:** 16 **Eignung d. Prüfzeit:** Tages- und Quartalsprofil

Komplex für Gruppentherapien (Systemische Therapie, Langzeittherapie)

Obligater Leistungsinhalt
- Systemische Therapie,
- Langzeittherapie im Behandlungsumfang gemäß § 30 der Richtlinie des Gemeinsamen Bundesausschusses über die Durchführung der Psychotherapie
- Gruppenbehandlung,
- Dauer mindestens 100 Minuten,
- Höchstens 2 Sitzungen am Behandlungstag,

Abrechnungsbestimmung für die EBM-Nrn. 35713 bis 35719 je Teilnehmer

Anmerkung für die EBM-Nrn. 35713 bis 35719 Entgegen der Allgemeinen Bestimmungen 2.1 sind die Gebührenordnungspositionen 35713 bis 35719 auch bei einer Sitzung von weniger als 100 Minuten aber mindestens 50 Minuten Dauer berechnungsfähig. In diesem Fall ist durch die Kassenärztliche Vereinigung von der Punktzahl der jeweiligen Gebührenordnungsposition ein Abschlag in Höhe von 50 % vorzunehmen und die Prüfzeit um 50 % zu reduzieren.

Die Gebührenordnungspositionen 35713 bis 35719 sind auch bei Durchführung der Leistungen im Mehrpersonensetting berechnungsfähig.

Abrechnungsausschluss für die EBM-Nrn. 35713 bis 35719
am Behandlungstag 35151, 35152 und 35173 bis 35179
im Behandlungsfall 03040, 03220, 03221, 04040, 04220, 04221
in derselben Sitzung 01205, 01207, 01210, 01212, 01214, 01216, 01218, 03230, 04230, 04231, 04355, 04356, 04430, 14220, 14221, 14222, 14310, 14311, 16220, 16230, 16231, 16232, 16233, 21216, 21220, 21221, 21230, 21231, 21233, 22213, 22220, 22221, 22222, 23220, 30702, 35100, 35110, 35111, 35112, 35113, 35120, 35140, 35150, 35163 bis 35169

Kommentar **für die EBM-Nrn. 35703 bis 35709:** Siehe Kommentar zu Nr. 35431

Berichtspflicht Nein

35713 Systemische Therapie (LZT) mit 3 TN   935 Punkte 119,12 Euro

Aufwand in Min. **Kalkulationszeit:** 38   **Prüfzeit:** 38   **Eignung d. Prüfzeit:** Tages- und Quartalsprofil

35714 Systemische Therapie (LZT) mit 4 TN   788 Punkte 100,39 Euro

Aufwand in Min. **Kalkulationszeit:** 30   **Prüfzeit:** 30   **Eignung d. Prüfzeit:** Tages- und Quartalsprofil

35715 Systemische Therapie (LZT) mit 5 TN   700 Punkte 89,18 Euro

Aufwand in Min. **Kalkulationszeit:** 25   **Prüfzeit:** 25   **Eignung d. Prüfzeit:** Tages- und Quartalsprofil

35716 Systemische Therapie (LZT) mit 6 TN   641 Punkte 81,67 Euro

Aufwand in Min. **Kalkulationszeit:** 22   **Prüfzeit:** 22   **Eignung d. Prüfzeit:** Tages- und Quartalsprofil

35717 Systemische Therapie (LZT) mit 7 TN   598 Punkte 76,19 Euro

Aufwand in Min. **Kalkulationszeit:** 19   **Prüfzeit:** 19   **Eignung d. Prüfzeit:** Tages- und Quartalsprofil

35718 Systemische Therapie (LZT) mit 8 TN   568 Punkte 72,37 Euro

Aufwand in Min. **Kalkulationszeit:** 18   **Prüfzeit:** 18   **Eignung d. Prüfzeit:** Tages- und Quartalsprofil

35719 Systemische Therapie (LZT) mit 9 TN   543 Punkte 69,18 Euro

Aufwand in Min. **Kalkulationszeit:** 16   **Prüfzeit:** 16   **Eignung d. Prüfzeit:** Tages- und Quartalsprofil

35.2.3 Zuschläge

35.2.3.1 Zuschläge gemäß Nr. 2 der Präambel zu Abschnitt 35.2

35571*   Zuschlag zur Gebührenordnungsposition 30932 und zu den Gebührenordnungspositionen des Abschnittes 35.2.1 gemäß der Nummer 2 der Präambel zu Abschnitt 35.2   **159**
20,26

Anmerkung Die Gebührenordnungsposition 35571 wird durch die zuständige Kassenärztliche Vereinigung zugesetzt und gemäß Nummer 4 der Präambel zum Abschnitt 35.2 bewertet.

Berichtspflicht Nein

Abrechnungsausschlüsse am Behandlungstag 35173 bis 35179
in derselben Sitzung 35163 bis 35169

Aufwand in Min. **Kalkulationszeit:** KA   **Prüfzeit:** ./.   **Eignung d. Prüfzeit:** Keine Eignung

35572 Zuschlag zu den Gebührenordnungspositionen 30933, 35173 bis 35179 und zu den **66**
Gebührenordnungspositionen des Abschnittes 35.2.2 gemäß der Nummer 2 der **8,41**
Präambel zu Abschnitt 35.2

Anmerkung Sofern die Gebührenordnungspositionen 35173 bis 35179, 35503 bis 35509, 35513 bis 35519, 35543 bis 35549, 35553 bis 35559, 35703 bis 35709 und 35713 bis 35719 für eine Sitzung von weniger als 100 Minuten aber mindestens 50 Minuten Dauer berechnet werden, ist durch die Kassenärztliche Vereinigung von der Punktzahl der Gebührenordnungsposition 35572 ein Abschlag in Höhe von 50 % vorzunehmen.
Die Gebührenordnungsposition 35572 wird durch die zuständige Kassenärztliche Vereinigung zugesetzt und gemäß Nummer 4 der Präambel zum Abschnitt 35.2 bewertet.

Berichtspflicht Nein

Abrechnungsausschlüsse am Behandlungstag 35173 bis 35179
in derselben Sitzung 35163 bis 35169

Aufwand in Min. **Kalkulationszeit:** KA   **Prüfzeit:** ./.   **Eignung d. Prüfzeit:** Keine Eignung

35573 Zuschlag zu den Gebührenordnungspositionen 35151, 35152, 37500 und 37600 **81**
gemäß der Nummer 2 der Präambel zu Abschnitt 35.2 **10,32**

Die Gebührenodnungsposition 35573 wird durch die zuständige Kassenärztliche Vereinigung zugesetzt und gemäß Nummer 4 der Präambel zum Abschnitt 35.2 bewertet.

Berichtspflicht Nein

Abrechnungsausschluss: am Behandlungstag 35173 bis 35179
in derselben Sitzung 35163 bis 35169

Aufwand in Min. **Kalkulationszeit:** KA   **Prüfzeit:** ./.   **Eignung d. Prüfzeit:** Keine Eignung

35.3 Psychodiagnostische Testverfahren

1. Die in diesem Abschnitt genannten Leistungen sind je Behandlungsfall
   – für Kinder und Jugendliche bis zum vollendeten 18. Lebensjahr nur bis zu einer Gesamtpunktzahl von 1280 Punkten,
   – für Versicherte ab Beginn des 19. Lebensjahres nur bis zu einer Gesamtpunktzahl von 854 Punkten berechnungsfähig.
2. Die Gebührenordnungspositionen 35600 bis 35602 sind auch bei Durchführung der Leistungen im Rahmen einer Videosprechstunde berechnungsfähig, wenn die Voraussetzungen gemäß § 21 der Anlage 1 zum Bundesmantelvertrag-Ärzte (BMV-Ä) und der Anlage 31b zum BMV-Ä erfüllt sind. Die Durchführung als Videosprechstunde ist durch Angabe einer bundeseinheitlich kodierten Zusatzkennzeichnung zu dokumentieren.

Kommentar:

Hinweis der Autoren

Zu beachten ist generell, dass die diagnostische Anwendung von Testverfahren nur bei Vorliegen qualifizierter testpsychologischer Fachkenntnisse sinnvoll und verantwortbar ist. Aus diesem Grund werden beispielsweise von den deutschen und schweizerischen Testzentralen des Hogrefe Verlags (http://www.hogrefe.de), Göttingen, zahlreiche standardisierte Testverfahren grundsätzlich nur an in ihrem Fachgebiet qualifizierte Psychologinnen und Psychologen ausgeliefert.

Damit soll sichergestellt werden, dass die Anwendung und Auswertung solcher Testverfahren nur von diesen Fachkräften selbst oder unter ihrer Supervision durchgeführt wird. Das Lieferangebot der Testzentrale des Hogrefe Verlags umfasst zur Zeit mehr als 750 Testverfahren, die Testzentrale besorgt und liefert darüber hinaus auch die Testprogramme vieler in- und ausländischen Verlage und ist Mitglied der **etpg – the european test publishers group**. Es wird empfohlen, wegen der Bezugsberechtigung bestimmter Testverfahren direkt beim betreffenden Verlag nachzufragen oder sich an die Testzentrale zu wenden: www.testzentrale.de.

35600* Anwendung und Auswertung standardisierter Testverfahren   **34**
4,33

Obligater Leistungsinhalt
* Testverfahren
  - Fragebogentest und/oder
* Orientierender Test,
  - Auswertung eines Testverfahrens,
* Schriftliche Aufzeichnung,
* Dauer mindestens 5 Minuten,

Abrechnungsbestimmung je vollendete 5 Minuten

Anmerkung Die Gebührenordnungsposition 35600 ist nur für Ärzte mit den Gebietsbezeichnungen Nervenheilkunde, Neurologie, Psychiatrie, Kinder- und Jugendpsychiatrie, Psychosomatische Medizin und Psychotherapie und Kinder und Jugendmedizin sowie für Vertragsärzte und -psychotherapeuten, die über eine Abrechnungsgenehmigung für Psychotherapie nach der Psychotherapie-Vereinbarung verfügen, berechnungsfähig.
Die Gebührenordnungsposition 35600 ist für Ärzte mit der Gebietsbezeichnung Phoniatrie und Pädaudiologie auch dann berechnungsfähig, wenn diese nicht über eine Abrechnungsgenehmigung für Psychotherapie nach der Psychotherapie-Vereinbarung verfügen.
Die Gebührenordnungsposition 35600 ist – mit Ausnahme der Indikationsstellung, Bewertung bzw. Interpretation, schriftlichen Aufzeichnung – grundsätzlich delegierbar.

Abrechnungsausschluss im Behandlungsfall 16371, 20371
in derselben Sitzung 01205, 01207, 01210, 01212, 01214, 01216, 01218

Berichtspflicht Nein

Aufwand in Min. **Kalkulationszeit:** 2   **Prüfzeit:** 2   **Eignung d. Prüfzeit:** Tages- und Quartalsprofil

Kommentar: **Höchstwerte**
Höchstwerte GOP
1.636 Punkte 35602, 35601, 35600
1.092 Punkte 35602, 35601, 35600

Grundsätzlich ist die Anwendung standardisierter Testverfahren eine delegierbare Leistung – mit Ausnahme der Indikationsstellung, Bewertung bzw. Interpretation und schriftlichen Aufzeichnung.
Beispielhaft sind zu nennen: Fragebögen aller Art, orientierende Prüfung der Handmotorik oder Großmotorik oder der Mann-Zeichentest nach Ziller.
Beachten Sie die Zeittaktung je vollendete 5 Minuten.

35601* Anwendung und Auswertung von psychometrischen Testverfahren   **39**
4,97

Obligater Leistungsinhalt
* Anwendung psychometrischer Testverfahren
  - Funktionstest und/oder
  - Entwicklungstest und/oder
  - Intelligenztest,
* Auswertung eines Testverfahrens,
* Schriftliche Aufzeichnung,
* Dauer mindestens 5 Minuten,

Abrechnungsbestimmung je vollendete 5 Minuten

Anmerkung Die Gebührenordnungsposition 35601 ist nur für Ärzte mit den Gebietsbezeichnungen Nervenheilkunde, Neurologie, Psychiatrie, Kinder- und Jugendpsychiatrie, Psychosomatische Medizin und Psychotherapie und Kinder und Jugendmedizin sowie für Vertragsärzte und -psychotherapeuten, die über eine Abrechnungsgenehmigung für Psychotherapie nach der Psychotherapie-Vereinbarung verfügen, berechnungsfähig.
Die Gebührenordnungsposition 35601 ist für Ärzte mit der Gebietsbezeichnung Phoniatrie und Pädaudiologie auch dann berechnungsfähig, wenn diese nicht über eine Abrechnungsgenehmigung für Psychotherapie nach der Psychotherapie-Vereinbarung verfügen.
Die Gebührenordnungsposition 35601 ist – mit Ausnahme der Indikationsstellung, Bewertung bzw. Interpretation, schriftlichen Aufzeichnung – grundsätzlich delegierbar.

Abrechnungsausschluss im Behandlungsfall 16371, 20371
in derselben Sitzung 01205, 01207, 01210, 01212, 01214, 01216, 01218

Berichtspflicht Nein

Aufwand in Min. **Kalkulationszeit:** 2   **Prüfzeit:** 2   **Eignung d. Prüfzeit:** Tages- und Quartalsprofil

Kommentar: **Höchstwerte**
Höchstwert   GOP
1.636 Punkte   35602, 35601, 35600
1.092 Punkte   35602, 35601, 35600

Grundsätzlich ist die Anwendung psychometrischer Testverfahren eine delegierbare Leistung – mit Ausnahme der Indikationsstellung, Bewertung bzw. Interpretation und schriftlichen Aufzeichnung.

Die für die EBM-Ziffer 35601 geforderten Aussagen zur mentalen Leistungsfähigkeit, zum Entwicklungsstand oder zur Intelligenz sind beispielhaft durch folgende Testverfahren erfüllt: BUEGA, BUEVA, ET6-6, Denver, SET-K, HASE. Auch aus großen Testbatterien herausgenommene Testbestandteile können nach Zeitaufwand angesetzt werden.

Beachten Sie die Zeittaktung je vollendete 5 Minuten.

35602*   Anwendung und Auswertung von projektiven Verfahren   **56**
Obligater Leistungsinhalt   7,13
* Anwendung projektiver Verfahren,
* Auswertung eines Verfahrens,
* Schriftliche Aufzeichnung,
* Dauer mindestens 5 Minuten,

Abrechnungsbestimmung je vollendete 5 Minuten

Anmerkung Die Gebührenordnungsposition 35601 ist nur für Ärzte mit den Gebietsbezeichnungen Nervenheilkunde, Psychiatrie, Kinder- und Jugendpsychiatrie und Psychosomatische Medizin und Psychotherapie sowie für Vertragsärzte und -psychotherapeuten, die über eine Abrechnungsgenehmigung für Psychotherapie nach der Psychotherapie-Vereinbarung verfügen, berechnungsfähig.
Die Gebührenordnungsposition 35602 ist – mit Ausnahme der Indikationsstellung, Bewertung bzw. Interpretation, schriftlichen Aufzeichnung – grundsätzlich delegierbar.
Höchstwerte
Höchstwert   GOP
1.636 Punkte   35602, 35601, 35600
1.092 Punkte   35602, 35601, 35600

Abrechnungsausschluss im Behandlungsfall 16371, 20371
in derselben Sitzung 01205, 01207, 01210, 01212, 01214, 01216, 01218

Berichtspflicht Nein

Aufwand in Min. **Kalkulationszeit:** 4   **Prüfzeit:** 4   **Eignung d. Prüfzeit:** Tages- und Quartalsprofil

36 Belegärztliche Operationen, Anästhesien und postoperative Überwachung. Konservativ belegärztlicher Bereich

Hinweis der Herausgeber: Nicht aufgenommen wurden die OP-Leistungen der Kapitel 31 und 36, dies hätte weiterer 800 Seiten bedurft. Ebenso wurden die Leistungen der belegärztlichen Operationen, Anästhesien, postoperative Überwachung der Kapitel 36.2.2 bis 36.6.3 mit Ausnahme der 36.2.14 wegen des großen Umfangs nicht mit aufgenommen.

Den schnellen Überblick zu den zahlreichen OPS-Kodierungen zur EBM- Abrechnung finden Sie kostenfrei unter www.springermedizin.de/ops-codierungen

Ferner finden Sie auf einen Blick alle dazu gehörigen EBM-Nummern z.B. der Anästhesie, der postoperativen Überwachungskomplexe und der postoperativen Behandlungskomplexe neben den OPS-Nummern.

37 Versorgung gemäß Anlage 27 und 30 zum Bundesmantelvertrag Ärzte (BMV-Ä), der Vereinbarung nach § 132g Abs. 3 SGB V, der KSVPsych-RL, der KJ-KSVPsych-RL, der AKI-RL und der LongCOV-RL

37.6 Gebührenordnungspositionen gemäß der Richtlinie des Gemeinsamen Bundesausschusses über die berufsgruppenübergreifende, koordinierte und strukturierte Versorgung insbesondere für schwer psychisch kranke Kinder und Jugendliche (KJ-KSVPsych-RL)

1. Die Gebührenordnungspositionen 37600, 37610, 37620, 37625, 37626, 37630, 37635, 37651, 37655 und 37656 können ausschließlich von Vertragsärzten bzw. -psychotherapeuten berechnet werden, die gemäß § 4 Abs. 1 der KJ-KSVPsych-RL zur Teilnahme an der Versorgung nach der KJ-KSVPsych-RL berechtigt sind:
   - Fachärzten für Kinder- und Jugendpsychiatrie und -psychotherapie,
   - Kinder- und Jugendlichenpsychotherapeuten und Fachpsychotherapeuten für Kinder und Jugendliche,
   - Fachärzten für Kinder- und Jugendmedizin, Nervenheilkunde, Neurologie, Psychiatrie und Psychotherapie mit mindestens zweijähriger Weiterbildung im Bereich der Kinder- und Jugendpsychiatrie gemäß § 4 Abs. 1 Nr. 3 der KJ-KSVPsych-RL,
   - Fachärzten für Psychosomatische Medizin und Psychotherapie mit mindestens zweijähriger Erfahrung in der Behandlung von schwer psychisch erkrankten Kindern und Jugendlichen (insbesondere im Bereich der Kinder- und Jugendpsychiatrie) gemäß § 4 Abs. 1 Nr. 3 der KJ-KSVPsych-RL,
   - Psychologischen Psychotherapeuten mit der fachlichen Befähigung zur Behandlung von Kindern und Jugendlichen gemäß § 4 Abs. 1 Nr. 4 der KJ-KSVPsych-RL,
   - Ärztlichen Psychotherapeutinnen und Psychotherapeuten mit der fachlichen Befähigung zur Behandlung von Kindern und Jugendlichen gemäß § 4 Abs. 1 Nr. 4 der KJ-KSVPsych-RL.
Voraussetzung für die Teilnahmeberechtigung ist die Erklärung nach § 4 Abs. 2 der KJ-KSVPsych-RL gegenüber der jeweiligen Kassenärztlichen Vereinigung.

2. Die Gebührenordnungspositionen 37620, 37625, 37630, 37635, 37651 und 37656 können ausschließlich durch den Bezugsarzt oder den Bezugspsychotherapeuten gemäß KJ-KSVPsych-RL berechnet werden.

3. Die Gebührenordnungspositionen 37610 und 37620 können nur berechnet werden, wenn in dem aktuellen Quartal oder dem Quartal, das der Berechnung unmittelbar vorausgeht, die Gebührenordnungsposition 37600 berechnet wurde.

4. Die Gebührenordnungsposition 37650 kann nur von
   - Fachärzten für Allgemeinmedizin,
   - Fachärzten für Innere und Allgemeinmedizin,
   - Praktischen Ärzten,
   - Ärzten ohne Gebietsbezeichnung,
   - Fachärzten für Innere Medizin ohne Schwerpunktbezeichnung, die gegenüber dem Zulassungsausschuss ihre Teilnahme an der hausärztlichen Versorgung gemäß § 73 Abs. 1a SGB V erklärt haben,
   - Fachärzten für Kinder- und Jugendmedizin,
   - Fachärzten für Kinder- und Jugendpsychiatrie bzw. Fachärzten für Kinder- und Jugendpsychiatrie und -psychotherapie,
   - Fachärzten für Neurologie,
   - Fachärzten für Nervenheilkunde,
   - Fachärzten für Neurologie und Psychiatrie,
   - Fachärzten für Neurochirurgie,
   - Fachärzten für Psychiatrie und Psychotherapie,
   - Fachärzten für Psychosomatische Medizin und Psychotherapie,
   - Ärztlichen und Psychologischen Psychotherapeuten,
   - Fachpsychotherapeuten für Erwachsene,
   - Kinder- und Jugendlichenpsychotherapeuten (ausschließlich für die Behandlung von Patienten bis zum vollendeten 21. Lebensjahr bzw. bei Patienten, deren Behandlung vor Vollendung des 21. Lebensjahres begonnen wurde),
   - Fachpsychotherapeuten für Kinder und Jugendliche
berechnet werden.

5. Bei einer Versorgung im Rahmen der Vereinbarung gemäß § 85 Absatz 2 Satz 4 und § 43a SGB V über besondere Maßnahmen zur Verbesserung der sozialpsychiatrischen Versorgung von Kindern und Jugendlichen (Sozialpsychiatrie-Vereinbarung), ist eine Versorgung nach der KJ-KSVPsychRL ausgeschlossen.

Kommentar:

Der Bewertungsausschuss empfiehlt die Vergütung der Leistungen des Abschnitts 37.6 außerhalb der morbiditätsbedingten Gesamtvergütungen.

37600 Eingangssprechstunde gemäß § 7 Abs. 2 und § 9 Abs. 1 der KJ-KSVPsych-RL **236**
30,07

Obligater Leistungsinhalt
- Prüfung der Voraussetzungen nach § 2 der KJ-KSVPsych-RL zur Teilnahme an der Versorgung nach dieser Richtlinie,
- Abstimmung der vorgesehenen Leistungen mit den bereits erfolgenden Behandlungsmaßnahmen,
- Beratung und/oder Erörterung,
- Einzelbehandlung,
- Dauer mindestens 15 Minuten,

Fakultativer Leistungsinhalt
- Einbeziehung von relevanten Bezugspersonen,
- Verweis auf Hilfen für relevante Bezugspersonen,

Abrechnungsbestimmung je vollendete 15 Minuten

Anmerkung Die Gebührenordnungsposition 37600 ist höchstens sechsmal im Krankheitsfall, davon bis zu dreimal auch mit relevanten Bezugspersonen ohne Anwesenheit des Patienten berechnungsfähig.
Bei der Nebeneinanderberechnung der Gebührenordnungspositionen 35151 und 37600 ist eine mindestens 15 Minuten längere Arzt-Patienten-Kontaktzeit als in Gebührenordnungsposition 35151 angegeben Voraussetzung für die Berechnung der Gebührenordnungsposition 37600.

Abrechnungsausschluss in derselben Sitzung 01205, 01207, 01210, 01212, 01214, 01216 und 01218

Aufwand in Min. **Kalkulationszeit:** 20 **Prüfzeit 16** **Eignung d. Prüfzeit:** Tages- und Quartalsprofil
Berichtspflicht Nein

37610 Differentialdiagnostische Abklärung gemäß § 9 Abs. 1 der KJ-KSVPsych-RL **231**
29,43

Obligater Leistungsinhalt
- Differentialdiagnostische Abklärung des Krankheitsbildes als Einzelbehandlung,
- Abklärung des individuellen Behandlungsbedarfes und Empfehlungen über die weitere Behandlung
- Dauer mindestens 15 Minuten,

Fakultativer Leistungsinhalt
- Einbeziehung von relevanten Bezugspersonen,
- Verweis auf Hilfen für relevante Bezugspersonen,

Abrechnungsbestimmung je vollendete 15 Minuten

Anmerkung Die von Gebührenordnungsposition 37610 ist höchstens sechsmal im Krankheitsfall, davon bis zu dreimal auch mit relevanten Bezugspersonen ohne Anwesenheit des Patienten, berechnungsfähig.

Abrechnungsausschluss in derselben Sitzung 01205, 01207, 01210, 01212, 01214, 01216 und 01218

Aufwand in Min. **Kalkulationszeit:** 20 **Prüfzeit 16** **Eignung d. Prüfzeit:** Tages- und Quartalsprofil
Berichtspflicht Nein

Kommentar: Um die Nrn. 37610 und 37620 abzurechnen, muss der Patient im aktuellen oder vorherigen Quartal in der Eingangssprechstunde gewesen und dafür die Nr. 37600 berechnet worden sein.

37620* Erstellen eines Gesamtbehandlungsplans gemäß § 10 der KJ-KSVPsych-RL **448**
57,08

Abrechnungsbestimmung einmal im Krankheitsfall

Anmerkung Ab einer Größe des patientenindividuellen zentralen und erweiterten Teams gemäß § 4 KJ-KSVPsych-RL von mindestens fünf Leistungserbringern und Akteuren gemäß § 4 Abs. 1, 5 und 6 der KJ-KSVPsych-RL wird die Gebührenordnungsposition 37620 mit 627 Punkten bewertet. In diesem Fall muss der abrechnende Arzt die Leistungserbringer und Akteure dokumentieren. Die Dokumentation ist mit der Abrechnung mittels einer bundeseinheitlich kodierten Zusatzkennzeichnung nachzuweisen.

Aufwand in Min. **Kalkulationszeit:** 35   **Prüfzeit** 28   **Eignung d. Prüfzeit:** Nur Quartalsprofil
Berichtspflicht Nein

Kommentar: siehe Nr. 37610

37625* Zusatzpauschale für Leistungen des Bezugsarztes oder Bezugspsychotherapeuten **450**
Obligater Leistungsinhalt   57,33
- Dokumentierte Überprüfung und Fortschreibung des Gesamtbehandlungsplanes unter alters- und entwicklungsentsprechender Beteiligung des Patienten sowie Einbeziehung der Sorgeberechtigten,
- Kooperation und Abstimmung mit den an der Behandlung Beteiligten als zentraler Ansprechpartner für die Versorgung,
- Initiierung von Fallbesprechungen nach § 7 Abs. 2 Nr. 5 der KJ-KSVPsych-RL,

Fakultativer Leistungsinhalt
- Veranlassung von erforderlichen Behandlungsmaßnahmen, ggf. auch (teil-) stationäre oder stationsäquivalente sowie somatische Behandlungen,
- Halbjährliche Überprüfung der Voraussetzungen für eine Versorgung nach dieser Richtlinie nach § 7 Abs. 2 Nr. 4c der KJ-KSVPsych-RL,

Abrechnungsbestimmung einmal im Behandlungsfall

Anmerkung Ab einer Größe des patientenindividuellen zentralen und erweiterten Teams gemäß § 4 KJ-KSVPsych-RL von mindestens fünf Leistungserbringern und Akteuren gemäß § 4 Abs. 1, 5 und 6 der KJ-KSVPsych-RL wird die Gebührenordnungsposition 37625 mit 630 Punkten bewertet. In diesem Fall muss der abrechnende Arzt die Leistungserbringer und Akteure dokumentieren. Die Dokumentation ist mit der Abrechnung mittels einer bundeseinheitlich kodierten Zusatzkennzeichnung nachzuweisen.

Abrechnungsausschluss in derselben Sitzung 14240 und 21232

Aufwand in Min. **Kalkulationszeit:** 35   **Prüfzeit** 28   **Eignung d. Prüfzeit:** Nur Quartalsprofil
Berichtspflicht Nein

37626* Zuschlag im Zusammenhang mit der Gebührenordnungsposition 37625 für **232**
Leistungen im Rahmen der Transition gemäß § 3 der KJ-KSVPsych-RL   29,56
Obligater Leistungsinhalt
- Feststellung des Transitionsbedarfs,
- Abstimmung und Festlegung von Maßnahmen für die Überleitung in den Erwachsenenbereich,
- gemeinsame Behandlungsplanung mit dem für den Erwachsenenbereich zuständigen Arzt oder Psychotherapeuten,
- Dokumentierte Überprüfung der Transitionsmaßnahmen

Fakultativer Leistungsinhalt
- Einbeziehung neuer Beteiligter außerhalb des bisherigen Zentralen und/oder Erweiterten Teams,
- Initiierung von Fallbesprechungen gemäß § 3 Abs. 2 Nr. 3 und 4 der KJ-KSVPsych-RL,
- Patientenbezogener strukturierter Austausch und Abstimmung mit den Netzverbünden der Erwachsenenversorgung nach KSVPsych-RL,
- Überprüfung und Anpassung des Gesamtbehandlungsplans gemäß § 10 der KJ-KSVPsych-RL in Bezug auf die festgelegten Maßnahmen

Anmerkung Die Gebührenordnungsposition 37626 ist einmal, mit medizinischer Begründung zweimal im Krankheitsfall berechnungsfähig. Die Gebührenordnungsposition 37626 kann nur in den letzten vier Quartalen vor einer Überleitung in die Erwachsenenversorgung berechnet werden.

Voraussetzung für die Berechnung der Gebührenordnungsposition 37626 ist die Durchführung von mindestens einer Fallbesprechung nach der Gebührenordnungsposition 37650 mit dem für den Erwachsenenbereich zuständigen Arzt oder Psychotherapeuten in den letzten vier Quartalen vor einer Überleitung in die Erwachsenenversorgung.

Aufwand in Min. **Kalkulationszeit:** 18   **Prüfzeit** 14   **Eignung d. Prüfzeit:** Nur Quartalsprofil
Berichtspflicht Nein

37630*   Koordination der Versorgung nach § 7 Abs. 2 Nr. 3 der KJ-KSVPsych-RL durch eine   **577**
nichtärztliche Person gemäß § 6 Abs. 2 der KJ-KSVPsych-RL   **73,51**

Obligater Leistungsinhalt
* Nachhalten der Umsetzung des Gesamtbehandlungsplans,
* Vereinbarung von Terminen bei Leistungserbringern für den Patienten auf Basis des Gesamtbehandlungsplans,
* Erarbeitung eines individuellen Rückmeldesystems mit dem Patienten,
* Organisation und Durchführung von Netzwerkarbeit mit den relevanten Bezugspersonen sowie Einbindung von für die Behandlung relevanten Einrichtungen der Sozialgesetzbücher,
* Organisation von interdisziplinären Fallbesprechungen,

Fakultativer Leistungsinhalt
* Regelmäßiger telefonischer oder persönlicher Kontakt mit dem Patienten oder den Sorgeberechtigten und das Hinwirken auf Termintreue,
* Führen von Gesprächen im Lebensumfeld des Patienten sowie die Einbeziehung von relevanten Bezugspersonen,

Abrechnungsbestimmung einmal im Behandlungsfall

Anmerkung Die Gebührenordnungsposition 37630 ist eine Leistung, die vom Bezugsarzt oder Bezugspsychotherapeuten an eine nichtärztliche Person gemäß § 6 Abs. 2 der KJ-KSVPsych-RL übertragen wird.
Ab einer Größe des patientenindividuellen zentralen und erweiterten Teams gemäß § 4 KJ-KSVPsych-RL von mindestens fünf Leistungserbringern und Akteuren gemäß § 4 Abs. 1, 5 und 6 der KJ-KSVPsych-RL wird die Gebührenordnungsposition 37630 mit 808 Punkten bewertet. In diesem Fall muss der abrechnende Arzt die Leistungserbringer und Akteure dokumentieren. Die Dokumentation ist mit der Abrechnung mittels einer bundeseinheitlich kodierten Zusatzkennzeichnung nachzuweisen.

Aufwand in Min. **Kalkulationszeit:** KA Prüfzeit:./.   **Eignung d. Prüfzeit:** keine Eignung
Berichtspflicht Nein

37635*   Aufsuchen eines Patienten im häuslichen Umfeld durch eine nichtärztliche   **166**
Person gemäß § 6 Abs. 2 der KJ-KSVPsych-RL im Rahmen der Koordination der   **21,15**
Versorgung gemäß § 7 Abs. 2 Nr. 3 Buchstabe e der KJ-KSVPsych-RL

Obligater Leistungsinhalt
* Persönlicher Patienten-Kontakt durch die nichtärztliche koordinierende Person gemäß § 6 Abs. 2 der KJ-KSVPsych-RL,

Abrechnungsbestimmung je Sitzung

Anmerkung Die Gebührenordnungsposition 37635 ist höchstens fünfmal im Behandlungsfall berechnungsfähig.
Die Gebührenordnungsposition 37635 ist eine Leistung, die vom Bezugsarzt oder Bezugspsychotherapeuten an eine nichtärztliche Person gemäß § 6 der KJ-KSVPsych-RL übertragen wird.

Abrechnungsausschluss in derselben Sitzung 03062, 03063, 38100 und 38105

Aufwand in Min. **Kalkulationszeit:** KA Prüfzeit: ./.   **Eignung d. Prüfzeit:** Keine Eignung
Berichtspflicht Nein

37650*   Patientenorientierte Fallbesprechung gemäß § 7 Abs. 2 Nr. 5 a und b und/oder § 3   **128**
Abs. 2 Nr. 3 und 4 der KJ-KSVPsych-RL   **16,31**

Abrechnungsbestimmung je vollendete 10 Minuten

Anmerkung Die Gebührenordnungsposition 37650 ist höchstens achtmal im Behandlungsfall berechnungsfähig.

Im Rahmen des laufenden Transitionsprozesses ist die Gebührenordnungsposition 37650 für Fallbesprechungen gemäß § 3 Abs. 2 der KJ-KSVPsych-RL auch nach Beendigung der Versorgung gemäß der KJ-KSVPsych-RL berechnungsfähig.

Die Gebührenordnungsposition 37650 ist auch bei einer telefonischen Fallbesprechung berechnungsfähig.

Die Gebührenordnungsposition 37650 ist auch bei Durchführung der Fallbesprechung als Videofallbesprechung berechnungsfähig. Für die Abrechnung gelten die Anforderungen gemäß Anlage 31b zum BMV-Ä entsprechend.

Abrechnungsausschluss in derselben Sitzung 37550

Aufwand in Min.   **Kalkulationszeit:** 10   **Prüfzeit** 10   **Eignung d. Prüfzeit:** Tages- und Quartalsprofil

Berichtspflicht Nein

37651*   Zuschlag zu der Gebührenordnungsposition 37650 bei Teilnahme eines oder mehrerer nichtärztlicher bzw. nichtpsychotherapeutischer Teilnehmer, die nicht an der vertragsärztlichen Versorgung teilnehmen und nach § 4 Abs. 5 der KJ-KSVPsych-RL einbezogen werden   **128**   16,31

Abrechnungsbestimmung je vollendete 10 Minuten

Anmerkung Die Gebührenordnungsposition 37651 ist höchstens achtmal im Behandlungsfall berechnungsfähig.

Die Gebührenordnungsposition 37651 kann ausschließlich durch den Bezugsarzt oder den Bezugspsychotherapeuten gemäß KJ-KSVPsychRL berechnet werden.

Die erzielte Vergütung gemäß der Gebührenordnungsposition 37651 ist durch den Bezugsarzt bzw. den Bezugspsychotherapeuten an die entsprechenden nichtärztlichen bzw. nichtpsychotherapeutischen Teilnehmer nach § 4 Abs. 5 der KJ-KSVPsych-RL zu verteilen.

Aufwand in Min.   **Kalkulationszeit:** KA Prüfzeit: ./.   **Eignung d. Prüfzeit:** Keine Eignung

Berichtspflicht Nein

37655*   Teilnahme an einer SGB-übergreifenden Hilfekonferenz gemäß § 7 Abs. 2 Nr. 5c der KJ-KSVPsych-RL   **128**   16,31

Abrechnungsbestimmung je vollendete 10 Minuten

Anmerkung Die Gebührenordnungsposition 37655 ist höchstens achtmal im Krankheitsfall berechnungsfähig.

Die Gebührenordnungsposition 37655 ist auch bei einer telefonischen Fallbesprechung berechnungsfähig.

Die Gebührenordnungsposition 37655 ist auch bei Durchführung der Fallbesprechung als Videofallbesprechung berechnungsfähig. Für die Abrechnung gelten die Anforderungen gemäß Anlage 31b zum BMV-Ä entsprechend.

Aufwand in Min.   **Kalkulationszeit:** 10   **Prüfzeit** 10   **Eignung d. Prüfzeit:** Tages- und Quartalsprofil

Berichtspflicht Nein

37656*   Zuschlag zu der Gebührenordnungsposition 37655 bei Teilnahme eines oder mehrerer nichtärztlicher bzw. nichtpsychotherapeutischer Teilnehmer, die nicht an der vertragsärztlichen Versorgung teilnehmen und nach § 4 Abs. 5 der KJ-KSVPsych-RL an der Behandlung beteiligt sind,   **128**   16,31

Abrechnungsbestimmung je vollendete 10 Minuten

Anmerkung Die Gebührenordnungsposition 37656 ist im Krankheitsfall höchstens achtmal berechnungsfähig.

Die Gebührenordnungsposition 37656 kann ausschließlich durch den Bezugsarzt oder den Bezugspsychotherapeuten gemäß KJ-KSVPsychRL berechnet werden.

Die erzielte Vergütung gemäß der Gebührenordnungsposition 37656 ist durch den Bezugsarzt bzw. den Bezugspsychotherapeuten an die entsprechenden nichtärztlichen bzw. nichtpsychotherapeutischen Teilnehmer nach § 4 Abs. 5 zu verteilen.

Aufwand in Min. **Kalkulationszeit:** KA Prüfzeit: ./. **Eignung d. Prüfzeit:** Keine Eignung

Berichtspflicht Nein

37.7 Außerklinische Intensivpflege gemäß AKI-RL

1. Die Gebührenordnungspositionen 37700, 37701, 37704, 37705 und 37706 können nur von Vertragsärzten berechnet werden, die über eine Genehmigung der Kassenärztlichen Vereinigung verfügen. Die Genehmigung wird erteilt, wenn die Voraussetzungen gemäß § 8 Abs. 1 oder 2 der Richtlinie des Gemeinsamen Bundesausschusses (G-BA) über die Verordnung von außerklinischer Intensivpflege (AKI-RL) erfüllt sind.

2. Die Gebührenordnungspositionen 37710 und 37711 können ausschließlich von
   - Vertragsärzten gemäß Bestimmung Nr. 1,
   - Fachärzten für Kinder- und Jugendmedizin,
   - Fachärzten für Anästhesiologie,
   - Fachärzten für Innere Medizin und Pneumologie,
   - Fachärzten für Neurologie,
   - Vertragsärzten mit der Zusatzbezeichnung Intensivmedizin,
   - Ärzten mit einer Genehmigung gemäß § 9 Abs. 1 Satz 4 der AKI-RL,
   - Vertragsärzten gemäß § 9 Abs. 2 Satz 1 der AKI-RL, die auf die außerklinische Intensivpflege auslösende Erkrankung spezialisiert sind (ausschließlich bei Patienten, die weder beatmungspflichtig noch trachealkanüliert sind),
   - Vertragsärzten gemäß § 9 Abs. 2 Satz 2 der AKI-RL, die nicht auf die die außerklinische Intensivpflege auslösende Erkrankung spezialisiert sind bei Verordnung im Rahmen eines ggf. telemedizinischen Konsils mit auf einem auf die Erkrankung spezialisierten Vertragsarzt (ausschließlich bei Patienten, die weder beatmungspflichtig noch trachealkanüliert sind)

berechnet werden.

3. Die Gebührenordnungspositionen 37714 und 37720 können ausschließlich von
   - Vertragsärzten gemäß Bestimmung Nr. 1,
   - Ärzten mit einer Genehmigung gemäß § 9 Abs. 1 Satz 4 der AKI-RL (gilt nur für die Gebührenordnungsposition 37714),
   - Ärzten gemäß Präambel 3.1 Nr. 1 (gilt nur für die Gebührenordnungsposition 37720),
   - Fachärzten für Kinder- und Jugendmedizin,
   - Fachärzten für Anästhesiologie,
   - Fachärzten für Chirurgie,
   - Fachärzten für Hals-Nasen-Ohrenheilkunde,
   - Fachärzten für Innere Medizin ohne Schwerpunkt, die gegenüber dem Zulassungsausschuss ihre Teilnahme an der fachärztlichen Versorgung erklärt haben,
   - Fachärzten für Innere Medizin und Pneumologie,
   - Fachärzten für Kinder- und Jugendpsychiatrie bzw. Fachärzten für Kinder- und Jugendpsychiatrie und -psychotherapie,
   - Fachärzten für Mund-, Kiefer- und Gesichtschirurgie,
   - Ärzten gemäß Präambel 16.1 Nr. 1,
   - Fachärzten für Orthopädie,
   - Fachärzten für Orthopädie und Unfallchirurgie,
   - Fachärzten für Sprach-, Stimm- und kindliche Hörstörungen (Phoniater und Pädaudiologen),
   - Fachärzten für Psychiatrie und Psychotherapie, Fachärzten für Nervenheilkunde und Fachärzten für Neurologie und Psychiatrie,
   - Ärztlichen und psychologischen Psychotherapeuten und Kinder und Jugendlichenpsychotherapeuten,
   - Fachärzten für Physikalische und Rehabilitative Medizin,
   - Vertragsärzten mit der Zusatzbezeichnung Intensivmedizin

berechnet werden.

37 Versorgung gemäß BMV-Ä, KSVPsych-RL, AKI-RL, KJ-KSVPsych-RL und LongCOV-RL

EBM-Nr.   EBM-Punkte / Euro

4. Die Gebührenordnungspositionen dieses Abschnitts sind nur für die Behandlung von Patienten gemäß § 4 der Richtlinie des Gemeinsamen Bundesausschusses (G-BA) über die Verordnung von außerklinischer Intensivpflege (AKI-RL) berechnungsfähig.

Kommentar:

Siehe hierzu die Pressemeldung des G-BA vom 18.6.202: https://www.g-ba.de/presse/pressemitteilungen-meldungen/1264/

37700*   Erhebung gemäß § 5 der AKI-RL unter Verwendung des Vordrucks nach Muster 62 Teil A   **257**
32,74

Obligater Leistungsinhalt
- Persönlicher Arzt-Patienten-Kontakt

und/oder
- Arzt-Patienten-Kontakt im Rahmen einer Videosprechstunde gemäß § 5 Abs. 3 der AKI-RL sowie Anlage 31b zum BMV-Ä,
- Prüfung des Beatmungsentwöhnung- bzw. Dekanülierungspotenzials,
- Dauer mindestens 20 Minuten,

Abrechnungsbestimmung einmal im Behandlungsfall

Anmerkung Die Gebührenordnungsposition 37700 ist höchstens zweimal im Krankheitsfall berechnungsfähig. Die dreimalige Berechnung der Gebührenordnungsposition 37700 im Krankheitsfall setzt eine ausführliche Begründung der medizinischen Notwendigkeit im Einzelfall voraus.
Bei Durchführung der Leistung im Rahmen einer Videosprechstunde ist dies durch Angabe einer bundeseinheitlich kodierten Zusatzkennzeichnung zu dokumentieren. Für die Abrechnung gelten die Anforderungen gemäß Anlage 31b zum BMV-Ä entsprechend.

Berichtspflicht Nein

Aufwand in Min.   **Kalkulationszeit:** 20   **Prüfzeit:** 16   **Eignung d. Prüfzeit:** Tages- und Quartalsprofil

37701*   Zuschlag zur Gebührenordnungsposition 37700 für die Durchführung der Erhebung im Rahmen eines Besuchs nach der Gebührenordnungsposition 01410 oder 01413   **128**
16,31

Obligater Leistungsinhalt
- Persönlicher Arzt-Patienten-Kontakt,

Abrechnungsbestimmung je weitere vollendete 10 Minuten

Anmerkung Bei der Berechnung der Gebührenordnungsposition 37701 ist eine mindestens 10 Minuten längere Arzt-Patienten-Kontaktzeit als in der Gebührenordnungsposition 37700 angegeben Voraussetzung für die Berechnung der Gebührenordnungsposition 37701.
Die Gebührenordnungsposition 37701 ist höchstens dreimal im Behandlungsfall berechnungsfähig

Berichtspflicht Nein

Aufwand in Min.   **Kalkulationszeit:** 10   **Prüfzeit:** 10   **Eignung d. Prüfzeit:** Tages- und Quartalsprofil

37704*   Zuschlag zur Gebührenordnungsposition 37700 für die Durchführung einer Schluckendoskopie   **294**
37,46

Obligater Leistungsinhalt
- Patientenaufklärung zur Untersuchung in angemessenem Zeitabstand vor dem Eingriff,
- Information zum Ablauf der vorbereitenden Maßnahmen vor dem Eingriff

Fakultativer Leistungsinhalt
- Lokalanästhesie,
- Gabe von Testboli unterschiedlicher Konsistenz,
- Bilddokumentation

Berichtspflicht Nein

Aufwand in Min.   **Kalkulationszeit:** 14   **Prüfzeit:** 11   **Eignung d. Prüfzeit:** Tages- und Quartalsprofil

EBM-Nr.   EBM-Punkte / Euro

37705* Zuschlag zur Gebührenordnungsposition 37700 für die Bestimmung des Säureba- **84**
senhaushalts und Blutgasanalyse   10,70

Obligater Leistungsinhalt
- Persönlicher Arzt-Patienten-Kontakt,
- Bestimmung des Säurebasenhaushalts und des Gasdrucks im Blut (Blutgasanalyse)
- in Ruhe
und/oder
- unter definierter und reproduzierbarer Belastung
und/oder
- unter Sauerstoffinsufflation

Abrechnungsausschluss in derselben Sitzung   02330, 04536, 04562, 13250, 13256,
13602, 13650, 13652, 13661, 32247 und 36884

Berichtspflicht Nein

Aufwand in Min. **Kalkulationszeit:** 2   **Prüfzeit:** 1   **Eignung d. Prüfzeit:** Tages- und Quartalsprofil

37706* Grundpauschale im Zusammenhang mit der Gebührenordnungsposition 37700 **159**
für Ärzte und Krankenhäuser gemäß § 5 Abs. 2 Satz 2 der AKI-RL, die über eine 20,26
Genehmigung gemäß § 8 Abs. 5 der AKI-RL verfügen

Obligater Leistungsinhalt
- Persönlicher Arzt-Patienten-Kontakt
und/oder
- Arzt-Patienten-Kontakt im Rahmen einer Videosprechstunde gemäß Anlage 31b zum
  BMV-Ä, Fakultativer Leistungsinhalt
- Weitere persönliche oder andere Arzt-Patienten-Kontakte gemäß 4.3.1 der Allgemeinen
  Bestimmungen,
- Beratung und Behandlung,
- Ärztlicher Bericht entsprechend der Gebührenordnungsposition 01600,
- Individueller Arztbrief entsprechend der Gebührenordnungsposition 01601,
- In Anhang 1 Spalte GP aufgeführte Leistungen,

Abrechnungsbestimmung einmal im Behandlungsfall

Anmerkung Werden die in der Gebührenordnungsposition 37706 enthaltenen Leistungen
entsprechend den Gebührenordnungspositionen 01600 und 01601 durchgeführt, sind für
die Versendung bzw. den Transport die Kostenpauschalen nach den Gebührenordnungspositionen 40110 und 40111 berechnungsfähig.

Abrechnungsausschluss in derselben Sitzung 01436
im Behandlungsfall 01320, 01321, 01600 und 01601

Berichtspflicht Nein

Aufwand in Min. **Kalkulationszeit:** KA   **Prüfzeit:** 11   **Eignung d. Prüfzeit:** Nur Quartalsprofil

37710 Verordnung außerklinischer Intensivpflege unter Verwendung des Vordrucks nach **167**
Muster 62 Teile B und C gemäß § 6 der AKI-RL   21,28

Obligater Leistungsinhalt
- Persönlicher Arzt-Patienten-Kontakt,
- Erörterung und Feststellung der individuellen Therapieziele durch den verordnenden
  Vertragsarzt mit der oder dem Versicherten,
- Dauer mindestens 10 Minuten

Abrechnungsbestimmung höchstens dreimal im Krankheitsfall

Anmerkung Die Berechnung der Gebührenordnungsposition 37710 setzt bei Patienten,
die erstmals nach dem 30. Juni 2025 eine Verordnung über Leistungen der außerklinischen
Intensivpflege erhalten, gemäß § 5 Abs. 1 Satz 1 der AKI-RL das Vorliegen einer Erhebung
im Rahmen des Entlassmanagements oder nach der Gebührenordnungsposition 37700
voraus, sofern die Voraussetzungen nach § 5 Abs. 6 der AKI-RL nicht erfüllt sind. Die
Durchführung der Erhebung darf nicht länger zurückliegen als in § 5 Abs. 4 und 5 der
AKI-RL geregelt.

Berichtspflicht: Nein

Aufwand in Min. **Kalkulationszeit:** 13 **Prüfzeit:** 10 **Eignung d. Prüfzeit:** Tages- und Quartalsprofil

Kommentar: Am 1. Juli 2025 ist eine neue Richtlinie über die Verordnung von außerklinischer Intensivpflege (AKI-RL) in Kraft getreten. Damit wurde die bisherige Übergangsregelung zur Durchführung der Potenzialerhebung nach § 5a (alt) der AKI-RL und die Ausnahmeregelung des § 5b der AKL-RL ersatzlos gestrichen.

Der neue § 5a der AKI-RL regelt den Anspruch auf eine Potenzialerhebung für Versicherte, die vor dem 1. Juli 2025 Leistungen der außerklinischen Intensivpflege bezogen haben. Für diesen Personenkreis muss nicht mehr zwingend vor jeder Verordnung eine Potenzialerhebung vorgenommen werden. Der individuelle Anspruch der betroffenen Versicherten auf eine Potenzialerhebung bleibt aber bestehen.

Der neue § 5 Absatz 1 der AKI-RL beschränkt die Anwendung der verpflichtenden Potenzialerhebung vor jeder Verordnung auf diejenigen Versicherten, die ab dem 1. Juli 2025 neu in die Versorgung mit außerklinischer Intensivpflege aufgenommen werden.

Während die Potentialerhebung nach 37700 auch im Rahmen der Videosprechstunde erbracht werden kann muss die Leistung 37710 im persönlichen Arzt-Patienten-Kontakt erfolgen. Dies wird meist nur im Rahmen eines Hausbesuches möglich sein. Die darauf aufbauenden Leistung nach 37707 erfordert die Verordnung der AKI (Muster 62b,c,d) und verhindert gleichzeitig die Abrechnung der Chronikerpauschalen xx220 und x221. Eine hausärztliche Betreuung erfolgt also annähernd unvergütet. Dies führt auf dem Land zu einer erheblichen Unterversorgung von betreuenden Hausärzten.

37711 Zuschlag zur Versichertenpauschale oder Grundpauschale für den die außerklinische Intensivpflege koordinierenden Vertragsarzt gemäß § 12 Abs. 1 der AKI-RL **275**
35,04

Obligater Leistungsinhalt
- Koordination der medizinischen Behandlung,
- Überprüfung und ggf. Anpassung von Maßnahmen der außerklinischen Intensivpflege als Ergebnis der regelmäßigen Untersuchungen (§ 7 Abs. 2 Satz 5),

Fakultativer Leistungsinhalt
- rechtzeitige Einleitung der regelhaften Erhebung sowie bei Bedarf nach Hinweisen aus der Pflege und des Medizinischen Dienstes,
- Einweisung in eine auf die Beatmungsentwöhnung spezialisierte stationäre Einrichtung oder in eine auf Dysphagie spezialisierte stationäre Einrichtung,
- Konsiliarische Abstimmung mit dem potenzialerhebenden Vertragsarzt/Krankenhaus,
- Kooperation mit spezialisierten Einrichtungen entsprechend der Grunderkrankung des Patienten, – Dokumentation von Absprachen mit beteiligten Vertragsärzten und/oder Angehörigen von Gesundheitsfachberufen,
- Sicherung der Versorgungskontinuität bei Beendigung der Versorgung durch den Kinder- und Jugendarzt gemäß § 12 Abs. 3 der AKI-RL,
- Absprache mit der/den Betreuungs- und Bezugsperson(en) über den Umfang einer Beteiligung, Abrechnungsbestimmung einmal im Behandlungsfall

Anmerkung Die Gebührenordnungsposition 37711 kann nur von dem Vertragsarzt berechnet werden, durch den im Zeitraum der letzten zwei Quartale unter Einschluss des aktuellen Quartals eine Verordnung nach der Gebührenordnungsposition 37710 erfolgt ist. Die Berechnung der Gebührenordnungsposition 37711 im Behandlungsfall neben der Gebührenordnungsposition 01420 setzt die Angabe einer medizinischen Begründung voraus.

Abrechnungsausschluss in derselben Sitzung 03220, 03230, 03360, 03362, 04220, 04230, 04231, 16220, 16230, 16231, 16233, 21220, 21230, 21231 und 21233 im Behandlungsfall 03371, 04371, 37302 und Abschnitt 37.2

Berichtspflicht: Nein

Aufwand in Min. **Kalkulationszeit:** 21 **Prüfzeit:** 17 **Eignung d. Prüfzeit:** Nur Quartalsprofil

37714* Pauschale für die konsiliarische Erörterung und Beurteilung medizinischer Fragestellungen durch einen konsiliarisch tätigen Arzt **106**
13,50

- im Rahmen der Potenzial- bzw. Befunderhebung gemäß § 8 Abs. 4 Satz 1 der AKI-RL und/oder

- zur Prüfung der Therapieoptimierung gemäß § 8 Abs. 4 Satz 2 der AKI-RL, und/oder
- im Rahmen der Verordnung gemäß § 9 Abs. 1 Satz 7 der AKI-RL und/oder
- im Rahmen der Verordnung gemäß § 9 Abs. 2 Satz 2 der AKI-RL,

Abrechnungsbestimmung einmal im Behandlungsfall

Anmerkung Kommt in demselben Arztfall eine Versicherten-, Grund- und/oder Konsiliarpauschale zur Abrechnung, ist die Gebührenordnungsposition 37714 nicht berechnungsfähig.

Abrechnungsausschluss am Behandlungstag 01671 und 37314

Berichtspflicht Nein

Aufwand in Min. **Kalkulationszeit:** KA **Prüfzeit:** ./. **Eignung d. Prüfzeit:** Keine Eignung

37720 Fallkonferenz gemäß § 12 Abs. 2 der AKI-RL **86**
10,96

Obligater Leistungsinhalt
- Patientenorientierte Fallbesprechung unter Beteiligung der notwendigen ärztlichen Fachdisziplinen und/oder weiterer komplementärer Berufe sowie mit Pflegekräften bzw. Angehörigen, die an der medizinischen Behandlungspflege des Patienten beteiligt sind

Anmerkung Die Gebührenordnungsposition 37720 ist höchstens achtmal im Krankheitsfall berechnungsfähig.
Die Gebührenordnungsposition 37720 ist auch bei einer telefonischen Fallkonferenz berechnungsfähig.
Die Gebührenordnungsposition 37720 ist auch bei Durchführung der Fallkonferenz als Videofallkonferenz berechnungsfähig. Für die Abrechnung gelten die Anforderungen gemäß Anlage 31b zum BMV-Ä entsprechend.

Abrechnungsausschluss in derselben Sitzung 01442, 01443, 30706, 30948, 37120, 37320, 37400 und 37804

Aufwand in Min. **Kalkulationszeit:** KA **Prüfzeit:** ./. **Eignung d. Prüfzeit:** Keine Eignung

Berichtspflicht Nein

37.8 Spezifische Versorgung gemäß der Richtlinie des Gemeinsamen Bundesausschusses über eine berufsgruppenübergreifende, koordinierte und strukturierte Versorgung für Versicherte mit Verdacht auf Long-COVID und Erkrankungen, die eine ähnliche Ursache oder Krankheitsausprägung aufweisen (Long-COVID-Richtlinie/LongCOV-RL)

1. Die Gebührenordnungspositionen 37800 bis 37802 können nur berechnet werden von
- Fachärzten für Allgemeinmedizin,
- Fachärzten für Innere und Allgemeinmedizin,
- Praktischen Ärzten,
- Ärzten ohne Gebietsbezeichnung,
- Fachärzten für Innere Medizin ohne Schwerpunktbezeichnung, die gegenüber dem Zulassungsausschuss ihre Teilnahme an der hausärztlichen Versorgung gemäß § 73 Abs. 1a SGB V erklärt haben,
- Fachärzten für Kinder- und Jugendmedizin, Vertragsärzten gemäß § 6 Abs. 2 LongCOV-RL, sofern für den Patienten bereits vor der Verdachtsdiagnose einer Erkrankung nach § 2 LongCOV-RL aufgrund einer vorbestehenden Erkrankung im Zeitraum der letzten vier Quartale unter Einschluss des aktuellen Quartals mindestens ein Arzt-Patienten-Kontakt gemäß 4.3.1 der Allgemeinen Bestimmungen pro Quartal in mindestens drei Quartalen in derselben Praxis stattgefunden hat und der Vertragsarzt die Koordinationsaufgaben nach § 4 und die Aufgaben nach § 5 LongCOVRL wahrnehmen kann.

2. Die Gebührenordnungspositionen dieses Abschnitts sind ausschließlich für die Versorgung von Patienten mit einer Indikation gemäß § 2 LongCOV-RL berechnungsfähig.

3. Die GOP 37801 ist nur berechnungsfähig bei Patienten gemäß § 2 Abs. 1 und 2 LongCOV-RL, die aufgrund der Art, Schwere und Komplexität ihres Krankheitsverlaufs die folgenden Kriterien erfüllen:

- Vorliegen eines hinreichend begründeten Verdachts auf mindestens eine der folgenden Erkrankungen gemäß ICD-10-GM: U09.9! PostCOVID-Zustand nicht näher bezeichnet, U10.9- Multisystemisches Entzündungssyndrom in Verbindung mit COVID-19, nicht näher bezeichnet, U12.9! Unerwünschte Nebenwirkungen bei der Anwendung von COVID-19-Impfstoffen, nicht näher bezeichnet, G90.80 Posturales Tachykardie-Syndrom (POTS), G93.3 Chronisches Fatigue-Syndrom (Chronic fatigue syndrome), R53.0 Chronische Fatigue mit Angabe einer post-exertionellen Malaise (PEM), R53.1 Chronische Fatigue ohne Angabe einer post-exertionellen Malaise (PEM), I95.1 Orthostatische Hypotonie inkl. Orthostatische Dysregulation und

- Vorliegen einer schweren Funktionseinschränkung (Beurteilung mittels standardisierter, wissenschaftlich validierter Testverfahren) mit Angabe der entsprechenden Kodes nach ICD-10-GM (U50.4-, U50.5- oder U51.2-) oder dem anhand der Bell-Skala ermittelten Punktwert ($\leq$ 30) und/oder
- Vorliegen einer Arbeitsunfähigkeit für einen ununterbrochenen Zeitraum von mindestens 4 Wochen aufgrund mindestens einer Erkrankung gemäß § 2 Abs. 1 oder 2 LongCOV-RL.

4. Die Gebührenordnungsposition 37806 kann nur von an der vertragsärztlichen Versorgung teilnehmenden Ärzten berechnet werden, die die Voraussetzungen gemäß § 3 Abs. 4 LongCOV-RL erfüllen.

5. Die Gebührenordnungsposition 37806 kann nur berechnet werden, wenn die Leistung auf Überweisung eines Vertragsarztes gemäß erster Bestimmung zum Abschnitt 37.8 EBM erfolgt. In Berufsausübungsgemeinschaften, Medizinischen Versorgungszentren und Praxen mit angestellten Ärzten, in denen die Vorgaben gemäß § 3 Abs. 4 LongCOV-RL erfüllt sind und ein Vertragsarzt gemäß erster Bestimmung zum Abschnitt 37.8 EBM tätig ist, ist die Gebührenordnungsposition 37806 auch ohne Überweisung berechnungsfähig, sofern sich die Notwendigkeit aufgrund des Basis-Assessments gemäß der Gebührenordnungsposition 37800 ergibt.

37800	Basis-Assessment gemäß § 5 Abs. 1 Nr. 1 LongCOV-RL durch den koordinierenden Vertragsarzt gemäß erster Bestimmung zum Abschnitt 37.8 EBM bei Patienten mit einer Indikation gemäß § 2 LongCOV-RL	**164** 20,89

Obligater Leistungsinhalt
- Persönlicher Arzt-Patienten-Kontakt,
- Basis-Assessment mit ausführlicher, strukturierter Anamnese und ausführlicher körperlicher Untersuchung mit Erfassung des neurologischen, des funktionellen und des Ernährungsstatus,

Abrechnungsbestimmung einmal im Krankheitsfall

Anmerkung Bei Patienten mit einer Indikation gemäß § 2 Abs. 2 Nr. 1 LongCOV-RL ist die Gebührenordnungsposition 37800 nur mit Angabe der Indikation berechnungsfähig.

Abrechnungsausschluss in derselben Sitzung 01732, 03220, 03360, 03370, 04220, 04370 und 37801

Aufwand in Min.   **Kalkulationszeit:** 12   **Prüfzeit:** 10   **Eignung d. Prüfzeit:** Tages- und Quartalsprofil

Berichtspflicht Nein

Kommentar: In der Regel ist der Hausarzt gemäß LongCOV-RL der erste Ansprechpartner für die Patienten. Dieser übernimmt die Rolle des koordinierenden Arztes. Zu seinen Aufgaben gehört ein Basis-Assessment nach der LongCOV-RL, welches die Abklärung des Verdachts auf das Vorliegen einer Erkrankung durch systematisches Erfassen und Bewerten des Gesundheitszustands des Patienten umfasst. Unter bestimmten Voraussetzungen kann das Basis-Assessment auch durch einen Facharzt erfolgen. Diese Voraussetzungen sind seitens der KBV zum Redaktionsschluss noch nicht formuliert. Bitte erkundigen Sie sich direkt bei Ihrer Kassenärztlichen Vereinigung, wenn Sie als Facharzt auf die Ziffer 37800 zugreifen möchten.

Der Zuschlag 37800 kann einmal im Krankheitsfall, der Zuschlag 37801 zweimal im Krankheitsfall angesetzt werden, die taggleiche Abrechnung ist ausgeschlossen. Es sind somit mehrere Arzt-Patientenkontakte notwendig,

Die Ziffern 37800–37804 werden extrabudgetär und damit in voller Höhe vergütet. Es besteht ein Abrechnungsausschluss mit den Chronikerpauschalen, so dass der Abrechnungsvorteil entsprechend um 170 Pkte gemindert wird. Wenn Sie nur die Ziffer 37800 zum Ansatz bringen können, da es sich nicht um einen „schweren Fall" handelt, erhalten Sie über den Ansatz der Chronikerziffern (03220/03221 bzw. 04220/04221) eine bessere Vergütung, als bei Nutzung der Basis-Assessment-Ziffern.

37801	Zuschlag zur Gebührenordnungsposition 37800	**128** 16,31

Obligater Leistungsinhalt
- Persönlicher Arzt-Patienten-Kontakt,

Fakultativer Leistungsinhalt
- strukturierte Ersterfassung einer möglichen orthostatischen Intoleranz (OI) und/oder einer post-exertionellen Malaise (PEM) und/oder eines posturalen orthostatischen Tachykardiesyndroms (POTS),
- Durchführung weiterer Differentialdiagnostik,
- Beratung zu Selbst- und Leistungsmanagement (ggf. auch in Gruppen), z.B. bei Vorliegen von PEM die Beratung zum Pacing, die Beratung zu Methoden der Krankheitsbewältigung und Stressreduktion und/oder die Beratung und Anleitung zu Methoden der therapeutisch begleiteten körperlichen Aktivierung,

Abrechnungsbestimmung je Sitzung

Anmerkung Die Gebührenordnungsposition 37801 ist höchstens zweimal im Krankheitsfall berechnungsfähig.
Die Gebührenordnungsposition 37801 ist nur bei Patienten berechnungsfähig, bei denen die Kriterien gemäß dritter Bestimmung zum Abschnitt 37.8 erfüllt werden.

Abrechnungsausschluss in derselben Sitzung 37800

Aufwand in Min. **Kalkulationszeit:** 10 **Prüfzeit:** 8 **Eignung d. Prüfzeit:** Tages- und Quartalsprofil

Berichtspflicht Nein

Kommentar: Diesen Zuschlag zum Basis-Assessment erhalten Ärzte für „schwere Fälle" und erhalten einen Zuschlag zum Basis-Assessment von 15,86 Euro. Die GOP 37801 (128 Punkte) können sie bis zu zweimal im Krankheitsfall abrechnen. Dazu zählen u.a. Patienten mit Post-COVID (ICD-10-Kodes U09.9! Post-COVID-Zustand nicht näher bezeichnet) und einer schweren Funktionseinschränkung (ICD-10-Kodes: U50.4- Schwere motorische Funktionseinschränkung). Ebenso fallen Patienten mit Verdacht auf ein Chronisches Fatigue-Syndrom (ICD-10-Kodes: G93.3 V) und einer seit mindestens vier Wochen bestehenden Arbeitsunfähigkeit aufgrund dieser Erkrankung darunter.
Siehe auch Kommentar zu Nr. 37800.

37802 Zuschlag zur Versichertenpauschale oder Grundpauschale für den koordinierenden **141**
Vertragsarzt gemäß § 4 und § 5 LongCOV-RL **17,96**

Obligater Leistungsinhalt
- Koordination der medizinischen Versorgung unter Beteiligung der notwendigen ärztlichen Fachdisziplinen und/oder weiterer komplementärer Berufe sowie mit Pflegekräften bzw. Angehörigen gemäß § 4 Abs. 2 LongCOV-RL,
- Übernahme der Rolle der zentralen Ansprechperson im Versorgungsprozess für den Patienten,
- Erstellung und/oder Aktualisierung und Bereitstellung eines Behandlungsplans gemäß § 4 Abs. 3 i.V.m. § 4 Abs. 2 Nr. 3 LongCOV-RL,
- Überweisung an mindestens einen weiteren Vertragsarzt der fachärztlichen oder spezialisierten ambulanten Versorgung

Fakultativer Leistungsinhalt
- Verordnung von Heilmitteln im Zusammenhang mit einer Indikation gemäß § 2 LongCOV-RL,

Abrechnungsbestimmung einmal im Behandlungsfall

Anmerkung Die Berechnung der Gebührenordnungsposition 37802 setzt das Vorliegen der Ergebnisse eines Basis-Assessments entsprechend den Inhalten der Gebührenordnungsposition 37800 und das fortdauernde Vorliegen der Symptomatik gemäß § 2 Abs. 1 und 2 LongCOV-RL voraus.

Abrechnungsausschluss in derselben Sitzung 03220, 04220, 14240, 14313, 14314, 16230, 16231, 16233 und 21230 bis 21233 und Abschnitt 37.2
im Behandlungsfall 03362, 03371, 04371 und 37302

Berichtspflicht Nein

Aufwand in Min. **Kalkulationszeit:** KA **Prüfzeit:** 3 **Eignung d. Prüfzeit:** Tages- und Quartalsprofil

Kommentar: Wenn der Patient in dem Quartal durch mindestens einen weiteren Vertragsarzt einer anderen Fachrichtung behandelt wird und die obligaten Leistungsinhalte erfüllt sind, erhalten koordinierende Ärzte außerdem einen Zuschlag zur Versicherten- oder Grundpauschale. Die Nr. 37802 ist mit 17,47 Euro (141 Punkte) bewertet und einmal im Behandlungsfall berechnungsfähig. Sie muss aktiv von der koordinierenden Praxis angesetzt werden.

Siehe auch Kommentar zu Nr. 37800.

37804   Fallbesprechung im Zusammenhang mit der Versorgung von Patienten gemäß § 2   **86**
            LongCOV-RL   **10,96**

Obligater Leistungsinhalt
- Patientenorientierte Fallbesprechung unter Beteiligung der notwendigen ärztlichen Fachdisziplinen und/oder weiterer komplementärer Berufe sowie mit Pflegekräften bzw. Angehörigen, die an der medizinischen Behandlungspflege des Patienten beteiligt sind

Anmerkung Die Gebührenordnungsposition 37804 ist höchstens fünfmal im Krankheitsfall berechnungsfähig.
Die Gebührenordnungsposition 37804 ist auch bei einer telefonischen Fallbesprechung berechnungsfähig.
Die Gebührenordnungsposition 37804 ist auch bei Durchführung der Fallbesprechung als Videofallbesprechung berechnungsfähig. Für die Abrechnung gelten die Anforderungen gemäß Anlage 31b zum BMV-Ä entsprechend. Bei Durchführung der Leistung im Rahmen einer Videosprechstunde ist dies durch Angabe einer bundeseinheitlich kodierten Zusatzkennzeichnung zu dokumentieren.

Abrechnungsausschluss in derselben Sitzung 01442, 01443, 01758, 30210, 30706, 30948, 37120, 37320, 37400 und 37720

Berichtspflicht Nein

Aufwand in Min.   **Kalkulationszeit:** KA   **Prüfzeit:** ./.   **Eignung d. Prüfzeit:** keine Eignung

Kommentar: Ärzte, die an der Versorgung eines Patienten beteiligt sind, können für die Teilnahme an patientenbezogenen Fallbesprechungen die Nr. 37804 abrechnen. Dabei kann die Besprechung in Präsenz, per Video oder Telefon stattfinden und ist für die Besprechung mit ärztlichen Fachdisziplinen, wie auch weiterer komplementärer Berufe (Pflegekräfte, Angehörige, die an der medizinischen Behandlungspflege des Patienten beteiligt sind) gedacht.
Siehe auch Kommentar zu Nr. 37800.

37806*   Pauschale für die Versorgung von Patienten gemäß § 2 LongCOV-RL durch einen   **219**
           oder mehrere, an der vertragsärztlichen Versorgung teilnehmende(n) Arzt/Ärzte   **27,90**
           nach § 3 Abs. 4 LongCOV-RL

Obligater Leistungsinhalt
- Persönlicher Arzt-Patienten-Kontakt,
- Unterstützung und Beratung des an der hausärztlichen oder fachärztlichen Versorgung teilnehmenden Vertragsarztes bei der differentialdiagnostischen Abklärung und bei der Behandlung,
- Überprüfung und ggf. Vorschläge zur Anpassung des Behandlungsplans,
- Konsiliarische Erörterung/Fachliche Beratung und Informationsaustausch mit dem koordinierenden Arzt,

Fakultativer Leistungsinhalt
- Bei Bedarf Teilnahme an Konsilen und Fallbesprechungen möglichst unter Nutzung telemedizinischer Möglichkeiten oder Videosprechstunden,
- Verordnung von Leistungen nach § 8 LongCOV-RL gegebenenfalls per Videosprechstunde,
- Beratung sowie Information über geeignete Behandlungsmöglichkeiten, Beratungs- und Hilfsangebote sowie Unterstützungsleistungen und Kontakte zu Selbsthilfeeinrichtungen für Patienten, ihre Angehörigen und Bezugspersonen,
- Einbindung von Psychotherapeuten und/oder Neuropsychologen,

Abrechnungsbestimmung einmal im Behandlungsfall

Anmerkung Die Gebührenordnungsposition 37806 ist höchstens zweimal im Krankheitsfall berechnungsfähig.

Die Berechnung der Gebührenordnungsposition 37806 setzt eine Überweisung durch den koordinierenden Arzt gemäß § 4 und § 5 LongCOV-RL voraus.

Die Berechnung der Gebührenordnungsposition 37806 setzt die Erfüllung der in § 3 Absatz 4 LongCOV-RL genannten Kriterien voraus. Die Erfüllung der Kriterien ist gegenüber der zuständigen Kassenärztlichen Vereinigung anzuzeigen.

Die Verordnung von Leistungen nach § 8 LongCOV-RL kann auch im Rahmen einer Videosprechstunde erfolgen. Für die Abrechnung gelten die Anforderungen gemäß Anlage 31b zum BMV-Ä entsprechend

Berichtspflicht Nein

Aufwand in Min. **Kalkulationszeit:** 17 **Prüfzeit:** 14 **Eignung d. Prüfzeit:** Nur Quartalsprofil

Kommentar: Koordinierende Ärzte können Patienten zur differentialdiagnostischen Abklärung an eine Hochschulambulanz (nach § 117b SGB V) oder eine spezialisierte vertragsärztliche Praxis überweisen. Gemäß den Kriterien der LongCOV-RL müssen diese Einrichtungen eine neurologische, kardiologische und pneumologische Versorgung gewährleisten und an klinischer Forschung zu den in der LongCOV-RL genannten Erkrankungen beteiligt sein.

Die Nr. 37804 wird extrabudgetär und damit in voller Höhe vergütet.

40 Kostenpauschalen

40.1 Präambel

1. Psychologische Psychotherapeuten, Fachpsychotherapeuten für Erwachsene, Kinder- und Jugendlichenpsychotherapeuten sowie Fachpsychotherapeuten für Kinder und Jugendliche können im Zusammenhang mit ihren Leistungen die Kostenpauschalen 40110, 40111 und 40142 dieses Kapitels abrechnen.

2. Neben den Gebührenordnungspositionen des Abschnitts 1.7.3.1 zur Früherkennung von Brustkrebs durch Mammographie-Screening sind nur die Kostenpauschalen nach den Nrn. 40090, 40092, 40094, 40850, 40852, 40854 und 40855 berechnungsfähig.

3. Im kurativ-stationären (belegärztlichen) Behandlungsfall können die vom Krankenhaus zu tragenden Kostenpauschalen 40165, 40300, 40302 und 40304 und die Kostenpauschalen der Abschnitte 40.6, 40.8, 40.10, 40.11, 40.13 bis 40.17 von Belegärzten nicht berechnet werden. Satz 1 gilt für Kosten nach Nr. 7 des Allgemeinen Bestimmungen entsprechend.

Kommentar:

Die Abrechnungsmöglichkeit von Kosten neben dem Mammographie-Screening wurden gegenüber dem früheren EBM um die Nrn. 40854 und 40855 erweitert.

40.4 Kostenpauschale für die Versendung bzw. den Transport von Briefen, Röntgenaufnahmen, Filmfolien und/oder schriftlichen Unterlagen, Kostenpauschale für Telefax

1. Die Kostenpauschalen des Abschnitts 40.4 sind für den elektronischen Versand von Briefen und/oder schriftlichen Unterlagen nicht berechnungsfähig. Der Versand von Telefaxen ist hiervon ausgenommen.

2. Die Kostenpauschalen nach den Gebührenordnungspositionen 40110 und 40111 sind für Arztgruppen gemäß Präambel 12.1 Nr. 1 nicht berechnungsfähig.

3. Die Kostenpauschalen nach den Gebührenordnungspositionen 40110 und 40111 unterliegen einem gemeinsamen Höchstwert je Arzt. Für die Gebührenordnungspositionen 40110 und 40111 wird hierzu ein Volumen je Arzt gebildet, aus dem alle gemäß der Gebührenordnungspositionen 40110 und 40111 abgerechneten Kostenpauschalen im Quartal zu vergüten sind.

Der Höchstwert für die Gebührenordnungspositionen 40110 und 40111 wird arztgruppenspezifisch festgelegt:

EBM-Kapitel bzw. Abschnitt	Arztgruppe	Höchstwert in Euro
1.3	Ärzte, Institute und Krankenhäuser, die zur Erbringung von Leistungen ermächtigt sind	6,72
3	Allgemeinmedizin, hausärztliche Internisten und praktische Ärzte	7,68
4	Kinder- und Jugendmedizin	7,68
5	Anästhesiologie	5,76
5 und 30.7	Anästhesiologie mit Schmerztherapie	16,32
6	Augenheilkunde	8,64
7	Chirurgie	23,04
8	Gynäkologie	8,64
9	Hals-Nasen-Ohrenheilkunde	13,44
10	Dermatologie	10,56
11	Humangenetik	19,20
13.2	Innere Medizin, fachärztliche Internisten ohne SP	40,32
13.3.1	Innere Medizin, SP Angiologie	48,96

© Der/die Autor(en), exklusiv lizenziert an
Springer-Verlag GmbH, DE, ein Teil von Springer Nature 2026
P. M. Hermanns und K. von Pannwitz (Hrsg.), *EBM 2026*
Kommentar Kinderheilkunde, Abrechnung erfolgreich und
optimal, https://doi.org/10.1007/978-3-662-73101-7_5

13.3.2	Innere Medizin, SP Endokrinologie	60,48
13.3.3	Innere Medizin, SP Gastroenterologie	53,76
13.3.4	Innere Medizin, SP Hämatologie/Onkologie	56,64
13.3.5	Innere Medizin, SP Kardiologie	63,36
13.3.6	Innere Medizin, SP Nephrologie	25,92
13.3.7	Innere Medizin, SP Pneumologie	74,88
13.3.8	Innere Medizin, SP Rheumatologie	65,28
14	Kinder- und Jugendpsychiatrie und -psychotherapie	3,84
15	Mund-, Kiefer- und Gesichtschirurgie	4,80
16	Neurologie, Neurochirurgie	30,72
17	Nuklearmedizin	82,56
18	Orthopädie	30,72
19	Pathologie	7,68
20	Sprach-, Stimm- und kindliche Hörstörungen	22,08
21	Psychiatrie	10,56
21	Nervenheilkunde, Neurologie und Psychiatrie	28,80
22	Psychosomatische Medizin und Psychotherapie	0,96
23	Psychotherapie	0,96
24	Radiologie	91,02
25	Strahlentherapie	26,88
26	Urologie	28,80
27	Physikalische und Rehabilitative Medizin	14,40
37.7	Ärzte und Krankenhäuser gemäß § 5 Absatz 2 Satz 2 der AKI-RL	6,72

Wird ein Facharzt für Kinder- und Jugendmedizin mit Schwerpunkt oder Zusatzweiterbildung in mindestens 50 Prozent seiner Arztfälle im Quartal im fachärztlichen Versorgungsbereich tätig, so bestimmt sich der arztgruppenspezifische Höchstwert für die Gebührenordnungspositionen 40110 und 40111 gemäß dem entsprechenden Schwerpunkt der Inneren Medizin.

Kommentar:

Mit der erneuten Absenkung der Höchstwerte für den Portoversand (38,88.-EUR auf 28,38.-EUR) setzt sich der von Gesundheitsminister Jens Spahn eingeführte Druck zum elektronischen Versand der Arztbriefe fort.

Aus pädiatrischer Sicht gibt es Kritik in zweierlei Hinsicht: Zum einen verhindert die dysfunktionale Telematikinfrastruktur die Nutzung der elektronischen Kommunikationswege über KIM-Dienste bis heute. Damit blockieren die für die Telematikinfrastruktur zuständigen Institutionen (Gematik, technische TI-Anbieter) die störungsfreie und effiziente Nutzung des elektronischen Versands. Gleichwohl werden die Sanktionen durch Absenkung der Portohöchstgrenzen weiter vorangetrieben.

Hinweis: Wird ein Facharzt für Kinder- und Jugendmedizin mit Schwerpunkt oder Zusatzweiterbildung in mindestens 50 Prozent seiner Arztfälle im Quartal im fachärztlichen Versorgungsbereich tätig, so bestimmt sich der arztgruppenspezifische Höchstwert für die Gebührenordnungspositionen 40110 und 40111 gemäß dem entsprechenden Schwerpunkt der Inneren Medizin.

40102 Zuschlag zur Kostenpauschale 40110 für die Versendung von Untersuchungsmaterial im Zusammenhang mit den Leistungen nach den Gebührenordnungspositionen 01707 oder 01709 an das Screening-Labor, **2,65**

Abrechnungsbestimmung je Versand

Anmerkung Die Kostenpauschale 40102 ist nur dann berechnungsfähig, wenn dem Einsender entsprechende Kosten für die Versendung des Untersuchungsmaterials entstanden sind.

Berichtspflicht Nein

Kommentar: Dieser Zuschlag vergütet den veranlassenden Ärzten die Kosten für ein Einschreiben, welches eine Befundmitteilung 72 Stunden nach Probenabnahme unter den veränderten Zustellbedingungen der Deutschen Post ermöglichen soll. Der Zuschlag zur Kostenpauschale 40110 ersetzt lediglich das erhöhte Briefporto. Der erhöhte Personal- und Logistikaufwand für ein Einschreiben wird nicht vergütet. Das neue Verfahren bedeutet für die Praxen eine Unwirtschaftlichkeit. Er führt nicht zu Einsparungen bei anderen Gebührenordnungspositionen (keine Substitution).

Siehe auch Kommentar zu Nr. 01707.

40104 Kostenpauschale für Versandmaterial sowie für die Versendung bzw. den Transport von Röntgenaufnahmen und/oder Filmfolien mit dokumentierten Untersuchungsergebnissen bildgebender Verfahren, **5,10**

Abrechnungsbestimmung je Versand

Anmerkung Bei Mitgabe von Röntgenaufnahmen, Filmfolien und Szintigrammen ist die Kostenpauschale nach der Nr. 40104 nicht berechnungsfähig.
Für die elektronische Übermittlung von Röntgenaufnahme(n) oder Computertomografieaufnahme(n) im Zusammenhang mit der Leistung entsprechend der Gebührenordnungsposition 34800 ist die Gebührenordnungsposition 40104 nicht berechnungsfähig.

Abrechnungsausschluss in derselben Sitzung 34800
im Behandlungsfall 34810, 34820, 34821

GOÄ entsprechend oder ähnlich: Berechnung der entstandenen Kosten nach § 10 Abs.1 GOÄ

Kommentar: Die Kostenpauschale gilt je Versand. Wird das Versandmaterial für die Rücksendung an den Radiologen benutzt, kann der rücksendende Arzt nur das Porto nach Nrn. 40110 f. berechnen, nicht aber die Leistung nach Nrn. 40104 oder 40106.

40106 Kostenpauschale für Versandmaterial sowie für die Versendung bzw. den Transport von Langzeit-EKG-Datenträgern, **1,50**

Abrechnungsbestimmung je Versand

Anmerkung Bei Mitgabe von Langzeit-EKG-Datenträgern ist die Kostenpauschale nach der Nr. 40106 nicht berechnungsfähig.

GOÄ entsprechend oder ähnlich: Berechnung der entstandenen Kosten nach § 10 Abs.1 GOÄ

Kommentar: Die Kostenpauschale gilt je Versand. Wird das Versandmaterial für die Rücksendung an den Radiologen benutzt, kann der rücksendende Arzt nur das Porto nach Nrn. 40110 f. berechnen, nicht aber die Leistung nach Nrn. 40104 oder 40106.

40110 Kostenpauschale für die Versendung bzw. den Transport eines Briefes und/oder von schriftlichen Unterlagen **0,96**

Anmerkung Der Höchstwert für die Gebührenordnungspositionen 40110 und 40111 wird gemäß Abschnitt 40.4 Nr. 3 arztgruppenspezifisch festgelegt.

Abrechnungsausschluss im Behandlungsfall 40092–40095

Kommentar: Die arztgruppenspezifische Höchstwertregelung der Portokostenpauschale benachteiligt die pädiatrische Schwerpunktpädiatrie. Kinderkardiologen und -pneumologen unterliegen dem allgemeinpädiatrischen Höchstwert von 38,88 EUR, wogegen die entstehenden Kosten in der korrespondierenden Erwachsenenmedizin weitaus besser abgebildet ist (Kardiologie 309,42 EUR, Pneumologie 367,74 EUR).

Die Bewertungen der Portogebühren nach den Ziffern 40110 und 40128 bis 40130 im Abschnitt 40.4 EBM wurden von 86 ct auf 96 ct angepasst.

Die Kostenpauschalen nach der Ziffer 40111 unterliegen einem gemeinsamen Höchstwert je Arzt. Der Höchstwert für die Gebührenordnungspositionen 40110 und 40111 wird arztgruppenspezifisch festgelegt:

Wenn die in der Nr. 37706 enthaltenen Leistungen entsprechend den Nrn. 01600 und 01601 durchgeführt werden, sind für die Versendung bzw. den Transport die Kostenpauschalen nach den Nrn. 40110 und 40111 berechnungsfähig.

Hinweis: Wird ein Facharzt für Kinder- und Jugendmedizin mit Schwerpunkt oder Zusatzweiterbildung in mindestens 50 Prozent seiner Arztfälle im Quartal im fachärztlichen Versorgungsbereich tätig, so bestimmt sich der arztgruppenspezifische Höchstwert für die Gebührenordnungspositionen 40110 und 40111 gemäß dem entsprechenden Schwerpunkt der Inneren Medizin.

40111   Kostenpauschale für die Übermittlung eines Telefaxes   **0,05**

Anmerkung Der Höchstwert für die Gebührenordnungspositionen 40110 und 40111 wird gemäß Abschnitt 40.4 Nr. 3 arztgruppenspezifisch festgelegt.

Abrechnungsausschluss im Behandlungsfall 40092–40095

Kommentar: Siehe Kommentar zu EBM-Nr. 40110

40128   Kostenpauschale für die postalische Versendung   **0,96**
einer mittels Stylesheet erzeugten papiergebundenen Arbeitsunfähigkeitsbescheinigung gemäß § 4 Absatz 4.1.2 Anlage 2b BMV-Ä an den Patienten
– bei Patientenkontakt im Rahmen einer Videosprechstunde gemäß § 4 Absatz 5 der Arbeitsunfähigkeits-Richtlinie des Gemeinsamen Bundesausschusses und/oder
– bei telefonischem Patientenkontakt im Falle einer öffentlich-rechtlichen Pflicht oder bei Bestehen einer öffentlich-rechtlichen Empfehlung zur Absonderung gemäß § 4 Absatz 6 der Arbeitsunfähigkeits-Richtlinie des Gemeinsamen Bundesausschusses und/oder
– im Zusammenhang mit der Durchführung einer Besuchsleistung entsprechend den Gebührenordnungspositionen 01410, 01411, 01412, 01413, 01415 und 01418 und/oder
– einer Verordnung von Leistungen der medizinischen Rehabilitation (Muster 61) im Rahmen einer Videosprechstunde gemäß § 1b der Rehabilitations-Richtlinie des Gemeinsamen Bundesausschusses und/oder
– einer Verordnung Krankenbeförderungsleistungen (Muster 4) von im Rahmen einer Videosprechstunde oder nach telefonischem Kontakt gemäß § 2 der Krankentransport-Richtlinie des Gemeinsamen Bundesausschusses und oder
– einer Verordnung von Hilfsmitteln (Muster 16) im Rahmen einer Videosprechstunde oder nach telefonischem Kontakt gemäß § 6 der Hilfsmittel-Richtlinie des Gemeinsamen Bundesausschusses und/oder
– einer Folgeverordnung der häuslichen Krankenpflege (Muster 12) im Rahmen einer Videosprechstunde oder nach telefonischem Kontakt gemäß § 3 Absatz 1a der Häusliche Krankenpflege-Richtlinie des Gemeinsamen Bundesausschusses und/oder
– einer Folgeverordnung von Heilmitteln (Muster 13) im Rahmen einer Videosprechstunde oder nach telefonischem Kontakt gemäß § 3 Absatz 3a der Heilmittel-Richtlinie des Gemeinsamen Bundesausschusses und/oder
– einer Überweisung (Muster 6) zur Mit- und/oder Weiterbehandlung durch eine andere Fachgruppe im Rahmen einer Videosprechstunde gemäß § 10 Absatz 1 und 2 der Anlage 31c zum BMV-Ä und/oder
– einer Verordnung (Muster 2) von Krankenhausbehandlung im Rahmen einer Videosprechstunde gemäß § 10 Absatz 1 und 2 der Anlage 31c zum BMV-Ä

Anmerkung Die Kostenpauschale 40128 ist nur berechnungsfähig bis ein verbindliches elektronisches Muster für die jeweilige Verordnung, Überweisung oder Bescheinigung zur Verfügung steht und diese auf elektronischem Weg an den Patienten versendet werden darf.

Berichtspflicht Nein

Kommentar: Die GOP 40128 beinhaltet unterdessen auch den postalen Versand von Kindkrankschreibungen, Folgeverordnungen von Heilmitteln (Muster 13) im Rahmen einer Videosprechstunde oder nach telefonischem Kontakt sowie von Überweisungen und Krankenhauseinweisungen, die während einer Videosprechstunde ärztlich festgestellt wurden. Zum 1.1.2026 wurde sie um die Möglichkeit zum Versand von Überweisungen (Muster 6) zur Mit- und/oder Weiterbehandlung durch eine andere Fachgruppe und Verordnungen (Muster 2) von Krankenhausbehandlung im Rahmen einer Videosprechstunde erweitert.

40129 Kostenpauschale für die postalische Versendung einer Bescheinigung gemäß **0,96**
Muster 21 an den Patienten bzw. die Bezugsperson bei telefonischem Patienten-
kontakt oder Patientenkontakt im Rahmen einer Videosprechstunde

Anmerkung Die Kostenpauschale 40129 ist nur berechnungsfähig bis ein verbindliches
elektronisches Muster für das Muster 21 zur Verfügung steht und die Bescheinigung auf
elektronischem Weg an den Patienten versendet werden darf.

Berichtspflicht Nein

40130 Kostenpauschale für die postalische Versendung einer mittels Stylesheet erzeugten **0,96**
papiergebundenen Arbeitsunfähigkeitsbescheinigung an die Krankenkasse des
Patienten gemäß § 4 Absatz 4.1.4 Anlage 2b BMV-Ä

Anmerkung Die Kostenpauschale 40130 ist nur berechnungsfähig, wenn nach Ausstellung
festgestellt wird, dass die Datenübermittlung an die Krankenkasse nicht möglich ist und
diese nicht bis zum Ende des nachfolgenden Werktages nachgeholt werden kann.

Berichtspflicht Nein

Kommentar: Der Bewertungsausschuss prüft bis zum 30. Juni 2025, ob die Kostenpauschale 40130 in
vorhandene Leistungen des EBM überführt werden kann und fasst ggf. einen Beschluss
mit Wirkung zum 1. Januar 2026.

40.5 Übergreifende Kostenpauschalen

40142 Kostenpauschale für Leistungen entsprechend der Gebührenordnungspositionen **1,50**
01615, 01620, 01621 oder 01622, bei Abfassung in freier Form, wenn vereinbarte
Vordrucke nicht verwendet werden können,

Anmerkung Die Kostenpauschale 40142 ist im Zusammenhang mit der Gebührenordnungsposition 01615 insgesamt nur für eine Seite berechnungsfähig.

Abrechnungsbestimmung je Seite

GOÄ entsprechend oder ähnlich: 95 (Schreibgebühren), 96 (Schreibgebühren je Kopie)

Kommentar: Schreibgebühren können nur angesetzt werden, wenn auf Verlangen der Kasse oder eines
Kostenträgers, der nach EBM abrechnet, eine Auskunft gemäß EBM-Nrn. 01620, 01621
oder 01622 gefordert ist und kein Vordruck verwendet wird.

40152 Kostenpauschale für ein ausgegebenes Testbriefchen für den Nachweis von **1,50**
Albumin im Stuhl, wenn die Leistung entsprechend der Gebührenordnungsposition
32041 nicht erbracht werden konnte

Abrechnungsausschluss im Behandlungsfall 32401

GOÄ entsprechend oder ähnlich: Berechnung der entstandenen Kosten nach § 10 Abs.1 GOÄ

Kommentar: Müssen ein zweites Mal Testbriefe ausgegeben werden, kann die Nr. 40152 zusätzlich zur
Nr. 32041 abgerechnet werden.

40154 Kostenpauschale bei Durchführung der Leistung entsprechend der Gebühren- **25,60**
ordnungsposition 02400 für den Bezug des 13C-Harnstoffs gemäß Nr. I-7 der
Allgemeinen Bestimmungen

GOÄ entsprechend oder ähnlich: Berechnung der entstandenen Kosten nach § 10 Abs.1 GOÄ

Kommentar: Nicht abrechenbar ist diese Leistung in einigen KV-Bezirken, die den Materialbezug in die
Sprechstundenbedarfs-Vereinbarung aufgenommen haben. Informieren Sie sich bei Ihrer KV.

40167 Kostenpauschale bei Durchführung einer FeNOMessung zur Indikationsstellung **7,84**
einer Therapie mit Dupilumab entsprechend den Gebührenordnungspositionen
04538 oder 13678 für das Mundstück (und ggf. Sensor)

VI Anhänge

Die nachfolgenden Anhänge finden Sie auf den KBV-Seiten des EBM online: https://www.kbv./html/online-ebm.php.

1. Verzeichnis der nicht gesondert berechnungsfähigen Leistungen

Wichtig: Die stets aktuelle Tabelle finden Sie unter den Anhängen auf den KBV-Seiten:
https://www.kbv.de/praxis/abrechnung/ebm

1. Die im Anhang 1 aufgeführten Leistungen sind – sofern sie nicht als Gebührenordnungspositionen im EBM verzeichnet sind – Teilleistungen von Gebührenordnungspositionen des EBM und als solche nicht eigenständig berechnungsfähig. In der KBV-Tabelle steht in der linken Spalte der Begriff Spaltenbezeichnung – wir haben ergänzt: ggf. EBM Nr., da im unteren Teil auch EBM Nrn. genannt sind.
2. In den Gebührenordnungspositionen wird ggf. auf die Bezeichnung der Spalten
   VP = Versichertenpauschale,
   GP = Grund-/Konsiliarpauschale,
   SG = sonstige Gebührenordnungspositionen
   verwiesen.

Spaltenbezeichnung/ ggf. EBM Nr.	Legende	VP	GP	SG

2. Zuordnung der operativen Prozeduren nach § 295 SGB V (OPS) zu den Leistungen der Kapitel 31 und 36

Informationen der Herausgeber
Diese Aufstellung der ambulanten und belegärztlichen Operationen nach den Kapiteln 31 und 36, die für Pädiater – bis auf ganz wenige Ausnahmen – nicht von Bedeutung sind, finden Sie bei der KBV.

3. Angaben für den zur Leistungserbringung erforderlichen Zeitaufwand des Vertragsarztes gemäß § 87 Abs. 2, S. 1 SGB V in Verbindung mit § 106a Abs. 2 SGB V

Informationen der Herausgeber
Im Buch finden Sie zu den einzelnen EBM Nrn. unter der Zeile Aufwand in Minuten (Kalkulationszeit – Prüfzeit – Eignung für Prüfzeit) die entsprechenden Zeiten dieser Tabelle.

Anmerkungen:

1) Gebührenordnungspositionen des Kapitels 32 und entsprechende laboratoriumsmedizinische Gebührenordnungspositionen, vertraglich vereinbarte Kostenerstattungen und die Gebührenordnungspositionen der Abschnitte 11.4.2 bis 11.4.4 EBM und 19.4.2 bis 19.4.5 EBM enthalten keine ärztlichen Kalkulations- und Prüfzeiten.

2) Der im Standardbewertungssystem verwendete Zeitbedarf für die ärztliche Leistung

3) Gemäß der Allgemeinen Bestimmung 4.3.8 sowie den Anmerkungen unter den Gebührenordnungspositionen der Pauschalen für die fachärztliche Grundversorgung entsprechen die in Spalte 1 mit * gekennzeichneten Gebührenordnungspositionen nicht der fachärztlichen Grundversorgung.

Zusätzlich zu den im Anhang 3 gekennzeichneten Gebührenordnungspositionen werden die Gebührenordnungspositionen der Abschnitte 11.4, 19.4 und 32.3 EBM ebenfalls nicht der fachärztlichen Grundversorgung zugerechnet und führen zum Ausschluss der Berechnungsfähigkeit der Pauschale für die fachärztliche Grundversorgung.

4. Verzeichnis nicht oder nicht mehr berechnungsfähiger Leistungen

Diese Liste wird von der KBV regelmäßig aktualisiert (https://www.kbv.de/praxis/abrechnung/ebm)

5. Verzeichnis der im Rahmen von Erprobungsverfahren gemäß § 137e SGB V nicht mehr berechnungsfähigen Leistungen

Informationen der Herausgeber
Die Erprobungsverfahren sind für Pädiater nicht von Bedeutung. Sie finden sie bei der KBV.

© Der/die Autor(en), exklusiv lizenziert an
Springer-Verlag GmbH, DE, ein Teil von Springer Nature 2026
P. M. Hermanns und K. von Pannwitz (Hrsg.), *EBM 2026*
Kommentar Kinderheilkunde, Abrechnung erfolgreich und
optimal, https://doi.org/10.1007/978-3-662-73101-7_6

6. Zuordnung der Gebührenordnungspositionen der Kapitel 50 und 51 zu den Anlagen der Richtlinie des Gemeinsamen Bundes-ausschusses über die ambulante spezialfachärztliche Versorgung nach § 116b SGB V (ASV-RL)

Diese Tabelle betrifft nur in seltenen Einzelfällen Pädiater. Die KBV informiert dazu:

1. Die Gebührenordnungspositionen der Kapitel 50 und 51 sind ausschließlich im Rahmen der Behandlung und bei einer der Erkrankungen gemäß den Anlagen der Richtlinie des Gemeinsamen Bundesausschusses über die ambulante spezialfachärztliche Versorgung nach § 116b SGB V entsprechend der Zuordnung in der nachfolgenden Tabelle berechnungsfähig. Die Gebührenordnungspositionen sind ausschließlich von den jeweils zugeordneten Fachgruppen entsprechend ihrer Bezeichnung in der ASV-RL berechnungsfähig. Sofern in der Tabelle Indikationen und sonstige Anforderungen genannt werden, sind die Gebührenordnungspositionen nur dann berechnungsfähig, wenn mindestens eine der genannten Indikationen vorliegt und alle Anforderungen erfüllt werden.
2. Sofern die im Anhang 6 aufgeführten Gebührenordnungspositionen aufgrund von Änderungen durch einen Beschluss des G-BA bei der Fachgruppenzuordnung und/oder den Indikationen und sonstigen Anforderungen von den Leistungsbeschreibungen in Abschnitt 1 und 2 der Anlage zur ASV-RL des G-BA abweichen, gelten bis zur entsprechenden Anpassung des Anhangs 6 EBM die vom G-BA getroffenen Regelungen hinsichtlich der zur Leistung berechtigten Fachgruppen, der Indikationen und sonstigen Anforderungen der Anlage zur ASV-RL.

Die entsprechende Tabelle finden Sie auf den Seiten der KBV unter:
https://www.kbv.de/praxis/abrechnung/ebm

8. Zuordnung der Prozeduren zu den Leistungen nach den Gebührenordnungspositionen 01500, 01501, 01502 und/oder 01503

Der Gesamthöchstwert in Spalte 4 entspricht dem Höchstwert in Stunden für die Summe der gemäß Spalte 3 berechnungsfähigen Gebührenordnungspositionen.

GOP	Prozedur	Berechnungsfähige GOP	Gesamthöchstwert (in Stunden)
02302#	Kleinchirurgischer Eingriff III und/oder primäre Wundversorgung bei Säuglingen, Kleinkindern und Kindern: Biopsie ohne Inzision am Endometrium: Diagnostische Mikrokürettage (Strichkürettage) oder Aspirationskürettage	01501 und 01502	2
02341	Punktion II: Ascites als Entlastungspunktion unter Gewinnung von mindestens 250 ml Ascites-Flüssigkeit	01500 und 01502	4
02342	Lumbalpunktion	01502	2
02344#	Perkutane Biopsie: Perkutane Biopsie an Lymphknoten, mediastinal oder paraaorta	01501 und 01503	3
04421	Externe elektrische Kardioversion	01501 und 01503	4
13552	Externe elektrische Kardioversion	01501 und 01503	4
34290	Angiokardiographie	01501 und 01503	4

VII Ausschließlich im Rahmen der ambulanten spezial-fachärztlichen Versorgung (ASV) berechnungsfähige Gebührenordnungspositionen

50.2 Diagnostische und therapeutische Gebührenordnungspositionen gemäß der Richtlinie des Gemeinsamen Bundesausschusses über die ambulante spezialfachärztliche Versorgung nach § 116b SGB V: Anlage 1.1 a) onkologische Erkrankungen – Tumorgruppe 9: Tumoren des Auges

1. Die in diesem Abschnitt genannten Gebührenordnungspositionen sind ausschließlich im Rahmen der Leistungserbringung gemäß Anlage 1.1 a) onkologische Erkrankungen – Tumorgruppe 9: Tumoren des Auges der Richtlinie des Gemeinsamen Bundesausschusses über die ambulante spezialfachärztliche Versorgung nach § 116b SGB V berechnungsfähig.

50200	Optische Kohärenztomographie am hinteren oder vorderen Augenabschnitt	**404** 51,47

Obligater Leistungsinhalt
- Persönlicher Arzt-Patienten-Kontakt,
- Optische Kohärenztomographie am hinteren Augenabschnitt mittels SD-OCT oder technischer Weiterentwicklung oder
- Optische Kohärenztomographie am vorderen Augenabschnitt mittels SD-OCT oder technischer Weiterentwicklung,
- Befundauswertung,

Fakultativer Leistungsinhalt
- Bild-Dokumentation,

Abrechnungsbestimmung viermal im Kalendervierteljahr

Berichtspflicht Nein

50201	Zuschlag zur GOP 50200 bei Durchführung eines OCT des hinteren und vorderen Augenabschnittes in einer Sitzung	**320** 40,77

Berichtspflicht Nein

50.4 Diagnostische und therapeutische Gebührenordnungspositionen gemäß der Richtlinie des Gemeinsamen Bundesausschusses über die ambulante spezialfachärztliche Versorgung nach § 116b SGB V: Anlage 1.1 b) Rheumatologische Erkrankungen Erwachsene und Rheumatologische Erkrankungen Kinder und Jugendliche

1. Die in diesem Abschnitt genannten Gebührenordnungspositionen sind ausschließlich im Rahmen der Leistungserbringung gemäß Anlage 2 a) Tuberkulose und atypische Mykobakteriose der Richtlinie des Gemeinsamen Bundesausschusses über die ambulante spezialfachärztliche Versorgung nach § 116b SGB V berechnungsfähig.

50400	Zusatzpauschale für die Überleitung eines Jugendlichen mit rheumatologischer Erkrankung in die Erwachsenenmedizin	**110** 14,01

Obligater Leistungsinhalt
- Persönlicher Arzt-Patienten-Kontakt,
- Gespräch mit dem Patienten,
- Dokumentation der Gesprächsergebnisse in dem ausführlichen schriftlichen Abschlussbericht (Epikrise),

Fakultativer Leistungsinhalt
- Einbeziehung der Bezugs- oder Betreuungsperson(en),
- Konsultation und konsiliarische Beratung mit dem weiterbehandelnden Arzt,

Abrechnungsbestimmung je vollendete 10 Minuten Arzt-Patienten-Kontaktzeit, bis zu fünfmal im Laufe von vier Kalendervierteljahren

© Der/die Autor(en), exklusiv lizenziert an
Springer-Verlag GmbH, DE, ein Teil von Springer Nature 2026
P. M. Hermanns und K. von Pannwitz (Hrsg.), *EBM 2026*
Kommentar Kinderheilkunde, Abrechnung erfolgreich und
optimal, https://doi.org/10.1007/978-3-662-73101-7_7

Anmerkung Die Gebührenordnungsposition 50400 kann nur in den letzten vier Kalendervierteljahren vor einer Überleitung in die Erwachsenenmedizin berechnet werden.
Die Gebührenordnungsposition 50400 ist nur von einem Arzt des Kernteams berechnungsfähig.
Die Gebührenordnungsposition 50400 ist nur berechnungsfähig, wenn innerhalb der letzten vier Kalendervierteljahre jeweils mindestens ein Arzt-Patienten-Kontakt pro Kalendervierteljahr in mindestens drei Kalendervierteljahren mit dem Kinder- und Jugendmediziner stattgefunden hat. Davon müssen in mindestens zwei Kalendervierteljahren persönliche Arzt-Patienten-Kontakte vorgelegen haben.

Berichtspflicht Nein

50401 Zusatzpauschale für die Integration eines Patienten mit rheumatologischer **90**
Erkrankung in die Erwachsenenmedizin **11,47**

Obligater Leistungsinhalt
• Persönlicher Arzt-Patienten-Kontakt,
• Gespräch mit dem Patienten,

Fakultativer Leistungsinhalt
• Einbeziehung der Bezugs- oder Betreuungsperson(en),
• Konsultation und konsiliarische Beratung mit dem abgebenden Arzt,

Abrechnungsbestimmung je vollendete 10 Minuten, bis zu fünfmal im Laufe von vier Kalendervierteljahren

Anmerkung Die Gebührenordnungsposition 50401 ist nur bis zum Ende des 21. Lebensjahres berechnungsfähig. Die Gebührenordnungsposition 50401 kann im Quartal des erstmaligen Arzt-Patienten-Kontakts im ASV-Team und in den darauf folgenden drei Kalendervierteljahren berechnet werden.
Die Gebührenordnungsposition 50401 ist nur von einem Arzt des Kernteams berechnungsfähig.

Berichtspflicht Nein

50.5 Diagnostische und therapeutische Gebührenordnungspositionen gemäß der Richtlinie des Gemeinsamen Bundesausschusses über die ambulante spezialfachärztliche Versorgung nach § 116b SGB V: Anlage 2 c) Hämophilie

Die in diesem Abschnitt genannten Gebührenordnungspositionen sind ausschließlich im Rahmen der Leistungserbringung gemäß Anlage 2c) Hämophilie der Richtlinie des Gemeinsamen Bundesausschusses über die ambulante spezialfachärztliche Versorgung nach § 116b SGBV berechnungsfähig.

Grundpauschale
Obligater Leistungsinhalt
• Persönlicher Arzt-Patienten-Kontaktund/oder Arzt-Patienten-Kontakt im Rahmen einer Videosprechstunde gemäß Bestimmung Nr. 14 in Bereich VII EBM

Fakultativer Leistungsinhalt
• weitere persönliche oder andere Arzt-Patienten-Kontakte gemäß 4.3.1 der Allgemeinen Bestimmungen,
• Ärztlicher Bericht entsprechend der Gebührenordnungsposition 01600,
• Individueller Arztbrief entsprechend der Gebührenordnungsposition 01601,
• In Anhang 1 aufgeführte Leistungen,

Abrechnungsbestimmung einmal im Behandlungsfall

Anmerkung Die Gebührenordnungspositionen 50510 bis 50512 sind im Behandlungsfall nicht neben der Gebührenordnungsposition 12220 berechnungsfähig.

50510 für Versicherte bis zum vollendeten 5. Lebensjahr **256**
 32,62

Obligater Leistungsinhalt
• Persönlicher Arzt-Patienten-Kontaktund/oder Arzt-Patienten-Kontakt im Rahmen einer Videosprechstunde gemäß Bestimmung Nr. 14 in Bereich VII EBM

Fakultativer Leistungsinhalt
- weitere persönliche oder andere Arzt-Patienten-Kontakte gemäß 4.3.1 der Allgemeinen Bestimmungen,
- Ärztlicher Bericht entsprechend der Gebührenordnungsposition 01600,
- Individueller Arztbrief entsprechend der Gebührenordnungsposition 01601,
- In Anhang 1 aufgeführte Leistungen,

Berichtspflicht Nein

50511   für Versicherte ab Beginn des 6. bis zum vollendeten 59. Lebensjahr   **314**
40,00

Obligater Leistungsinhalt
- Persönlicher Arzt-Patienten-Kontaktund/oder Arzt-Patienten-Kontakt im Rahmen einer Videosprechstunde gemäß Bestimmung Nr. 14 in Bereich VII EBM

Fakultativer Leistungsinhalt
- weitere persönliche oder andere Arzt-Patienten-Kontakte gemäß 4.3.1 der Allgemeinen Bestimmungen,
- Ärztlicher Bericht entsprechend der Gebührenordnungsposition 01600,
- Individueller Arztbrief entsprechend der Gebührenordnungsposition 01601,
- In Anhang 1 aufgeführte Leistungen,

Abrechnungsausschluss im Behandlungsfall 12220

Berichtspflicht Nein

50512   für Versicherte ab Beginn des 60. Lebensjahres   **330**
42,04

Obligater Leistungsinhalt
- Persönlicher Arzt-Patienten-Kontaktund/oder Arzt-Patienten-Kontakt im Rahmen einer Videosprechstunde gemäß Bestimmung Nr. 14 in Bereich VII EBM

Fakultativer Leistungsinhalt
- weitere persönliche oder andere Arzt-Patienten-Kontakte gemäß 4.3.1 der Allgemeinen Bestimmungen,
- Ärztlicher Bericht entsprechend der Gebührenordnungsposition 01600,
- Individueller Arztbrief entsprechend der Gebührenordnungsposition 01601,
- In Anhang 1 aufgeführte Leistungen,

Abrechnungsausschluss im Behandlungsfall 12220

Berichtspflicht Nein

50.6 Diagnostische und therapeutische Gebührenordnungspositionen gemäß der Richtlinie des Gemeinsamen Bundesausschusses über die ambulante spezialfachärztliche Versorgung nach § 116b SGB V: Anlage 1.1 c) Chronisch entzündliche Darmerkrankungen

50601   Zuschlag zu den Gebührenordnungspositionen 04514, 04518, 13421 und 13422 bei   **402**
Durchführung einer Chromoendoskopie   **51,22**

Abrechnungsbestimmung einmal im Krankheitsfall

Berichtspflicht Nein

Kommentar: Hinweis des Bewertungsausschusses:

Die GOP 50601 dient der Vergütung des bislang nicht im EBM abgebildeten Aufwands einer Chromoendoskopie bei Durchführung der Überwachungskoloskopie nach der lfd. Nr. 4 des Appendix – Abschnitt 2 zur Anlage 1.1 Buchstabe c – Chronisch entzündliche Darmerkrankungen der ASV-RL. Über diese GOP werden die Aufbereitung und der Einsatz des Färbemittels sowie die hiermit verbundene Nachbereitung und ggf. verlängerte Untersuchungsdauer durch die abschnittsweise Färbung und Absaugung des Färbemittels im Rahmen einer Überwachungskoloskopie vergütet.

Für den Einsatz der hochauflösenden Weißlichtendoskopie (HDWLE), die vom Gemeinsamen Bundesausschuss in der genannten Abschnitt 2-Leistung ebenfalls aufgeführt ist, wurde vom ergänzten Bewertungsausschuss gegenüber einer regulären (Teil-)Koloskopie kein höherer Aufwand festgestellt, so dass dieses Verfahren keinen Zuschlag zu den GOP 04514, 04518, 13421 und 13422 auslöst.

50.7 Diagnostische und therapeutische Gebührenordnungspositionen gemäß der Richtlinie des Gemeinsamen Bundesausschusses über die ambulante spezialfachärztliche Versorgung nach § 116b SGB V: Anlage 2 b) Mukoviszidose

Die in diesem Abschnitt genannten Gebührenordnungspositionen sind ausschließlich im Rahmen der Leistungserbringung gemäß Anlage 2 b) Mukoviszidose der Richtlinie des Gemeinsamen Bundesausschusses über die ambulante spezialfachärztliche Versorgung nach § 116b SGB V berechnungsfähig.

50700   Problemorientiertes ärztliches Gespräch, das aufgrund einer Mukoviszidose-   **128**
Erkrankung erforderlich ist   16,31

Obligater Leistungsinhalt
- Gespräch von mindestens 10 Minuten Dauer,
- mit einem Patienten

und/oder
- einer Bezugsperson,

Fakultativer Leistungsinhalt
- Beratung und Erörterung zu den therapeutischen, familiären, sozialen oder beruflichen Auswirkungen und deren Bewältigung im Zusammenhang mit der Erkrankung, die aufgrund von Art und Schwere das Gespräch erforderlich macht,

Abrechnungsbestimmung je vollendete 10 Minuten, höchstens viermal im Kalendervierteljahr

Anmerkung Die Gebührenordnungsposition 50700 ist auch bei Durchführung der Leistung im Rahmen einer Videosprechstunde berechnungsfähig. Abrechnungsvoraussetzung ist die Einhaltung der Regelungen gemäß § 5 Absatz 4 ASV-RL.
Bei der Nebeneinanderberechnung diagnostischer bzw. therapeutischer Gebührenordnungspositionen und der Gebührenordnungsposition 50700 ist eine mindestens 10 Minuten längere Arzt-Patienten-Kontaktzeit als in den entsprechenden Gebührenordnungspositionen angegeben Voraussetzung für die Berechnung der Gebührenordnungsposition 50700

Abrechnungsausschluss in derselben Sitzung 35100, 35110

Berichtspflicht: Nein

Nicht aufgenommen wurden aus Kapitel VII

- **die Abschnitte 50.1 und 50.6 und 51**

sowie das Kapitel

- **VIII Ausschließlich im Rahmen von Erprobungsverfahren gemäß § 137e SGB V berechnungsfähige Gebührenordnungspositionen**

Sie finden den gesamten Text der beiden Kapitel bei der KBV im Internet mit entsprechenden EBM Nrn. unter EBM online: https://www.kbv.de/html/online-ebm.php.

Schutzimpfungen

Richtlinie des Gemeinsamen Bundesausschusses über Schutzimpfungen nach § 20i Absatz 1 SGB V Stand 25. Oktober 2025
https://www.g-ba.de/downloads/62-492-3963/SI-RL_2025-09-04_iK-2025-10-25_AT-24-10-2025-B4.pdf

HINWEIS:
Über die aufgelisteten Impfungen in den Schutzimpfungsrichtlinie bieten einzelne Krankenkassen regional zusätzlich einige Schutzimpfungen als freiwillige Leistungen an.
Zu Informationen kontaktieren Sie Ihre regionale KV!

1. Schutzimpfungs-Richtlinie (Schutzimpfungs-Richtlinie (SI-RL)) von G-BA Oktober 2025

Nachfolgend finden Sie die einzelnen Impfungen und die Dokumentationsnrn. dazu. Wir haben auf die EBM Bewertungen verzichtet, weil es in der Regel überall regionale Impfvereinbarungen der KV mit den Krankenkassen gibt und unterschiedliche Honorare, diese Rahmenvereinbarungen mit Honoraren sollten Sie bei Ihrer KV nachfragen.

Bei der Dokumentation der Einzelimpfstoffe hat die Nummer der Standardimpfung Vorrang, wenn gleichzeitig weitere Indikationen in Betracht kommen. Influenza-Impfung eines 60-jährigen Patienten mit Diabetes gilt als Standardimpfung (89111) Influenza-Impfung eines 50-jährigen Patienten mit Diabetes gilt als Indikationsimpfung (89112).

Bei der Anwendung von Kombinationsimpfstoffen sind ausschließlich die Dokumentationsnummern der entsprechenden Kombinationen zu verwenden.

Rechtsprechung:

▶ **Vorfahrt für Impfung bei Uneinigkeit der Eltern**
Im Falle eines Streits der gemeinsam sorgeberechtigten Eltern darüber, ob ihr Kind geimpft werden soll, kann das Entscheidungsrecht gem. § 1628 BGB demjenigen Elternteil übertragen werden, der sich an den Empfehlungen der Ständigen Impfkommission (STIKO) am Robert Koch-Institut orientiert und damit das Kindeswohl als Maßstab nimmt. Dies gilt auch für den Fall, dass das Kind beim anderen Elternteil lebt, wie der Bundesgerichtshof (BGH) höchstrichterlich entschied.
Aktenzeichen: BGH, 03.05.2017, AZ.: XII ZB 157/16
Entscheidungsjahr: 2017

2. Abrechnung von Impfleistungen
Die jeweiligen Honorare sind bei den regionalen Kassenärztlichen Vereinigungen entsprechend den mit den Krankenkassen geschlossenen Verträgen unterschiedlich.
Im Internetauftritt Ihrer KV können Sie in der Regel die für Sie geltenden Honorare finden.
▶ **Risikoaufklärung kann bei Routine-Impfungen schriftlich erfolgen**
Eine rein schriftliche Patientenaufklärung bei einer Impfung, die den Empfehlungen der Ständigen Impfkommission (STIKO) folgt, ist ausnahmsweise ausreichend. Dies bestätigte das Oberlandesgericht (OLG) Zweibrücken und folgt damit der Rechtsprechung des Bundesgerichtshofs, die in bestimmten Fällen Ausnahmen zulässt zu der gemäß § 630e BGB bestehenden ärztlichen Pflicht, Patienten mündlich über mögliche Risiken aufzuklären. Allerdings müsse dem Patienten auch bei einer schriflichen Aufklärung zumindest die Gelegenheit zu einem Gespräch gegeben werden. Im vorliegenden Fall hatte ein Hausarzt bei einer Impfung gegen Influenza dem Patienten zur Aufklärung ein Merkblatt ausgehändigt. In Folge der Behandlung trug der Patient eine schwere Behinderung davon und wurde berufsunfähig.
Aktenzeichen: OLG Zweibrücken, 31.02.2013, AZ: 5 U 43/11
Entscheidungsjahr: 2013

Anlage 2 zur Richtlinie des Gemeinsamen Bundesausschusses über Schutzimpfungen nach § 20i Absatz 1 SGB V (Schutzimpfungs-Richtlinie/SI-RL)

Dokumentationsschlüssel für Impfungen (letzte Änderung: 4. September 2025)

	Dokumentationsnummer[1]		
Impfungen	erste Dosis eines Impfzyklus, bzw. unvollständige Impfserie	letzte Dosis eines Impfzyklus nach Fachinformation	Auffrischungsimpfung
1	2	3	4
Chikungunya (berufliche beziehungsweise Reiseindikation nach § 11 Absatz 3)	89139 Y		
Cholera (berufliche bzw. Reiseindikation nach § 11 Absatz 3)	89130 V	89130 W	89130 X[2]
COVID-19 mit Impfstoff **Comirnaty JN.1**	88345 A	88345 B	88345 R[2]
Nuvaxovid JN.1	88346 A	88346 B	88346 R[2]
Spikevax JN.1	88347 A	88347 B	88347 R[2]
Comirnaty KP.2	88348 A	88348 B	88348 R[2]
Comirnaty LP.8.1	88349 A	88349 B	88349 R[2]
Spikevax LP.8.1	88353 A	88353 B	88353 R[2]
Comirnaty JN.1 (berufliche beziehungsweise Reiseindikation nach § 11 Absatz 3)	88345 V	88345 W	88345 X
Nuvaxovid JN.1 (berufliche beziehungsweise Reiseindikation nach § 11 Absatz 3)	88346 V	88346 W	88346 X
Spikevax JN.1 (berufliche beziehungsweise Reiseindikation nach § 11 Absatz 3)	88347 V	88347 W	88347 X
Comirnaty KP.2 (berufliche beziehungsweise Reiseindikation nach § 11 Absatz 3)	88348 V	88348 W	88348 X
Comirnaty LP.8.1 (berufliche beziehungsweise Reiseindikation nach § 11 Absatz 3)	88349 V	88349 W	88349 X
Spikevax LP.8.1 (berufliche beziehungsweise Reiseindikation nach § 11 Absatz 3)	88353 V	88353 W	88353 X
Dengue (berufliche beziehungsweise Reiseindikation nach § 11 Absatz 3)	89136 V	89136 W	
Diphtherie (Standardimpfung) – Kinder und Jugendliche bis 17 Jahre	89100 A	89100 B	89100 R
Diphtherie – Indikationsimpfung	89101 A	89101 B	89101 R
FSME – Indikationsimpfung	89102 A	89102 B	89102 R
FSME (berufliche bzw. Reiseindikation nach § 11 Absatz 3)	89102 V	89102 W	89102 X
Gelbfieber (berufliche bzw. Reiseindikation nach § 11 Absatz 3)	89131 Y		89131 X[2]
Haemophilus influenzae Typ b (Standardimpfung) – Säuglinge und Kinder bis zum Alter von 4 Jahren	89103 A	89103 B	
Haemophilus influenzae Typ b – Indikationsimpfung	89104 A	89104 B	
Hepatitis A – Indikationsimpfung	89105 A	89105 B	89105 R
Hepatitis A (berufliche bzw. Reiseindikation nach § 11 Absatz 3)	89105 V	89105 W	89105 X

Hepatitis B (Standardimpfung) – Säuglinge, Kinder und Jugendliche bis 17 Jahre	89106 A	89106 B	
Hepatitis B – Indikationsimpfung	89107 A	89107 B	89107 R
Hepatitis B (berufliche bzw. Reiseindikation nach § 11 Absatz 3)	89107 V	89107 W	89107 X
Hepatitis B Dialysepatienten	89108 A	89108 B	89108 R
Herpes zoster (Standardimpfung) – Personen ab dem Alter von 60 Jahren	89128 A	89128 B	
Herpes zoster – Indikationsimpfung bei Personen ab dem Alter von 50 Jahren	89129 A	89129 B	
Humane Papillomviren (HPV)	89110 A	89110 B	
Influenza (Standardimpfung) – Personen ab dem Alter von 60 Jahren	89111		
Influenza – Indikationsimpfung	89112		
Influenza (berufliche bzw. Reiseindikation nach § 11 Absatz 3)	89112 Y		
Japanische Enzephalitis (berufliche bzw. Reiseindikation nach § 11 Absatz 3)	89134 V	89134 W	89134 X^2
Masern (Standardimpfung)* – Kinder ab dem Alter von 11 Monaten	89113 A	89113 B	
– Erwachsene	89113		
Masern (berufliche bzw. Reiseindikation nach § 11 Absatz 3)*	89113 V	89113 W	
Meningokokken B (Standardimpfung) – Kinder	89116 A	89116 B	
Meningokokken C (Standardimpfung) – Kinder	89114		
Meningokokken – Indikationsimpfung	89115 A	89115 B	89115 R^2
Meningokokken (berufliche bzw. Reiseindikation nach § 11 Absatz 3)	89115 V	89115 W	89115 X^2
Mpox	89135 A	89135 B	
Mpox (berufliche beziehungsweise Reiseindikation nach § 11 Absatz 3)	89135 V	89135 W	
Pneumokokken Konjugatimpfstoff (Standardimpfung) – Säuglinge und Kinder bis 24 Monate	89118 A	89118 B	
Pneumokokken (Standardimpfung) – Personen über 60 Jahre	89119[4]		
Pneumokokken – Indikationsimpfung	89120[4]		89120 R^5
Pneumokokken (berufliche bzw. Reiseindikation nach § 11 Absatz 3)	89120 V		
Poliomyelitis (Standardimpfung) – Säuglinge, Kinder und Jugendliche bis 17 Jahre	89121 A	89121 B	89121 R
Poliomyelitis – Indikationsimpfung	89122 A	89122 B	89122 R^2
Poliomyelitis (berufliche bzw. Reiseindikation nach § 11 Absatz 3)	89122 V	89122 W	89122 X
Respiratorische Synzytial-Viren (Standardimpfung) – Personen ab dem Alter von 75 Jahren	89137		
Respiratorische Synzytial-Viren – Indikationsimpfung bei Personen ab dem Alter von 60 Jahren	89138		

Rotavirus (RV)	89127 A	89127 B	
Tetanus	89124 A	89124 B	89124 R
Tollwut (berufliche bzw. Reiseindikation nach § 11 Absatz 3)	89132 V	89132 W	89132 X
Typhus Inj. (berufliche bzw. Reiseindikation nach § 11 Absatz 3)	89133 Y		
Typhus oral (berufliche bzw. Reiseindikation nach § 11 Absatz 3)	89133 V	89133 W	
Varizellen (Standardimpfung) – Säuglinge, Kinder und Jugendliche bis 17 Jahre	89125 A	89125 B	
Varizellen – Indikationsimpfung	89126 A	89126 B	
Varizellen (berufliche bzw. Reiseindikation nach § 11 Absatz 3)	89126 V	89126 W	
Diphtherie, Tetanus (Td)	89201 A	89201 B	89201 R
Hepatitis A und Hepatitis B (HA-HB) nur bei Vorliegen der Indikationen für eine Hepatitis A **und** eine Hepatitis B Impfung	89202 A	89202 B	89202 R
Hepatitis A und Hepatitis B (HA-HB) (berufliche bzw. Reiseindikation nach § 11 Absatz 3)	89202 V	89202 W	89202 X
Diphtherie, Pertussis, Tetanus (DTaP)	89300 A	89300 B	
Masern, Mumps, Röteln (MMR)	89301 A	89301 B	
Masern, Mumps, Röteln (MMR) (berufliche bzw. Reiseindikation nach § 11 Absatz 3)	89301 V	89301 W	
Diphtherie, Tetanus, Poliomyelitis (TdIPV)	89302		89302 R[2]
Diphtherie, Pertussis, Tetanus (Tdap)	89303		89303 R[3]
Diphtherie, Pertussis, Tetanus (Tdap) (berufliche bzw. Reiseindikation für Pertussis-Impfung nach § 11 Absatz 3)	89303 Y		
Diphtherie, Pertussis, Tetanus, Poliomyelitis (TdapIPV)	89400		89400 R[3]
Masern, Mumps, Röteln, Varizellen (MMRV)	89401 A	89401 B	
Masern, Mumps, Röteln, Varizellen (MMRV) (berufliche bzw. Reiseindikation nach § 11 Absatz 3)	89401 V	89401 W	
Diphtherie, Pertussis, Tetanus, Poliomyelitis, Haemophilus influenzae Typ b (DTaP-IPV-Hib)	89500 A	89500 B	
Diphtherie, Pertussis, Tetanus, Poliomyelitis, Haemophilus influenzae Typ b, Hepatitis B (DTaP-IPV-Hib-HB)	89600 A	89600 B	

[1] Bei der Dokumentation der Einzelimpfstoffe hat die Nummer der Standardimpfung Vorrang, wenn gleichzeitig weitere Indikationen in Betracht kommen (Beispiel: Influenza-Impfung eines 60-jährigen Patienten mit Diabetes gilt als Standardimpfung [89111]; Influenza-Impfung eines 50-jährigen Patienten mit Diabetes als Indikationsimpfung [89112]). Bei der erstmaligen Influenza-Impfung von Kindern ist entsprechend Fachinformation je nach Alter gegebenenfalls die Nummer 89112 zweimal zu dokumentieren. Dies gilt nicht, wenn sich die Impfschemata von Standard- und Indikationsimpfung hinsichtlich der Impfstoffe und/oder der Anzahl der Impfstoffdosen unterscheiden.

[2] keine routinemäßige Auffrischung

[3] Anmerkungen zur Pertussis-Impfung in der Anlage 1 SI-RL beachten
Bei der Anwendung von Kombinationsimpfstoffen sind ausschließlich die Dokumentationsnummern der entsprechenden Kombinationen zu verwenden.

[4] Die Nummer 89119 bzw. 89120 ist jeweils sowohl für die Impfung mit PCV20 (auch nach bereits erfolgter Impfung mit PPSV23) als auch im Rahmen der sequentiellen Impfung mit PCV13 oder PCV15 und PPSV23 zu verwenden.

[5] Nach Abschluss der sequentiellen Impfung ist die Nummer 89120 R für die Wiederholungsimpfung mit PPSV23 zu verwenden.

* zur Zeit kein Impfstoff verfügbar

Hinweise aus dem Internet

Aufklärung vor Schutzimpfungen Robert Koch Institut
https://www.rki.de/SharedDocs/FAQ/Impfen/Aufklaerung/FAQ-Liste.html?nn=2391120

Themenbereiche
- Warum ist eine Impfaufklärung notwendig?
- Welche Informationen sollte die Impfaufklärung beinhalten?
- Zu welchem Zeitpunkt und durch wen ist die Impfaufklärung durchzuführen?
- Wo gibt es Informationsmaterialien zur Impfaufklärung?
- Ist eine schriftliche Einwilligung erforderlich?
- Was ist bei minderjährigen Patienten zu beachten?
- Was ist bei öffentlichen Impfterminen zu beachten?

STIKO@rki-App
Kostenlose App mit Informationen und Service rund ums Impfen, entwickelt für die impfende Ärzteschaft, um sie bei Fragen zum Impfen im Praxisalltag zu unterstützen – mit interaktivem Impfcheck, Fachinformationen aller Impfstoffe, Antworten auf häufig gestellte Fragen zu Impfungen sowie die RKI-Ärzteratgeber zu impfpräventablen Erkrankungen sowie integrierter News-Feed-Funktion. Herausgeber: Robert Koch-Institut (RKI)

Web-Version der App unter www.STIKO-web-app.de

Themenbereiche
- Warum ist eine Impfaufklärung notwendig?
- Welche Informationen sollte die Impfaufklärung beinhalten?
- Zu welchem Zeitpunkt und durch wen ist die Impfaufklärung durchzuführen?
- Wo gibt es Informationsmaterialien zur Impfaufklärung?
- Ist eine schriftliche Einwilligung erforderlich?
- Was ist bei minderjährigen Patienten zu beachten?
- Was ist bei öffentlichen Impfterminen zu beachten?

Deutsche Gesellschaft für Tropenmedizin und Globale Gesundheit e.V.
https://www.dtg.org/

Themenbereiche
- Reiseimpfungen
- Impfplan und Zeitabstände
- Reiseimpfungen bei Schwangeren
- Reiseimpfungen bei Kindern
- Impfungen bei HIV-Infektion

Rechtsprechung:
Urteile zu GKV-Abrechnungen und Behandlungen

1. **Grundsätze bei GKV-Abrechnung**
2. **Behandlungen – Einzelfälle**
3. **Praxisführung**

1. Grundsätze bei GKV-Abrechnung

▶ Unzulässige Forderung von Zuzahlungen bei ambulanten OPs bei gesetzlich Versicherten

Ein zur vertragsärztlichen Versorgung zugelassener Chirurg hatte seinen Patienten vor den OPs per Formular erklärt, dass zusätzliche Sach- und Personalkosten anfielen, die von der GKV nicht übernommen werden. Der Chirurg verlangte daher, dass der Patient vor der OP die Kostenübernahme der GKV vorlegt oder erklärt, er trage die Kosten selbst. Die zuständige KÄV forderte den Arzt auf, bei GKV-Versicherten auf eine Zuzahlung zu verzichten, was vom Arzt abgelehnt wurde. Daraufhin wurde eine Disziplinarverfahren gegen den Chirurgen eingeleitet mit der Folge, dass eine Verwarnung gemäß § 81 Abs.5 S.2 u.3 SGB V ausgesprochen wurde. Von den Gerichten wurde die Auffassung der KÄV bestätigt, denn der Arzt hat durch die Forderung von Zuzahlungen schuldhaft gegen die aus seiner Zulassung zur vertragsärztlichen Versorgung folgenden Verpflichtungen verstoßen. Nach der gesetzlichen Vorstellung soll den Versicherten der GKV die gesamte Krankenbehandlung als Sach- und Dienstleistung zur Verfügung gestellt werden. Die Ärzte erhalten die Vergütung für ihre Tätigkeit von den Krankenkassen als Leistungsträgern der GKV. Die Vertragsärzte unterliegen der Pflicht zur Behandlung der GKV-Versicherten. Zuzahlungen der Versicherten an die Leistungserbringer (Ärzte) widersprechen dem gesetzlich vorgegebenen Naturalleistungssystem, abgesehen von den im SGB V geregelten Ausnahmen. Den Versicherten sollen finanzielle Kosten grundsätzlich nur bei den Beiträgen entstehen. Machen daher Ärzte Behandlungen von Zuzahlungen der Versicherten abhängig, so verstoßen sie gegen ein zentrales Prinzip der GKV und handeln gegen ihre Pflicht, ärztliche Leistungen nur nach den Bestimmungen über die vertragsärztliche Versorgung zu erbringen. Auch die vermeintlich unzureichende Honorierung einer Einzelleistung gibt dem Arzt nicht das Recht, eine Zuzahlung zu verlangen. Entscheidend ist nämlich, dass der Vertragsarzt insgesamt Anspruch auf eine leistungsgerechte Teilhabe an der Gesamtvergütung hat.
Aktenzeichen: BSG, 14.03.2001, AZ: B 6 KA 36/00 R
Entscheidungsjahr: 2001

▶ Anspruch auf Behandlungskosten/Honorar, wenn GKV nicht besteht

Eine Mutter hatte ihre minderjährige Tochter zur Behandlung in eine Klinik eingeliefert. Irrtümlich ging sie davon aus, dass die Tochter über ihren Ehemann bei der AOK mitversichert sei. Erst nach der Behandlung stellte sich dieser Irrtum heraus. Da die Klinik und sowie die Mutter von einer Mitversicherung der Tochter ausgingen, fehlt dem Behandlungsvertrag, der zwischen dem Krankenhaus und der Mutter abgeschlossen wurde, die Geschäftsgrundlage. Die notwendige Anpassung des Vertrages führt dazu, dass die Klinik die Vergütung nach den §§ 10 ff. BPflV von Mutter einfordern kann. Der BGH weist darauf hin, dass es grundsätzlich nicht die Aufgabe der Klinik ist, sich um den Versicherungsschutz von Patienten zu kümmern. Dieses Risiko trug allein die Mutter.
Aktenzeichen: BGH, 28.04.2005, AZ: III ZR 351/04
Entscheidungsjahr: 2005

▶ Abrechnung von Einmalartikeln als Sachkosten gegenüber der KV

Einmalartikel können auch dann als Sachkosten gegenüber der KV abgerechnet werden, wenn sie als Ersatz für Artikel zur Anwendung kommen, die von der Abrechnung ausgeschlossen sind. Dies gilt dann nicht, wenn die Verwendung ausdrücklich durch die EBM – Ziffer abgegolten ist oder nach dem EBM die gesonderte Abrechnung ausgeschlossen ist. Nach Auffassung des Gerichts konnte daher ein Chirurg Einmal-Abdeckungen bei ambulanten Operationen als Sachkosten gegenüber der KV abrechnen.
Aktenzeichen: LSG Nordrhein-Westfalen, 16.01.2008, AZ: L 11 KA 44/06
Entscheidungsjahr: 2008

▶ Indikationsfremde Anwendung von Arzneimitteln

Ist ein Medikament nach dem Arzneimittelrecht zugelassen, ist damit zugleich der Mindeststandard einer wirtschaftlichen und zweckmäßigen Arzneimittelversorgung erfüllt.Grundsätzlich beschränkt sich die Leistungspflicht der KV auf die zugelassenen Anwendungsgebiete eines Arzneimittels.

Aber: die indikationsfremde Anwendung von zugelassenen Arzneimitteln zählt dann zur Leistungspflicht einer KV, wenn eine lebensbedrohliche Krankheit des Patienten anders nicht wirksam behandelt werden kann.
Aktenzeichen: SG Düsseldorf, 22.11.2002, AZ: S 4 KR 332/01
Entscheidungsjahr: 2002

▶ **Persönliche Leistungserbringung des Vertragsarztes**
Gemäß § 32 Abs.1 S.1 Ärzte-ZV hat ein Vertragsarzt seine ärztliche Tätigkeit grundsätzlich persönlich auszuüben; vgl. auch § 15 Abs.1 S.1 BMV-Ä.
Aber auch ärztliche Leistungen von genehmigten Assistenten gelten als persönliche Leistungen des Vertragsarztes, wenn sie dem Praxisinhaber als Eigenleistung zugerechnet werden können.
Bei der Tätigkeit von Weiterbildungsassistenten ist diese Zurechnung nicht ohne weiteres möglich, da die Ausbildung des Assistenten noch nicht abgeschlossen ist. Erforderlich ist daher eine Überwachung und Anleitung der Tätigkeit durch den Vertragsarzt.
Aktenzeichen: BSG, 17.03.2010, AZ: B 6 KA 13/09
Entscheidungsjahr: 2010

Die Aufzählung der Vertretungsgründe in § 32 Ärzte-ZV ist nicht abschließend, jedoch vor dem Hintergrund des im Vertragsarztrecht geltenden elementaren Grundsatzes der persönlichen Leistungserbringung können weitere Gründe nur in Ausnahmefällen eine Durchbrechung des Grundsatzes rechtfertigen. Es kann daher lediglich eine restriktive Erweiterung der Vertretungsgründe in Betracht kommen. (Rn. 40). Ein solcher rechtfertigender Vertretungsgrund ist anzunehmen, wenn es sich um eine rein ehrenamtliche Tätigkeit (zB ehrenamtliche Tätigkeit eines Arztes in Entwicklungsländern bei Ärzte ohne Grenzen) handelt, bei der finanzielle Interessen nicht im Vordergrund stehen. (Rn. 40)
Aktenzeichen: SG München, Urt. V. 02.06.2022 – S 38 KA 125/19

▶ **Unzulässige Verweigerung der vertragsärztlichen Behandlung und Privatliquidation**
Gem. § 13 Abs. 7 Satz 3 BMV-Ä darf der Vertragsarzt, sofern kein Fall des § 13 Abs. 7 Sätze 1, 2 BMV-Ä vorliegt, die Behandlung eines Versicherten nur in begründeten Fällen ablehnen. Grundsätzlich kann eine kapazitätsmäßige Überlastung des Arztes einen derartigen begründeten Ablehnungsgrund darstellen. Eine solche Überlastung ist jedoch nicht gegeben, wenn der Arzt die Patienten am selben Tag umfangreich privatärztlich behandelt. Die Weigerung eines Vertragsarztes, eine Versicherte wegen kapazitätsmäßiger Überlastung als Kassenpatientin zu behandeln, und die stattdessen am selben Tag erfolgende Behandlung der Versicherten aufgrund Privatliquidation stellen einen Verstoß gegen vertragsärztliche Pflichten dar (Verstoß gegen das Sachleistungsprinzip sowie gegen die Vorschrift des § 128 Abs. 5a SGB V)
Aktenzeichen: SG München, 23.04.2021, AZ.: S 28 KA 116/18
Entscheidungsjahr: 2021

▶ **Ärzte dürfen nicht grundlos von Standardtherapie abweichen**
Wenn Ärzte andere Behandlungsmethoden anwenden als die Standardtherapie, ohne ihre Patienten darauf hinzuweisen, ist das ein Behandlungsfehler. Das hat das Oberlandesgericht Hamm entschieden.
Als grob gilt der Fehler, wenn sich der Patient bereits für die Standardtherapie entschieden hatte. Ein Arzt behandelte im vorliegenden Fall die Hautkrebserkrankung eines Patienten mit einer fotodynamischen Therapie. Zuvor hatte der Patient die Standardtherapie gewünscht: eine Operation.
Der Arzt hatte den Patienten nicht darüber informiert, dass bei der fotodynamischen Therapie die Gefahr höher ist, dass der Krebs zurückkehrt.
Aktenzeichen: OLG Hamm, 25.02.2014, Az.: 26 U 157/12)
Entscheidungsjahr: 2014

2. Behandlungen – Einzelfälle

▶ **Abgrenzung: Befunderhebungsfehler – mangelhafte therapeutische Beratung**
Wurde ein Patient zutreffend über das Vorliegen eines kontrollbedürftigen Befundes (hier: einer Krebsvorsorgeuntersuchung) und die medizinisch gebotene Maßnahme einer weiteren Kontrolle informiert und ist der Patient dieser Aufforderung lediglich nicht nachgekommen, liegt kein Befunderhebungsfehler vor. In einem solchen Fall kommt grundsätzlich allein das Vorliegen eines Verstoßes gegen die Pflicht zur therapeutischen Beratung, etwa wegen eines unterlassenen Hinweises auf die Dringlichkeit der gebotenen Maßnahme, in Betracht. Der Schwerpunkt der Vorwerfbarkeit des ärztlichen Fehlverhaltens liegt hier regelmäßig nicht in der unterbliebenen Befunderhebung als

solcher, sondern in dem Unterlassen von Warnhinweisen zum Zwecke der Sicherstellung des Behandlungserfolgs.
Aktenzeichen: Bundesgerichtshof, Urteil vom 11.04.2017 – VI ZR 576/15 https://goo.gl/WCUAM8
Entscheidungsjahr: 2017
Quelle: https://arge-medizinrecht.de/wp-content/uploads/2017/08/arge-medizinrecht-newsletter-2017-07-01.pdf

▶ Haftung bei neuen Behandlungsmethoden
Die Haftung des Arztes bei der Anwendung neuer Behandlungsmethoden hat auch in der Vergangenheit immer wieder zur Frage der Legitimität von Heilversuchen und dem Einsatz alternativer Behandlungsmethoden geführt.
In einer aktuellen Entscheidung hat der Bundesgerichtshof vom 30.05.2017 (– VI ZR 203/16) noch einmal klargestellt, dass die Anwendung von nicht allgemein anerkannten Therapieformen rechtlich grundsätzlich erlaubt ist (so bereits BGH, Urteile vom 13.06.2006 – VI ZR 323/04 – „Robodoc" und vom 22.05.2007 – VI ZR 35/06 – „Racz-Katheder").
Quelle und weitere Informationen: https://medizinrecht.ra-glw.de/index.php/selbstbestimmung-von-minderjaehrigen-in-der-aerztlichen-behandlung/

▶ Selbstbestimmung von Minderjährigen in der ärztlichen Behandlung
Die Aufklärung und Einwilligung von Minderjährigen in ärztliche Behandlung stellt Ärzte oft vor erhebliche Probleme, insbesondere wenn es sich um ältere Minderjährige handelt, die sich einem folgenreichen Eingriff unterziehen müssen.
Rechtlich anerkennt ist nämlich, dass die Befugnis zur Einwilligung in die ärztliche Behandlung nicht von der Geschäftsfähigkeit nach den §§ 104 ff. BGB abhängt, sondern von der individuell zu beurteilenden Einwilligungsfähigkeit.
Der BGH hatte hierzu bereits in der Entscheidung vom 10.10.2006 (– VI ZR 74/05 –) klargestellt, dass einem minderjährigen Patienten bei einem nur relativ indizierten Eingriff mit der Möglichkeit erheblicher Folgen für die künftige Lebensgestaltung zumindest ein Veto-Recht gegen die Fremdbestimmung durch die gesetzlichen Vertreter zusteht, wenn sie über eine ausreichende Urteilfähigkeit verfügen.
Das LG München hat in einer Entscheidung vom 22.09.2020 (– 1 O 4890/17 –) allerdings darauf hingewiesen, dass die Reduzierung der Entscheidungskompetenz auf ein Veto-Recht nicht uneingeschränkt gilt.
Quelle und weitere Informationen:
https://medizinrecht.ra-glw.de/index.php/selbstbestimmung-von-minderjaehrigen-in-der-aerztlichen-behandlung/

▶ Leitlinien
Bei einer ärztlichen Behandlung kann dann ein Behandlungsfehler angenommen werden, wenn der zum Zeitpunkt der Behandlung bestehende medizinische Standard nicht eingehalten wurde. Der medizinische Standard wird geprägt durch den Stand der naturwissenschaftlichen Erkenntnisse und der ärztlichen Erfahrung zur Erreichung des Behandlungsziels.
Der BGH hat nochmals klargestellt: Handlungsanweisungen in Leitlinien ärztlicher Fachgremien / Verbände können nicht unbesehen mit dem medizinischen Standard gleichgesetzt werden. Leitlinien ersetzen kein Sachverständigengutachten; sie können allenfalls Hinweise geben.
Aktenzeichen: BGH, 15.04.2014, AZ: VI ZR 382/12
Entscheidungsjahr: 2014
Hauptbereich: Medizinischer Standard / Leitlinien / Richtlinien
Unterbereich: Leitlinien

▶ Kostenerstattung eines GKV-Patienten für eine PET-Untersuchung
1. Versicherte haben nach § 27 Abs.1 S.1 SGB V gegenüber dem Krankenversicherer einen Anspruch auf Krankenbehandlung, wenn diese medizinisch notwendig ist. Dieser Anspruch besteht in der GKV nicht im unbegrenzten Maße. Nach § 135 Abs.2 S.1 SGB dürfen neue Untersuchungs- und Behandlungsmethoden nur erbracht werden, wenn der Gemeinsame Bundesausschuss nach einem bestimmten Verfahren Empfehlungen abgegeben hat. Für eine Diagnostik mit Hilfe der Positronen-Emissions-Tomographie (PET) liegt eine positive Empfehlung des Ausschusses nicht vor;die PET zählt damit nicht zum Leistungsinhalt der GKV. Verfassungsrechtliche Grundsätze, insbesondere das Sozialstaatsprinzip, führen aber dazu, dass eine GKV auch Leistungen zu übernehmen hat, die nicht im Katalog aufgeführt sind. GKV-Versicherte haben einen Anspruch auf Diagnostik mit Hilfe der PET, wenn die herkömmlichen Untersuchungsverfahren keine Ergebnisse zeigen. Vorraussetzung ist nach der Rechtsprechung des BVerfG, dass eine lebensbedrohliche oder regelmäßig tödlich verlaufende Krankheit vorliegt.

2. Behandlungen – Einzelfälle

2. Das Bundesverfassungsgericht hat mit Beschluss vom 06.12.2005 Leitlinien aufgestellt, wann Leistungserweiterungen des Leistungskatalogs der GKV vorzunehmen sind. Folgende Voraussetzungen müssen kumulativ erfüllt sein: – es liegt eine lebensbedrohliche oder regelmäßig tödlich verlaufende Erkrankung vor – bezüglich dieser Krankheit steht eine allgemein anerkannte, medizinischem Standard entsprechende Behandlung nicht zur Verfügung – bezüglich der beim Versicherten angewandte neue Behandlungsmethode besteht eine nicht ganz fern liegende Aussicht auf Heilung oder wenigstens auf eine spürbar positive Einwirkung auf den Krankheitsverlauf.
Aktenzeichen: 1. LSG Schleswig-Holstein, 21.05.2008, AZ: L 5 KR 81/06 2. BVerfG, 06.12.2005, AZ: 1 BvR 347/98
Entscheidungsjahr: 2008

▶ **Risikoaufklärung kann bei Routine-Impfungen schriftlich erfolgen**
Eine rein schriftliche Patientenaufklärung bei einer Impfung, die den Empfehlungen der Ständigen Impfkommission (STIKO) folgt, ist ausnahmsweise ausreichend. Dies bestätigte das Oberlandesgericht (OLG) Zweibrücken und folgt damit der Rechtsprechung des Bundesgerichtshofs, die in bestimmten Fällen Ausnahmen zulässt zu der gemäß § 630e BGB bestehenden ärztlichen Pflicht, Patienten mündlich über mögliche Risiken aufzuklären. Allerdings müsse dem Patienten auch bei einer schriflichen Aufklärung zumindest die Gelegenheit zu einem Gespräch gegeben werden. Im vorliegenden Fall hatte ein Hausarzt bei einer Impfung gegen Influenza dem Patienten zur Aufklärung ein Merkblatt ausgehändigt. In Folge der Behandlung trug der Patient eine schwere Behinderung davon und wurde berufsunfähig.
Aktenzeichen: OLG Zweibrücken, 31.02.2013, AZ: 5 U 43/11
Entscheidungsjahr: 2013

▶ **Kostenerstattung für Ganzkörper-Hyperthermiebehandlung bei CUP-Syndrom**
Eine Versicherte mit CUP-Syndrom, einer Krebserkrankung bei unbekanntem Primärtumor, bei dem es innerhalb kürzester Zeit trotz Chemotherapie und experimenteller Antikörpertherapie zu einer fortschreitenden Metastasierung in Leber, Lunge, Milz, Bauchspeicheldrüse, Magen, Magenwand und Lymphknoten gekommen war, hat einen Primärleistungsanspruch gegen die gesetzliche Krankenversicherung auf Kostenerstattung für eine Ganzkörper-Hyperthermiebehandlung nach der Rechtsprechung des BVerfG zur Leistungspflicht der gesetzlichen Krankenversicherung für neue Behandlungsmethoden in Fällen einer lebensbedrohlichen oder regelmäßig tödlichen Erkrankung (vgl BVerfG vom 6.12.2005 – 1 BvR 347/98
Aktenzeichen: LSG Niedersachsen-Bremen, 18.12.2014, AZ: L 1 KR 21/13
Entscheidungsjahr: 2014

▶ **Keine Ermächtigung eines Vertragsarztes zur Behandlung der chronischen Migräne mit Botulinum-Toxin.**
Einem Vertragsarzt kann die Ermächtigung für die Behandlung der chronischen Migräne mit Botulinum-Toxin durch den Zulassungsausschuss der Kassenärztlichen Vereinigung nicht erteilt werden, da der Gemeinsame Bundesausschuss den Wirkstoff Botox zur Behandlung von Migräne nicht zugelassen hat und die Voraussetzungen für eine zulassungsüberschreitende Anwendung von Arzneimitteln im Sinne der gesetzlichen Krankenversicherung nach § 35c SGB 5 nicht vorliegen. (zitiert nach juris)
Aktenzeichen: SG Karlsruhe, 21.10.2014, AZ: S 4 KA 1446/13
Entscheidungsjahr: 2014

▶ **Anthroposophische Therapie**
Behandlung GKV-Patient – keine Kostenübernahme durch GKV für rhythmische Massage der anthroposophischen Alternativmedizin
Die Rhythmische Massage der Anthroposophischen Medizin stellt ein „neues" Heilmittel i. S. des § 138 SGB V dar, auf das erst dann ein Behandlungsanspruch des Versicherten besteht, wenn es von dem Gemeinsamen Bundesausschuss in Form einer Richtlinie nach § 92 Abs 1 S 2 Nr 6 SGB V positiv bewertet worden ist. Dafür genügt eine reine Binnenanerkennung des Heilmittels innerhalb der Besonderen Therapierichtung nicht.
Aktenzeichen: LSG Hessen, 24.11.2011, AZ: L 8 KR 93/10
Entscheidungsjahr: 2011

▶ **Elektroakupunktur nach Voll**
Keine Kostenerstattung für Elektroakupunktur nach Voll durch GKV
Behandlung und Diagnostik nach der EAV sind keine Leistungen der GKV. § 135Abs.1 SGB V schließt die Leistungspflicht einer GKV für neue Untersuchungs- und Behandlungsmethoden solange aus, bis diese vom GBA als zweckmäßig anerkannt ist. Die EAV ist aber vielmehr vom GBA in den Katalog der Leistungen aufgeführt, die nicht von den Vertragsärzten verordnet werden dürfen.

Aktenzeichen: BSG, 09.11.2006, AZ: B 10 KR 3/06
Entscheidungsjahr: 2006

▶ **Thermotherapie**
Laserinduzierte Interstitielle Thermotherapie (LITT)
In einer weiteren Entscheidung vom Nov. 2006 ging es um die Erstattung von Kosten für eine Laserinduzierte Interstitielle Thermotherapie (LITT), einem Verfahren zur Zerstörung von Tumoren bzw. Metastasen. Da der Sachverhalt nicht ausreichend aufgeklärt war, wurde das Verfahren an die untere Instanz (Landessozialgericht) zurück verwiesen.
Wichtig ist aber der Hinweis des Bundessozialgerichtes: der Nachweis der hinreichenden Erfolgsaussicht einer Außenseitermethode ist in der Regel dann nicht mehr möglich, wenn der Gemeinsame Bundesausschuss zu dem Ergebnis gelangt ist, dass nach dem Stand der wissenschaftlichen Erkenntnisse ein diagnostischer oder therapeutischer Nutzen nicht gesichert ist, und der Ausschuss eine negative Beurteilung abgegeben hat.
Aktenzeichen: Bundessozialgericht, Urteil vom 07.11.2006, AZ: B 1 KR 24/06 R)
Entscheidungsjahr: 2006

3. Praxisführung

▶ **Partnerschaftsgesellschaften von Anwälten mit Ärzten und Apothekern erlaubt**
Die Regelung in der Bundesrechtsanwaltsordnung (BRAO), dass Anwälte mit Ärzten und Apothekern keine gemeinsamen Gesellschaften gründen dürfen, verstößt gegen die Berufsfreiheit und ist damit verfassungswidrig. So entschied das Bundesverfassungsgericht (BVerfG) höchstrichterlich und gibt damit den Weg frei für anwaltliche Allianzen jenseits der derzeit Zulässigen, d.h. mit Steuerberatern und Wirtschaftsprüfern. Zwar dürfe die BRAO die Sozietätsfreiheit einschränken, um anwaltliche Grundpflichten wie die Verschwiegenheit zu gewährleisten. Ein Verbot sei jedoch im Falle von Zusammenschlüssen mit Ärzten und Apothekern nicht notwendig, da auch diese Berufsgruppen zur Verschwiegenheit verpflichtet seien.
Aktenzeichen: BVerfG, 12.01.2016, AZ: 1 BvL 6/13
Entscheidungsjahr: 2016

▶ **Kein Recht auf Löschung aus einem ärztlichen Bewertungsportal**
Ein Arzt, dessen persönliche und berufsständische Daten auf einem medizinischen Internetportal geführt werden, auf dem registrierte Nutzer zudem die Möglichkeit haben, den Arzt zu bewerten, hat weder ein Recht auf Löschung seines Eintrags noch auf Unterlassung der Veröffentlichung seiner Berufs- und Kontaktdaten. Das Recht auf informationelle Selbstbestimmung des Arztes wiege nicht schwerer als das Recht des Portalbetreibers auf Kommunikationsfreiheit, entschied der Bundesgerichtshof (BGH) höchstrichterlich. Allerdings dürfe der Arzt den potentiellen Gefahren eines Bewertungsportals nicht schutzlos ausgeliefert sein. Dafür sei es z.B. notwendig, dass Ärzte sich mittels eines benutzerfreundlichen Mechanismus direkt an den Portalbetreiber wenden können, um unzulässige Bewertungen entfernen zu lassen.
Aktenzeichen: BGH, 23.09.2014, AZ: VI ZR 358/13
Entscheidungsjahr: 2014

▶ **Keine Erstattungspflicht bei in Deutschland verbotenen Behandlungen**
Der Bundesgerichtshof (BGH) hat entschieden, dass auch im Fall eines europaweiten privaten Krankenversicherungsschutzes Kosten für Heilbehandlungen nur dann erstattet werden müssen, wenn diese in Deutschland auch erlaubt sind. Im vorliegenden Fall hatte eine Versicherte im Ausland eine In-Vitro-Fertilisation mit gespendeten Eizellen an sich vornehmen lassen – eine Behandlung, die in Deutschland gegen das Embryonenschutzgesetz (ESchG) verstößt. Ihre Krankenversicherung lehnte deswegen die Erstattung der Behandlungskosten in Höhe von 11.000 Euro ab. Der BGH bestätigte die Auffassung, dass der Umfang des Versicherungsschutzes durch das deutsche Recht – einschließlich des EschG – bestimmt würden. Aus Gründen der öffentlichen Ordnung, Sicherheit oder Gesundheit sei eine Einschränkung der Dienstleistungsfreiheit gerechtfertigt.
Aktenzeichen: BGH, 14.06.2017, AZ: IV ZR 141/16
Entscheidungsjahr: 2017

▶ **Medizinische Zwangsbehandlung bedarf eng gefasster gesetzlicher Grundlagen**
Das Bundesverfassungsgericht (BVerfG) hat höchstrichterlich entschieden, dass die medizinische Zwangsbehandlung nicht einsichtsfähiger Patienten nur als ultima ratio und unter engen verfassungsrechtlichen Grenzen zulässig ist. Es gelten die selben Maßstäbe wie im Maßregelvollzug psychisch kranker Straftäter. So müsse zuvor versucht werden, die vertrauensvolle Zustimmung des Patienten

3. Praxisführung

zu erreichen. Der Nutzen der Behandlung müsse zudem klar erkennbar, die Behandlung als solche erfolgversprechend und verhältnismäßig sein sowie von einem Arzt angeordnet und überwacht werden. Landesgesetze, die diesen hohen Anforderungen nicht gerecht werden, verstoßen gegen Verfassungsrecht und sind nichtig. Außer beim Maßregelvollzug psychisch Kranker kommen Zwangsbehandlungen in Betracht bei uneinsichtigen Patienten mit schwer ansteckenden Krankheiten oder bei Menschen, die aufgrund psychischer Faktoren die Notwendigkeit einer Behandlung nicht erkennen können.
Aktenzeichen: BVerfG, 19.07.2017, AZ: 2 BvR 2003/14
Entscheidungsjahr: 2017

Literatur

Hinweis: Leider waren bei Redaktionsschluss noch nicht alle Neuerscheinungen zum EBM 2026 auf dem Markt und in der Werbung. Es fehlten ebenfalls einige Beschlüsse des Bewertungsausschusses, die im ersten Quartal 2026 gelten sollen. **Für Sie jederzeit im Internet unter:**
BESCHLÜSSE DES BEWERTUNGSAUSSCHUSSES
https://www.kbv.de/html/beschluesse_des_ba.php
Die jeweils aktuelle EBM-Fassung (unkommentiert) finden Sie auf den Seiten der KBV als pdf- oder online-Fassung bzw. in der KBV2GO!-App.

Hermanns, P.M. – v. Pannwitz, K.
EBM 2025 Gesamtausgabe EBM – Praxiskommentar für alle Fachgruppen
Springer Verlag, Heidelberg 2025 – 15. Auflage erscheint zum Jahresanfang

Hermanns, P.M. – Schwartz, E. – v. Pannwitz, K. (Hrsg.)
UV-GOÄ 2026 Kommentar – mit neuen Honoraren seit 1.08.2025 – 25. Auflage, Springer Verlag, Heidelberg -

Köhler, A. – Hess, R.
Kölner Kommentar zum EBM
Kommentierung des Einheitlichen Bewertungsmaßstabes – Loseblattwerk mit begleitender CD-ROM
Deutscher Arzte-Verlag, Köln, (Loseblattwerk)

Der Kommentar zu EBM und GOÄ
Begründet von Wezel, H. – Liebold, R.
Asgard-Verlag Dr. Werner Hippe GmbH, Sankt Augustin

EBM im Internet

EBM im Internet:
KBV – Informationen zum Einheitlichen Bewertungsmaßstab und mehr
http://www.kbv.de/html/ebm.php

KBV – Praxisnachrichten
Mit dem Newsletter PraxisNachrichten informiert die KBV jeden Donnerstag über alles, was für die Praxis wichtig ist:
https://www.kbv.de/html/praxisnachrichten.php

Arztgruppen EBM der KBV
http://www.kbv.de/html/arztgruppen_ebm.php

EBM Online Version der KBV
https://www.kbv.de/html/online-ebm.php

Beschlüsse des Bewertungsausschusses
https://www.kbv.de/html/beschluesse_des_ba.php

Kassenärztliche Vereinigungen in den Bundesländern
Neben der Kassenärztlichen Bundesvereinigung bieten auch alle regionalen KVen Informationen zum EBM an. Ferner finden Sie über diese Seiten alle Richtlinien (z.B. Früherkennung, Gesundheitsuntersuchung, Mutterschaftsvorsorge), die Grundlage einzelner Leistungspositionen im EBM sind.

Arbeitsgemeinschaft der Kassenärztlichen Vereinigungen – Regionale KVen
Kassenärztliche Bundesvereinigung www.kbv.de
KV Baden-Württemberg www.kvbawue.de
KV Bayern www.kvb.de
KV Berlin www.kvberlin.de
KV Brandenburg www.kvbb.de
KV Bremen www.kvhb.de
KV Hamburg www.kvhh.de

KV Hessen www.kvhessen.de
KV Mecklenburg-Vorpommern www.kvmv.de
KV Niedersachsen www.kvn.de
KV Nordrhein www.kvno.de
KV Rheinland-Pfalz www.kv-rlp.de
KV Saarland www.kv-saar.de
KV Sachsen www.kvs-sachsen.de
KV Sachsen-Anhalt www.kvsa.de
KV Schleswig-Holstein www.kvsh.de
KV Thüringen www.kv-thueringen.de
KVWestfalen-Lippe www.kvwl.de

Bundesärztekammer und Regionale Ärztekammern über http://aerztekammer.de

G-BA – Gemeinsamer Bundesausschuss: oberstes Beschlussgremium der gemeinsamen Selbstverwaltung der Ärzte, Zahnärzte, Psychotherapeuten, Krankenhäuser und Krankenkassen in Deutschland. Richtlinien des Gemeinsamen Bundesausschusses.
https://www.g-ba.de/
Auf diesen Seiten sind die Richtlinien veröffentlicht, die der Gemeinsame Bundesausschuss laut gesetzlichem Auftrag „über die Gewähr für eine ausreichende, zweckmäßige und wirtschaftliche Versorgung der Versicherten" beschließt (§ 92 SGB V).

Stichwortverzeichnis EBM

13-C-Harnstoff-Atemtest 02400
– analytische Auswertung 32315
17-Ketosteroid-Fraktionierung,
chromatographische Bestimmung 32313

A
ABO-Identitätstest (Bedside-Test). 02110
ABO-Merkmale 32540
Abdomen
– Sonographie 33042
Abduktionsschienenverband 02350
Abstrich-Untersuchung 32726
ACE (Angiotensin-I-Converting-Enzyme) . 32240
Acetylcholin-Rezeptor- Antikörper 32509
Acetylcholinesterase (AChE) im
Fruchtwasser 32473
ACTH (Corticotropin) 32412
Addis-Count 32052
Adenoviren
– Antigen 32789
– Antikörper 32601
Adnextumor, Punktion 02341
Ärztlicher Bericht nach Untersuchung . . 01600
AEP 04436, 21321
Ätiocholanolon, chromatographische
Bestimmung 32313
AFP (Alpha-Fetoprotein). 32350
Agarosegel-Elektrophorese 32465–32475
Aktinomyzeten 32742
Aktivierte T-Zellen
– Differenzierung u. Quantifizierung . . . 32525
Aktualisierung Notfalldatensatz. 01643
Albumin
– Ligandenassay 32435
– photometrisch 32435
Albumin im Stuhl, qualitativ. 32041
Aldosteron 32385
Alkalische Leukozytenphosphatase
– Mikroskopische Untersuchung 32155
Alkalische Phosphatase. 32068
Alkalische Phosphatase (AP), Isoenzyme
der 32469
Alkohol-Bestimmung in der Atemluft . . . 32148
Allergenspezifische Immunglobuline,
Untersuchung auf. 32427
Allergie-Testung 30110
Allergiediagnostik. 30111
Allergologiediagnostik Komplex. 30110

Alpha-1-Antitrypsin. 32438
– Phänotypisierung 32472
Alpha-1-Makroglobulin 32439
Alpha-1-Mikroglobulin 32437
Alpha-1-Mikroglobulinurie-Nachweis. . . 32136
Alpha-1-Pi 32438
Alpha-1-Proteinase-Inhibitor 32438
Alpha-Amylase 32072
Alpha-Fetoprotein (AFP). 32350
Aktualisierung Notfalldatensatz. 01643
Aluminium 32270
AMA (Antimitochondriale Antikörper) . . . 32494
Ambulante spezialfachärztliche Versorgung
– Gebührenpositionen Chronisch entzünd-
liche Darmerkrankungen 50601
– Gebührenpositionen Rheumatologische
Erkrankungen. . . . . .50400f.
– Gebührenpositionen Hämophilie 50510–50512
– Gebührenpositionen Mukoviszidose . . 50700
Aminosäuren 32290, 32310
– chromatographische Bestimmung . . . 32310
Ammoniak 32233
Amphetamin/Metamphetamin 32140
Amphetamine, Immunassay 32330
Amplituden-modulierte Mittelfrequenz-
therapie. 02511
Amylase 32072
Amylase-Clearance. 32072
ANA (Antinukleäre Antikörper) 32490
Anaerobiern, Differenzierung von strikten. 32763
Anamnese, biographische 35140
ANCA 32496
Androstendion 32387
Androsteron, chromatographische
Bestimmung 32313
Angiotensin-I-Converting Enzyme (ACE) . 32240
Anti-DNase-B-Reaktion
(Antistreptodornase) 32561
Anti-ds-DNS 32491
Antiarrhythmika (Immunoassay) 32340
Antibiogramm. 32770
Antibiotika 32283
Antibiotika (Immunassay). 32341
Antidiuretisches Hormon (ADH),
Vassopressin 32415
Antiepileptika (Immunoassay). 32342
Antiglobulintest (Coombs-Test) 32542
Antihumanglobulin, monospezifisch . . . 32550
Antikörper

– Acetylcholin-Rezeptor 32509
– Antimitochondriale (AMA). 32494
– Antinukleäre 32490
– Asialoglykoprotein-Rezeptor 32495
– Cardiolipin 32503
– CENP-B 32493
– gegen Belegzellen 32505
– gegen glatte Muskulatur 32497
– gegen Inselzellen 32500
– gegen Schilddrüsenperoxidase u./o.
  Thyreoglobulin 32502
– gegen Skelettmuskulatur 32499
– gegen Spermien . . . . 32506 f.
– gegen Thyreoglobulin. 32502
– gegen zyklisch citrulliniertes Peptid
  (Anti-CCP-AK). 32489
– gegen zytoplasmatische Antigene neutrophiler
  Granulozyten (ANCA) 32496
– Gliadin 32479
– Glutaminsäuredecarboxylase (GADA) . . 32500
– Herzmuskel. 32498
– Histon. 32492
– Insulin 32501
– Jo-1- 32492
– Leberspezifische 32495
– Myeloperoxydase (p-ANCA). 32496
– Nachweis neutralisierender Antikörper . 32642
Antikörper
– native Doppelstrang-DNS. 32491
– Phospholipid 32503
– Proteinase 3- (c-ANCA). 32496
– Scl-70 32492
– Sm 32492
– SS-A, SS-B 32492
– Thrombozyten 32504
– TSH-Rezeptor. 32508
– U1-RNP. 32492
– Zellkern- o. zytoplasmatische Antigene . 32492
– Zentromerantigene 32493
Antikörper-Differenzierung 32546
Antikörper-Suchtest 32545
Antimitochondriale Antikörper (AMA) . . . 32494
Antinukleäre Antikörper (ANA) 32490
– Subformen 32505
Antistaphylolysin - Bestimmung 32564
Antistreptokinase. 32563
Antistreptokokken - Hyaluronidase 32562
Antistreptolysin (ASL) 32130
Antistreptolysin O-Reaktion. 32560
Antithrombin III 32210
Anzüchtung
– von Viren oder Rickettsien (Brutei) . . . 32794

– von Viren, Rickettsien, Chlamydien
  (Zellkultur) 32793
AP (Alkalische Phosphatase), Isoenzyme
der 32469
APC-Resistenz, APC-Ratio 32206
Apherese bei rheumatoider Arthritis
– Kinderarzt. 04573
aplasieinduzierende, u./o. toxizitätsadaptierte,
antiproliferative Behandlung 04442
Apolipoprotein A-I. 32451
Apolipoprotein B 32452
Arbeitsunfähigkeitsbescheinigung 01620, 01622
Arsen. 32269
Arzneimittel
– chromatographische Bestimmung . . . 32305
– chromatographischer Nachweis 32293
– quantitative Bestimmung 32340–32346
– quantitative Bestimmung eines. 32055
Arztbrief . . . . 01601 f.
Asialoglykoprotein Rezeptor (ASGPR-
Antikörper) 32495
ASL (Antistreptolysin) 32130
Aspergillus-Antikörper 32631
Aszitespunktion. 02341
Atemgymnastik. . . . . 30410 f.
Atemtest
– 13 C-Harnstoff 02400
– 13 C-Harnstoff, analytische Auswertung 32315
– H2 02401
Atemwegswiderstands-Bestimmung . . . 04530
Ätiocholanolon, chromatographische
Bestimmung 32313
Atmungsbehandlung 30410
Attest 01620
Audiometrische Untersuchung
– Kinderarzt. 04335
Auge
– Sonographie 33000
Ausstellung von Überweisungsscheinen
und/oder Wiederholungsrezepten. 01430
Autogenes Training 35111

B
B-Lymphozyten (Immunphänotypisierung) 32520
Badekur
– Verordnung und Leitung 01622
Bakterielle Toxine
– Untersuchung. 32749
Bakterien
– Empfindlichkeitstestung 32770
– Gewebekultur. . 32720, 32725, 32726, 32740
– Identifizierung 32760
– Keimzahlbestimmung. 32151

– lichtmikroskopische Untersuchung . . . 32045
– Metabolitprofil 32294
– Nativuntersuchungen. 32700
Bakterien, Differenzierung gezüchteter B.
mittels Antiseren 32750
Bakterienantigene
– Antikörper 32586
– Direktnachweis (Agglutination, Immun-
präzipitation) 32700
– Nachweis durch Präzipitation. 32707
– Nachweis mittels Ligandenassay 32707
– qualitative Untersuchung des Nativ-
materials 32707
– qualitativer Nachweis von Antikörpern . 32585
– quantitative Bestimmung. . . . 32641, 32585
Bakterientoxine
– Nachweis durch Präzipitation. 32707
– Nachweis mittels Ligandenassay 32707
Bakteriologische/Mykologische Untersuchung
– kulturelle 32151
Bakteriologische Untersuchung
– in vivo 32748
Bakteriologische Untersuchungen 32700–32770
Barbiturate 32141
– Immunoassay. 32331
Basaliom
– chemochirurgische Behandlung 02300
Batroxobin-(Reptilase-)Zeit 32205
Bauchhöhle
– Punktion 02340, 02343
Beatmung, Zuschlag 01221
Beckenkamm, Punktion 02341
Bedside-Test (ABO-Identitätstest). 02110
Befundbericht. 01601, 01728
Befundübermittlung. 01430, 01728
Begleitung
– eines Kranken zur stationären
Behandlung. . . . . 01416 , 01615
– psychisch Kranker 01416
– somatisch Kranker 01416
Begutachtung
– humangenetisch 01622
Behandlungskomplexe, postoperative
– Hausarzt 31600
Beinvenen, Thrombus-Expression 02300
Belastungs-EKG
– Kinderärzte 04321
Belastungsgrenze, Bescheinigung 01610
Benzodiazepine. 32142, 32332
– Immunoassay. 32332
Beobachtung und Betreuung . . . 01500-01503,
01510–01512

Beratung(en)
– telefonisch 01435
Beratung, Erörterung und/oder Abklärung
– Neuropädiatrie 04430
– Organ- und Gewebespenden 01480
– Schmerztherapie 30708
Bereitschaftspauschale. 01435
Bericht 01600
– Kurzzeittherapie, tiefenpsychologisch
fundiert. 35130
– Langzeittherapie, tiefenpsychologisch
fundiert. 35131
Berichtspflicht 01600
Bescheinigung, auf Verlangen der
Krankenkasse 01620
Besuch
– bei Kinderfrüherkennungsuntersuchungen
U1/U2. 01721
– durch nichtärztliche Person. 37635
– dringend zw. 19 u. 22 Uhr, Sa, So u
Feiertag zw. 7 u. 19 Uhr 01411
– dringend zw. 22 u. 7 Uhr, Sa, So u
Feiertag zw. 19 u. 7 Uhr 01412
– dringend, Alten-/Pflegeheim 01415
– dringend, auf Belegstation 01412
– eines Kranken 01410
– eines weiteren Kranken. 01413
– im organisierten Notfalldienst . . 01411, 01418
– in beschützenden Wohn-, Pflege-
o. Altenheimen 01413, 01415
Bilirubin direkt 32059
Bilirubin gesamt 32058
Bilirubin-Bestimmung (Fruchtwasser, Blut) 32250
Biographische Anamnese. 35140, 35142
Biometrie des Auges, Ultraschall, ... 33001
Biopsiematerial, Untersuchung 32725
Bird-Respirator 02500
Blei. 32271
Blinkreflexprüfung . . . 04439, 14330, 21320
Blut im Stuhl
– Untersuchung auf, kurativ 32457
Blutalkohol, chromatographische
Bestimmung 32313
Blutausstrich
– mikroskop. Differenzierung 32051
– Zuschlag bei nachfolgender mikrosk.
Differenzierung 32123
Blutbild 32120, 32122
Blutentnahme
– durch Arterienpunktion 02330
Blutgasbestimmung 32247
– Kinderärzte 04536
Blutgruppenmerkmale, Nachweis

– (ABO-System) u. Rhesus D 32540
– Dweak, Duffy, Kell, Kidd. 32542
– Lewis, M, N, P1, Rhesusformel 32541
Blutgruppenserologische
Untersuchungen 32540–32556
Blutkörperchensenkungsgeschwindigkeit
(BSG) 32042
Blutkultur, aerob oder anaerob 32724
Blutstatus, automatisierte Verfahren . . . 32122
Blutungszeit 32110
Blutuntersuchung, (an-)aerobe 32724
Blutzuckertagesprofil, mehrfache
Bestimmung, je Bestimmung 32057
BNP u./od. NT-Pro-BNP (natriuretisches
Peptid) 32097
Bordetella pertussis-Antikörper 32585
Borrelia burgdorferi-Antikörper 32586
Borrelia-Antikörper 32662
Borrelien, Untersuchung auf 32743
Brief
– ärztlicher 01601
– Kostenpauschalen 40110, 40111
– Zuschlag 40102
Bronchialer Provokationstest, Zuschlag. . 30122
– Kinder- u. Jugendmedizin 04532
Bronchiallavagematerial-Untersuchung. . 32725
Bronchialsekret. 32721
Brucella-Antikörper. 32587
BSG (Blutkörperchensenkungsgeschwin-
digkeit) 32042
Buprenorphinhydrochlorid 32137
13-C-Harnstoff-Atemtest. 02400
– analytische Auswertung 32315

C
C-Peptid 32365
C-reaktives Protein 32128
C-reaktives Protein (CRP), quant. 32460
C1-Esterase-Inhibitor. 32226
CA 125 32390
CA 15-3. 32391
CA 19-9. 32392
CA 50. 32393
CA 72-4 (TAG 72). 32394
Cadmium 32272
Calcitonin (Immunoassay) 32410
Calcium, im Harn 32265
Calcium, quantitativ. 32082
Calcium-Clearance 32197
Campylobacter-Antikörper 32588
Candida-Antikörper. 32632
Cannabinoide (Immunoassay) 32333
Cannabinoide (THC). 32143

Cannabis-Verordnung
– ärztliche Stellungnahme für Kranken-
kasse 01626
CAPD, CCPD (Peritonealdialyse). 04565
Carboxyhämoglobin. 32251
Carcinoembryonales Antigen (CEA) 32324
Cardiolipin-Antikörper 32503
Cardiolipin-Flockungstest. 32565
Carnitin 32252
Casoni-Hauttest. 30111
CD4-(T-)Zellen (Immunphänotypisierung). 32522
CD8-(T-)Zellen (Immunphänotypisierung). 32523
CEA (Carcinoembryonales Antigen) 32324
CENP-B-Antikörper 32493
ChE (Cholinesterase) 32078
Chemische o. thermische Elution von
Erythrozytenantikörpern 32551
Chemotaxis. 32533
Chirurgie, kleine 02300–02360
Chlamydia, trachomatis-DNA, -RNA . . . 32826
Chlamydien. 32839
Chlamydien-Antikörper 32589, 32600
Chlorid, quantitativ 32084
Cholesterin gesamt, quantitativ. 32060
Cholesterin, HDL 32061
Cholesterin, LDL 32062
Cholinesterase 32078
Choriongonadotropin (Immunoassay). . . 32352
Chrom 32273
Chromatographische Bestimmungen,
quantitative 32300–32313
Chroniker-Zuschlag. . . . . 04220 f.
Chronische Erkrankung
– Zuschlag Kinderarzt . . . . 04220 f.
– Zuschlag Medikationsplan 04222
Citronensäure/Citrat 32257
CK - Isoenzyme. 32470
CK-MB 32092
Clearance
– Insulin 32196
– Phosphat 32197
Clostridioides difficile 32701
– Zuschlag 32702
CMV
– Nachweis. 32784
Coccidioides-Antikörper 32633
Coeruloplasmin 32440
Compliance, Bestimmung 04530
Condylomata acuminata
– chemochirurgische Behandlung 02300
Coombs-Test
– direkt 32543
– indirekt 32545

Corticosteron 32388
Corticotropin (ACTH) 32412
Cortisol 32367
Corynebakterienfärbung nach Neisser . . 32175
Covid-19
– Gesprächsleistungen zu Covid-19 . . . 01435
– Laborausnahmetatbestand 32006
– Laboruntersuchung auf Covid-19. . . . 32816
– Präexpositionsprophylaxe. 01940
Coxiella burnetii-Antikörper. 32590
Coxsackieviren-Antikörper 32604
Creatinkinase (CK) 32074
Creatinkinase (CK), Isoenzyme der 32470
CRP (C-reaktives Protein). 32460
Cyclosporin. 32374
CYFRA 21-1. 32400
Cystatin C, quant. Bestimmung. 32463
Cysticercus-Antikörper 32635
Cytokeratin-19-Fragmente (CYFRA 21-1). 32400
Cytomegalievirus-Antigen 32784
Cytomegalievirus-Antikörper . . . . 32602 f.
Cytomegalievirus-IgM- Antikörper 32603

D
D-Dimer 32027
– Fibrinmonomere,Fibrin-u/o Fibrinogen-
  spaltprodukte. 32212
D-Xylose-Test. 32193
Dauerkatheter, transurethraler 02323
Dauertropfeninfusion 02100
Decubitalulcera, Behandlung 02310
Defibrillation 01220
– Zuschlag 01222
Degenerative Erkrankungen Wirbelsäule,
Dehydroepiandrosteron (DHEA) 32369
Dehydroepiandrosteron, chromatographische
Bestimmung 32313
Delta-Amino-Lävulinsäure 32304
Desault-Verband 02350
Desensibilisierung 30130
Desoxycorticosteron (DOC), chromatogra-
phische Bestimmung. 32313
Desoxycortisol, 11-. 32389
Desoxynukleotidyl-Transferase, Terminale
(TdT) 32161
Desoxypyridinolin. 32308
DHEA (Dehydroepiandrosteron). 32369
Diabetes-Suchtest 32057
Diabetischer Fuß, Behandlung 02311
Dialyse
– hämo/ -peritoneal (IPD). 04564, 13610
– peritoneal (CAPD oder CCPD)
  ärztliche Betreuung. 04565, 13611

– Zuschlag 04566, 13612
Dialysepflichtiger Pat., kontinuierliche
Betreuung 13602
– Zusatzpauschale, Kinder- u. Jugend-
  medizin. 04562
Dichtegradienten- o. immunomagnetische
Zellisolierung 32510
Dienstunfähigkeitsbescheinigung. 01620
Differentialdiagnostische Abklärung . . . 37610
Differenzierung eines Steins 32316
– mittels Infrarot-Spektographie 32317
Differenzierung von Bakterien . . 32760–32765
Diffusionskapazität
– Bestimmung 04530, 13650
Digitoxin (Immunoassay) 32343
Digoxin 32323
Dihydrotestosteron 32401
Dihydroxy-Cholecalciferol 1,25
(Vitamin D3) 32421
Disk-Elektrophorese 32465–32475
DNA u./o. RNA des Mycobacterium
tuberculosis Complex. 32825
Doppelstrang-DNS Antikörper 32491
Doppler-Echokardiographie
(PW-/CW-Doppler) . . . . 33021 f.
– farbkodiert 33022
Douglas-Abszess, Eröffnung 31301
Douglaspunktion 02341
Drogen 32292
– chromatographische Bestimmung . . . 32307
– quantitative Bestimmung 32330–32337
Drogensuchtest
– Amphetamin/Metampheramin 32140
– Barbiturate 32141
– Benzodiazepine. 32142
– Cannabinoide (THC). 32143
– Kokain 32144
– Methadon. 32145
– Opiate (Morphin) 32146
– Phencyclidin (PCP) 32147
Druckmessung
– Zusatzpauschale für Kinderkardiologie . 04410
Dünndarm
Dünndarm-Saugbiopsie
– Kinder- u. Jugendmedizin 04521
Duodenalsaft, Ausheberung. 32246
Duplex-Echokardiographie
– abdominelle, retroperitoneale,
  mediastinale Gefäße 33073
– extrakranielle Gefäße. 33070
– Extremitätenarterien u./o. -venen. . . . 33072
– Farbduplex 33022
– Gefäße des weiblichen Genitalsystems . 33074

– intrakranielle Gefäße 33071
– Duplex-Sonographie 33070
– farbkodiert 33075
Duplexkardiographie
– Zusatzpauschale für Kinderkardiologie . 04410
Durchflusszytometrie 32520–32527
Dys- und Paraproteinämie, Immin(fixations)-
elektrophorese bei 32478

E
EBV
– bei organtransplantierten Patienten. . . 32844
EBV-EA-Antikörper 32605
EBV-EBNA-Antikörper. 32606
EBV-VCA-Antikörper 32607
EBV-VCA-IgM-Antikörper 32608
Echinococcus-Antikörper 32636
Echokardiographische Untersuchung
– Doppler-Echokardiographie. 33021
– Doppler-Echokardiographie mittels
   Duplex-Verfahren. 33022
– eindimensional 33021
– M-Mode- und B Mode-Verfahren 33020
– Zuschlag bei transösophagealer
   Durchführung. 33023
– zweidimensional . . . . 33030 f.
Echoviren-Antikörper 32609
ECP(Eosonophiles kationisches Protein) . 32380
EEG (Elektroenzephalographische Untersuchung)
– in Kinder- u. Jugendmedizin 04434
Eigenblutkonserve
– Reinfusion 02112
Eigenplasma
– Reinfusion 02112
Eingangssprechstunde 37600
Einzelinhalationstherapie m. Vernebler . . 02500 f.
Eisen 32085
Eisen im Harn. 32274
Eisenfärbung 32159
Eiweiß-Elektrophorese 32107
EKG
– Langzeit 04322
– Langzeit, Computergestützte
   Auswertung. 04241
Elektrodefibrillation (Reanimation) 01222
Elektroenzephalographische Untersuchung (EEG)
– in Kinder- u. Jugendmedizin 04434
Elektrokardiographische Untersuchung
– Kinderarzt. 04321
Elektrokoagulation 02300
Elektromyographische Untersuchung
– Kinder- und Jugendmedizin 04437
Elektroneurographische Untersuchung

– Kinder- und Jugendmedizin 04437
Elektronystagmo-/Okulographie 04439
Elektrophoretische Trennung 32107
Elektrophoretische Trennung von
humanen Proteinen. 32465–32475
Elektrostimulation (Reanimation) 01222
– bei spastischen/schlaffen Lähmungen . 02512
Elektrotherapie 02511
Empfindlichkeitsprüfungen nach EUCAST
oder CLSI 32772–32777
Emmert-Plastik. 02302
Enddarmbereich
– kryochirurgischer Eingriff. 02300
Endokrinologie, Zusatzpauschale 04580
Endomyosin (EMA) 32505
Entamoeba histolytica- Antikörper 32637
Enteroviren-Antikörper 32610
Entlastungspunktion des Pleuraraums . . 02343
Entwicklungsneurologische Unter-
suchung, orientierende 03350, 04351
Entwicklungsstatus, vollständiger,
Erhebung. 04352
Entwicklungstherapie, funktionelle 04242, 04243
Eosinophiles kationisches Protein (ECP) . 32380
Epikutan-Testung. 30110
Epilation 02300
– mittels Lasertechnik bei Mann-zu-
   Frau-Trans-sexualismus im Rah-
   men geschlechtsangleichender
   Maßnahmen 02325
Ergospinometrische Untersuchung
– Kinder- und Jugendmedizin . . 04419, 04534
Erreger aus Liquor 32834
Erythropoetin 32402
Erythrozyten-Resistenzbestimmung,
osmotische 32243
Erythrozytenantikörper, Chemische o.
thermische Elution 32551
Erythrozytenantikörper
– Absorption von 32552
– Elution 32551
– Nachweis von. 32543
– quantitative Bestimmung. 32554
Erythrozytenzählung 32035
Esterasereaktion, Mikroskopische
Untersuchung. 32156
Exogene Gifte chromatographische
Bestimmung 32311
Exploration, vertiefte 35141
Exsudat-Untersuchung 32726
Externe elektrische Kardioversion 04421
extrakranielle Gefäße, CW-Doppler-
Exzision, (peri-)orbitale von Haut,
Schleimhaut 02302, 06351

– aus Gesicht m. Wundverschluss 02302, 10342
Extremitäten
– intramuskuläre Tumore, sonographische
  Untersuchung. 33050

F
Färbung mit Fluorochromen (z. B. Auramin)
auf Mykobakterien 32177
Fallbesprechung 37650
Faktor II (Gerinnungssystem) 32213
Faktor V (Gerinnungssystem) 32214
Faktor VII (Gerinnungssystem) 32215
Faktor VIII (Gerinnungssystem) 32216
– assoziiertes Protein 32217
Faktor IX (Gerinnungssystem). 32218
Faktor X (Gerinnungssystem) 32219
Faktor XI (Gerinnungssystem). 32220
Faktor XII (Gerinnungssystem) 32221
Faktor XIII (Gerinnungssystem) 32222
Faktor-V-Leiden-Mutation 32860
Farbkodierte Untersuchung, Zuschlag . . 33075
Farbduplex, Zuschlag. 33075
Ferritin 32325
Fetal-Hämoglobin in Erythrozyten. . . . 32046
Fetales (HbF) o. freies Hämoglobin . . . 32254
Fibrinogenbestimmung. 32116
Fibrinomonomere. 32212
– qualitativer Nachweis. 32117
Fixierender Verband. 02350
Fluorid 32234
Fluorochromenfärbung
– auf Mykobakterien 32177
– auf Pilze 32181
Follitropin (Immunoassay). 32353
Folsäure 32372
Fraktursonographie. 33053
freies PSA (Immunoassay) 32351
Fremdkörperentfernung
– Haut oder Schleimhaut 02301, 10341
– Zusatzleistung, Kinder- u. Jugend-
  medizin. 04520
Früherkennung, Kinder 01711
– Pulsoxymetrie-Screening. . . . 01702, 01703
– Zuschlag bei pathologischem
  Ergebnis 04354
– Zuschlag Laboruntersuchungen 01725–01727
Fruktose 32231
FSH. 32353
FSME-Virus-Antikörper 32611
fT3 32321
fT4 32320
FTA-ABS 32568

Funktionelle Entwicklung des Säuglings o.
Kleinkindes, Untersuchung 04350
Funktionelle Entwicklungstherapie 04242, 04243
Funktionsanalyse Kardioverter bzw.
Defibrillator oder CRT-P, CRT-D . . 04413, 04415
– telemedizinisch. 04414, 04416
Funktionsdiagnostik
– kinderrheumatologische, Zusatzpauschale 04551
Funktionsprüfung mit Belastung/Labor . . 32192,
                                         32195
Furunkel-Exzision. 02301, 10341

G
G6P-DH. 32260
Gallensäuren 32245
Galvanisation 02511
Gamma-GT (Gamma-Glutamyl-Transferase) 32071
Ganzkörperplethysmographische Untersu-
chung
– Kinderarzt. 04530
Gastrin 32366
Gastrostomie, perkutane
– Kinderarzt. 04513
Gelenke, Sehnen, Muskeln, BursaeSono-
graphie 33050
Genitalorgane, weibliche Sonographie . . 33044
Gerinnungsuntersuchungen . . . 32203–32228
Gesamt-IgE. 32426
Gesamt-IgM beim Neugeborenen. 32131
Gesamt-Protein. 32056
Gesamtbehandlungsplan, Erstellung . . . 37620
Gesamteiweiß 32056
Gesamteiweiß im Liquor oder Harn. . . . 32237
Geschwulstentfernung 02302, 10342
Gesichtsweichteile, Sonographie 33011
Gesundheitsuntersuchung 01732
Gewebegewinnung, transzervikale 01787
Giemsa-Färbung auf Protozoen. 32178
GLDH (Glutamat-Dehydrogenase). 32076
Gliadin-Antikörper 32479
Globulin, sexualhormonbindendes 32360
Glucose-6-Phosphat- Dehydrogenase . . 32260
Glukose. 32025, 32057
Glutamat-Dehydrogenase (GLDH). 32076
Glutamat-Oxalacetat-Transaminase (GOT) 32069
Glutamat-Pyruvat-Transaminase (GPT) . . 32070
Glutaminsäuredecarboxylase-Antikörper
(GADA) 32500
Gonokokken-Antikörper 32591
GOT (Glutamat-Oxalacetat-Transaminase) 32069
GPT (Glutamat-Pyruvat-Transaminase) . . 32070
Gram-Färbung 32050
Granulozyten-(PMN-)Elastase. 32453

Gruppenbehandlung . . 01101, 35112, 35503–
35519, 35163–35179, 35533–35539,
35543–35349
Gruppenpsychotherapeutische
Grundversorgung 35173–35179
Gutachten, auf Verlangen der Krankenkasse 01622

H

H2-Atemtest 02401
Hämatokrit 32039
Hämatologische Systemerkrankung
– Zusatzpauschale 04441
Hämatome, sonographische Untersuchung 33050
Hämochromatose 32864
Hämodialyse 04564, 13610
Hämoglobin 32038
– fetales (HbF) 32254
Hämoglobine
– chromatographische Bestimmung . . . 32312
– elektrophoretische Trennung 32468
– glykierte 32094
Hämolysin, Nachweis 32553
Hämopexin 32442
Häusliche Krankenpflege
– durch Hausärzte 01420
– Erstverordnung 01422
– Folgeverordnung 01424
– Überprüfung der Notwendigkeit und
Koordination 01420
Haptoglobin 32441
Harn-Mikroskopie 32031
Harnblasenfistel, perkutane, Anlegung . . 02321
Harnblasenkatheter, suprapubisch . . . . 02321 f.
Harnproteine 32466
Harnsäure 32064
Harnstoff 32065
– Atemtest 13C 02400
– Kostenpauschale für den Bezug 40154
– Phosphat u/o Calcium-Clearance, ggf.
inkl. Kreatinin-Clearance 32197
Hausärztliches Gespräch
– bei lebensverändender
Erkrankung 03230, 04230
HAV, Nachweis 32780
HAV-Antikörper 32612
HAV-IgM-Antikörper 32613
HbA1, HbA1c 32094
HBc-Antikörper 32614
HBc-IgM-Antikörper 32615
HBDH (Hydroxybutyratdehydrogenase) . . 32077
HBe-Antikörper 32616
HbeAg, Nachweis 32782
HBs-Antikörper 32617

HBsAg, Nachweis 32781
HCG (Humanes Choriongonadotropin) . . 32352
HCV 32835
HCV-Antikörper 32618
HCV-Antikörper
– Immunoblot 32661
HDL-Cholesterin, quantitativ 32061
HDV-Antikörper 32619
HDV-IgM-Antikörper 32620
Hefen
– biochemische Differenzierung 32689
– orientierende Empfindlichkeitsprüfung . 32691
Heidenhain-Färbung auf Protozoen 32185
Heißluft 02510
Helicobacter pylori-Antigen im Stuhl . . . 32706
Helminthen 32682
Heparin PF4-Komplex 32505
Hepatitis A-Virus (HAV) 32780
Hepatitis B-e-Antigen 32782
Hepatitis B-Oberflächenantigen 32781
Hepatitis B-Virus-DNA 32817
Hepatitis C-Virus-Genotyp 32827
Hepatitis C-Virus-RNA 32823
Hepatitis D-Virus-RNA 32815
Herpes-Simplex-Viren 32785
Herz -Transplantatträger,
Behandlung 04420, 13561
Herzmassage, extrathorakale (Reanima-
tion) 01220
Herzmuskel-Antikörper 32498
Herzschrittmacher, Funktionsanalyse/
Kontrolle 04411
HGH 32370
Hilfekonferenz, Teilnahme 37655
Hippursäure, chromatographische
Bestimmung 32313
Histamin, chromatographische
Bestimmung 32313
Histologisch/zytologisch gesicherte
Systemerkrankung
– Behandlung 04441
Histon-Antikörper 32492
Histoplasma-Antikörper 32634
HIV, genotypische Untersuchung des
HI-Virus 32821
HIV-1 o. HIV-2 Antikörper
– Immunoassay 32575
– Westernblot 32660
HIV-Antikörper
– Nachweis 32575
HIV-genotypische Untersuchung des
HI-Virus 32821
HIV-infizierte Patienten,
Behandlung von 30920, 30922, 30924

HIV-Resistenztestung, genotypische . . . 32828
HIV-RNA 32824
Hochfrequenzstrom. 02510
Hochtouriges Schleifen der Haut . 02302, 10342
Homocystein 32318
Hornhautdicke des Auges, Messung . . . 33002
HPV-DNA, Nachweis mittels
Hybridisierung 32820
HSV, Nachweis 32785
HSV-Antikörper 32621
Humanalbumin 02110
Humane Proteine (qualit. Nachweis mittels
Immunpräzipation) 32430
Humanes Choriongonadotropin (HCG) . . 32352
Hydroxy-Cholecalciferol (Immunoassay) . 32413
Hydroxy-Progesteron,17-. 32368
Hydroxybutyratdehydrogenase (HBDH) . . 32077
Hygienezuschlag 04020, 27215
Hypnose 35120
Hyposensibilisierung 30130 f.–30134

I

ICA, GADA 32500
IgA, IgG, IgM im Liquor 32448
IgA, quantitativ 32103
IgE, gesamt. 32426
IGF-I, SM-C, IGFBP-3 32371
IgG im Harn. 32449
IgG, quantitativ 32104
IgM, gesamt beim Neugeborenen. 32131
IgM, quantitativ 32105
Immunelektrophorese 32478
Immun-(fixations-)elektrophorese
– bei Dys- u. Paraproteinämie 32478
Immunglobulin A 32103
Immunglobulin A, G, M im Liquor 32448
Immunglobulin D (IgD) 32445
Immunglobulin G 32104
Immunglobulin G im Harn. 32449
Immunglobulin M 32105
Immunglobuline, Untersuchung aus
allergenspezifische 32427
Immunglobulinsubklasse, quantitative
Bestimmung 32462
Immunologische Systemerkrankung . . . 04441
Immunologische Untersuchung. . 32426–32533
Immunomagnetische Isolierung 32510
Immunphänotypisierung 32520–32527
Impfungen . . . . .89100A ff.
Inanspruchnahme, samstags 7–14 Uhr. . 01102
Inanspruchnahme, unvorhergesehen
– 19–22 Uhr, Sa., So., und Feiertag
7–19 Uhr 01100
– 22–7 Uhr, Sa., So., und Feiertag 19–7 Uhr 01101
Infektionsimmunologische
Untersuchungen 32560–32664
Infiltrationsbehandlung 02360
Influenza A und B 32841
Influenzaviren-Antigen 32786
Influenzaviren-Antikörper. 32622
Infrarot-Spektrographie, Differenzierung
eines Steins mittels. 32317
Infrarotbehandlung 02510
Infusionen . . . . 02100 f.
– Hausärzte. 02101
Infusionstherapie
– mit Antibiotika 02101
– mit Antimykotika 02101
– mit Virustatika 02101
Inhalationstherapie . . . . 02500 f.
Injektionen
– intraartiell. 02331
Insulin 32359
Insulin-Antikörper. 32501
Insulin-like growth factor (IGF-I) 32371
Interferenzstromtherapie 02511
Interferon. 32005
Intermittierende Peritonealdialyse
(IPD) 04564
Intraarterielle Injektion 02331
Intradermale Geschwulst Gesicht, Exzision 02302
Intrakutan-Test 30111
Intrinsic-Faktor 32505
Intubation, endotracheale (Reanimation) . 01221
Inulin-Clearance 32196
Iontophorese 02511
Isoelektrische Fokusierung 32465–32475
Isoenzyme der Alkalischen Phosphatase
(AP). 32469
Isoenzyme der Creatinkinase (CK) 32470
Isoenzyme der Lactatdehydrogenase (LDH) 32471

J

Jo-1-Antikörper. 32492
Jugendgesundheitsuntersuchung 01720

K

Kalium 32081
Kälteagglutinine 32544
Kappa-Ketten, freie 32446
Kapselendoskopie . . . . 04528 f.
Karbolfuchsinfärbung 32179
Katecholamine u./o. Metabolite. 32300
Kauterisation an Haut- u./o.
Schleimhaut 02301

Kennummern/Labor für Ausnahme
EBM Nrn. 32005–32023
Killerzellen, natürliche (Immunphäno-
typisierung) 32524
Kinder- und Jugendschutz
– Fallbesprechung mit dem Jugendamt . 01682
– Meldung von Anhaltspunkten einer
Kindeswohlgefährdung 01681
Kinderfrüherkennungsunter-
suchungen (U1–U9). . . . 01711–01719, 01723
– Pulsoxymetrie-Screening . . . . 01702 f.
– Zuschlag Laboruntersuchungen 01724–01727
– Zuschlag bei pathologischem
Ergebnis 04354
Kinderkardiologie, Zusatzpauschale . . . 04410
Kindernephrologische Behandlung/
Betreuung, Zusatzpauschale 04560
Kinderrheumatologische Funktionsdiagnostik
– Zusatzpauschale, ... 04551
Koordination der Versorgung 37630
Knochen-AP (Isoenzym der Alkalischen
Phosphatase) 32242, 32404
– Typ I-Prokollagen-Propeptide 32404
Knochenmark
– Infusion 02100
– Mikroskopische Differenzierung 32163
– vergleichende hämatologische
Begutachtung 32169
Knochenmarks- u. Blutausstrich 32168
– vergleichende Begutachtung 32169
Kokain 32144
Kokain (Immunoassay) 32334
Koloskopie
– Kinderarzt 04514
– Teilkoloskopie 04518, 13422
– Zuschläge 04515, 13423
Koloskopie (Teil-)
– Kinderarzt 04518
Komplementfaktor C 3 32443
Komplementfaktor C 4 32444
Kompressionstherapie
– bei chronisch venöser Insuffizienz . . . 02313
– bei tiefen Beinvenenthrombosen 02313
– beim Lymphödem 02313
– beim postthrombotischen Syndrom . . . 02313
Kompressionsverband 02310, 18340
Koniotomie (Reanimation) 01221
Konsultationspauschale 01436
Kopie
– Bericht oder Brief 01602
Körperkanalverschluss, Eröffnung 02301
Kostenpauschalen
– Krankheitsbericht, Kurplan 40142

– Testbriefchen (Albumin i. Stuhl) Leistung
nicht erbracht 40152
– Übermittlung eines Telefaxes 40111
– Versendung/Transport eines Briefes u./o.
von schriftlichen Unterlagen . . 40102, 40110,
40128–40130
Krankenpflege, verordnete häusliche . . . 01420
Krankheitsbericht
– auf Verlangen der Krankenkasse 01621
– Kostenpauschalen 40142
Kreatin 32236
Kreatinin (Jaffe-Methode) 32066
Kreatinin, enzymatisch 32067
Kreatininclearance, endogene 32124
Kreuzprobe 32556
Kryotherapie 02300
Kulturelle bakteriologische/mykologische
Untersuchung 32151
Kulturelle Untersuchung des Abstrichs,
Exsudats, Sekrets . . . . 32726 f.
Kulturelle Untersuchung von Liquor,
Punktat, Biopsie, Bronchiallavage 32725
Kultureller Nachweis
– Aktinomyzeten 32742
– betahämolysierende Streptokokken . . 32740
– Borrelien 32743
– Legionellen 32745
– Mykoplasmen 32744
– Neisseria gonorrhoeae 32741
Künstliche Beatmung 01220
Kupfer 32277
Kurplan
– auf Verlangen der Krankenkasse 01622
– Kostenpauschalen 40142
Kurvorschlag 01623
Kurz-, Dezimeterwelle 02510
Kurzzeittherapie, Feststellung der
Leistungspflicht 35130
Kutane Testung 02200

L

Laboratoriumsmedizinisch gesicherte
Systemerkrankung 04441
Labordiagnostik, präoperative 32125
Labyrinthe, Prüfung der 09325, 20325
Lactat/Laktat 32232
Laktatdehydrogenase (LDH), Isoenzyme der 32471
Laktosetoleranz-Test 32192
Lambda-Ketten, freie 32447
Lamblien 32681
Langzeit-Blutdruckmessung
– Kinderarzt 04324
Langzeit-EKG, Aufzeichnung /Auswertung

– Kinderarzt. 04241, 04322
Langzeit-ph-Metrie des Ösophagus
– Kinderarzt. 04512
Langzeittherapie, Feststellung der Leistungs-
pflicht zur Einleitung oder Verlängerung . 35131
LDH (Laktatdehydrogenase) 32075
– Isoenzyme 32471
LDL-Apherese
– Kinderarzt. 04572
LDL-Cholesterin 32062
Lebensverändernde Erkrankung,
problemorientiertes ärztliches
Gespräch 04230
Leber
– Beurteilung zur Indikationsstellung einer
  Therapie 33105
– Punktion 02341
Leberspezifische Antikörper 32495
Legionellen, Untersuchung auf 32745
Legionellen-Antikörper 32592
Leishmania-Antikörper 32638
Leptospiren, Untersuchung auf 32746
Leptospiren-Antikörper 32593, 32599
Leukozyten-Differenzierung
– mechanisierte Neutrophile, Eosinophile,
  Basophile,Lymphozyten, Monozyten . . 32121
Leukozyten-Differenzierung zusätzlich zum
Blutbild 32123
Leukozytenfunktion, Untersuchung der . . 32533
Leukozyten(Neutrophilen)phosphatase,
alkalische. 32155
Leukozytenzählung 32036
– mechanisierte Neutrophile, Eosinophile,
  Basophile,Lymphozyten, Monozyten . . 32121
Lezithin-Ratio-(Quotient-)Test, chromato-
graphische Bestimmung 32313
LH 32354
Ligatur bei Varizen und Ulceration(en)
– Zuschlag 04515
Lipase 32073
Lipide, Chromatographische Bestimmung 32313
Lipoprotein (a) 32456
Lipoproteine, einschl. Polyanionenpräzi-
pitation 32467
Liquor-Untersuchungen. 32035
Liquorpunktion
– durch die Fontanelle 02342
– subokzipital oder lumbal 02342
Liquorzellausstrich 32167
Listerien-Antikörper. 32594
Lithium 32087
LKM-, SLA-, ASGPR- Antikörper. 32495
Lokalanästhetika, Behandlung 02360

Long-COVID
– Basis-Assesment 37800
– Fallbesprechung 37804
– Pauschale. 37806
– Zuschlag 37801, 37802
LS-Ratio-(Quotient-)Test, chromato-
graphische Bestimmung 32313
Lues-Suchreaktion 32566
Lumbalpunktion 02342
Lunge
– Punktion 02340
Lungendenhbarkeit (Compliance),
Bestimmung 04530
Lupus Antikoagulans (Lupusinhibitoren) . 32207
Luteinisierendes Hormon 32354
Lutropin (LH) 32354
Lymphknoten 32164
Lymphozyten-Transformations-Test . . . 32532
Lysozym 32454

M
Magensaft, Auserheberung 32246
Magenverweilsonde, Einführung . 02320, 13412
Magnesium. 32248
Magnetresonanztomographie. . . 34410, 34420
Makrophageneisen 32168
Mamma
– Punktion 02340
Mangan. 32278
MAR - Test 32506
Massenspektrometrie, Bestimmung mittels
DC, GC, HPLC. 32314
Mastdarm
– endoskopische Untersuchung 04331
MBK 32769
MCA 32398
Mechanisierte Zählung 32121
Medikamentenpumpe
– Erstprogrammierung 02120
Medikationsplan, Erstellung 01630
Mehrfertigung (z. B. Kopie) Bericht, Brief . 01602
Mendel-Mantoux-Test 02200
MEP
– in Kinder- u. Jugendmedizin 04436
Metabolite 32233
Metamphetamin 32140
Methadon. 32336
– Immunoassay. 32335
– mittels vorgefertigtem Reagenzträger . 32145
Methämoglobin. 32230
Methylenblaufärbung. 32045
MHK 32768
Mikroalbuminurie-Nachweis 32135

Mikrofilarien 32172
Mikroglobulin ß 2- 32376
Mikroglobulinurie, Alpha-1-. 32136
Mikroskopische Differenzierung,
gefärbte Abstriche 32163–32167
Mikroskopische Untersuchung
– des Harms 32031
– eines Körpermaterials 32045
– nach differenzierender Färbung 32050
– nach einfacher Färbung 32045
– Nativpräparat. 32045
Mikrowellenbehandlung 02510
Milz. 32165
– Punktion 32041
Mixed antiglobulin reaction (MAR-Test). . 32506
Molekularbiologische
Untersuchungen 32815–32853
Molekulargenetische
Untersuchungen 32860–32865
Mononucleose-Test. 32133
Moro-Test. 02200
Morphin. 32146
MR-Pro-ANP (Quantitative Bestimmung
mittels Immunoassay) 32097
MTC-DNA/RNA 32825
MTHFR-Mutation, Nachweis 32863
Mucin-like cancer associated antigen
(MCA). 32398
Mucoproteine, chromatographische
Bestimmung 32313
Mukoviszidose, Neugeborenen-Screening 01709
Mukoviszidose, Problemorientiertes
ärztliches Gespräch. 50700
Mukoviszidose, Schweißtest 04535
Multitest Merieux. 02200
Mumpsvirus-Antikörper. 32624
Mutation
– Faktor-V-Leiden. 32860
Mycobacterium tuberculosis 32830
Mycobacterium tuberculosis Complex,
DNA u./o. RNA 32825
Mycoplasma pneumoniae 32704
– Antikörper 32595
Mycoplasmen. 32842
Myeloperoxidase-Antikörper (p-ANCA) . . 32496
Mykobakterien 32176, 32765
– Empfindlichkeitsprüfung 32770
– Untersuchung auf. 32747
– Ziehl-Neelsen-Färbung 32176
Mykologische Untersuchungen . . 32685–32691
– kulturelle 32151, 32687
Mykoplasmen, Untersuchung auf 32744
Myoglobin 32134, 32450

N
Nachbetreuung, nach Tumorbehandlung
u./o Transplantation. 04443
Nachsorge, Betreuung im Rahmen der
– Kinder- und Jugendmedizin . . 04441, 04443
native Doppelstrang-DNS, Antikörper
gegen. 32491
Natrium. 32083
Neisseria gonorrhoeae 32741
Nekrosenabtragung 02310, 02312
Neofaradischer Schwellstrom. 02511
Neopterin. 32378
Nephrektomie. 31271
Nervenstimulation
– bei Lähmungen. 02512
Neugeborene
– Basisuntersuchung 01712
– Erstuntersuchung. 01711
Neugeborenen-Hörscreening 01705
– Kontroll-AABR 01706
– Zuschlag für Beratung 01704
Neugeborenen-Untersuchung . . . . . 01711 f.
Neugeborenenscreening, erweitertes. . . 01707
Neugeborenenscreening auf
Mukoviszidose 01709
Neurologisch-motoskopische Untersuchung 04431
Neuromuskuläre Erkrankung, peripher
– Kinderarzt. 04437
Neuronenspezifische Enolase. . . 04430, 32395
Neuropädiatrische Betreuung
– Zusatzpauschale 04433
Neuropädiatrisches Gespräch , Behandlung,
Beratung, Erörterung u./o. Abklärung . . . 04430
Neurophysiologische Untersuchung
– Kinderarzt. 04436
Neutronenspezifische Enolase (NSE) . . . 32395
Nickel. 32268
Niederfrequenzbehandlung bei Lähmungen 02512
Nieren, Funktionsprüfung 32196
Nieren-Transplantatträger, Behandlung. . 04561
NK-Zellen, Differenzierung u.
Quantifizierung 32524
Notfallkonsultationspauschale I im
organisierten Notfalldienst 01214, 01216,
01218
Notfallkonsultationspauschale II im organisierten
Notfalldienst,
– 19–22 Uhr – Sa., So. feiertags 7–19Uhr 01216
Notfallkonsultationspauschale III im organisierten
Notfalldienst
– 22–7 Uhr, Sa., So. feiertags 19–7 Uhr . 01218
Notfallpauschale
(Abklärungspauschale) . . 01205, 01207, 01210

Notfallpauschale (Erstkontakt) . . 01210, 01212
– Zuschläge 01223, 01224, 01226
NSE (Neuronen-spezifische Enolase) . . . 32395
NT-Pro-BNP. 32097
Nukleinsäurenachweis . . 32683, 32800–32810,
   32830–32844, 32845–32847, 32851–32853
– beta-Coronavirus SARS-CoV-2 32816

O
Oligoklonale Banden 32465
Onkologie Erkrankung, Behandlung und
Betreuung
– Kinder- und Jugendmedizin . . 04441, 04443
Operationsmaterial-Untersuchung 32725
Operationsvorbereitung für ambu-
lante und belegärztliche Eingriffe 31010–31011
– Jugendliche u. Erwachsenen bis
  40. Lebensjahr, ... 31011
– Neugeborene, Säuglinge, Kleinkinder
  u. Kinder 31010
Operative Eingriffe 02300–02360
Opiate (Immunoassay) 32336
Opiate (Morphin) 32146, 32336
Optische Kohärenztomographie. 50200
Organisierter Not(fall)dienst
– Besuch 01418
– Notfallkonsultationspauschale/
  Notfallpauschale 01210–01218
Orientierende Untersuchung / Labor . . . 32030
Osmolalität 32244
Osmotische Resistenz 32243
Ösophago-Gastroduodenoskopie
– Kinderarzt. 04511
– Zuschlag 04515
Ösophagoskopie
– Kinder- u. Jugendmedizin 04511
Osteocalcin (Immunoassay). 32414
Östradiol 32356
Oxalsäure/Oxalat 32258

P
Packungen mit Paraffinen 02510
Pädiatrische Pneumologie,
Zusatzpauschale 04530
Pädiatrische Rheumatologie,
Zusatzpauschale . . . . 04550 f.
Palliativmedizinische Versorgung
– Betreuung 03371, 04371
– Ersterhebung
  Patientenstatus 03370, 04370, 37300
Palliativversorgung, spezialisierte ambulante
– Erstversorgung 01425
– Folgeverordnung 01426
Panaritium subcutanes, Eröffnung 02301

Pancreolauryl-Test 32194
Pankreas, Punktion 02341
Pankreas-Elastase 32377
Parainfluenzaviren, Antigen. 32787
Parainfluenzaviren-Antikörper 32625
Parasiten-Antigen- Direktnachweis. . . . 32680
Parasiten-Nachweis 32172
Parasitologische Untersuchung . . 32680–32682
Parathormon intaktes (Immunoassay) . . 32411
Paronychie, Eröffnung 02301
Parvoviren-Antikörper 32626
Parvovirus 32832
PAS-Reaktion. 32158
Patch-Test 30110
PEG 04513
Peptid
– Antikörper gegen zyklisch citrulliniertes 32489
Peritonealdialyse (CAPD,CCPD) . . 04565, 13611
Perkutane Gastronomie
– Kinder- und Jugendmedizin 04513
Peroxydasereaktion. 32157
Pflegeheim, Besuch. 01413
pH-Wert, Bestimmung des 32032
Phagozytose 32533
Pharmakoradiographie 34247
Phencyclidin (PCP) 32147
Phenylalanin 32235, 32309
PHI (Phosphohexose - Isomerase) 32259
Phosphat-Clearance 32197
Phosphatase, saure. 32079, 32160
Phosphohexose-Isomerase 32259
Phospholipid-Antikörper 32503
Phosphor anorganisch 32086
Phototherapie
– eines Neugeborenen 02520
Physikalisch-therapeutische
Leistungen 02500–02520
Pilzantigen-Direktnachweis
– mittels Agglutination 32685
– mittels Immunfluoreszenz 32686
Pilze
– Differenzierung mittels Antiseren 32690
– Empfindlichkeitstestung 32691
– Identifizierung 32689
– morphologische Differenzierung 32688
– Nachweis durch Anzüchtung 32687
– Untersuchung im Nativmaterial. 32685
Pirquet-Test. 02200
Plasmaviskosität 32238
Plasminogen 32211
Plasmodien. 32172
Plasmodien-Antikörper 32639
Plättchenfaktor 4 32225

Pleuradrainage 02343
PMN - Elastase 32453
Pneumologie
– pädiatrische, Zusatzpauschale 04530
Polioviren-Antikörper 32627
Polyacrylamidgel-Elektrophorese 32465–32475
– mit Antigentransfer 32476
Polyoma-Virus 32843
Polypentfernung
– Zuschlag 04515
Polysomnographie, kardiorespiratorische. 30901
Porphobilinogen 32303
Porphyrine 32291, 32302
Postoperative Behandlungskomplexe. . . 31600
Präoperative Labordiagnostik. 32125
Präoperative Überwachungskom-
plexe 31010–31013
Priapismus, Operation 31271
Prick-Test. 30111
Probatorische Sitzung . . 35150, 35163–35169
Problemorientiertes ärtzliches Gespräch bei lebens-
verändernder Erkrankung. 03230, 04230
Progesteron. 32357
Progesteron, 17-Hydroxy- 32368
Prokto-Rektoskopischer Untersuchungskomplex
– Kinderärzte 04331
Prolaktin 32355
Propylvaleriansäure, chromatographische
Bestimmung 32313
Prostatspezifisches Antigen (Immunoassay)32351
Protein C 32223
Protein C-Resistenz, aktiviertes. 32128
– APC-Resistenz 32206
Protein S 32224
Protein-Elektrophorese 32107
Proteinase 3-Antikörper (c-ANCA) 32496
Proteine
– elektrophoretische Trennung 32476
– in Punktaten 32474
Proteinnachweis mittels Immunpräzipita-
tion 32430
Prothrombin
– G 20210 A- Mutation 32861
Protozoen, kulturelle Untersuchung. . . . 32681
Provokationstest 04532, 30111
– bronchialer 30122
– bronchialer, Zuschlag 04532
– rhinomanometrischer. 30120
– subkutaner 30121
Provokationstestung 30120–30123
PSA. 32351
Psychiatrische häusliche Krankenpflege

– Erstverordnung v. Behandlungsmaßnahmen. 01422
– Folgeverordnung v. Behandlungsmaßnahmen 01424
Psychosomatische Krankheitszustände
– differentialdiagnostische Klärung. . . . 35100
– verbale Intervention. 35110
Psychotherapie
– analytisch (Einzeltherapie) . . 35411 f., 35415
– analytisch (Gruppentherapie) . . 35523–35539
– tiefenpsychologisch fundiert
(Einzeltherapie) . . . . 35401 f., 35405
– tiefenpsychologisch fundiert
(Gruppentherapie) 35503–35519
– Verhaltenstherapie
(Einzeltherapie) . . . . 35421 f., 35425
– Verhaltenstherapie
(Gruppentherapie) 35543–35559
– Zuschlag gem. Präambel Abschn. 35.2 . 35571
PTT 32112
Punktat-Untersuchung 32725
Punktion 02340–02343
– Adnextumoren, ggf. einschl. Douglasraum 02341
– Ascites 02340
– Ascites als Entlastungspunktion, mind.
250 ml 02341
– Entlastung Pleuraraum 02343
– Ganglien 02340
– Gelenke. 02341
– Hämatome 02340
– Harnblase. 02340
– Hodens 02341
– Hygrome 02340
– Knochenmarks 02341
– Leber 02341
– Lymphknoten 02340
– Mammae 02341
– Nieren 02341
– Pankreas 02341
– Pleura-/Lunge 02340
– Prostata. 02340
– Schilddrüse. 02340
– Schleimbeutel 02340
– Serome 02340
– Speicheldrüse 02340
Pyridinolin u./o. Desoxypyridinolin 32308, 32403
Pyruvatkinase. 32261

Q
Quecksilber. 32279
Quickwert
– Kapillarblut 32114
– Plasma 32113

R

RAST 32427
Reagenzien, Erbringung mittels träger-
gebundener. 32089
Reagenzträger, orientierende Untersuchung 32030
Reanimation 01220–01222
Rechtsprechung – Urteile zu
– Grundsätze bei GKV-Abrechnung . . . Seite 337
– Behandlungen – Einzelfälle . . . . . Seite 338
– Praxisführung. . . . . Seite 341
Rehabilitation, Verordnung von med. . . . 01611
Reibtest. 30111
Reizstrom. 02511
Rekalzifizierungszeit 32111
Rektoskopie
– Kinderarzt. 04331
– Säugling o.Kleinkind, Kind o. Jugendlicher 04516
Rektumsaugbiopsie
– Kinderarzt. 04517
Relaxationsbehandlung nach Jacobson. . 35111
Renin 32386
Reptilasezeit 32205
Respiratorische Feedback-Behandlung. . 35111
Respiratory-Syncytial-Virus (RSV). . . . 32788
Retikulozytenzählung 32047
Rheumafaktor (RF) 32461
Rheumatologie, pädiatrische
– Zusatzpauschale 04550
Rotaviren 32790
Immunoassay. 01803
Rötelnantikörper, Nachweis. 32574
RSV-Antigene. 32788
RSV-Antikörper 32628
RSV-Prophylaxe. 01941–01943
Rucksackverband. 02350

S

S. typhi- o. S. paratyphi- Antikörper. . . . 32596
Samstagssprechstunde. 01102
SARS-CoV-2 32779
– Behandlung mit monoklonalen
  Antikörpern. 01546
– Nukleinsäurenachweis 32816
Säuglingshüften, Sonografie 33051
Säure-Basen-Haushalt, Bestimmung
– Kinderarzt. 04536
Saugbiopsie des Dünndarms . . . 04521, 13420
Saure Phosphatase 32079
SCC (Squamous cell carcinoma Antigen) . 32396
Schädel beim Säugling, Sonographie. . . 33052
Schanz'scher Halskrawattenverband . . . 02350
Schilddrüsen - Sonographie 33012
Schilddrüsenhormone 32320

Schilddrüsenperoxidase-Antikörper. . . . 32502
Schlaf-EEG, pädiatrisches 04435
Schlingenbiopsie(n) mittels Hochfrequenz-
diathermieschlinge 01742
– Kinder- und Jugendmedizin 04520
Schnelltest, Streptokokken-A - Gruppen-
antigen 32152
Schutzimpfungen. . . . . .89100A ff.
Schwangerschaftsnachweis 32132
Schwefel 32283
Schweißtest 04535
Schwellstromtherapie 02511
Scl-70-Antikörper. 32492
Sekret-Untersuchung. 32726
Selen 32280
Serologische Verträglichkeitsprobe 32556
Serotonin u./o. Metabolite 32301
Serum-Elektrophorese 32107
SEV, VEP, AEP, MEP 04436
SHBG 32360
Shigatoxin 32705
Sideroblasten. 32168
Sigmoidoskopie
– Kinderarzt. 04518
Silberfärbung auf Pneumozysten 32187
Skelettmuskulatur-Antikörper. 32499
Sklerosierungsbehandlung
– endoskopisch. 04515, 13401
Sm-Antikörper 32492
Sonographische Untersuchung
– Abdomen 33042
– abdominelle/retroperitoneale Gefäße . . 33073
– extrakranielle hirnversorgende Gefäße . 33070
– extremitätenver-/-entsorgende Gefäße . 33072
– Gelenke, Sehnen, Muskeln, Bursa . . . 33050
– Gesichtsweichteile 33011
– Halsweichteile 33011
– intrakranielle hirnversorgende Gefäße . 33071
– Mediastinum 33073
– Organe oder Organteile. 33081
– Retroperitoneum 33042
– Säuglingshüften 33051
– Säuglingshüften bei U3 01722
– Schädel durch Fontanelle beim Säugling 33052
– Schilddrüsen 33012
– Speicheldrüsen 33011
– Uro-Genital-Organe. 33043
– weibliche Genitalorgane 33044, 33074
– Zuschlag für farbkodierte Untersuchung 33075
Sozialpädiatrische Versorgung . . 04355, 04356
Sperma, physikalisch-morphologische
Untersuchung. 32190

Spermien - Antikörper 32507
Sphingomyelin-Ratio-(Quotient-)Test, chromatographische Bestimmung 32313
Spirographische Untersuchung
– Kinderarzt. 04330
Sprachentwicklung, orientierende
Untersuchung. 04353
Spurenelemente 32283
Sputum 32721
Squamous cell carcinoma Antigen (SCC) . 32396
SS-A-, SS-B-Antikörper. 32492
Stein, (chemische) Analyse 32316
Stein, (spektographische) Analyse 32317
STH (somatropin) 32370
Streptokokken, betahämolysierende . . . 32740
Streptokokken, Schnelltest 32152
Streptolysin O-Antikörper. 32130
Stuhlfett-Ausscheidung 32253
Stuhluntersuchung
– einschl. anaerober Untersuchung. . . . 32722
– einschl. auf Yersinien, Campylobacter . 32723
Substanzbestimmung mittels DC,GC,HPLC 32314
Synovia 32166
Systemerkrankung, Behandlung
– Kinder- und Jugendmedizin 04441

T

T-Lymphozyten (Immunophänotypisierung) 32521
T-Zellen, aktivierte (Immunphänotypisierung). 32525
T-Zellen, zytotoxische (Immunphänotypisierung). 32526
Tacrolimus 32379
Tape-Verband. 02350
(Teil-)Koloskopie
– Kinderarzt. 04518
Telefax, Kostenpauschalen . . . 40110, 40111
Telefonischer Kontakt. 01435
Telekonsil. 01670–01672
– Einholung, Zuschlag 01670
Telekonsiliarische Befundbeurteilung
– einer medizin. Fragestellung 01671
– Fortsetzung, Zuschlag 01672
Telemedizin
– Funktionsanalyse Kardioverter bzw.
   Defibrillator oder CRT-P, CRT-D . 04414, 04416
Terminale Desoxynukleotidyl- Transferase
(TdT) 32161
Testbriefchen, Kostenpauschalen. 40152
Testosteron 32358
Testseren
– agglutinierende. 32541
– konglutinierende 32541
Testverfahren - projektive. 35602

Testverfahren - psychometrische. 35601
Testverfahren - standardisierte 35600
Tetanus-Antitoxin 32597
Thallium 32281
Theophyllin (Immonoassay). 32345
Therapieeisengranula. 32168
Thrombelastogramm 32203
Thrombingerinnungszeit (TZ) 32115
Thromboplastinzeit
– aus Kapillarblut (TPZ) 32114
– aus Plasma (TPZ) 32113
– partielle (PTT). 32112
– quantitative Bestimmung 32026
Thrombozyten-Antikörper. 32504
Thrombozytenfunktion 32228
Thrombozytenzählung 32037
Thyreoglobulin 32420
Thyreoglobulin-Antikörper 32502
Thyrotropin 32101
Thyroxin, freies (fT4) 32320
Tine-Test 02200
Tissue Polypeptide Antigen (TPA, TPS) . . 32397
Totale Koloskopie - Krebsfrüherkennung. . 01741
Toxine, bakterielle 32749
Toxoplasma. 32833
TPA, TPS (Tissue Polypeptide Antigen) . . 32397
TPHA, Treponemen-AK- Immunassay. . . 32566
TPZ, Thromboplastinzeit 32026
Trägergebundene Reagenzien, Zuschlag . 32089
Trainingsdialyse. 04566, 13612
Transferrin 32106
Transfusion 02110, 02111
Transport Briefe 40102, 40110, 40111
Treponema pallidum, Bestätigungsteste . 32568
Treponemen, Untersuchung auf. 32045
Treponemenantikörper-Bestimmung . . . 32567
Treponemenantikörper-Nachweis
– FTA-ABS 32568
– TPHA/TPPA-Test 32566
Trichogramm 32170
Trichomonaden 32681
Trichrom-Färbung auf Protozoen 32186
Triglyceride 32063
Trijodthyronin (fT3), freies. 32321
Troponin, immunologischer Nachweis . . 32150
Trypsin 32375
TSH 32101
TSH-Rezeptor-Antikörper. 32508
Tuberkulintestung. 02200
Tuberkulosebakterien, Differenzierung . . 32764
Tumorbehandlung, Nachbetreuung nach
– bei Säugling, Kleinkind, Kind o. Jugendlichen (s. auch bei Nachsorge) 04443

Tumormarker 32390
Tuschepräparat auf Kryptokokken 32180

U

U1-Untersuchung 01711
U1-RNP-Antikörper 32492
U2-Untersuchung 01712
U3-Untersuchung 01713
U4-Untersuchung 01714
U5-Untersuchung 01715
U6-Untersuchung 01716
U7-Untersuchung 01717
U7a-Untersuchung 01723
U8-Untersuchung 01718
U9-Untersuchung 01719
Übende Verfahren
– bei Kindern und Jugendlichen,
   Gruppenbehandlung 35113
– Einzelbehandlung 35111
– Gruppenbehandlung 35112
Überdruckbeatmung, intermittierend . . . 02500
Überweisungsschein, alleinige
Ausstellung 01430, 01820
Ulcera Cruris, arterielle 02310, 02312
Ulcera cruris, Behandlungskomplex . . . 02312
Ultraschall Wärmetherapie 02510
Ultraschalluntersuchungen 33000
– Auge 33000
– Hüftgelenk bei Säuglingen oder
   Kleinkindern 01722, 33051
– Schädel bei Säuglingen oder Kleinkindern 33052
– Schilddrüse 33012
Ulzeration(en), Ligatur(en) bei . . 04515, 13401
Untersuchung
– neurophysiologische 04436
Unvorhergesehene Inanspruch-
nahme 01100, 01101
Urin
– morphol. Bestandteile i. Sammelharn . . 32052
Urinuntersuchung 32720
Uro-Genital
– Sonographie 33043
Urologischer OP- Eingriff, primäre Wundver-
sorgung

V

Varicella-Zoster-Virus-(IgM-)Antikörper . . 32629 f.
Vasopressin 32415
Venae sectio 02302, 10342
Venenkatheter, legen eines zentralen . . . 02300
VEP
– Kinder- u. Jugendmedizin 04436
Verbale Intervention bei psychosomatischen
Krankheitszuständen 35110

Verband, fixierender 02350
Verhaltenstherapie . . . . 35421 f., 35425,
                                35543–35559
– Zuschlag gem. Präambel Abschn. 35.2 . 35571
Verotoxin 32705
Versandmaterial, Kosten-
pauschalen 40100, 40104, 40106
– Langzeit-EKG-Datenträger 40106
– Röntgenaufnahmen und/oder Filmfolien 40104
Versichertenpauschale, Kinderarzt 04000
– bei unvorhergesehener Inanspruchnahme 04030
– Vorhaltepauschale, hausärztl.
   Praxisstrukturen 04040
– Zuschlag, chronische Erkrankung . . . 04220 f.
– Zuschlag Medikationsplan 04222
Verwaltungskomplex 01430
Verweilen außerhalb der Praxis 01440
Videofallkonferenz 01442, 01443
Viren
– Elektronenmikroskopischer Nachweis . 32792
– Typisierung in Zellkulturen 32795
Virologische Untersuchungen . . . 32780–32795
Visite, auf Belegstation 01414
– dringende 01412
Vitamine
– B 12 32373
– chromatographische Bestimmung . . . 32306
– D 32413
– D 3 32421

W

Wachstumshormon (HGH), Somatropin
(STH) 32370
Wärmetherapie 02510
Warzenentfernung 02300
Wasserbruch
– Punktion 02340
Wasserhaushalt 32247
Westernblot 32660
Wiederbelebung 01220
Wiederholungsrezept 01430
Willebrand-Faktor-Multimere 32229
Wirtschaftlichkeitsbonus 32001
Wohnheim, Besuch in beschützendem . . 01413
Wunddebridement 02310
Wundtamponade 02310
Wundversorgung, primäre 02300
– mit Naht 02301
– bei Säuglingen, Kleinkindern u. Kindern 02302

Y

Yersinien 32598
Yersinien-Antikörper 32598, 32663

Yoga 35111

Z

Zellkern- oder zytoplasmische Antigene,
Antikörper gegen 32492
Zentromerantigene, Antikörper gegen . . 32493
Zeugnis, auf Verlangen der Krankenkasse 01620
Ziehl-Neelsen-Färbung auf Mykobakterien 32176
Zink. 32267
Zirkulärer Verband, des Kopfes/Rumpfes . 02350
Zusatzpauschalen
– Beobachtung/Betreuung mit
   Arzneimitteln 01540–01546
– Bezugsarzt/Bezugspsychotherapeut . . 37625
– Digitale Gesundheitsanwendung
   (DiGA). 01476, 01477, 01479
– ePA (elektronische Patientenakte) . . . 01431,
                                  01647, 01648
– pädiatrische Pneumologie 04530
– strukturierte Versorgung 01452
Zuschlag
– Chromoendoskopie. 50601
– Chroniker. . . . . 04220 f.
– Defibrillation im Notfall 01222
– eArztbrief-Versandpauschale 01660
– Koniotomie 01221
– Neugeborenen-Hörscreening 01704
– zu EBM-Nr. 01500 01502
– zu EBM-Nr. 01501 01503
– zu EBM Nrn. 04411, 04413 und 04415. 04417
– zu EBM-Nr. 37625 37626
– zu EBM-Nr. 37650 37651
– zu EBM-Nr. 37655 37656
– zu EBM-Nr. 50200 50201
zytoplasmatische Antigene neutrophiler
Granulozyten (ANCA) 32496
Zytostatika (Immunoassay) 32344
Zytostatikapumpe, Erstprogrammierung . 02120
Zytotoxische T-Zellen, Differenzierung u.
Quantifizierung 32526

UV-GOÄ
Hinweise für Pädiater

Autoren:

Reinhardt Bartezky (Schatzmeister BVKJ, Landesvorsitzender BVKJ-LV Berlin)

Wolfgang Landendörfer (Cosprecher des Bundeshonorarausschuss Bundesverband der Kinder- und Jugendärzte BVKJ)

Sonja Mizich (Leitendende MFA Praxis Dr. Landendörfer)

Enrico Schwartz (für organisatorische Fragen)

© Der/die Autor(en), exklusiv lizenziert an
Springer-Verlag GmbH, DE, ein Teil von Springer Nature 2026
P. M. Hermanns und K. von Pannwitz (Hrsg.), *EBM 2026*
Kommentar Kinderheilkunde, Abrechnung erfolgreich und
optimal, https://doi.org/10.1007/978-3-662-73101-7_8

Inhalt

Einleitung .... **Seite 303**

Wichtige Informationsquellen .... **Seite 304**

Dokumentation ist wichtig .... **Seite 304**
Clearingstelle .... Seite 305
So vermeiden Sie Fehler in der Dokumentation .... Seite 305
Allgemeine Heilbehandlung .... Seite 305
Wann besteht eine Vorstellungspflicht beim D-Arzt? .... Seite 305
Besondere Heilbehandlung .... Seite 305
Hinzuziehung durch den D-Arzt .... Seite 306
Abrechnung .... Seite 307
Strukturen im Bereich der Unfallversicherung .... Seite 307
Wann muss der Patient zum D-Arzt? .... Seite 308
Verordnung von Arzneimitteln .... Seite 308
Was ist ein Wegeunfall? .... Seite 309
Impfungen .... Seite 309

Wichtige Pädiatrische Gebührennummern .... **Seite 310**
Nr. 1 Symptomzentrierte Untersuchung .... Seite 310
Nr. 6 Umfassende Untersuchung .... Seite 310
Nr. 800 Eingehende neurologische Untersuchung .... Seite 312
Nr. 826 Neurologische Gleichgewichts- und Koordinationsprüfung .... Seite 312
Nr. 125 Unfallbericht F1050 .... Seite 313
Nr. 143 Arbeitsunfähigkeitsbescheinigung § 47 V .... Seite 313
Nr. 401–420 Sonographie .... Seite 313
Nr. 200 ff. Verbände und Besondere Kosten .... Seite 315
Nr. 2000 ff. Wundversorgung .... Seite 316
Nr. 1427 u. 1569 Fremdkörper Nase und Ohr .... Seite 317
Nr. 2226 Chassaignac Reposition .... Seite 317

Einleitung

2023 ereigneten sich insgesamt 783.426 meldepflichtige Arbeitsunfälle bei Erwachsenen, die eine Arbeitsunfähigkeit von mehr als drei Tagen oder den Tod zur Folge hatten. In der Schüler-Unfallversicherung ist hingegen jeder Unfall meldepflichtig, der ärztliche Behandlung nach sich zieht. Dies waren in 2023 1.025.963 meldepflichtige Schulunfälle (Quelle: www.dguv.de).

Ungefähr die Hälfte des Unfallgeschehens wird im Rahmen der allgemeinen Heilbehandlung in Praxen niedergelassener Kinder- und Jugendärzte medizinisch versorgt. Wir Pädiater brauchen uns also als Unfallexperten nicht zu verstecken.

Die UV-GOÄ basiert auf der privatärztlichen Gebührenordnung GOÄ und ist mit beschränkenden Steuerelementen aus dem EBM-System gekoppelt. Diese Zwitterstruktur hat eine außerordentlich komplizierte Gebührenordnung zur Folge. Im Praxisalltag ist die Handhabung deshalb nicht leicht und überdies sind die Abrechnungsmöglichkeiten der für Pädiater zugänglichen allgemeinen Heilbehandlung im System der Unfallversorgung mager.

Abrechnungsfehler passieren auf ärztlicher Seite häufig, ebenso sind fehlerhafte Ablehnungen ärztlicher Leistungen durch die Sachbearbeiter der Unfallkassen nicht selten. So kommt es, dass die Erlöse aus Abrechnungen mit den Unfallkassenträgern im Durchschnitt nur 0,3% der Einnahmen unserer Praxen betragen. BG-Patienten machen aber 1,6% unserer Patienten aus.

Die Abrechnung von BG-Fällen führt in manchen unserer Praxen ein trauriges Dasein. Optionen der Abrechnung (wie Kosten für Verbandsstoffe) werden nicht wahrgenommen. Aus Unkenntnis und Trägheit werden BG-Fälle manchmal gar nicht als solche detektiert, sondern als GKV-Fall über den EBM abgerechnet, was letztlich einen Abrechnungsbetrug darstellt.

Die gängigen Formulare der UV-GOÄ sind in die Arztsysteme eingepflegt. Darüber hinaus sind diese unter: www.dguv.de/formtexte/index.jsp downloadbar

Die vorliegende UV-GOÄ-Abrechnungsfibel des BVKJ soll eine praktische Hilfe im Alltag Ihrer Praxis sei und versucht mit konkreten Abrechnungsbeispielen dafür sorgen, dass die UV-GOÄ-Einnahmen Ihrer Praxis, auf den angemessenen Anteil steigen.

Die angegebenen Berechnungsbeispiele verwenden bereits die ab 1. Juli 2023 vertraglich vereinbarten Vergütungssätze

Wichtige Informationsquellen

Vertrag Ärzte

UV-GOÄ
Beide unter www.kbv.de: Service → Rechtsquellen → Verträge → Unfallversicherungsträger.

Diese Verträge und weitere Informationen finden Sie natürlich auch auf den Seiten der DGUV: www. dguv.de.

Arbeitshinweise der Unfallversicherungsträger zur Bearbeitung von Arztrechnungen
Diese Publikation stellt die Rechtsauffassung der Unfallkassen dar und deshalb ist, obwohl verschiedene Themengebiete mit Fachärzteverbänden abgestimmt sind, ein kritischer Umgang ratsam: Die „Arbeitshinweise für Arztrechnungen" sind Informationen der UV-Träger für Ärzte und Sachbearbeiter und nur als Richtlinie ohne rechtsverbindliche Kraft anzusehen. Sie sind, da sie teilwiese die Interessenlage der Unfallkassen widerspiegeln in der Diktion restriktiv.

Handbuch UV-GOÄ (Hrsg. Barbara Berner, Deutscher Ärzteverlag)

UV-GOÄ 2021 Kommentar (Hrsg. Peter M. Hermanns, Enrico Schwartz, Springerverlag)

Dokumentation ist wichtig

Rechnungskorrekturen der Unfallkassen sind stets ein Ärgernis für die behandelnde Praxis und ein unnötiger bürokratischer Aufwand für die Unfallkassen.

Nicht selten ist es das unvollständige Ausfüllen der ärztlichen Unfallmeldung was zu den Leistungsablehnungen führt. Auf der anderen Seite finden sich leider auch ungerechtfertigte Ablehnungen der Unfallkassen.

Die Unfallkassen geben in der Korrekturmitteilung den Änderungsgrund an (Kürzel und textliche Erläuterung).

Widersprechen Sie der Leistungsablehnung/-kürzung bitte schriftlich unter Angabe des Bearbeitungszeichens, wenn Sie keinen Abrechnungsfehler bei sich sehen.

Änderungsgrund	
B1G	Die Nr. 6 (bzw. Nr. 7 / 8 / 9 / 10) aufgrund der Diagnose nicht berechenbar; sie wurde daher - soweit nach den Abrechnungsregeln möglich - auf Nr. 1 (bzw. Nr. 2 / 3 / 4 / 5) geändert.

Für Rückfragen zur Rechnungslegung steht Ihnen unser Service-Center Reha und Entschädigung montags bis donnerstags von 08:00 – 16:00 Uhr, freitags von 08:00 – 12:00 Uhr unter der oben aufgeführten Telefonnummer jederzeit gerne zur Verfügung.

Fordern Sie eine schriftliche Rückantwort ein. Die Kontaktadresse der Leistungsabteilung (Telefon, Fax, E-Mail) finden Sie stets auf dem Briefkopf des Schreibens benannt.

Wenn sich die Abrechnungsdifferenzen auf diesem Weg nicht einvernehmlich lösen lassen, können Sie Ihren Fall an die **Clearingstelle** melden. Bei pädiatrischen Sachverhalten wird ein Mitglied des Honorarausschuss BVKJ hinzugezogen werden.

Stellen Sie den Antrag schriftlich mit Darstellung des Problems und fügen Sie anonymisierte Unterlagen bei (z.B. Berichte, Rechnungen, bisheriger Schriftwechsel).

Informieren Sie bitte parallel den Honorarausschuss des BVKJ hierüber.

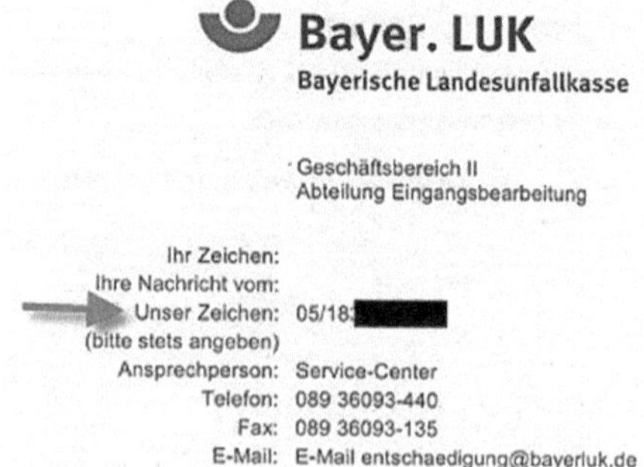

Clearingstelle

Mail an: Clearingstelle-Unfallversicherung@kbv.de
Postadresse: Kassenärztliche Bundesvereinigung
             Clearingstelle auf Bundesebene
             Herbert-Lewin-Platz 2,
             10623 Berlin

So vermeiden Sie Fehler in der Dokumentation

- Beschreiben Sie den Unfallhergang so genau, wie es Ihnen möglich ist und vergessen Sie nicht den Unfallort zu benennen (z.B. Außentreppe des Hauses auf dem Weg zur Schule).
- Geben Sie die Ausdehnung und Lokalisation jeder Wunde in genauen Maßen an (z.B. 4 x 3 cm linker Unterarm volar).
- Beschreiben Sie die Art der Wunde und den Verschmutzungsgrad (z.B. oberflächliche, mit Erde und Steinchen stark verschmutzte Schürfwunde).
- Erläutern Sie Ihre therapeutischen Maßnahmen so, dass sich der Sachbearbeiter der Unfallkasse ein klares Bild machen kann (z.B. Reinigung von mehreren Wunden mittels Wundreinigungsbad, anschließend primärer Wundverschluss der Platzwunde mittels Gewebekleber).
- Die angegebenen Diagnosen müssen die eingeleiteten Maßnahmen und Ihre Abrechnung widerspiegeln.

Allgemeine Heilbehandlung

Jeder Vertragsarzt ist verpflichtet, Unfallverletzte gemäß des Vertrages Ärzte/UV-Träger (ÄV) zu versorgen. Als Pädiater erfolgt die Behandlung zumeist nach den Regeln der **„Allgemeinen Heilbehandlung"**. Laut § 10 ÄV ist dies die *„ärztliche Versorgung einer Unfallverletzung, die nach Art oder Schwere weder eines besonderen personellen, apparativ-technischen Aufwandes noch einer spezifischen unfallmedizinischen Qualifikation des Arztes bedarf"*.

Beispiele sind Schnittverletzungen, Schürfungen, Prellungen, Distorsionen, Insektenstiche und Zeckenbisse.

Sie dürfen im Rahmen der Allgemeinen Heilbehandlung auch Medikamente verschreiben, die in Zusammenhang mit der Unfallversorgung stehen, nicht aber Heil- und Hilfsmittel.

Alle Vertragsärzte dürfen Patienten nach einem Arbeits- oder Wegeunfall primär versorgen, auch wenn zunächst unklar ist, ob eine Weiterversorgung beim D-Arzt notwendig wird.

Auch nicht an der vertragsärztlichen Versorgung teilnehmende Ärzte können sich an der Versorgung von Unfallverletzten beteiligen lassen. teilnehmen. Hierzu ist ein Antrag auf Beteiligung am Vertrag bei dem regional zuständigen Landesverband der DGUV stellen.

Wann besteht eine Vorstellungspflicht beim D-Arzt?

In folgenden Fällen muss der Patient zum D-Arzt überführt werden:

1) Patient benötigt nach Schwere der Verletzung stationäre Heilbehandlung
2) Patient ist über den Tag des Arbeitsunfalls arbeitsunfähig
3) Behandlungsbedürftigkeit voraussichtlich länger als 1 Woche
4) Patient benötigt Heil- oder Hilfsmittel
5) Alle Wiedererkrankungsfälle

Besondere Heilbehandlung

Die „besondere Heilbehandlung" ist im § 11 ÄV als *„fachärztliche Behandlung einer Unfallverletzung, die wegen Art oder Schwere besondere unfallmedizinische Qualifikation verlangt"* definiert.
Beispiele sind Knochenbrüche, offene und tiefe Weichteilverletzungen, Nerven- und Sehnenverletzungen, schwere Quetschungen und Zerrungen.

Nach primärer Vorstellung des Unfallverletzten beim D-Arzt obliegt diesem die Entscheidung, ob die weitere Heilbehandlung beim Vertragsarzt oder bei ihm selbst erfolgen soll. Voraussetzung – es handelt sich um ein Verletzungsbild, das nach der allgemeinen Heilbehandlung therapiert wird. Hierfür ist das entsprechende Kästchen auf dem Unfallbericht gedacht.

5. Ist weitere allgemeine Heilbehandlung erforderlich?

☐ Nein

☐ Ja

   ☐ durch mich ⟵

   ☐ durch andere Ärztin/anderen Arzt (auch Verlegung/Vorstellung), bitte Name und Anschrift angeben

Ort, Datum	Unterschrift	Anschrift/Stempel

Datenschutz:
Ich habe die Hinweise nach § 201 SGB VII gegeben.

A) Es wird kein Unfallbericht F1050 vorgelegt

Ein alltägliches Problem liegt darin, dass Patienten ohne Unfallbericht in den Praxen auftauchen und um eine Behandlung nachsuchen. Wir ambulant tätigen Pädiater sind damit weder über die Art der Behandlung (allgemeine vs. besondere Heilbehandlung) noch über den vorgesehenen Weiterbehandler (Kontrolle in der D-Arztambulanz vs. Delegation an den Kinder- und Jugendarzt) informiert. Mit der DGUV wurde hierzu vereinbart (Sitzung DGUV, KBV und BVKJ am 7.12.2022):
Sie dokumentieren auf dem Unfallbericht F1050 den Vermerk *„kein D-Arztbericht vorgelegt, Vorbehandlung nicht dokumentiert"*. Ihre Gesamtbehandlung rechnen Sie wie bei einer Primärvorstellung ab (inkl. GOP 125 (Unfallbericht) und falls zutreffend GOP 6 (umfassende U)) und dokumentieren entsprechend.

B) Der Unfallbericht F1050 wird vorgelegt:

Ist im Unfallbericht das Feld „Weiterbehandlung durch Pädiater" angekreuzt, dürfen Sie den Patienten zur Behandlung annehmen, die GOP 125 (Unfallbericht F1050) und die GOP 6 (Umfassende Untersuchung) sind dann allerdings gesperrt. Die Annahme des Patienten ist eine freiwillige Entscheidung Ihrer Praxis – Sie haben das Recht den Patienten zur weiteren Versorgung an den primär behandelnden D-Arzt zurückzuschicken.
Kreuzt der D-Arzt dagegen das Feld „durch mich" an bedeutet dies die Anweisung zur erneuten Vorstellung in der D-Arztambulanz (z.B. zum Fadenzug oder zur Nachbehandlung einer Wunde). Nach den Regeln der §§ 26 und 28 ÄV gilt: *„Sucht ein Unfallverletzter aus eigenem Antrieb und ohne Überweisungsschein einen Arzt zur Mitbehandlung/Diagnosenklärung auf, so hat dieser den Versicherten wieder an den D-Arzt zu verweisen"*. Nach Auffassung der DGUV heißt es aber auch *„... stellt sich der Patient beim Kinderarzt vor, kann dieser auch behandeln, auch wenn der D-Arzt das Feld „durch mich" angekreuzt hat"*. Nach Erfahrung des Honorarausschuss werden auf diesem Weg zustande gekommene Leistungen praktisch nie aberkannt. Letztlich bleibt es ihre eigene Entscheidung, ob sie das Fehlverhalten akzeptieren und kulanterweise die Folgebehandlung durchführen oder ob Sie an den eigentlich zuständigen D-Arzt zurückverweisen.

C) Hinzuziehung durch den D-Arzt

Die Hinzuziehung des Pädiaters durch den vorbehandelnden D-Arzt ist im § 12 ÄV wie folgt geregelt:
(1) Soweit es zur Klärung der Diagnose und/oder zur ambulanten Mitbehandlung erforderlich ist, sind andere Ärzte ... (§ 1 Abs. 2) hinzuziehen. Dies gilt insbesondere, wenn bei der Art der Verletzung der Verdacht auf Mitbeteiligung eines entsprechenden Organs oder Organsystems besteht. Zur Hinzuziehung sind nur Durchgangsärzte berechtigt.
(2) Für die Hinzuziehung steht dem Durchgangsarzt § 37 Abs. 3 der Formtext F 2902 zur Verfügung.

Vergütung bei Hinzuziehung:
„Bei Hinzuziehung nach § 12 im Rahmen ambulanter Behandlung richtet sich die Höhe der Vergütung (Gebührensatz der allgemeinen oder besonderen Heilbehandlung) nach Maßgabe der Einstufung des Behandlungsfalles durch den Durchgangsarzt".
Wenn eine Auftragsleistung des D-Arztes vorliegt (Hinzuziehung/Überweisungsschein) und sofern der D-Arzt nach der besonderen Heilbehandlung vorbehandelt hat, wählen Sie beim Anlegen des Behandlungsfalles im AIS die Option „Besondere Heilbehandlung". Jetzt sind die erhöhten Abrechnungssätze der D-Ärzte für diesen Fall hinterlegt und gelten auch für die im D-Arztauftrag tätige pädiatrische Praxis.

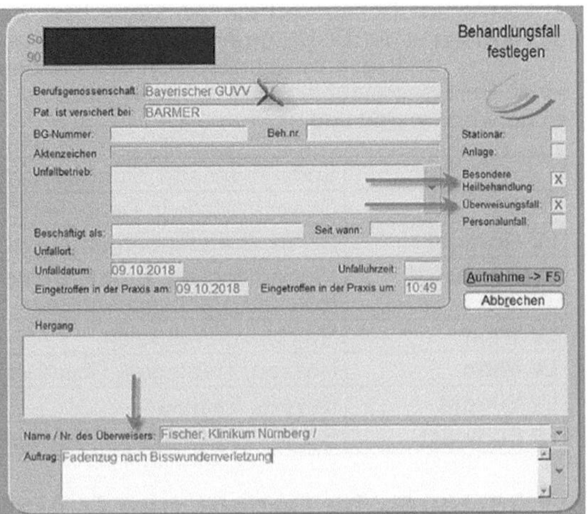

Abrechnung

Das Prinzip der Liquidation von Unfallleistungen lässt sich wie folgt beschreiben: „Die UV-GOÄ ist eine erheblich abgespeckte Form der privatärztlichen Gebührenordnung GOÄ".

Unterschiede zur privatärztlichen Abrechnung

- Eine vertragliche Verpflichtung zur Teilnahme für den Kassenarzt (§ 4 ÄV).
- Die UV-GOÄ kombiniert Elemente aus GOÄ und EBM und verpflichtet zu WANZ-Kriterien des Handelns.
- Seit 2023 regelmäßige Gebührenanpassung nach der Grundlohnsummenentwicklung.
- Beratung und Untersuchung erfolgen als kombinierte Gebührennummer.
- Es gibt weder einen Kinderzuschlag noch eine Steigerungsmöglichkeit bei erhöhtem Aufwand.
- Es gibt keine Fremdanamneseerhebung analog Nr. 4 GOÄ.
- Wir haben es mit einem hohen Grad an Komplexität der Gebührenordnung mit zahlreichen Ausschlüssen und besonderen Regeln zu tun.

Bitte beachten Sie:

Die Abrechnung darf nicht über den EBM mit der Krankenkasse oder als Privatleistung nach GOÄ über den Patienten erfolgen. Adressat der Rechnungen, auch wenn diese von privatärztlichen Verrechnungsstellen versendet werden, ist ausschließlich die zuständige UV-Träger (z.B. Kita- und Schulunfall in Stuttgart; Liquidation geht an die Unfallkasse Baden-Württemberg).

Bei einer Abrechnung über einen Dienstleister wird (bislang) keine Unterschrift von den Eltern benötigt. Die erbrachten ärztlichen Leistungen sind in der Rechnung einzeln durch Angabe der Gebührenziffern der UV-GOÄ und dem Gebührensatz anzugeben. Wie in der Privat-GOÄ können die Auslagen ebenfalls gesondert in Rechnung gestellt werden. Welche Auslagen ansetzbar sind ist in Abschnitt A der UV-GOÄ geregelt.

Strukturen im Bereich der Unfallversicherung

Die gesetzlichen UV-Träger sind in drei Bereiche gegliedert. Die gewerblichen und landwirtschaftlichen Berufsgenossenschaften sind für die Arbeitsunfälle und Berufskrankheiten der klassisch arbeitenden Bevölkerung zuständig (z.B. bei einer Arzthelferin die Berufsgenossenschaft Gesundheitsdienst und Wohlfahrtspflege (BGW)). Die für uns Pädiater relevanten UV-Träger der öffentlichen Hand (z.B. Unfallkasse Berlin) betreuen die Unfälle im Bereich Kita und Schule. Die UV-Träger sind auf Bundesebene in den beiden Spitzenverbänden Deutsche Gesetzliche Unfallversicherung (DGUV) und Sozialversicherung Landwirtschaft, Forsten und Gartenbau (SVLFG-SpV) organisiert. Die DGUV und SVLFG-SpV verhandeln mit der Kassenärztlichen Bundesvereinigung über den Vertrag Ärzte/ UV-Träger und die Gebührenordnung (UV-GOÄ) aus.

Auf regionaler Ebene sind die UV-Träger bzw. deren Regional- oder Bezirksverwaltungen in Landesverbänden der DGUV organisiert. Diese vertreten die regionalen Interessen und Aktivitäten der UV-Träger. Vertragsärzte erhalten von den Landesverbänden auch Auskünfte und Informationsmaterial. Bei Honorarstreitigkeiten können diese nur bedingt weiterhelfen, da hierfür die Clearingstelle eingerichtet wurde und sie Interessenvertreter der UV-Träger sind.

	Spitzenverband, Bundesebene	
DGUV	Geschäftstelle in Berlin und Sankt Augustin	info@dguv.de
LV Nordost	Berlin, Brandenburg, Mecklenburg-Vorpommern	lv-nordost@dguv.de
LV Nordwest	Niedersachsen, Bremen, Hamburg, Schleswig-Holstein, Sachsen-Anhalt	lv-nordwest@dguv.de
LV West	Nordrhein-Westfalen	lv-west@dguv.de
LV Mitte	Hessen, Thüringen, Rheinland-Pfalz	lv-mitte@dguv.de
LV Südost	Bayern, Sachsen	lv-suedost@dguv.de
LV Südwest	Baden-Württemberg, Saarland	lv-suedwest@dguv.de

Wann muss der Patient zum D-Arzt?

Es gibt die fünf bereits benannten und vertraglich klar geregelten Situationen, in denen ein Patient immer vom D-Arzt gesehen werden muss:

1) Patient benötigt nach Schwere der Verletzung stationäre Heilbehandlung
2) Patient ist über den Tag des Arbeitsunfalls arbeitsunfähig
3) Behandlungsbedürftigkeit voraussichtlich länger als 1 Woche
4) Patient benötigt Heil- oder Hilfsmittel
5) Alle Wiedererkrankungsfälle

Verletzungen, die einer stationären Behandlung bedürfen, auch leichte, dürfen nur in ein Krankenhaus mit einem D-Arzt; schwere und komplizierte Verletzungen dürfen nur in ein Krankenhaus geschickt werden, welches am Schwerverletztenverfahren beteiligt ist.

Wie findet man einen D-Arzt in seiner Nähe?
Entweder unter www.dguv.de unter: D-Ärzte/Gutachter/Kliniken
Oder direkt mit dem Suchformular www.dguv.de/d-arzt/index.jsp

Wichtig: Die von Ihnen durchgeführte **Erstversorgung** ist stets abrechenbar. Hierbei ist zu beachten, dass nur die Maßnahmen vom UV-Träger vergütet werden, die keinen Aufschub dulden. Als Grundsatz gilt, sichern der Vitalfunktionen und Herstellen der Transportfähigkeit. Zum Beispiel Abrechnung einer Schienenversorgung bei V.a. kompletten Unterarmbruch mit UV-GOÄ-Nr. 210.

Bei isolierte Augen- oder HNO-Verletzungen darf der Patient zum Augen- bzw. HNO-Arzt geschickt werden; ebenso verhält es sich mit den isolierten Zahnverletzungen.

Für die Weiterleitung an den D-Arzt ist seit 1.1.2021 die Nr. 145 (D-Arzt-Überweisung) entfallen. Sie dürfen allerdings für die ärztliche Unfallmeldung (F1050) die Nr. 125 ansetzen.

Verordnung von Arzneimitteln

Medikamente, die im Zusammenhang mit der Unfallversorgung stehen, dürfen vom Pädiater verschrieben werden. Die Grenze des 12. Geburtstags für nicht verschreibungspflichtige Medikamente (z.B. Ibuprofen) gilt hier nicht.

Die Verordnung der Arzneimittel erfolgt wie bei Kassenpatienten auf dem rosa Kassenrezept (Muster 16) .

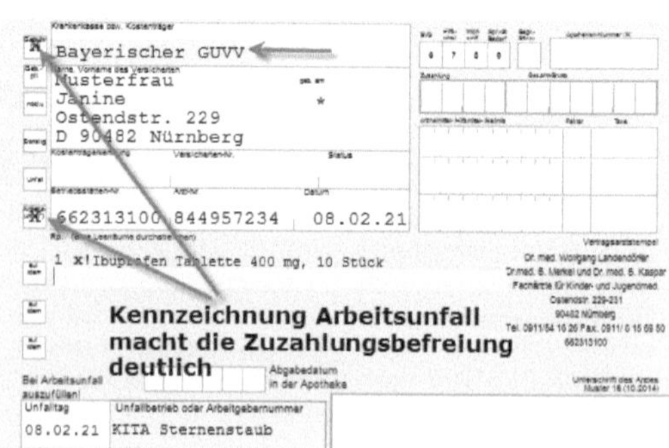

Folgende Angaben sind auf dem Rezept in den entsprechenden Feldern zusätzlich vorzunehmen:

- der Unfallversicherungsträger (z.B. Unfallkasse Berlin)
- der Unfalltag (z.B. 1.1.2018)
- der Unfallbetrieb (z.B. Kita Sternenstaub)

Die Kennzeichnung ☒ Arbeitsunfall führt dazu, dass der Patient keine Zuzahlung leisten muss.

Cave: Die Festbetragsregelung gilt auch im Bereich der gesetzlichen Unfallversicherung. Verordnet der Vertragsarzt ein Präparat oberhalb der Festbetragsgrenzen, muss der Verletzte die Differenz selbst tragen.

Was ist ein Wegeunfall?

Das ist speziell für uns Pädiater ein Unfall, der sich auf dem direkten Hin- oder Rückweg zwischen Wohnung und Kita/Schule ereignet. Einen Schutz durch die Unfallversicherung erhält man künftig auch dann, wenn man als Lebenspartnerin oder Lebenspartner auf dem Weg zur Arbeit ein Kind zur Kita oder Schule bringt. Bisher waren nur die Eltern unfallversichert. Das hat Bundeskabinett im August 2024 mit dem Entwurf eines „Gesetzes zur Weiterentwicklung der gesetzlichen Unfallversicherung" jetzt beschlossen.

Problematisch sind daher Unterbrechungen bzw. Umwege und Abwege, die meist aufgrund privater Erledigungen, auch der Eltern, erfolgen. Achten Sie bitte darauf die ärztliche Unfallmeldung sorgfältig zu erstellen um Missverständnisse und Nachfragen zu vermeiden.

Ein paar Grundsätze:

- Die Wahl des Verkehrsmittels ist frei (also: per Inliner oder auf dem Pferd in die Kita ist ok).
- Der Versicherungsschutz beginnt und endet mit Durchschreiten der Außentür des Wohngebäudes (nicht an der Wohnungstür!).
- Bei Fahrgemeinschaften (z.B. Mutter und Kind) sind Abweichungen vom direkten Weg in den Versicherungsschutz mit einbezogen.
- Ein Versicherungsschutz besteht bei Abweichungen infolge besonderer Verkehrssituation.
- Nicht versichert sind Strecken außerhalb des direkten Weges, die privaten Unternehmungen dienen (z.B. Einkauf).
- Nach Unterbrechen des Weges lebt der Versicherungsschutz mit dem Erreichen des direkten Weges wieder auf; es sei denn, die Unterbrechung hat länger als 2 Stunden gedauert.
- Beginnt oder endet der Weg nicht an der Wohnung, kommt es darauf an, ob der Weg in einem angemessenen Verhältnis zum üblichen Weg steht. Wenn ja, besteht Versicherungsschutz.
- Durch Alkohol oder Drogen verursachte Unfälle werden grundsätzlich nicht anerkannt. Medikamente werden unterschiedlich gehandhabt

Als Vertragsärzte können wir mögliche Rechtsstreitigkeiten zur Problematik „Wegeunfall" nicht immer erkennen. Wichtig ist es jedoch zu wissen, dass zwischen den UV-Trägern und Krankenkasse grundsätzlich die Möglichkeit besteht, sich zu Unrecht erbrachten Leistungen erstatten zu lassen. Dies gilt aber nicht für die ambulante ärztliche Behandlung und Arzneimittel.

Impfungen

Impfungen sind ein leidiges Thema, weil aktuell (Stand 1.4.2021) nur die Kosten für Tetanus-Impfstoffe (aktiv und passiv) von den UV-Trägern übernommen werden. Wenn eine Tetanus-Impfung aufgrund eines BG-Unfalls indiziert ist, aber aufgrund der generellen Impfkonstellation gerade ein Mehrfachimpfstoff fällig wäre, so kann dieser NICHT über die Unfallkasse abgerechnet werden.

Wir empfehlen folgendes pragmatisches Vorgehen: Beim Pädiater endet der BG-Fall und ein Kassenfall wird eröffnet zum Impfen. Hier ist mittelfristig eine Änderung zu erwarten.

Nicht zu vertreten ist die Minimalvariante der dT-Impfung, wenn Kombinationsimpfstoffe nach STIKO indiziert wären (TdaP-Polio, TdaP, hexavalenter Impfstoff), wie es leider immer wieder in den Notfallambulanzen/Rettungsstellen der Kliniken praktiziert wird.

Wichtige Pädiatrische Gebührennummern

Nr. 1	**Symptomzentrierte Untersuchung** bei Unfallverletzungen und bei Verdacht auf das Vorliegen einer Berufskrankheit einschließlich Beratung	**8,02 EUR**

Definiert als ärztliche Grundleistung zur körperlichen Untersuchung mit einfachen Hilfsmitteln (Stethoskop, Reflexhammer usw.) einschließlich der Beratungsleistung.

Beschränkt auf einen normalen Zeitaufwand und gerichtet auf ein einzelnes Symptom bzw. Organ (Krankheitszeichen, Beschwerden).

Seit 1.10.2018 darf bei Kindern bis zum 6. Geburtstag anstelle der Nr. 1 einmal im Behandlungsfall die Nr. 6 abgerechnet werden. Dies gilt nicht bei Verletzungen, bei denen durch bloße Inaugenscheinnahme das Ausmaß der Erkrankung beurteilt werden kann.

Die letztere Formulierung lässt einen Interpretationsspielraum zu, der aktuell noch nicht ausgelotet ist. Nach Meinung des Honorarausschusses definiert sich eine Bagatellverletzung wie folgt:

Bagatellverletzungen im Sinne der Nr. 1 sind Verletzungen, bei denen ohne invasive Prüfung und ohne instrumentelle Hilfe (z.B. Pinzette, Spreizinstrument, Lupe) sowie ohne Funktionsprüfung durch bloße Inaugenscheinnahme das Ausmaß der Erkrankung beurteilt werden kann und bei der es keiner weiteren Behandlung außer ggf. einer oberflächlichen Säuberung bedarf und bei der nach Beurteilung keine Hinweise auf Differentialdiagnosen vorliegen, die eine andere Behandlung oder Versorgungsintensität erfordern würde.

Jede Verletzung, bei der der Arzt durch prüfende und somit beim Kind Gegenwehr auslösende Maßnahmen die Harmlosigkeit oder Behandlungsbedürftigkeit überprüfen muss, oder bei der er im Verlauf Behandlungsmaßnahmen am Kind zur Versorgung vornehmen muss, ist keine Bagatellverletzung.

Beschränkungen und Fallstricke

Die Gebühr nach Nr. 1 darf in einem Behandlungsfall nur einmal zusammen mit einer anderen Gebühr aus den Abschnitten C. bis O. berechnet werden. Als Behandlungsfall wird in der UV-GOÄ eine Dauer von 3 Monaten definiert.

Beispiele:
C nichtgebietsbezogene Sonderleistungen → Nr. 200–449 Verbände, Sonographie
L Chirurgie/Orthopädie → Nr. 2000 ff kleinchir. Wundversorgung

Wird bei einem Kontrolltermin die Leistung gem. Nr. 1 zusammen mit einer Sonderleistung erbracht, darf nur die höher bewertete Leistung angesetzt werden, ggf. zuzüglich der Besonderen Kosten der Sonderleistung. Voraussetzung ist aber immer, dass beide Leistungen medizinisch erforderlich sind.

Die Nr. 1 ist nicht berechenbar neben Nr. 2 bis 9, neben Nr. 804 bis 812, 817, 835, 849, 861 bis 864, 870, 871, 886 und 887 sowie als Abschlussuntersuchung nach einer Narkose nicht neben Nr. 448, 449.

* Wundversorgung und Verbandsleistung werden dabei als Summe betrachtet

Nr. 6	**Umfassende Untersuchung** verbunden mit nach Umfang und Zeit besonderem differenzialdiagnostischen Aufwand und/oder Beteiligung mehrerer Organe einschließlich Klärung oder Überprüfung des Zusammenhangs mit der Berufstätigkeit sowie der notwendigen Beratung	**18,73 EUR**

Die Nr. 6 erfordert regelmäßig, dass Unfallhergang und Verletzung umfangreichere und länger dauernde Untersuchungen notwendig machen (z.B. bei Verdacht auf multiple Verletzungen und auf Binnenverletzung großer Gelenke).

Der besondere Untersuchungsaufwand muss deutlich über die symptomzentrierte Untersuchung (Nr. 1) hinausgehen.

Die Notwendigkeit und der Umfang der Untersuchung nach Nr. 6 müssen für den UV- Träger aus der Dokumentation hervorgehen bzw. es müssen die durchgeführten Untersuchungen durch ausführliche Schilderung der Befunde dokumentiert sein.

In diesen Fällen sehen die Unfallkassen die Nr. 6 regelmäßig als indiziert an:

- bei Knieverletzungen, wenn eine umfassende Untersuchung durchgeführt wird, wie sie nach Nr. 137 (Vordruck F 1004) – Ergänzungsbericht Knie – vorgesehen ist
- bei einer Kopfverletzung mit Verdacht auf Hirnbeteiligung (Anm. Commotio cerebri)
- vor einer Vollnarkose
- bei einer Generaluntersuchung für eine Begutachtung

Bei Kindern bis zum 6. Geburtstag wird anstelle der Nr. 1 einmal im Behandlungsfall die Nr. 6 abgerechnet. Dies gilt nicht bei Verletzungen, bei denen durch bloße Inaugenscheinnahme das Ausmaß der Erkrankung beurteilt werden kann.

Die letztere Formulierung lässt einen Interpretationsspielraum zu, der aktuell noch nicht ausgelotet ist. Nach Meinung des Honorarausschusses definiert sich eine Bagatellverletzung wie folgt:

Bagatellverletzungen im Sinne der Nr. 1 sind Verletzungen, bei denen ohne invasive Prüfung und ohne instrumentelle Hilfe (z.B. Pinzette, Spreizinstrument, Lupe) sowie ohne Funktionsprüfung durch bloße Inaugenscheinnahme das Ausmaß der Erkrankung beurteilt werden kann und bei der es keiner weiteren Behandlung außer ggf. einer oberflächlichen Säuberung bedarf und bei der nach Beurteilung keine Hinweise auf Differentialdiagnosen vorliegen, die eine andere Behandlung oder Versorgungsintensität erfordern würde.

Jede Verletzung, bei der der Arzt durch prüfende und somit beim Kind Gegenwehr auslösende Maßnahmen die Harmlosigkeit oder Behandlungsbedürftigkeit überprüfen muss, oder bei der er im Verlauf Behandlungsmaßnahmen am Kind zur Versorgung vornehmen muss, ist keine Bagatellverletzung.

Beschränkungen und Fallstricke

Ein Ansetzen der Nr. 6 ist auch außerhalb dieser gelisteten fünf regelhaften Indikationen möglich, sobald ein besonderer differentialdiagnostischer Aufwand vorliegt oder mehrere Organsysteme betroffen sind.

Die Problematik liegt hier manchmal in der fehlenden Akzeptanz durch die regionalen Unfallversicherungsträger. Hier kommt Ihrer Dokumentation eine erhebliche Bedeutung zu!

Beachten Sie bitte: Bei der Vielzahl der leichten, oberflächlichen Verletzungen (Schnittverletzungen, Schürfungen, Prellungen usw.) darf die Nr. 6 jedenfalls nicht abgerechnet werden,

Die Nr. 6 darf im Behandlungsfall insgesamt dreimal angesetzt werden. Folgende Einschränkungen erlauben es in der pädiatrischen Praxis jedoch praktisch nie, die Nr. 6 mehrfach anzusetzen:

- Untersuchungen in kurzen Abstanden weniger Tage, insbes. ohne dass zwischenzeitlich eine Behandlung durchgeführt wurde, die eine wesentliche Befundänderung erwarten ließ, erfüllen grundsätzlich <u>nicht</u> die Voraussetzungen der Nr. 6.
- Steht die Diagnose fest, z.B. durch Vorbehandlung beim D-Arzt kann es sich nur noch um Kontrolluntersuchungen, also um gewöhnliche Untersuchungen nach Nr. 1 handeln.

Neurologen und Neuropädiater rechnen anstelle der Nr. 6 die eingehende neurologische Untersuchung nach Nr. 800 ab, sofern das Unfallgeschehen von der neuropädiatrischen Fragestellung dominiert wird.

Wichtig:
Seit 1.1.2020 ist die Abrechnung für die Nr. 826 (Gleichgewichtsprüfung) neben der Nr. 6 (Umfassende Untersuchung) rechtskräftig ausgeschlossen. Die UV-GOÄ wurde durch Aufnahme eines entsprechenden Passus geändert.

Nr. 800	**Eingehende neurologische Untersuchung** ggf. einschließlich der Untersuchung des Augenhintergrundes	**18,73 EUR**

Die Untersuchung umfasst den **vollständigen neurologischen Status** (Hirnnerven, Reflexe, Motorik, Sensibilität, Koordination, extrapyramidales System, Vegetativum, hirnversorgende Gefäße).

Bereits seit 2007 akzeptieren die Unfallkassen die Abrechnung der Nr. 800 durch Neuropädiater (Rundschreiben Reha 039/2007, LUV L012/2008).

Der allgemeinen Pädiatrie ist die Nr. 800 nicht zugänglich.

Beschränkungen und Fallstricke

Die Leistung ist im Behandlungsfall nicht mehr als dreimal berechenbar.

Neben der Leistung nach Nr. 800 sind die Leistungen nach den Nr. 1 bis 10, 825, 826, 830 und 1400 nicht berechnungsfähig.

Neurologen und Neuropädiater rechnen anstelle der Nr. 6 (€ 17,11) die gleichwertig vergütete eingehende neurologische Untersuchung nach Nr. 800 (€ 17,11) ab sofern das Unfallgeschehen von der neuropädiatrischen Fragestellung dominiert wird.

Nach Meinung des Honorarausschusses darf auch der Neuropädiater auf die Nr. 6 zurückgreifen, sofern die Kriterien zur Verwendung der Nr. 6 anderweitig erfüllt sind (z.B. Verletzung beim Kind vor dem 6. Geburtstag, ausgenommen Bagatellverletzungen oder komplexes Verletzungsmuster) und das Unfallgeschehen nicht durch eine neuropädiatrische Fragestellung dominiert ist.

Nr. 826	**Neurologische Gleichgewichts- und Koordinationsprüfung**	**8,82 EUR**

Nicht fachgebietsbegrenzt, damit für Pädiater abrechenbar.

Beschränkungen und Fallstricke

Neu: Seit 1.1.2020 ist die Abrechnung für die Nr. 826 (Gleichgewichtsprüfung) neben der Nr. 6 (Umfassende Untersuchung) rechtskräftig ausgeschlossen. Die UV-GOÄ wurde durch Aufnahme eines entsprechenden Passus geändert.

Abrechnungsausschluss mit Nr. 800 (eingehende neurologische Untersuchung) und Nr. 1412 (einfache Gleichgewichtsprüfung)

Nr. 125	**Unfallbericht F1050**	**9,68 EUR**
Porto	Porto Standardbrief bis 20g nach aktuellem Preis	0,85 EUR

§ 14 ÄV: Der behandelnde Arzt erstattet am Tag der ersten Inanspruchnahme durch den Unfallverletzten, spätestens am nächsten Werktag, dem UV-Träger die Ärztliche Unfallmeldung nach Formblatt F1050.

Bitte beachten Sie: Der Vergütungsanspruch erlischt bereits nach 8 Tagen; diese Regelung ist praxisfern und wird zum Glück nicht so streng gelebt.

Für die Weiterleitung an den D-Arzt dürfen Sie seit 1.1.2021 die Nr. 125 (Unfallmeldung F1050) ansetzen. Im Gegenzug ist die schlechter bewertete Nr. 145 (D-Arztüberweisung) entfallen.

Beschränkungen und Fallstricke

Die Berichtsgebühr nach Nr. 125 ist nicht berechenbar, wenn der Verletzte dem D-Arzt bereits vorgestellt wurde. In diesem Fall wurde der Unfallbericht bereits vom D-Arzt erstellt und wird von Ihnen nicht mehr benötigt. Sie rechnen Ihre erbrachten Leistungen, <u>ohne Bericht</u> zu geben, einfach mit den entsprechenden Gebührennummern ab. Die Dokumentation der ärztlichen Leistung erfolgt ausschließlich im Arztinformationssystem.

Bitte achten Sie darauf, die „Ankreuzvarianten" zur Feststellung der Vorstellungspflicht beim D-Arzt korrekt auszufüllen. Sofern keine Behandlung erforderlich ist, vermerken Sie dies unter Punkt 5 der Ärztlichen Unfallmeldung (F 1050).

Nr. 143	Arbeitsunfähigkeitsbescheinigung § 47 ÄV	3,53 EUR

In den Arbeitsanweisungen zur Bearbeitung von Arztrechnungen führt die DGUV zum § 47 Arbeitsunfähigkeits-Bescheinigung aus:

(1) Der behandelnde Arzt ist verpflichtet, die Bescheinigungen, die der Unfallverletzte zum Nachweis der Arbeitsunfähigkeit benötigt auszustellen.

(2) Er ist weiterhin verpflichtet, dem Träger der gesetzlichen Krankenversicherung unverzüglich die Bescheinigungen über die Arbeitsunfähigkeit mit Angaben über den Befund und die voraussichtliche Dauer der Arbeitsunfähigkeit zu übersenden.

*Es bestehen keine Bedenken, die Nr. 143 auch für die Ausstellung der Bescheinigung zum Bezug des **Kinderpflege-Verletztengeldes bzw. zum Nachweis der unfallbedingten Erkrankung** des Kindes angesetzt werden.*

Ein Schüler benötigt grundsätzlich keine ärztliche Bescheinigung darüber, dass er aufgrund seiner Verletzung am Unterricht oder an bestimmten schulischen Veranstaltungen nicht teilnehmen kann. Die Meldung an die Schule erfolgt durch den Erziehungsberechtigten bzw. bei volljährigen Schülern durch den Schüler selbst. Fordert die Schule ausnahmsweise ausdrücklich eine ärztliche Bescheinigung (z.B. wegen der Nichtteilnahme an einer Prüfung), so sollte diese entsprechend einer AU-Bescheinigung nach Nr. 143 UV-GOÄ vergütet werden.

Sonographie

Nr. 410	Sonographie erstes Organ	17,81 EUR
Nr. 411	Sonographie bei der Diagnostik von Frakturen bei Kindern und Jugendlichen (Zuschlag zur Nr. 410) Oberarm, Unterarm, Oberschenkel, Unterschenkel und angrenzende Gelenke	38,30 EUR
Nr. 411a	Sonographie bei der Diagnostik von Frakturen bei Kindern und Jugendlichen (Zuschlag zur Nr. 410) Andere Knochen/Gelenke, die nicht in der Nr. 411 genannt sind	10,94 EUR
Nr. 420	Sonographie Folgeorgan (max. 3x)	7,13 EUR
Nr. 412	Sonographie ZNS bis um 2. Geburtstag	24,97 EUR
Nr. 401	Duplexzuschlag Sonographie	30,11 EUR
Nr. 404	Frequenzanalyse Sonographie	18,82 EUR

Die Abrechnung der Sonographie in der UV-GOÄ folgt generell den gleichen Regeln wie in der privatärztlichen GOÄ. Die untersuchten Organe sind einzeln zu benennen. Bei Kindern ist die vergleichende sonographische Untersuchung der Gegenseite (Nr. 420) einmalig möglich, da die Wachstumsfugen bei den Versicherten unterschiedlich ausgeprägt sind und somit Abweichungen besser erkannt werden können. Dagegen ist durch eine Zusatzbestimmung neben Nr. 411 (Fraktursonographie) die Abrechnung der Nr. 420 und damit z.B. gesonderte Kontrollen der Gegenseite nicht gestattet.

Die sonographische Untersuchung des ZNS in der UV-GOÄ nach Nr. 412 ist bis zum zweiten Geburtstag möglich und kann – im Gegensatz zur GOÄ – auch transkraniell erfolgen. Dies ist eine Möglichkeit, falls die große Fontanelle bereits geschlossen ist.

Die sonographische Untersuchung der Schädelkalotte, beispielsweise z. A. einer Schädelfraktur bei Hämatom/Schwellung, wird über die Nr. 410 bzw. Nr. 420 abgebildet und kann, zusätzlich zur Sonographie des ZNS, nach Nr. 412 abgerechnet werden.

Neben GOÄ-Ziffer 410 sind die GOÄ-Ziffern 412 – 418 nicht abrechnungsfähig – die höher bewerteten Ziffern 412 – 418 ersetzen für die Sonographie des ersten Organs die Ziffer 410.

Der Zuschlag 411a sollte demnach auch für die Ziffer 412 „Ultraschalluntersuchung des Schädels bei einem Säugling oder Kleinkind bis zum vollendeten 2. Lebensjahr" anwendbar sein.

Nicht vergessen sollte man das, relativ gut vergütete Instrument der Duplexsonographie mit Frequenzanalyse anzuwenden, sofern die medizinische Indikation besteht.

Die Notwendigkeit zur sonographischen Untersuchung sehen die Unfallkassen regelmäßig als gegeben an, bei einem Verdacht auf:

- Verletzungen der Bauchorgane (z.B. Verdacht auf Milzruptur, Leberruptur usw.),
- Verletzungen des Muskel- und Sehnengewebes (z.B. Muskelfaser- oder Sehnenriss, umschriebene Blutergüsse),
- nach schweren Prellungen mit Verdacht auf umschriebene Blutergüsse,
- zur Stellungskontrolle des Skelettsystems insbes. bei Kindern.
- einer Schädelprellung mit v.a. intrazerebrale Blutung.

Die Sonografie als diagnostisches Mittel ist insbesondere bei Kindern bis 12 Jahren anerkannt, um die mit dem Röntgen einhergehende Strahlenbelastung zu verringern oder zu vermeiden. Da kleinere Kinder oder Kinder mit geistiger Behinderung die Schmerzlokalisation nicht eindeutig artikulieren können, kann das Sonographie-Screening zur Eingrenzung von verletzten Arealen auch zur Erstuntersuchung und Kontrolle gehören.

NEU seit 2023: Fraktursonographie

Kommentar aus UV-GOÄ P.M. Hermanns Springerverlag

- Die angrenzenden Gelenke zu den großen Röhrenknochen der Extremitäten sind das Hand-, Ellenbogen- und Schultergelenk sowie das Sprung-, Knie- und Hüftgelenk. Die Kniescheibe gehört anatomisch zum Kniegelenk, so dass bei dessen Untersuchung der Zuschlag nach Nr. 411 ansetzbar ist.
- Durch die Zusatzbestimmung ist die Abrechnung der Nr. 420 und damit z.B. gesonderte Kontrollen der Gegenseite neben Nr. 411 nicht gestattet.
- Die aktuelle S2 Leitlinie – Fraktursonografie vom 01.02.2023 empfiehlt die Sonographie bei bestimmten Verletzungen ausdrücklich als Standarddiagnostik in der Primäruntersuchung. Damit ist die Sonographie nicht mehr auf die Kontrolle von Frakturen begrenzt.
- Die Möglichkeiten der Abrechnung der Nrn. 411/411a ergibt sich aus den in der Leitlinie enthaltenen Indikationen.
- Ziel der Nrn. 411/411a sollte aber weiterhin die Primäruntersuchung von Frakturen und der Kontrolle des Bruchheilungsprozesses ein. Für andere Zielleistungen (Sehnen, Muskeln, Weichteile usw.) kann der Zuschlag nicht abgerechnet werden.

Die Notwendigkeit zur gleichzeitigen Untersuchung paariger Organe (z.B. des verletzten und unverletzten Kniegelenks) wird seitens der Unfallkassen eigentlich nicht gesehen. Jedoch kann bei unklarem Befund bzw. zur Diagnosesicherung im jeweiligen Einzelfall ein Seitenvergleich bei paarigen Organen angezeigt sein. Untersuchungen der Gegenseite können insbesondere dann indiziert sein, wenn zur Einschätzung eines vom Normalen abweichenden Befundes ein so genannter Normzustand benötigt wird, wie dies die (vermeintlich) gesunde Gegenseite darstellt.

Beispiele aus dem unfallchirurgischen Bereich sind: Rippenbrüche, Schlüsselbeinfrakturen, Brustbeinfrakturen, handgelenksnahe Brüche, ellenbogennahe Brüche und körpernahe Oberarmbrüche, sprunggelenknahe Unterschenkelbrüche, kniegelenknahe Brüche, und körpernahe Oberschenkelbrüche sowie Brüche der großen und kleinen Röhrenknochen an oberen und unteren Extremitäten.

Beschränkungen und Fallstricke

Die Notwendigkeit zur sonographischen Untersuchung wird seitens der Unfallkassen <u>nicht</u> gesehen bei einem Verdacht auf:

- Verletzungen des Meniskus oder der Bänder im Kniegelenk. Hiervon ausgenommen sind Verletzungen der Quadrizepssehne bzw. des Ligamentum patellae (Kniescheibenband) sowie der Verdacht auf Verletzungsfolgen in der Kniekehle: Baker-Zyste, Einblutung oder Gefäßaneurysma.
- Distorsion der Kniegelenke, Sprunggelenke (auch bei Bandrupturen) oder Schultergelenke (außer bei Verdacht auf Rotatorenmanschettenruptur)
- Gleichzeitige Untersuchung paariger Organe (z.B. des verletzten und unverletzten Kniegelenks)

Jedoch kann bei unklarem Befund bzw. zur Diagnosesicherung im jeweiligen Einzelfall ein Seitenvergleich bei paarigen Organen angezeigt sein: Untersuchungen der Gegenseite können insbesondere indiziert sein, wenn zur Einschätzung eines vom Normalen abweichenden Befundes ein so genannter Normzustand benötigt wird, wie dies die (vermeintlich) gesunde Gegenseite darstellt.

Verbände und Besondere Kosten

Die ausführlichen Optionen entnehmen Sie der UV-GOÄ – die angefügte Tabelle enthält nur eine Gebührennummernauswahl.

Das Abrechnen von Verbänden hat seine Tücken: Sie sind berechtigt „Sachkosten" (also die Kosten für die Verbandmittel) abzurechnen; dies wird in Unkenntnis leider oft unterlassen. Sachkosten sind in der UV anders benannt und heißen **„Besondere Kosten".**

Diese „Besonderen Kosten" sind zu vielen Verbänden und Prozeduren hinterlegt, z.B. auch zum Verband nach Nr. 200. Sie sind in einer extra Spalte des UV-GOÄ-Verzeichnisses geführt. Wenn zwei differente Beträge hinterlegt sind (siehe Nr. 200 – 1,19/*1,28), so gilt für uns Niedergelassene der höhere Satz, der niedrigere ist für die günstiger einkaufenden Kliniken.

Nr.	Leistung	Allg. HB	Bes. HB	Bes. Kosten	Allg. Kosten	Sach- kosten
200	Verband – ausgenommen Schnellverbände, Augen-, Ohrenklappen oder Dreieckstücher	4,19	5,21	1,19 *1,28	3,23	4,42
210	kleiner Schienenverband – auch als Notver- band bei Fraktur	7,13	8,88	5,43	3,36	8,79

Abhängig von der Praxissoftware werden die „Besonderen Kosten" automatisch hinzugefügt (z.B. Turbomed®) oder auch nicht. Checken Sie das bitte. Auf keinen Fall setzen die Unfallkassen fehlende Beträge zu – auch wenn sie es könnten, da es sich um Pauschalbeträge handelt.

Im Prinzip sind Sie sogar berechtigt Ihre praxisindividuellen Kosten anzusetzen, dann müssen Sie Ihrer Abrechnung aber alle dafür notwendigen Belege beifügen. Einfacher ist es da schon, sich der verhandelten Pauschalsätze zu bedienen.

Nr.	Prozedur	Vergütung	Besondere Kosten
Nr. 200	Verband	4,19 EUR	1,28 EUR
Nr. 201A	Redressierender Klebeverband des Brustkorbs	5,63 EUR	11,87 EUR
Nr. 201B	Tapeverbände	5,63 EUR	21,87 EUR
Nr. 202	Schanz'scher Halskrawattenverband	8,47 EUR	6,20 EUR
Nr. 203A	Kompressionsverband	8,47 EUR	2,04 EUR
Nr. 204	Zirkulärer Verband Kopf, Schulter, Hüfte o. Rumpf	8,47 EUR	7,46 EUR
Nr. 205	Rucksack- oder Désault-Verband	8,47 EUR	7,88 EUR
Nr. 208	Tape-Verband an Fingern oder Zehen	7,13 EUR	0,48 EUR
Nr. 209	Tape-Verband an großen Gelenken oder Gliedmaßen	13,38 EUR	8,00 EUR
Nr. 210	Kleiner Schienenverband – auch als erster Notverband bei Frakturen	7,13 EUR	5,43 EUR
Nr. 212	Schienenverband zwei große Gelenke	14,07 EUR	10,11 EUR

Verbände in der UV-GOÄ/auszugsweise/ohne Gewähr

Beschränkungen und Fallstricke

Wundverbände nach Nr. 200 können neben einer Wundversorgung nach den Nr. 2000 bis 2005 und 2008 bis 2010 nicht zusätzlich abgerechnet werden, da Verbände in der Bewertung der kleinchirurgischen Gebührennummern bereits inkludiert sind.

Wichtig:
Die Besonderen Kosten" der Nr. 200 (1,28 EUR) dürfen Sie neben der Wundversorgung jedoch ansetzen. Diese Aufgabe übernimmt Ihr Praxisprogramm nicht automatisiert – Sie müssen es manuell erledigen. Am besten legen Sie eine Sachkosten-Nr. über den Betrag 1,28 EUR an, wie Sie es aus der Privatabrechnung kennen.

Dagegen sind die Nr. 2006 (primär nicht heilende Wunde) und 2007 (Entfernung von Fäden oder Klammern) von dieser Einschränkung der Nr. 200 nicht betroffen.

Wundversorgung

Wunden im Sinne der Nrn. 2000 bis 2005 sind durch mechanische Gewalt verursachte **Verletzungen der Haut und/oder Schleimhaut** sowie Brandwunden.

Eine Unterbrechung der Hautoberfläche, die iatrogen entstanden ist, Ekzeme, Geschwüre oder andere Hauterkrankungen zählen nicht zu den Wunden nach Nrn. 2000 ff.

Nr.	Procedur	Vergütung	Besondere Kosten	Verband Nr. 200
Nr. 2000	Erstversorgung kleine Wunde	6,25 EUR	Keine	Nein Aber – Sach- kosten des Verbandes (1,28 EUR) dürfen ange- setzt werden!
Nr. 2001 Version 1	Erstversorgung kleine Wunde einschließ- lich <u>Naht</u>	11,12 EUR	5,41 EUR	
Nr. 2001 Version 2	Erstversorgung kleine Wunde mit <u>Gewe- bekleber</u>	11,12 EUR	8,50 EUR	
Nr. 2003	Erstversorgung große oder stark verunrei- nigte Wunde	11,59 EUR	Keine	
Nr. 2004	Erstversorgung große Wunde einschließ- lich Naht	21,41 EUR	9,40 EUR	
Nr. 2006	Wunde, sekundär heilend	5,63 EUR	Keine	möglich
Nr. 2007	Entfernung von Fäden oder Klammern	3,55 EUR	Keine	
Nr. 2009	Entfernung Fremdkörper Haut	8,91 EUR	Keine	
Nr. 2016	Wundreinigungsbad	4,11 EUR	Keine	

Wundversorgung in der UV-GOÄ/auszugsweise/ohne Gewähr

Bei der **Definition der Größe einer Wunde** lehnt sich die UV-GOÄ an den EBM an: Als „klein" gelten: < 3cm, < 4 cm^2 und < 1 cm^3; Ausdehnungen oberhalb dieser drei Masse gelten als „groß" bzw. „ausgedehnt". Aber **NICHT anzuwenden ist der Begriff „klein" bei Eingriffen an Kopf und Händen sowie bei Kindern bis zum 6. Geburtstag.** Kleine Wunden, die gleichzeitig eine starke Ver-unreinigung aufweisen, sind im Rahmen der Nrn. 2003 und 2005 den großen Wunden gleichgestellt. Nach den Allg. Bestimmungen zu Abschnitt L ist das Entfernen von Schmutz oder Fremdkörpern ein Einzelschritt bei der Wundversorgung und damit Bestandteil der Wundziffer.

	Klein	**Groß**
Nr.	2000, 2001, 2002	2003, 2004, 2005
Länge	< 3 cm	> 3 cm
Fläche	< 4 cm^2	> 4 cm^2
Volumen	< 1 cm^3	> 1cm^3
% Körper	restlicher Körper	Kopf und Hände
Alter	> 6 Jahre	< 6 Jahre
		1 Merkmal reicht aus!

Wunden sind stets einzeln berechenbar, daher summieren sich Einzelwunden innerhalb eines Wund-gebietes (z.B. Bisspuren) und an verschiedenen Körperregionen und können mit dem jeweiligen Multiplikationsfaktor angesetzt werden. Analog gilt dies für die Anzahl angelegter Verbände.

Beschränkungen und Fallstricke

Im Zusammenhang mit einer Wundversorgung nach den Nr. 2000 bis 2005 und 2008 bis 2010 können **Wundverbände** nach Nr. 200 nicht zusätzlich abgerechnet werden. Die „Besonderen Kosten" der Nr. 200 (1,28 EUR) sind neben der Wundversorgung jedoch anzusetzen, sofern ein Verband angelegt wurde.

Die Wundversorgung nach der Nr. 2006 (Wunde, nicht primär heilend) weist, im Gegensatz zu den Nr. 2000 bis 2005 und 2008 bis 2010 keinen Ausschluss für den Verband nach Nr. 200 auf. Hier setzen Sie also die Nr. 200 und die zugehörigen Sachkosten in Höhe 1,28 EUR an.

Nach Auskunft der DGUV (November 2020) besteht für Kinder- und Jugendärzte die Möglichkeit der Abrechnung der Nr. 2009 UV-GOÄ (Fremdkörperentfernung). Nach den „Grundsätzen Ambulanten Operierens in der gesetzlichen Unfallversicherung (GUV)", ist der Zugang zur Nr. 442a (Zuschlag zur Nr. 2009) auf D-Ärzte begrenzt.

Ein Ärgernis der UV-GOÄ ist die Behandlung von **Platzwunden**. Wunden am Kopf und an den Händen, sowie bei Kindern unter 6 Jahren, sind per Definition stets als „groß" zu betrachten. Die Leistungslegende zur Nr. 2001 (Versorgung einer kleinen Wunde einschließlich Naht und/oder <u>Gewebekleber</u>) beinhaltet jedoch den Zusatz „Die Leistung ist bei Verwendung von <u>Gewebekleber</u> auch für die Versorgung von Wunden am Kopf und an den Händen sowie bei Kindern bis zum 6. Geburtstag abzurechnen".

Diese Regelung der UV-GOÄ ist diskriminierend und ausgesprochen kinderfeindlich, da sie die Anwendung der sachlich gebotenen Nr. 2004 (Versorgung einer großen Wunde einschließlich Naht) an die schmerzhafte und invasive Prozedur der Wundversorgung mittels Naht koppelt.

Checken Sie bitte für die Nr. 2001 auch, ob bei Verwendung von Gewebekleber der korrekte höhere Satz der Besonderen Kosten (8,50 EUR gegenüber 5,41 EUR), von Ihrem AIS oder Ihren Mitarbeitern zugesetzt wird. Der höhere Betrag kann nur bei Verwendung von Gewebekleber (nicht Steristrip) abgerechnet werden.

Bitte beachten Sie: Die Neuanlage eines Steristrip im Rahmen der Wundkontrolle nach vorheriger Erstversorgung rechtfertigt nicht die erneute Abrechnung der Nr. 2001. Diese Maßnahme erfüllt nicht den vollständigen Leistungsinhalt der Nr. 2001.

Nr. 1427	Entfernung von Fremdkörpern aus dem Naseninneren	8,47 EUR
Nr. 1569	Entfernung eines nicht festsitzenden Fremdkörpers aus dem Gehörgang oder der Paukenhöhle	6,61 EUR

Nr. 2226	Chassaignac Reposition	10,69 EUR

Neben der Nr. 2226 sind Verbandsleistungen der Nr. 200 bis 209 nicht abrechnungsfähig. Die besonderen Kosten eines ggf. angelegten Verbandes können jedoch angesetzt werden.

Die Nr. 2226 ist nur einmal abrechenbar; unabhängig von der Anzahl der Repositionsversuche und vom Erfolg.

Weitere, auch in einem zeitlichen Abstand erfolgte Repositionsmanöver, dürfen nur dann mehrfach angesetzt werden, wenn der Patient die Praxisräume in der Zwischenzeit verlassen hat. Ansonsten handelt es sich nicht um zwei Sitzungen.

Stichwortverzeichnis UV-GOÄ

Allgemeine Heilbehandlung 305
Arbeitsunfähigkeitsbescheinigung § 47 ÄV . . . 313
Besondere Heilbehandlung 305
Dokumentation 304
Hinzuziehung durch den D-Arzt 306
Impfungen 309
Informationsquellen 304
Pädiatrische Gebührennummern 310
Sonographie 313
Verbände und Besondere Kosten 315
Vergütung bei Hinzuziehung 307
Verordnung von Arzneimitteln 308
Vorstellungspflicht beim D-Arzt 305
Wann muss der Patient zum D-Arzt? 308
Wegeunfall 309
Wundversorgung 316

FSC
www.fsc.org
MIX
Papier aus verantwortungsvollen Quellen
Paper from responsible sources
FSC® C105338